임상병리사와 체외진단 유관분야 종사자를 위한

체외진단검사용어

Glossary of *In Vitro* Diagnostic Technology

In Vitro

Diagnostics

Chung Ku Publisher

Preface

임상병리사는 의료기관의 검사실에서 실시되고 있는 혈액, 요, 분변, 땀, 조직, 세포 등 생체에서 유래한 검체를 이용하여 생체 내의 특정 성분을 정성 혹은 정량 분석하는 검사 전문가들이다. 이들이 행하는 진단검사와 병리검사(통칭하여 체외진단검사)는 통상 병원의 진단검사의학과와 병리과에서 실시되는 검사들을 말하는데 체외진단검사는 의학적 지식뿐만 아니라 다양한 학문과 기술들을 응용하고 있어 이에 맞도록 기본적인 용어를 학습하고 이해하는 것이 매우 중요하다. 그러나 대부분의 학생 및 체외진단 유관분야 종사자들에게 이에 적합한 교재가 없어 어려움을 겪거나, 학생들에게는 학습목적이나 목표에 맞지 않는 교재로 인해 학습의 효율성이나 효과성을 낮추는 문제가 지금까지 계속되어 왔다. 즉 진단검사기술 분야를 학습하는데 있어 용어적 이해의 어려움은 현재 이 분야에서 사용되고 있는 전문용어사전들이 의학의 본질을 공부(의사가 되기 위한 공부)하는데 필요한 의학용어나 해부학용어 중심으로 되어 있기 때문이다. 따라서 임상병리사를 양성하는 학과의 학습목표에 맞지 않는 경우가 대부분이라고 할 수 있다.

환자를 진단하고 치료하는 의사들이 사용하는 용어는 매우 전문적이고 제한적이다. 예를 들어 뼈가 골절되었을 경우 뼈의 명칭과 위치, 그리고 골절된 상태를 정확히 기술하여야 하는 의사들에게는 각각의 뼈의 명칭과 위치 그리고 골절상태를 정확히 기술하는 용어 등이 필요하지만 진단검사의학과나 병리과에서 일하는 임상병리사들에게는 이와 같은 용어는 전혀 필요하지 않기 때문이다. 이와 같이 임상병리사나 체외진단 유관분야의 종사자들이 이용하고 있는 의학용어 교재의 상당부분이 학습이나 업무와는 큰 거리감이 있는 것이 사실이다. 따라서 이와 같은 교재 대부분이 진단검사기술을 배우는 학생들이나 업무적으로 도움을 받고자 하는 분들에게는 적합하지 않다고 할 수 있다.

본서는 위에서 지적한 사항들을 개선하고 진단검사기술을 배우는 학생들과 체외진단기술을 활용하여 연구개발 등을 수행하고자 하는 연구자 또는 체외진단 분야의 다양한 종사자들에게도 맞도록 유용성을 향상시키는데 목적을 두고 집필되었다. 또한 기본적인 의학용어의 학습 및 이해에 필요한 지식과 용어들을 요약 정리하여 필요한 경우 의학용어 요약집으로의 활용도 가능하도록 집필하였다.

1부에서는 의학 및 해부학 용어에 관한 기초적인 내용을 중심으로 설명하였고, 2부에서는 진단검사 용어를 중심으로 진단검사와 관련한 질환, 검사기술, 체외진단제품 그리고 이와 연관성이 있는 생명공학 용어들을 정리하였다. 3부에서는 진단시약 사용설명서와 병리조직결과 보고서를 이해하는데 도움이 되는 용어를 추가하여 1부와 2부에서 학습한 내용들을 활용할 수 있는 실질적인 내용들로 구성하였다.

이 책의 구성과 특징은 앞에서 언급한 것처럼 진단검사를 전문으로 수행하는 임상병리사 및 유관 분야인 바이오 관련 연구와 분석분야 전문가들에게도 효용성 있게 활용되도록 구성하였다는 것이다. 또한 이 책을 이용하는 독자들에게 진단검사기술에 대한 흥미가 유발되도록 유관 분야의 용어나 연관된 질환 등도 함께 설명하여 본서의 효용성과 활용성을 높이고자 노력하였다. 하지만 완벽한 교재라고 하기에는 부족함이 있다. 이 분야의 많은 교수, 전문가들과 독자들의 아낌없는 조언이 있어야 책의 질을 더욱 향상시킬 수 있다는 것을 고백하고 성원을 부탁드리고 싶다.

이 책이 나오도록 함께 해주신 교수님들과 교정에 도움을 주신 많은 분들께 감사드린다. 출판을 기쁘게 허락하여 주신 청구문화사 이상태대표님께도 감사드리고 또한 어려운 편집과 쉽지 않은 이미지를 잘 정리하고 그려준 편집팀 안상희과장과 직원들에게도 감사드린다.

2016년 2월
필자 일동

Contents

Part Ⅰ

의학 및 해부학 용어 기초

Part Ⅱ

진단검사 용어

Part Ⅲ
진단검사용어의 활용

Part Ⅳ
부록

Part Ⅰ

의학 및 해부학 용어 기초

Chapter 01

의학용어의 기초

의학용어는 의학 자체의 학습이나 기술을 습득하는 데에 매우 중요한 기본적 지식이다. 그러나 의학으로부터 파생된 수 많은 분야에서도 역시 의학용어가 중요한 지식으로 활용되고 있다. 또한 현대의학의 발전에는 수 많은 학문분야의 협력과 공동연구가 필요하다. 따라서 본 장에서는 의학 유관 학업이나 의학 관련연구를 수행하는 사람들에게 필요한 의학용어의 기본구조 및 구성요소 그리고 올바른 이해와 활용을 위한 기초적 내용을 학습하도록 한다.

Chapter 01

의학용어의 기초

1. 의학용어(醫學用語)의 기본구조

의학용어는 대체로 접두사(beginning or prefix), 어근(middle or root) 그리고 접미사(ending or suffix)로 구성되어 있고 경우에 따라 결합형 모음(-o-, -i- 등, 어근과 어근을 연결해 주거나 어근과 접미사를 연결하는 경우에 삽입하는 모음)이 들어가는 경우가 있다. 그러나 모든 의학용어가 이와 같은 형태로 구성되어 있지는 않다.

예 1] Echocardiogram(심초음파)
접두사 (Echo) + 어근(cardio) + 접미사(gram)

예 2] Microbiology(미생물학)
접두사 (micro) + 어근(bio) + 접미사(logy)

예 3] Electroencephalogram(뇌파도, 뇌전도)
접두사 (electro) + 어근(bio) + 접미사(logy)

예 4] Immunology
어근(Immuno) + 접미사(logy)

√ 결합모음의 일반적인 규칙

1) 접미사의 첫 글자가 자음인 경우 결합형 모음을 삽입하고, 모음인 경우에는 결합형 모음을 생략한다.

예] pathology
(어근 path + 결합형 모음 o + 접미사 logy) hepatitis (hepatoitis 아님, 접미사 itis가 모음으로 시작)

2) 두개의 어근과 어근 사이에 결합형 모음을 삽입한다.

예] electroencephalogram
(어근 eletcr + 결합모음 o + 어근 encephal + 결합모음 o + 접미사 gram)

√ 의학용어의 구성

앞에서 언급한 대로 의학용어는 대체로 접두사, 어근 그리고 접미사로 구성된다. 그러나 모든 의학용어들이 접두사 또는 접미사를 가지고 있는 것은 아니다.

- **접두사 Beginning(prefix)**

  접두사가 있는 경우, 그 접두사는 크기(size), 모양(shape), 색깔(color), 방향(direction), 양(amount) 등을 의미한다.

- **어근 Middle(root)**

  가운데는 종종 신체의 일부를 의미하는 단어가 들어간다.

- **접미사 Ending(suffix)**

  접미사가 있는 경우, 이 접미사는 접두사와 같은 크기를 의미할 수도 있고, 아니면 그것에 대한 검사이거나, 또는 어떤 문제나 상황에 대한 설명일 수도 있다.

예) Electrocardiogram : 심전도

접두사 + 어근 + 접미사
Electr(o) + cardi(o) + gram
(o) : 결합모음 (o) : 결합모음

2. 어근, 접두사, 접미사 기초편

■ 어근(Word Roots)

의학용어의 어근은 보통 신체부위를 나타낸다.

- Bone 뼈 = oste
- Muscle 근육 = myo
- Nerves 신경 = neur
- Skin 피부 = derm

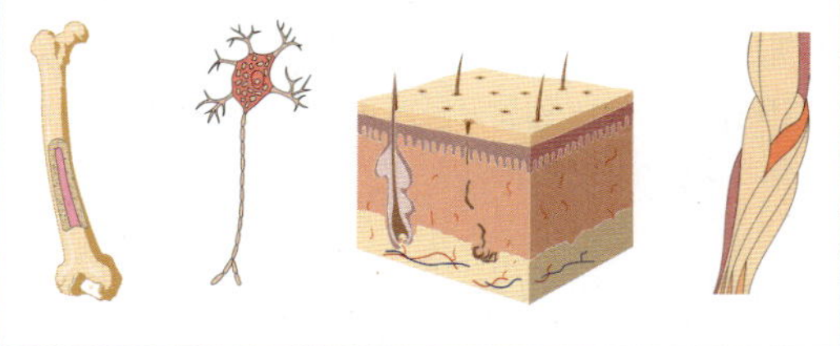

- 심혈관계(cardiovascular system)

- Blood 혈액 = hem(o) / sangu
- Blood vessels 혈관 = angi(o)
- Veins 정맥 = ven(o) / phleb(o)
- Aorta 대동맥 = aort
- Heart 심장 = cardi(o)
- Arteries 동맥 = arteri(o)

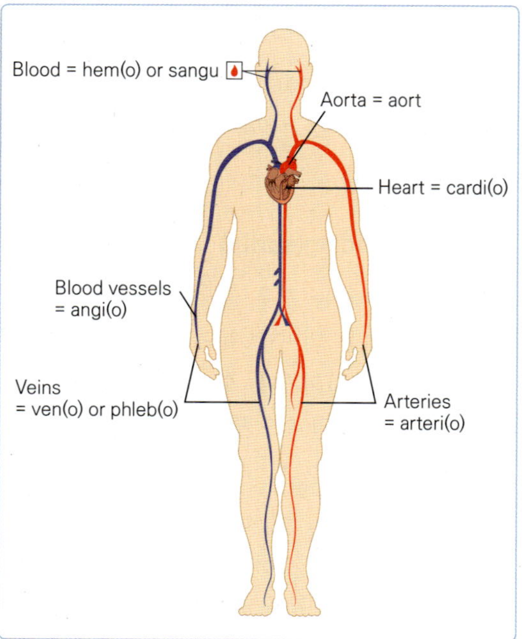

- 얼굴(face)

- Head 머리 = ceph
- Brain 뇌 = enceph
- Nose 코 = rhino
- Ear 귀 = oto
- Eardrum 고막 = tympan / myringo
- Eye 눈 = ophthalm / oculo
- Tooth 치아 = odont / dento
- Tongue 혀 = lingu
- Skull 해골 = crani

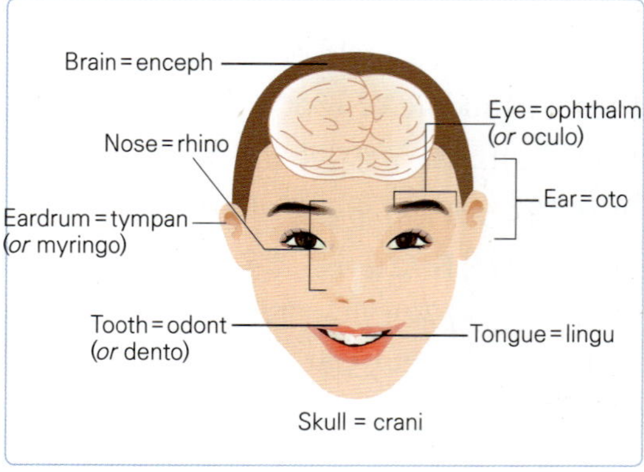

- 소화기계(digestive organs)

- Liver 간 = hepat(o)
- Gallbladder 담낭 = cholecyst
- Esophagus 식도 = esoph(a)
- Stomach 위 = gastr(o)
- Large Intestine 대장 = colo
- Small Intestine 소장 = ileo

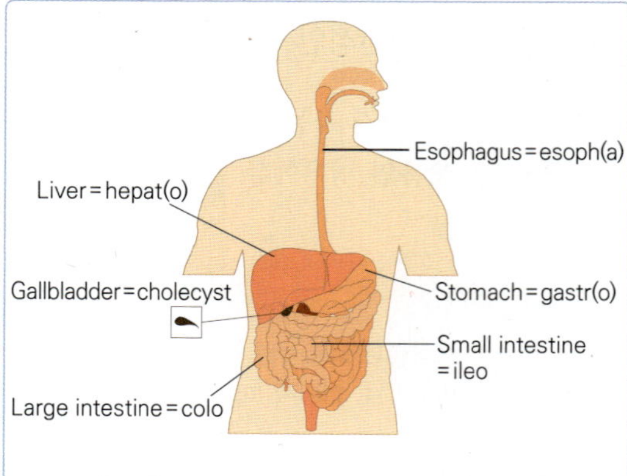

Your digestive organs are in your *abdomen*.
root = *abdomin(o)*

- 위 외 기관

- Chest 가슴 = thorac(o)
- Lung 폐 = Pneumo / pleura
- Breast 유방 = mamm(o)
- Blood clot 혈액응고 = thromb(o)
- Kidney 신장 = neph

- 근골격계(Bones and muscles)

- Muscles 근육 = myo
- Shoulder 어깨 = scapul
- Arm 팔 = brachi(o)
- Wrist 손목 = carp(o)
- Rib 갈비뼈(늑골) = cost(o)
- Back 등 = dorsa
- Bones 뼈 = oste(o)
- Foot 발 = pod(o) / ped(o)

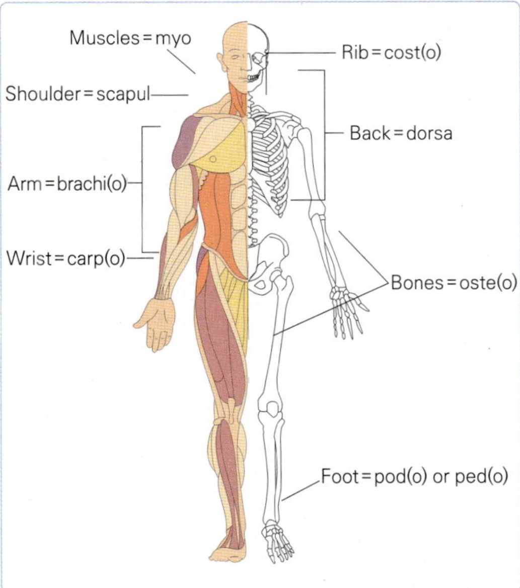

■ 접두사와 접미사(Beginings and Endings)

- 수나 크기에 관한 접두사와 접미사

- Megalo- / megaly = large 대형, 큰
- Marcro- = large 대형, 큰
- Micro- = small 소형, 작은
- Multi- = many, much 많은
- Hyper- = above normal 정상 이상, 초과
- Hypo- = below normal 정상 이하, 감소
- Extra- = outside 밖으로
- Oligo- = having little, having few 소량, 소수, 결핍
- Uni-, mono- = one, single 하나, 단일
- Bi-, di- = two, twice, double 둘, 이중
- Tri- = three 셋
- Quatr(i)- = four 넷

- 위치를 나타내는 접두사

- Ecto- = outer, outside 밖에
- Endo-, intra- = inside or within 안에
- Medi- = middle 가운데에
- Retro- = backward, behind 뒤에
- Para- = alongside of, abnormal ~나란히; ~곁에, 비정상적으로
- Circum- = around 주변에
- Supra- Epi- = above, excessive 위에, 초과하여
- Sub- = beneath 아래에, ~보다 못한
- Peri = around 주변
- Endo = within, inside 내부, 안에
- Trans = across 맞은편
- Inter = between 사이
- Anti- = 'against' or 'opposed to' 반하여, 반대

- 검사와 행위절차에 관한 접두사 및 접미사

접두사

- echo- = using ultrasonic waves 초음파를 사용하는
- electro- = using electricity 전기를 사용하는

접미사

- -centesis = surgical puncture for aspiration 흡입을 위한 외과적 천자
- -ectomy = removal of 제거
- -gram = a picture 그림, 기록된 도표
- -graph(y) = process of making a picture 기록하는 방법

- -otomy = making a cut in 제거, 절개, 절단
- -scopy = use of instrument for viewing 보기 위해 사용하는 도구
- -stomy = create an opening 구멍을 만듦

- 색깔에 관한 접두사와 접미사

- cyano- = 푸른색 blue
- chloro- = 초록색 green
- leuk-, leuc-, alb- = 흰색 white
- erythr- = 붉은색 red
- cirrh-, lutein-, xanth- = 황색 red-orange
- melano- = 검은색 black

- 문제가 발생한 상황에 대한 접두사와 접미사

접두사

- dys- = not working correctly 제대로 작동하지 않음
- mal- = bad 나쁜
- cidal- = killing, destroying 죽임, 파괴

접미사

- -cide = killing, destroying 죽임, 파괴
- -emia = blood condition 혈액상태
- -itis = inflammation 염증
- -osis = condition, disease 상태, 질병
- -pathy = disease 질병

- 기타 접두어

- Brady- = slow 느린
- Photo- = light 빛
- Tachy- = fast 빠른
- therm- = heat 따뜻한
- toxi- = poison 독
- vaso- = blood vessel 혈관

- 전문분야와 전문가

- -ology = the study of a part of the body 신체 일부에 대한 연구 분야
- -ologist = person working with a specific part of the body or a specific disease 신체의 특정 부분이나 특정질병에 관련해 일하는 전문가
- -iatry = medical treatment 의학적 치료
- -iatrist = person providing specific treatment 특정한 치료를 제공하는 전문가

<어근, 접두사, 접미사가 조합되어 사용되고 있는 예>

• Cardi(o) = 심장

Carditis = Inflammation of the heart 심장염
Cardiology = Study of the heart 심장학
Cardiomyopathy = Disease of the heart muscle 심근증
Echocardiography = Heart test using ultrasonic waves 초음파를 이용한 심장 검사

• Colo = 결장

Colitis = Inflammation of the colon 대장염, 결장염
Colectomy = Removal of the colon 결장 절제술
Colonoscopy = View of the colon 결장경 검사

• itis = 염증 inflammation

Hepatitis = Inflammation of the liver 간염
Pneumonitis = Inflammation of the lungs 폐렴
Gastritis = Inflammation of the stomach 위염
Encephalitis = Inflammation of the brain 뇌염
Otitis = Inflammation of the ear 이염(귀의 염증)

• ectomy = 제거, 절제

Gastrectomy = Removal of the stomach
위 절제(수술)

Colectomy = Removal of the colon
결장 절제(술)

Nephrectomy = Removal of the kidney
신장절제, 신적출

Tonsillectomy = Removal of the tonsils
편도선 절제술

Appendectomy = Removal of the appendix
맹장수술

3. 의학용어 단수, 복수 표기법

의학용어의 단수형과 복수형 표기의 몇 가지 기본적인 규칙은 아래와 같다.

- 단수형의 끝이 '-a'인 경우 복수형은 '-ae'로 바꾼다.
  단수 = vertebra / 복수 = vertebrae

- 단수형의 끝이 '-is'인 경우 복수형은 '-es'로 바꾼다.
  단수 = diagnosis / 복수 = diagnoses

- 단수형의 끝이 '-ix' 혹은 '-ex'인 경우 복수형은 '-ices'로 바꾼다.
  단수 = appendix / 복수 = appendices

- 단수형의 끝이 '-itis'인 경우 복수형은 '-itides'로 바꾼다.
  단수 = arthritis / 복수 = arthritides

- 단수형의 끝이 '-- nx'인 경우 복수형은 '-nges'로 바꾼다.
  단수 = phalanx / 복수 = phalanges

- 단수형의 끝이 '-um'인 경우 복수형은 '-a'로 바꾼다.
  단수 = serum / 복수 = sera
- 단수형의 끝이 '-us'인 경우 복수형은 '-i'로 바꾼다.
  단수 = alveolus/ 복수 = alveoli(예외, 수=virus / 복수 =viruses)
- 단수형의 끝이 '-y'인 경우 복수형은 '-ies'로 바꾼다.
  단수 = therapy/ 복수 = therapies

Chapter 02

해부학과 생리학 용어의 어근, 접두사, 접미사

본 장에서는 해부학적 구조에 따른 각 기관들의 용어를 익히고, 해부학과 생리학에서 사용되고 있는 용어의 어근(word root), 접두사(prefix) 그리고 접미사(suffix)를 분류하고, 이를 활용한 단어들의 예를 알아 보도록 한다.

Chapter 02

해부학과 생리학 용어의 어근, 접두사, 접미사

1. 인체의 구조 및 해부학적 명칭

◆ 신체의 구조(body structure)의 명칭

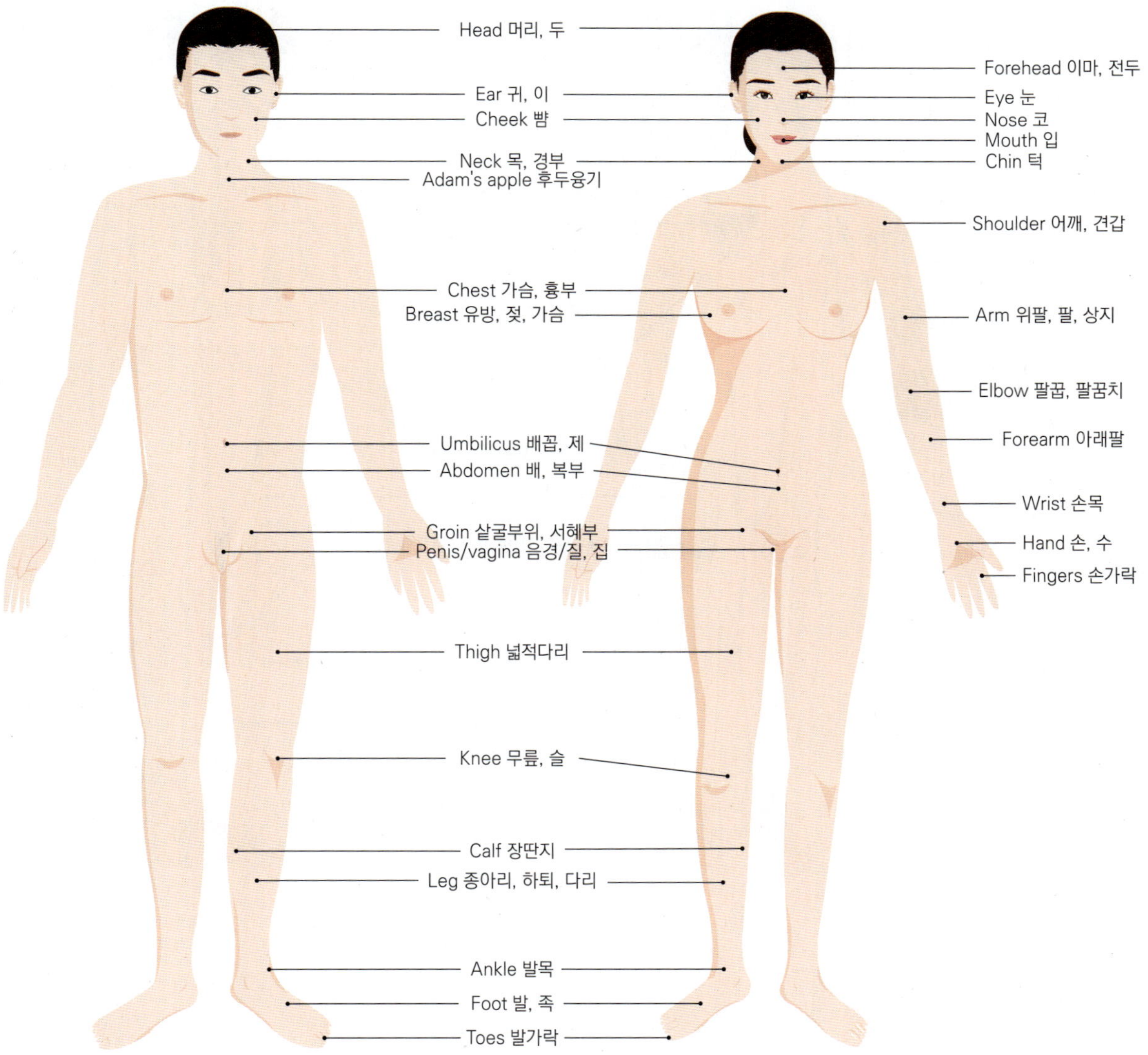

◆ 골격계(skeletal system)의 명칭

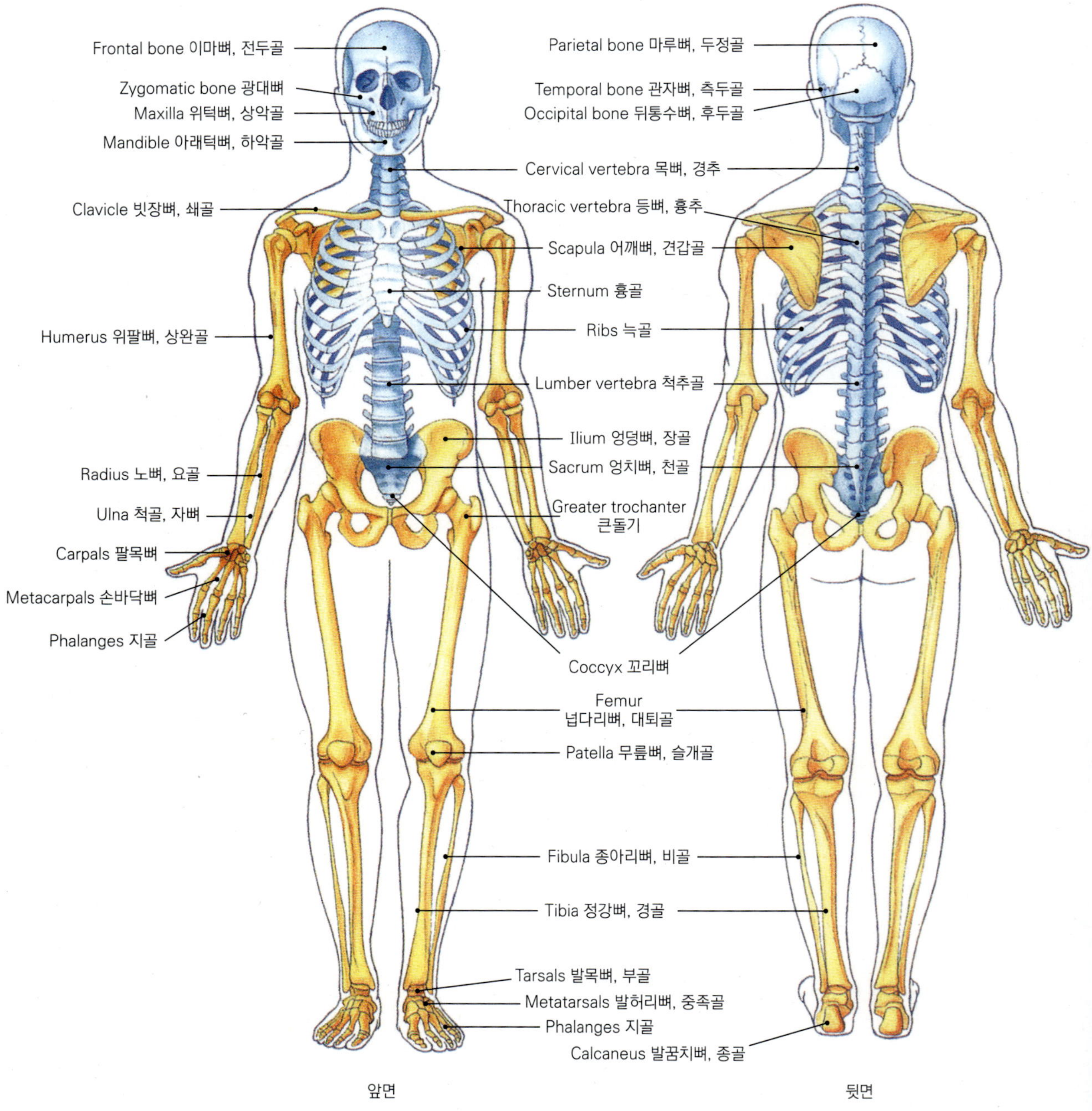

◆ 순환계(circulatory system)의 명칭

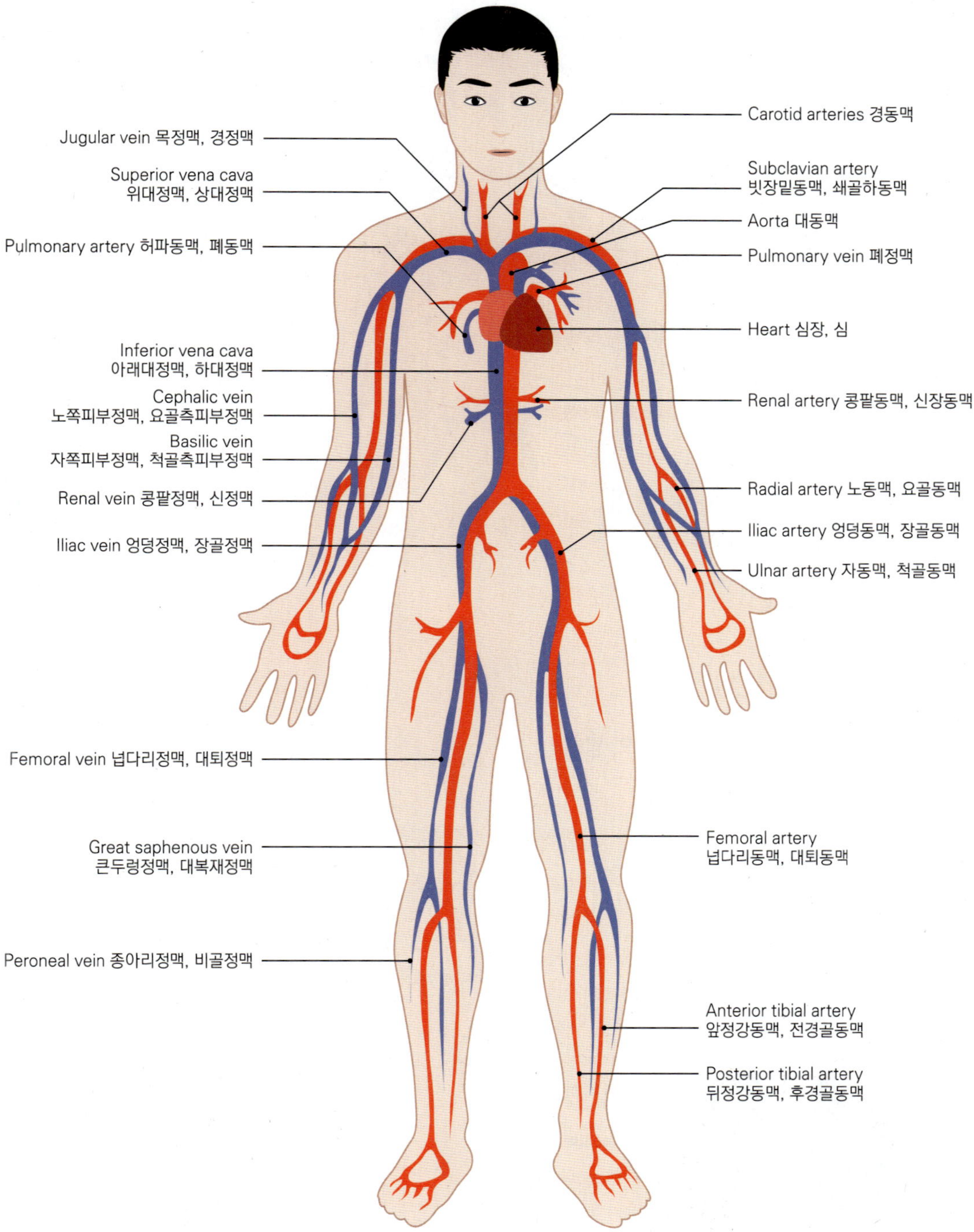

◆ 소화기계(digestive system)의 명칭

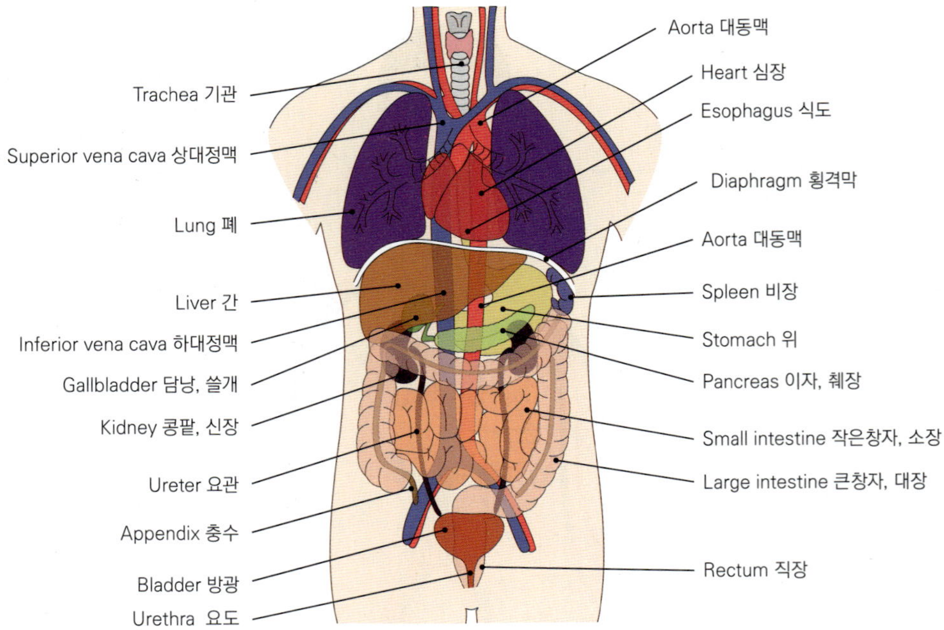

◆ 호흡기계(respiratory system)의 명칭

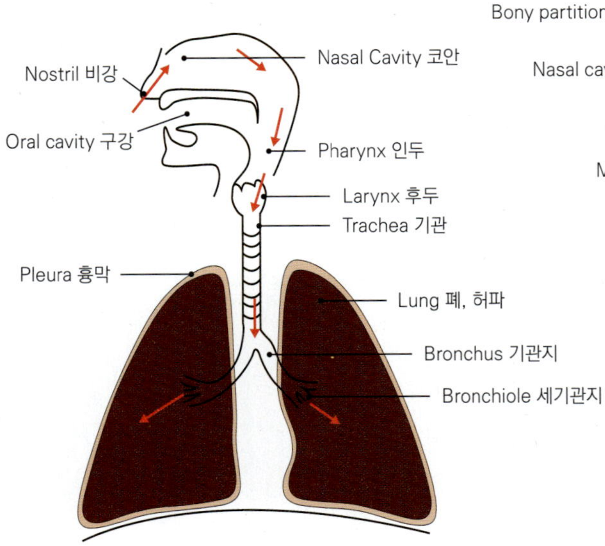

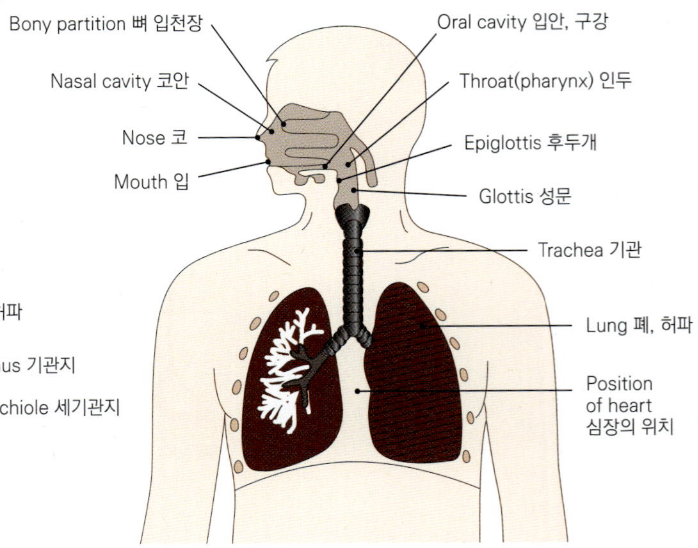

◆ 내분비계(endocrine system)의 명칭

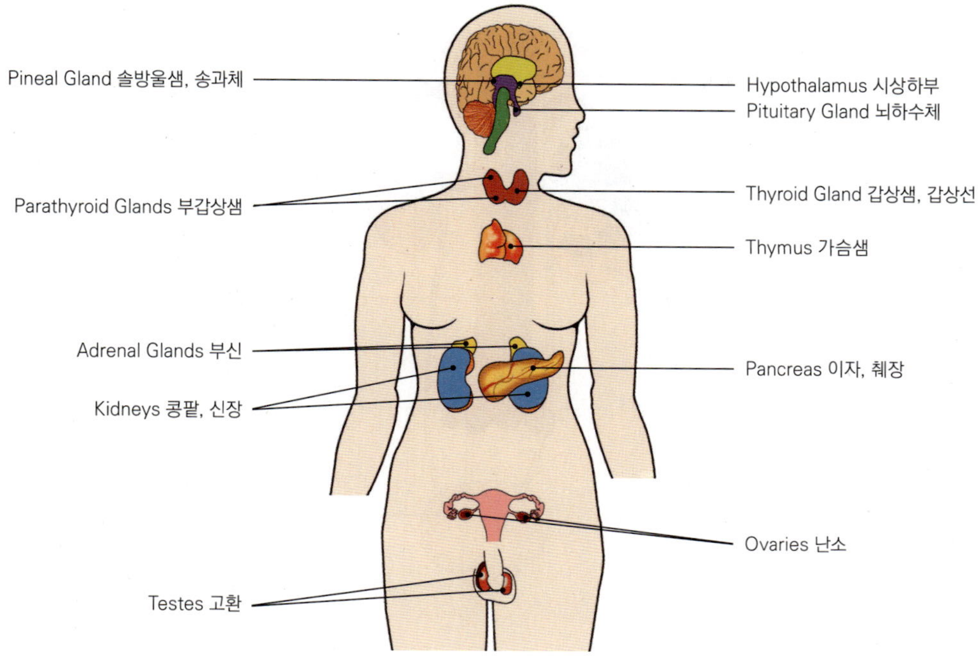

◆ 피부계(integumentary system)의 명칭

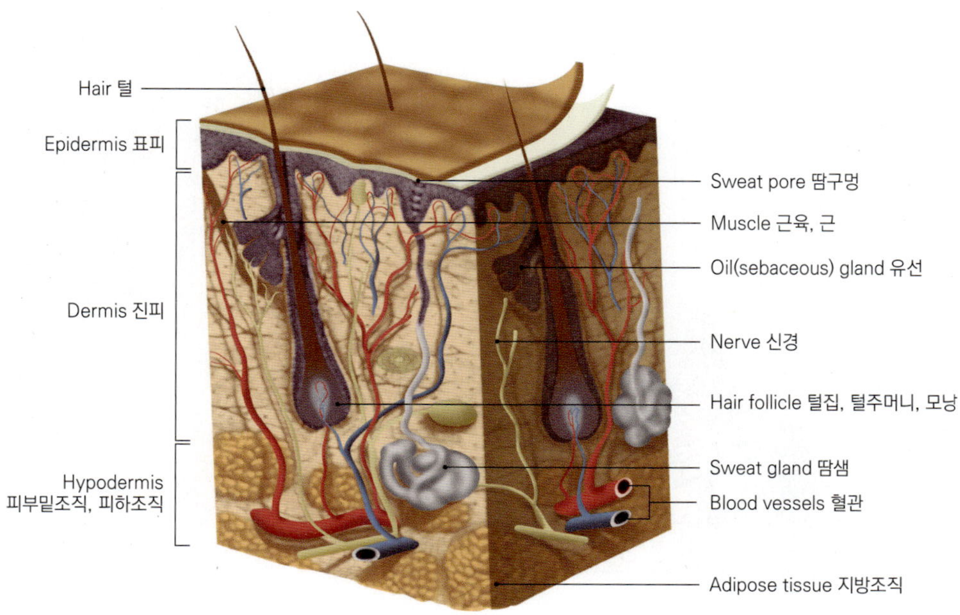

◆ 비뇨기계(urinary system)의 명칭

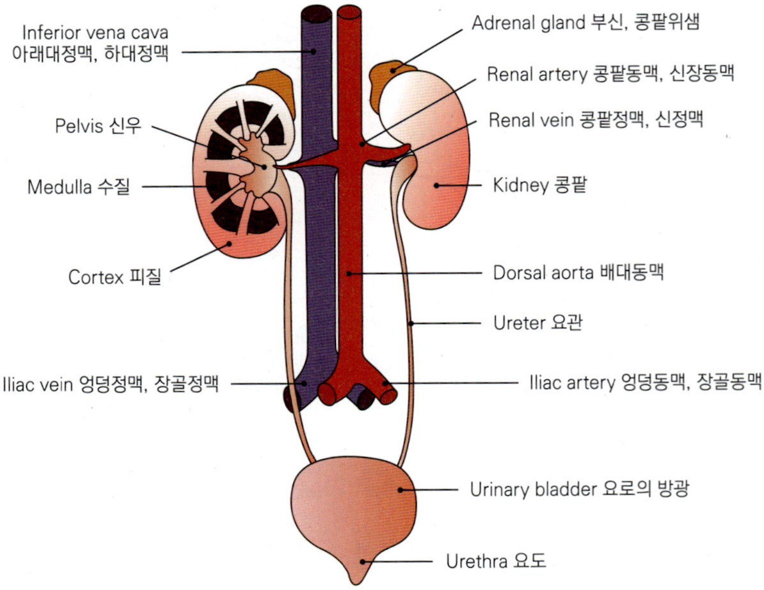

◆ 남성생식기(male repro ductive system)와 여성생식기(female reproductive system)

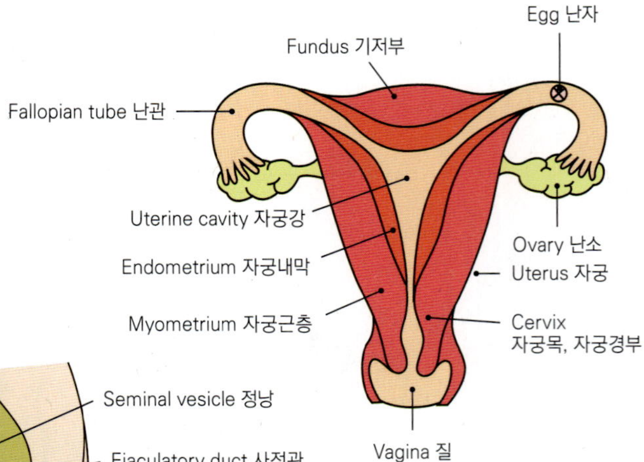

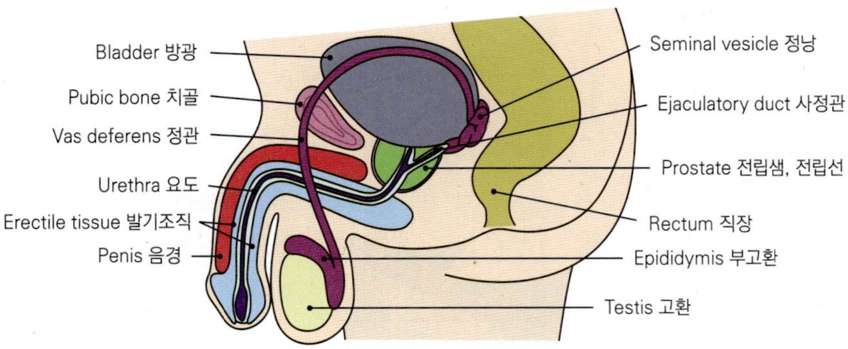

2. 해부학 용어의 어근, 접두사 및 접두사

1) 어근 word root

어근 word root	정의 definition	예 example
A		
abdomin/o	abdomen(배, 복부)	abdominal distention(복부팽만), abdominocentesis(복강천자)
acanth/o	thorny, spiny(가시가 있는)	acanthosis(가시세포증, 극세포증)
acetabul/o	acetabulum(hip socket) (절구, 비구)	acetabuloplasty(비구성형(술), 절구성형(술)), acetabulectomy(비구절제(술), 절구절제(술)
acid/o	acid(산)	acidophilic(호산성의), acidosis(산증)
actin/o	ray, radius(노뼈, 요골)	actinomyces(바퀴살균, 방선균), actinic keratosis(광선각화증)
acou/o	hearing(청각, 청력)	acouesthesia(청각예민), acoustic nerve(속귀신경, 청각신경)
acr/o	extremities(사지), height(키)	acrocyanosis(말단청색증), acromegaly(말단비대증)
adenoid/o	adenoids(인두, 편도)	adenoidectomy(아데노이드절제(술))
aden/o	gland(샘, 선)	adenoma(샘종, 선종), lymphadenitis(림프절염)
adrenal/o	adrenal gland(부신, 콩팥위샘)	adrenalectomy(부신절제(술)) hyperadenocorticism(부신겉질항진증, 부신피질항진증)
adren/o	adrenal gland(부신, 콩팥위샘)	adrenocorticotropin(부신피질자극)
aer/o	air(공기), gas(가스, 기체)	aerobe(산소성균), anaerobic(무산소-, 산소부족-), aeroembolism(공기색전증), aerosol(분무제, 에어로졸)
albumin/o	albumin(알부민)	hypoalbuminemia(저알부민혈증), albuminuria(알부민뇨)
algesi/o	pain(고통)	algesiometer(통증계), algesiogenic(통각발생-)
alveol/o	alveolus(허파꽈리, 폐포)	alveolitis(폐포염, 허파꽈리염), alveolar proteinosis(허파꽈리단백증, 폐포단백증)
ambly/o	dull(흐릿한), dim(흐릿한)	amblyopia(약시)
amni/o	amnion(양막)	diamniotic(두양막쌍둥이, 이중양막쌍둥이)
amnion/o	amnion(양막)	diamniotic(두양막쌍둥이, 이중양막쌍둥이)

amyl/o	starch(탄수화물)	amyloidosis(아밀로이드증), amylase(아밀라아제), amylose(아밀로오스)
an/o	anus(항문)	anorectal(항문직장, 항문곧창자)
andr/o	male(남성)	androgen(남성호르몬, 안드로겐)
angi/o	vessel (혈관)	angiography(혈관조영(술), 동맥조영(술)), lymphangitis(림프관염)
anis/o	unequal(크기가 같지않은), dissimilar(같지않은)	anisocytosis(적혈구부동증)
ankyl/o	crooked(비뚤어진), stiff(뻣뻣한), bent(구부러진)	ankylosing spondylitis(강직척추염) ankylostoma(십이지장충, 구충)
antr/o	antrum(방)	antrectomy(날문방절제(술), 유문방절제(술)), antral(공동)
aort/o	aorta(대동맥)	aortography(대동맥조영(술)), aortitis(대동맥염)
aponeur/o	aponeurosis(널힘줄, 건막)	aponeurotomy(널힘줄절개(술), 건막절개(술))
appendic/o	appendix(막창자꼬리, 충수)	appendicitis(충수염, 막창자꼬리염)
arche/o	first(첫째), beginning(시작)	archeocyte(원시세포), archenteron(원시창자, 원장)
arteri/o	artery(동맥)	arteriovenous fistula(동정맥샛길, 동정맥루), arteriosclerosis(동맥경화(증))
arteriol/o	arteriole(small artery)(세동맥)	arteriolosclerosis(세동맥경화(증))
arthr/o	joint(관절)	arthralgia(관절통), arthroscope(관절경, 관절보개), artropathy(관절병)
articul/o	joint(관절)	articulation(관절)
atel/o	imperfect(불완전한), incomplete(불완전-)	atelectasis(무기폐, 폐확장부전)
ather/o	yellowish(누르스름한), fatty plaque(지방판)	atherosclerosis(죽경화(증), 죽상경화(증)), atheroma(죽종)
atri/o	atrium(심방, 방)	atrioseptal defect(심장사이막결함), atrioventricular node(방실결절)
audi/o	hearing(청각, 청력)	audiology(청각학), audiovisual(시청각의)
aur/i,o	ear(귀, 이)	auricular cartilage(귓바퀴연골, 이개연골), aura(조짐)
aut/o	self(자가)	autoregulation(자동조절), autoimmune(자가면역)
axill/o	armpit(겨드랑이, 액와)	axillary lymph node(겨드랑림프절, 액와림프절)
az/o	urea(요소), nitrogen(질소)	azotemia(질소혈증), azide(아자이드), diazonium(디아조늄)

B		
bacteri/o	bacteria(세균)	bactericidal(살균적, 살균성), bacteriophage(박테리오파지)
bar/o	pressure(압력, 압)	barotraumas(기압장애), barometer(기압계)
balan/o	glans penis(음경귀두)	balanitis(귀두염), balanoplasty(귀두 성형술)
bas/o	base(기초)	basophil(호염기구), basalioma(기저세포종암), basolateral(기저측-)
bi/o	life(생활, 생물학)	biopsy(생검), biochemistry(생화학), symbiosis(공생)
bil/i	bile(담즙, 쓸개즙)	biliary tract(쓸개길, 담도), bilirubin(빌리루빈) hemobilia(혈액담즙(증), 쓸개길출혈)
blast/o	developing cell(성장세포)	fibroblast(섬유모세포), neuroblast(신경모세포), myeloblast(골수모세포, 골수모구, 뼈속질모세포)
blephar/o	eyelid(눈꺼풀, 안검)	blepharoptosis(눈꺼풀처짐, 안검하수)
brachi/o	arm(팔, 상지)	brachiocephalic(팔머리-), brachial artery(위팔동맥, 상완동맥)
bronch/i,o	bronchus(기관지)	bronchiole(세기관지), bronchospasm(기관지연축), bronchiectasia(기관지확장(증))
bronchiol/o	bronchiole(세기관지)	bronchiolitis(세기관지염)
bucc/o	cheek(빰)	buccal(입의, 볼의), buccinators(협근, 볼근)
burs/o	bursa(cavity)(윤활주머니, 점액낭)	peribursal(윤활주머니주위, 윤활낭주위), bursitis(윤활낭염, 주머니염)
C		
calc/i	calcium(칼슘)	calcification(석회화), calcitonin(칼시토닌), calcinosis(석회증)
cancer/o	cancer(암)	cancerogenic(발암성의), cancerous(암의)
carcin/o	cancer(암)	adenocarcinoma(샘암종, 선암종), carcinoembryonic antigen(암배아항원)
cardi/o	heart(심장)	cardiomyopathy(심장근육병, 심근병), myocarditis(심근염), endocardium(심장속막, 심내막)
carp/o	carpals(wrist bones)(팔목뼈)	carpal tunnel syndrome(손목굴증후군, 수근관증후군)
caud/o	tail, toward the lower part of the body(꼬리)	caudal(꼬리-), caudate nucleus(꼬리핵, 미상핵), caudad(꼬리쪽에)

cec/o	cecum(막창자, 맹장)	cecostomy(막창자창냄술, 맹장창냄술), cecoptosis(맹장하수증, 막창자처짐증), cecal(막창자-, 맹장-)
celi/o	abdomen(배, 복부)	celiac artery(복강동맥), celiocentesis(복강천자)
cephal/o	head(머리, 두-)	encephalopathy(뇌병증), cephalic(머리-, 두-, 두부-), microcephaly(작은 머리증, 소두증)
cerebell/o	cerebellum(소뇌)	supracerebellar(소뇌위-, 소뇌상-)
cerebr/o	cerebrum(대뇌), brain(뇌)	cerebrospinal fluid(뇌척수액), cerebroside(세레브로시드)
cerumin/o	cerumen(earwax)(귀지)	ceruminosis(귀지증)
cervic/o	cervix(1. 목, 2. 자궁목, 자궁경관)	cervicofacial(목얼굴-), cervicitis(자궁경부염), endocervical(자궁목안-)
cheil/o	lip(입술, 구순)	cheiloplasty(입술성형(술)), cheilitis(입술염)
chir/o	hand(손, 수)	chirospasm(서경, 수근경련), chiropodalgia(손발통증)
cholangi/o	bile duct(쓸개관, 담관)	cholangitis(쓸개관염, 담관염), cholangiocellular carcinoma(담관 세포암)
chol/e	gall, bile(쓸개즙, 담즙)	cholesterol(콜레스테롤), cholestasis(쓸개즙정체, 담즙정체), choline(콜린)
choledoch/o	common bile duct (온쓸개관, 총담관)	choledocholith(온쓸개관돌, 총담관결석), choledochostomy(온쓸개관창냄술, 총담관조루술)
chondr/o	cartilage(연골)	chondrosarcoma(연골육종), chondroitin sulfate(콘드로이틴황산염)
chori/o	chorion(융모막, 융털막)	choriocarcinoma(융모막암종), human chorionic gonadotropin(인간융모성 고나도트로핀)
chrom/o	color(색, 빛깔)	chromogen(색소원), chromosome(염색체), chromaffin cell(크롬친화세포, 친크롬세포)
chromat/o	color(색, 빛깔)	chromatin(세포 염색질), chromatography(크로마토그래피)
chron/o	time(시간)	synchronous(동시-), chronological(연대순의)
clavic/o	clavicle(collar bone)(빗장뼈, 쇄골)	clavicotomy(빗장뼈절단(술), 쇄골절단(술))
clavicul/o	clavicle(collar bone)(빗장뼈, 쇄골)	claviculectomy(쇄골절제)
col/o	colon(잘록창자, 결장)	colostomy(잘록창자창냄술, 결장창냄술, 대장창냄술), colorectal(잘록창자곧창자-, 잘록창자-, 결장직장-), colitis(잘록창자염, 결장염)

colp/o	vagina(질)	colposcopy(질확대경검사, 보개검사), colpospasm(질연축), colpitis(질염)
coni/o	dust(먼지)	pneumoconiosis(폐먼지증, 허파먼지증, 진폐증), coniophage(먼지세포)
conjunctiv/o	conjunctiva(결막, 이음막)	conjunctivitis(결막염)
core/o	pupil(동공)	corectomy(홍채절제술), corectasis(동공산대)
corne/o	cornea(각막)	corneal(각막-), corneosclera(각공막), corneoiritis(각막홍채염)
coron/o	heart(심장)	coronary artery(관상동맥, 심장동맥)
cortic/o	cortex (outer layer of body organ)(피질)	corticosteroid cortical(피층의, 피질의, 외피의)
cor/o	pupil(동공)	coreometer(동공측정계)
cost/o	rib(갈비뼈, 늑골)	costophrenic angle(갈비가로막각, 늑골횡격막각)
crani/o	cranium(skull)(머리뼈, 두개골)	cranial nerve(뇌신경), craniotomy(머리뼈절개(술), 개두(술))
cry/o	cold(추운)	cryosurgery(냉동수술), cryoglobulin(한랭글로불린, 저온글로불린)
crypt/o	hidden(숨은)	cryptorchism(잠복고환(증)), cryptococcosis(크립토코쿠스증), cryptic(잠재-)
culd/o	cul-de-sac(막힌주머니, 맹낭)	culdocentesis(곧창자자궁오목천자, 맹낭천자(술))
cutane/o	skin(피부)	cutaneous lymphoma(피부림프종), cutaneomucosal(피부점막-)
cyan/o	blue(청색, 파랑)	cyanosis(청색증), hemocyanin(헤모시아닌)
cyes/i,o	pregnancy(임신)	cyesis(임신), cyesedema(임신부종)
cyst/o	bladder(방광), sac(주머니)	cystostomy(방광창냄(술)), cholecystitis(쓸개주머니염,담낭염), cystadenoma(낭샘종, 낭선종)
cyt/o	cell(세포)	cytology(세포학), cytotoxic(세포독성-), thrombocytopenia(혈소판감소(증)
D		
dacry/o	tear(째짐, 열상), tear duct(누관, 눈물길)	dacryostenosis(눈물길협착, 누관협착), dacryon(누골점)
dactyl/o	fingers or toes(손가락, 발가락)	polydactyly(가락과다증, 다지증), arachnodactyly(거미가락증)

dent/i	tooth(이빨)	dentist(치과의사), denture(틀니, 의치), dentate(치아-), dentine(상아질)
dermat/o	skin(피부)	dermatology(피부과학), dermatitis(피부염), dermatomyositis(피부근염)
derm/o	skin(피부)	epidermal(표피-), dermoid cyst(피부모양기형낭종, 유피낭종)
dextr/o	right(오른쪽)	dextrocardia(오른심장증, 우심증), dextrose(포도당, 덱스트로오스)
diaphor/o	sweat(땀, 발한)	diaphoresis(땀남, 발한), diaphorase(디아포라아제)
diaphragmat/o	diaphragm(횡격막, 가로막)	diaphragmatocele(가로막탈장, 횡격막탈장)
dipl/o	two, double(두배)	diplopia(복시, 겹보임), diploid(두배수체)
dips/o	thirst(갈증)	dipsomania(발작성음주벽), dipsia(구갈), dipsotherapy(수분제한요법)
diverticul/o	diverticulum(곁주머니, 게실)	diverticulitis(곁주머니염, 게실염), diverticulosis(곁주머니증, 게실증)
dors/i,o	back (of the body)(등)	dorsolateral(뒤가쪽-. 후외방-), dorsiflexion(손등굽힘, 발등굽힘)
duoden/o	duodenum(샘창자, 십이지장)	duodenectomy(샘창자절제(술), 십이지장절제(술)), duodenitis(샘창자염, 십이지장염)
dur/o	hard(단단한), dura mater(경질막)	duroarachnoiditis(경막거미막염), subdural hematoma(경막밑혈종, 경막하혈증)
dynam/o	motion(운동, 움직임, 동작)	hemodynamics(혈류역학), dynamism(역동론)
E		
ech/o	sound(소리, 음)	echography(초음파 검사, 초음파촬영(술)), hypoechoic(저에코-, 낮은메아리-)
ectop/o	located away from usual place (전위)	ectopic tissue(전위조직), ectopism(기행증)
electr/o	electricity(전기), electrical(전기의)	electroencephalography(뇌파검사), electrophoresis (전기이동, 전기영동)
embry/o	embryo(배아), to be full(가득찬)	embryology(발생학), embryonic(배아의), polyembryoma(뭇배아종)
emmetr/o	a normal measure(바른 측정)	emmetropia(정시)
encephal/o	brain(뇌)	anencephaly(무뇌증, 뇌없음증), encephalomalacia(뇌연화(증))

endocrin/o	endocrine(내분비의)	endocrinology(내분비학), endocrinopathy(내분비병(증))
enter/o	intestines(장, 창자)	enterococcus(창자알균, 장구균), gastroenterology(위장병학)
epididym/o	epididymis(부고환)	epididymitis(부고환염), epididymovasectomy(부고환정관절제(술))
epiglott/o	epiglottis(후두덮개, 후두개)	epiglottitis(후두덮개염, 후두개염)
episi/o	vulva(음문, 외음)	episioplasty(외음성형(술)), episiotomy(외음부절개(술))
epitheli/o	epithelium(상피)	epithelioid cell(상피모양세포), epithelioma(상피종)
erythr/o	red(붉은)	erythrocyte(적혈구), erythremia(적혈병), erythropoietin(적혈구생성촉진인자, 에이트로포이에틴)
esophag/o	esophagus(식도)	esophagitis(식도염) esophagojejunostomy(식도빈창자연결(술), 식도공장연결(술))
esthesi/o	sensation, sensitivity, feeling (민감도, 느낌)	esthesioneuroblastoma(감각신경모세포종)
eti/o	cause(of disease)(원인)	etiology(병인, 원인), etiotropic(병인대항성)
F		
faci/o	face(얼굴, 안면)	facioplasty(얼굴성형(술)), facioplegia(얼굴마비), facial palsy(얼굴마비, 안면마비)
femor/o	femur(upper leg bone)(넙다리뼈, 넓적다리뼈, 대퇴골)	femoral artery(넙다리동맥, 대퇴동맥), femorotibial(대퇴경골)
ferr/i,o	iron(철)	ferric(철-), transferring(트랜스페린), ferrocyanide(페로시안화합물)
fet/i,o	fetus, unborn child(태아)	fetoplacental relation(태아태반의 관계), alpha-fetoprotein(알파태아단백질, AFP)
fibr/o	fibrous tissue, fibers(섬유조직)	fibrosis(섬유증), fibroblast(섬유모세포), fibril(원섬유)
fibul/o	fibula (lower leg bone) (종아리뼈, 비골)	fibulocalcaneal(종아리뼈의-, 발꿈치뼈의-)
G		
galact/o	milk(젖)	galactose(갈락토오스), agalactia(젖마름증, 무유증)
gangli/o	ganglion(신경절)	ganglioneuroma(신경절신경종)

ganglion/o	ganglion(신경절)	aganglionosis(신경절없음증, 무신경절증), ganglionic(신경절-)
gastr/o	stomach(위)	gastritis(위염), epigastric(명치-, 상복부-), epigastralgia(명치통증, 상복부통증)
gen/o	origin(기원), formation(형성)	organogenesis(기관발생, 기관형성), carcinogenesis(발암, 암형성), gene(유전자)
ger/o	old age, aged(늙은)	geriatric(노인의), geromorphism(조로증)
geront/o	old age, aged(늙은)	gerontology(노인학), gerontopia(시력회춘)
gingiv/o	gum(잇몸)	gingivectomy(잇몸절제술, 치은절제술), gingivitis(잇몸염, 치은염)
gli/o	neuroglia(신경아교, 신경교)	glioma(신경아교종, 교종), gliosis(신경아교증, 교증), oligodendroglia(희돌기아교세포, 핍지교)
glomerul/o	glomerulus(토리, 사구체)	glomerulonephritis(토리콩팥염, 사구체신염), glomerulosclerosis(토리굳음증, 사구체경화증)
gloss/o	tongue(혀)	glossitis(혀염, 설염), macroglossia(큰혀증, 대설증)
glyc/o	sugar(당)	hypoglycemia(저혈당증), glycogen(글리코겐, 당원), triglyceride(트리글리세리드, 중성지방)
glycos/o	sugar(당)	glycosuria(당뇨), glycoside(글리코시드), glycosylation(당화)
gluc/o	sweetness, sugar(당분)	glucocorticoid(글루코코티코이드), glucose(포도당, 당글루코오스), glucuronic acid(글루쿠론산)
gnath/o	jaw(턱, 악)	prognathism(턱나옴증, 악전돌증), epignathus(상악체), gnathostoma(악구충속, 턱구충)
gnos/o	knowledge(지식)	gnosis(영적인식), gnosia(인식)
gon/o	seed(씨앗, 종자), knee(무릎, 슬)	gonad(생식샘, 성선), gonalgia(무릎통증), gonococcus(임균)
gravid/o	pregnancy(임신)	gravida(임산부), multigravida(다임산부, 경임부, 다임신녀)
gynec/o	woman(여성)	gynecology(부인과학), gynecomastia(여성형유방증)
gyn/o	woman(여성)	gynogamete(여성생식세포)
H		
hem/o	blood(혈액)	hemorrhage(출혈), hemophilia(혈우병의), hemoglobin(혈색소)

hemat/o	blood(혈액)	hematology(혈액학), hematopoiesis(조혈, 혈액생성, 혈구생성), hematocrit(적혈구용적률, 헤마토크리트)
hepat/o	liver(간)	hepatocyte(간세포), hepatitis(간염), hepatology(간학)
herni/o	hernia(1. 탈출, 2. 탈장)	herniotomy(탈장절개(술)), herniation(탈출(증), 탈장(증)) hernioplasty(탈장성형술)
heter/o	other(다른, 한)	heterogenous(외래의), heterozygote(이형접합체)
hidr/o	sweat(땀, 발한)	hidradenoma(땀샘종, 한선종), hidradenitis(땀샘염, 한선염)
hist/o	tissue(조직)	histology(조직학), histoplasmosis(히스토플라스마증), histamine(히스타민)
home/o	sameness, unchanging (똑같음, 동일함)	homeostasis(항상성), homeothermia(항온성)
hom/o	same(똑같은)	homosexual(동성애-, 동성애자), homologous(상동-, 동종), homogeneous(균질-, 동질-)
humer/o	humerus(upper arm bone) (위팔뼈, 상완골)	humeroscapular(상완견갑-)
hydr/o	water(물)	dehydration(탈수), hydrops fetalis(태아수종), hydrostatic(정수의-)
hymen/o	hymen(처녀막)	hymenal(처녀막의), hymenorrhaphy(처녀막봉합(술), 처녀막꿰맴(술))
hypn/o	sleep(잠, 수면)	hypnosis(최면), hypnotherapy(최면요법), hypnotism(최면술)
hyster/o	uterus(자궁)	hysterectomy(자궁절제(술)), hysteric(히스테리, 히스테리환자)
I		
ichthy/o	fish(물고기)	ichthyosis(비늘증), ichthyoid(물고기 꼴의)
ile/o	ileum(돌창자, 회장)	ileitis(돌창자염, 회장염), ileocecal valve (돌막창자판막, 회맹판막)
ili/o	ilium(엉덩이뼈, 장골)	iliopelvic(엉덩골반-, 장골골반-), iliac artery(엉덩동맥, 장골동맥)
immun/o	immune(면역-)	immunostaining(면역염색법), immunity(면역, 면역성), immunization(예방접종, 면역접종),

irid/o	iris(홍채)	iridoschisis(홍채층간분리), iridocyclitis(홍채섬모체염)
iri/o	iris(홍채)	iritis(홍채염)
is/o	equal, same(같은)	isotope(동위원소), isozyme(동종효소)
ischi/o	ischium(궁둥뼈, 좌골)	ischiatic nerve(좌골신경), ischiopubic(궁둥두덩-, 좌골치골-)
isch/o	deficiency(결핍), blockage(폐색)	ischophonia(말을 더듬다), ischemia(허혈), ischuria(요정체)
J		
jejun/o	jejunum(빈창자, 공장)	jejunoileal(빈돌창자-, 공장회장-), jejunitis(빈창자염, 공장염)
K		
kal/i	potassium(칼륨)	hyperkalemia(고칼륨혈증), hypokalemia(저칼륨혈증)
kary/o	nucleus(핵)	megakaryocyte(거대핵세포, 거핵구), karyotype(핵형)
kerat/o	cornea(각막)	keratoplasty(각막이식술), keratoconjunctivitis(각결막염, 각막결막염
kerat/o	horny tissue, hard(단단한 조직)	keratosis(각화증), keratinization(각질화, 각화)
kin/e	movement(움직임)	kinetics(역동학, –동학), kinetoplast(운동핵), kinetochore(동원체)
kinesi/o	movement, motion(운동, 움직임)	kinesis(운동성, 운동력변형), akinesia(운동못함증, 운동불능증)
kyph/o	hump(혹, 봉우리)	Humpback(척주뒤굽음증, 척주후만증), kyphosis(척주뒤굽음, 척주후만
L		
labi/o	lips(입술)	labiodentals(입술턱), labiates(입술 모양의-)
labyrinth/o	labyrinth(미로)	labyrinthitis(미로염, 내이염), labyrinthine(미로-), reflex(반사반응)
lacrim/o	tear duct(눈물길, 누관), tear(눈물)	nasolacrimal(비누의), lacrimation(눈물흘림, 눈물분비)
lact/o	milk(젖)	lactogenic(젖촉진-), lactose(젖당, 락토오스), lactoferrin(락토페린)
lamin/o	lamina(thin, flat plate or layer) (판, 층)	laminectomy(척추후궁절제(술), 고리판절제(술)), laminin(라미닌)
lapar/o	abdomen(배, 복부)	laparotomy(개복(술), 배벽(절개)술), laparoscope(복강경, 배안보개)

laryng/o	larynx(후두)	laryngoscope(후두경, 후두보개), laryngectomy(후두절제(술))
later/o	side(쪽, 측)	ipsilateral(같은쪽-, 동측-), unilateral(한쪽, 편측)
lei/o	smooth(매끄러운)	leiomyoma(평활근종), leiotrichous(부드럽고 곧은 머리)
leuk/o	white(흰-, 백)	leukocyte(백혈구), leukemia(백혈병), leukoplakia(백색판증, 백반증)
lingu/o	tongue(혀)	lingual(혀-), linguistic(언어의)
lip/o	fat(지방)	lipoid(지질(성)-), lipoprotein(지질단백질), liposarcoma(지방육종)
lith/o	stone, calculus(돌, 결석)	lithiasis(결석증, 돌증), phlebolith(정맥돌, 정맥결석), lithotomy(결석제거(술), 돌제거(술))
lob/o	lobe(엽)	lobotomy(엽절개(술)), lobectomy(엽절제(술)), lobar(귓볼의), lobule(소엽)
lumb/o	lumber region, lower back (등 아래 부분)	lumbago(허리통증, 요통), thoracolumbar(등허리-, 흉요-) lumbosacral(허리엉치-, 요천골-)
lymph/o	lymph(림프)	lymphoma(림프종), lymphoblast(림프모구, 림프모세포) lymphangiectasia(림프관확장(증))
M		
macr/o	abnormal largeness (비정상적으로 큰)	macroscopic(맨눈-, 육안-), macrohematuria(육안적혈뇨)
mamm/o	breast(유방, 젖, 가슴)	mammography(유방촬영술), mammillary body(유두체)
mandibul/o	mandible(upper jawbone) (아래턱뼈, 하악골)	mandibulectomy(아래턱절제(술), 하악골절제(술)), mandibulofacial(턱얼굴-)
mast/o	breast(유방, 젖, 가슴)	mastectomy(유방절제(술)), mastitis(유방염) mastopathy(유방병(증))
mastoid/o	mastoid(꼭지돌기, 유양돌기)	mastoidectomy(꼭지돌기절제(술), 유돌절제(술)), mastoiditis(꼭지돌기염, 유돌염)
maxill/o	maxilla(lower jawbone)(위턱뼈, 상악골)	maxillectomy(위턱절제(술), 상악절제(술)), maxillotomy(위턱뼈절제술)
meat/o	meatus(opening)(길, 도)	meatal(도의-, 길의-), meatoscope(요도구경)
melan/o	black(흑색)	melanoma(흑색증, 멜라닌증), melanin (멜라닌), melanosis (흑색증, 멜라닌증)

men/o	menstruation(월경)	amenorrhea(무월경), menopause(폐경), menarche(초경, 초월경)
mening/i,o	meninges(뇌척수막)	meningioma(수막종), meningocele(수막탈출(증), 수막류)
menisc/o	meniscus(crescent)(반달)	meniscocyte (=sickle cell) (낫적혈구)
ment/o	mind(마음, 정신)	mentality(정신상태), dementia(치매)
ment/o	chin(턱)	mentolabial(턱입술)
metr/i,o	uterus(자궁)	metrorrhagia (자궁출혈), endometriosis(자궁내막증), pyometra(고름자궁, 자궁내축농)
micr/o	small(작은)	microscope(현미경), microdissection(미세해부)
mon/o	one(1, 하나)	monoclonal(단세포군-, 단클론-), monocyte(단핵구), monochrome(단색)
morph/o	form, shape(형태, 모양)	morphology(형태학, 형태), metamorphosis(변형), monomorphic(단일형-)
muc/o	mucus(점액), mucous(점액-) membrane(막)	mucosa(점막), mucin(점액소, 뮤신), mucopolysaccharide(점액다당류, 무코다당류)
my/o	muscle(근육, 근)	myoma(근종), myalgia(근육통), amyotrophic lateral sclerosis(근육위축가쪽경화(증), 근위축측삭경화(증))
myc/o	fungus(곰팡이, 진균)	mycosis(진균증, 곰팡이병), mycobacterium(미코박테륨), mycotic embolism (진균성 색전증)
myel/o	bone marrow(골수, 뼈속질)	myelofibrosis(골수섬유증, 뼈속질섬유증), myelogenous(골수-, 골수형성-), myeloma(골수종)
myel/o	spinal cord(척수)	myelitis(척수염), myelogram(척수조영상), myeloma(골수종)
myelon/o	spinal cord(척수)	myelonic(척수)
myring/o	eardrum(고막)	myringotome(고막절개도), myringorupture(고막의 파열)
myx/o	mucus(점액)	myxoma(점액종), myxoid matrix(점액성기질), paramyxovirus(파라믹소바이러스)
N		
nan/o	dwarf(난쟁이, 왜소증)	nanomelia(소지증), nanogram(나노그램), nanophthalmia(작은안구(증), 소안구(증))
narc/o	stupor(혼미)	narcosis(마취, 혼수), narcolepsy(발작수면, 기면증), narcotism(마취)

nas/o	nose(코)	paranasal(코곁-, 부비-), nasopharynx(코인두), nasolabial fold(코입술주름)
nat/o	birth(분만, 출산)	neonate(신생아), natality(출생률), prenatal diagnosis(태아검진)
necr/o	death(cell, body)(사망, 죽음)	necrosis(괴사), necropsy(부검), necrotizing angiitis(괴사혈관염)
nephr/o	kidney(신장, 콩팥)	nephron(콩팥단위, 신장단위), nephropathy(콩팥병, 신장병), nephrosclerosis(콩팥굳음증, 신장경화증)
neur/o	nerve(신경)	neurosis(신경증), neuralgia(신경통)
neutr/o	neithe(neutral)(중립적인)	neutron(중성자), neutrophilia(호중구증가증), neutralize(중화시키다)
noct/i	night(밤)	nocturnal(야간-), nocturia(야간뇨, 야뇨증), noctambulation(몽유병)
nyct/o	night(밤)	nyctophobia(어둠공포증), nyctotyphlosis(야맹증)
nycta/o	night(밤)	nyctalgia(야간통), nyctalopia(밤소경증, 야맹증)
O		
ocul/o	eye(눈)	oculomotor nerve(눈돌림신경, 동안신경), ocular(눈-, 안구-), oculogyration(안구운동)
odont/o	tooth(치아)	odontalgia(치통), odontogenic tumor(치원성종양)
olig/o	scanty(빈약학), few(적은)	oliguria(소변감소, 요감소), oligosaccharide(소당류, 올리고당류)
omphal/o	umbilicus, navel(배꼽)	omphalocele(배꼽내장탈장, 선천복병탈장), omphalophlebitis(배꼽정맥염)
onc/o	tumor(종양)	oncogene(종양유전자), oncologist(종양전문의), oncocyte(호산과립세포)
onych/o	nail(손톱)	melanonychia(흑색손발톱, 흑조증), onychophagia(손톱물어뜯기), pachyonychia(손발톱비대증)
o/o	egg, ovum(난자)	oogenesis(난자발생, 난자형성), oocyte(난모세포, 난자), oocyst(난포체)
oophor/o	ovary(난소)	oophorectomy(난소절제(술)), oophoritis(난소염)
ophthalm/o	eye(눈)	ophthalmology(안과학), ophthalmoscope(검안경, 눈보개)

opt/o	vision(시력)	optometer(눈계측계, 안계측계), optician(안경사, 광학기사)
orchid/o	testis, testicle(고환)	orchidoepididymectomy(부고환고환절제(술))
orchi/o	testis, testicle(고환)	orchiectomy(고환절제(술)), orchiopexy(고환고정(술)), orchitis(고환염)
organ/o	organ(기관)	organogenesis(기관발생, 기관형성), microorganism(미생물)
or/o	mouth(입)	oropharynx(입인두), oral(입-), orolingual(입혀)
orth/o	straight(일직선으로)	orthopnea(앉아숨쉬기, 좌위호흡), orthopedics(정형외과학), orthostatic(기립-, 직립-)
oste/o	bone(뼈, 골)	osteoporosis(뼈엉성증, 골다공증), endosteum(골내막), osteosarcoma(골육종)
ot/o	ear(귀, 청각)	otoplasty(귀성형(술)), otorhinopharyngolaryngology(이비인후과)
ov/i,o	egg(난자, 난모세포)	ovulation(배란), ovotestis(난소고환(증)), ovoid(타원-, 달걀모양), oval (타원-, 달걀모양)
ox/i,o	oxygen(산소)	oxidant(산화제), peroxidation(과산화), dioxide(이산화물)
P		
pachy/o	thick(두꺼운)	pachymeningitis(경수막염), pachyderma(피부비후)
palat/o	palate(입천장, 구개)	palatine(입천장-, 구개-), palatoschisis(입천장갈림, 구개열)
pancreat/o	pancreas(이자, 췌장)	pancreatitis(이자염, 췌장염)
papill/o	nipple(젖꼭지, 유두)	papillary(유두-, 유두모양-), papilloma(유두종), papillotubular(유두관상)
parathyroid/o	parathyroid gland (부갑상샘, 부갑상선)	hypoparathyroidism(부갑상샘저하증, 부갑상선저하증)
par/o	bear, give birth to, labor (분만, 출생)	parity(출산수, 임신분만력, 출산력), viviparity(태반생식)
part/o	bear, give birth to, labor (분만, 출생)	postpartal(산후-)
parthen/o	virgin(처녀)	parthenogenesis(처녀생식, 단성생식), parthenophobia(처녀공포증)
patell/o	patella(knee cap)(무릎뼈, 슬개골)	patellectomy(무릎뼈절제(술))

path/o	disease(병)	pathology(병리학), pathogenesis(발병기전), pathogen(병원체)
pector/o	chest(가슴, 흉부)	pectoral muscle(흉근), pectoriloguy(흉성, 가슴소리)
ped/o	child(어린이, 소아, 아동), foot(발, 족)	pediatrics(소아과, 소아청소년과), pedal(발-), pedestrian(보행자)
pelv/i,o	pelvis(골판), pelvic bone(골반뼈)	pelvimetry(골반측정법), pelviolithotomy(신우결석제거(술), 깔때기돌제거(술))
pept/o	digestion(소화)	peptide(펩티드), peptone(펩톤)
perine/o	perineum(샅, 회음)	perineal(샅-, 회음-), perineotomy (샅절개(술), 회음절개(술))
peritone/o	peritoneum(배막, 복막)	peritoneal(복막의) retroperitoneum (후복막강, 배막뒤공간)
petr/o	stone(돌, 결석)	osteopetrosis(뼈화석증, 골화석증)
phac, phak/o	lens of the eye(수정체)	Phacolysis(수정체용해), phacomalacia(수정체연화증), phacomatosis(모반증, 모종증)
phag/o	eat, swallow(먹다, 삼키다)	phagocytosis(포식작용), erythrophagia(적혈구포식), macrophage(큰포식세포, 대식세포)
phalang/o	phalange (finger or toe bone)(지골)	phalangeal joint(지골관절, 손발가락관절)
pharyng/o	pharynx(인두)	pharyngeal(인두-), nasopharyngitis(코인두염)
phas/o	speech(말하기, 발성)	aphasia(언어상실증, 실어증), dysphasia(언어장애증)
phe/o	brown(갈색)	pheochromocytoma(크롬친화세포종), pheomelanin(페오멜라닌)
phleb/o	vein(정맥)	phlebectasis(정맥확장증), phlebitis(정맥염), phlebotomy(채혈)
phot/o	light(빛, 광, 광선)	photosensitivity(광선민감도), photon(광자)
phren/o	mind(마음, 정신)	schizophrenia(정신분열병), phrenopathy (정신장애)
physi/o	nature(자연)	physiology(생리학), physiologist(생리학자), physical (물리적-, 신체-)
plasm/o	plasma(1. 혈장, 2. 원형질, 세포질)	neoplasm(신생물, 종양), cytoplasmic(세포질-), plasminogen(플라스미노겐)
pleur/o	pleura(가슴막, 흉막)	pleuritis(가슴막염, 흉막염), pleurisy(가슴막염, 흉막염), pleuralgia(가슴막통증, 흉막통증)

pneumat/o	lung(폐, 허파), air(공기)	pneumatosis(공기증, 기종)
pneum/o, pneumon/o	lung(폐, 허파), air(공기)	pneumonitis(폐렴), pneumothorax(공기가슴증, 기흉)
pod/o	foot(발)	podocyte(발세포), anthropoid(유인성, 유인원)
poikil/o	varid, irregular(불규칙한)	poikilocytosis(변형적혈구증가증), poikiloderma(여러형태피부증, 다형피부증)
poli/o	gray matter(회백질)	poliomyelitis(회색질척수염), poliovirus(폴리오바이러스)
polyp/o	polyp(폴립), small growth(작은 덩어리)	polypectomy(폴립절제(술)), polypoid(폴립모양-)
porphyr/o	purple(자색, 색조)	porphyrin(포르피린), porphyria (포르피린증)
poster/o	back(of body)(등)	posterolateral(뒤가쪽-)
prim/i	first(첫째)	primigravida(초임녀, 초임부), primordium(원기)
proct/o	rectum(직장, 곧창자)	proctology(직장항문학, 곧창자항문학), proctitis(직장염, 곧창자염), proctoscope(직장경, 곧창자보개)
prostat/o	prostate gland(전립샘, 전립선)	prostatic acid phosphatase(전립샘성 산성인산화효소), prostatitis(전립샘염)
prote/o	protein(단백질)	proteolysis(단백질분해), protease(단백분해효소)
pseud/o	false(거짓-, 가-)	pseudopolyposis(거짓폴립증), pseudomonas(녹농균), pseudocyst(거짓낭, 거짓주머니)
psych/o	mind(마음, 정신)	psychotherapy(정신요법), psychology(심리학)
pub/o	pubis(두덩뼈, 치골)	pubococcygeal(두덩꼬리-, 치골미골-), pubic(두덩-, 치골-)
puerper/o	childbirth(분만, 출산)	puerperium(산후기), puerperal period(산후기)
pulmon/o	lung(폐, 허파)	pulmonary artery(허파동맥, 폐동맥), pulmonic(폐동맥-)
pupill/o	pupil(동공)	pupillotonia(긴장동공증)
py/o	pus(고름, 농)	pyogenic(고름-, 화농-), pyoderma(고름피부증, 화농피부증) pyosalpinx(고름자궁관, 화농자궁관)
pyel/o	renal pelvis(신우, 콩팥깔때기)	pyelogram(신우조영사진, 깔때기조영사진), pyelonephritis(신우신염, 깔때기콩팥염)

pylor/o	pylorus(날문, 유문) (pyloric sphincter〈날문조임근, 유문괄약근〉)	pylorospasm(날문연축, 유문연축), pyloroplasty(날문성형술, 유문성형술)
pyr/o	fever(열), heat(열)	pyrogen(발열원), pyroglobulinemia(발열글로불린혈증)
Q		
quadr/i	four(4, 넷)	quadrant(사분의 일-, 사분역), quadriceps muscle(넙다리네갈래근, 대퇴사두근)
R		
rachi/o	vertebrae(척추), spinal(1. 가시 2.척추- 3.척주- 4.척수-) 혹은 vertebral column(척주, 등골뼈),	rachicentesis(허리척추천자), rachiomyelitis(척수염)
radic/o	nerve root(신경뿌리, 신경근)	radical(근치-), radicotomy(신경뿌리절단(술), 신경근절단(술))
radicul/o	nerve root(신경뿌리, 신경근)	radiculitis(신경뿌리염, 신경근염) myeloradiculopathy(척수신경뿌리병(증), 척수신경근병(증))
radi/o	radius(lower arm bone)(노뼈, 요골)	radiocarpal(노손목-, 요수근-)
rect/o	rectum(직장, 곧창자)	rectocele(직장탈출, 곧창자탈출(증)), rectoscopy(직장경검사(법))
ren/o	kidney(콩팥, 신장)	adrenal(부신-), rennin(레닌) renovascular hypertension(콩팥혈관고혈압, 신장혈관고혈압)
reticul/o	network(그물, 망)	reticular(그물-, 망상-), reticulosis(그물증, 망상증) reticulocyte(그물적혈구, 망상적혈구)
retin/o	retina(망막)	retinopathy(망막병(증)), retinoblastoma(망막모세포종)
rhabd/o	rod-shaped(막대균), stiated(횡문근)	rhabdomyosarcoma(횡문근육종), rhabditis(간(선)충속)
rhin/o	nose(코)	rhinorrhea(콧물, 비루), rhinitis(코염, 비염)
rhytid/o	wrinkles(주름)	rhytidoplasty(주름제거(술), 주름성형(술))
S		
salping/o	fallopian(uterine) tube(자궁관, 난관)	salpingotomy(자궁관절개(술), 난관절개(술)), salpingitis(자궁관염, 난관염)

sarc/o	flesh(살갗, 피부), connective tissue(결합조직)	sarcoma(육종), sarcoplasmic reticulum(근(육)세포질그물, 근(육)세포질세망, 근(육)형질세망)
scapul/o	scapula(shoulder bone)(어깨뼈, 견갑골)	scapulectomy(어깨뼈절제(술), 견갑골절제(술))
scler/o	sclera(공막, 흰자위막), hard(단단한)	arteriosclerosis(동맥경화(증)), sclerotherapy(경화요법)
scoli/o	crooked(구부러진), curved(곡선의)	scoliosis(척주옆굽음증, 척추측만증)
seb/o	sebum(oil)(피지(기름), 피부기름)	seborrhea(지루피부염, 기름흐름피부염), sebaceous gland(피부기름샘, 피지선)
sial/o	saliva(침, 타액)	sialolith(침돌, 타석), sialadenitis(침샘염, 타액선염), sialic acid(시알산)
sider/o	iron(철)	siderophage(철 식세포), sideroblast(철적혈모구), hemosiderosis(혈철소증, 헤모시데린증)
sigmoid/o	sigmoid(구불-, 구불(잘록)창자, 구불결장)	sigmoidoscope(구불창자내시경, 구불창자보개), sigmoidectomy(구불창자절제(술), 구불결장절제(술))
sinister/o	left(왼쪽, 좌측)	sinistrad(왼쪽-), sinistrocardia(왼심장증, 좌심증)
sin/o sinus/o	sinus(1. 굴, 동 2. 샛길, 농루)	sinoatrial node(굴심방결절, 동심방결절), sinusoid(굴모양혈관, 굴맥관)
somat/o	body(신체)	somatostatin(성장호르몬억제인자, 소마토스타틴), somatic mutation(체세포돌연변이)
somn/i,o	sleep(잠, 수면)	somnolence(졸림, 기면)
son/o	sound(소리)	ultrasonic(초음파-), sonicator(초음파파쇄기, 초음파발생장치)
spermat/o	spermatozoa(정자), sperm(1. 정자 2. 정액)	spermatogonia(정조세포), spermatocele(정액류)
sperm/o	spermatozoa(정자), sperm(1. 정자 2. 정액)	spermine(스페르민)
sphygm/o	pulse(맥박)	sphygmomanometer(혈압계)
spir/o	breathe, breathing(숨쉬기, 호흡)	spirometer(폐활량계), spirometry(폐활량측정법)
splen/o	spleen(지라, 비장)	asplenia(지라없음(증), 무비증), polysplenia(여러지라증, 다비장증) splenomegaly(지라비대, 비장비대)
spondyl/o	vertebra(척추뼈, 척추골), spina(척추) vertebral column(척주, 등골뼈)	spondylolysis(척추분리증), spondylitis(척추염)

staped/o	stapes(middle ear bone)(등자뼈, 등골)	stapedial(등자뼈-, 등골-)
staphyl/o	grape-like clusters(포도상의)	staphylococcus(포도알균, 포도구균)
steat/o	fatty(지방-)	steatorrhea(지방변증), steatocystoma(피지낭종)
stern/o	sternum(breastbone)(복장뼈, 흉골)	sternocleidomastoid muscle(목빗근, 흉쇄유돌근)
steth/o	chest(가슴, 흉부)	stethoscope(청진기), stethomyositis(가슴근염)
stomat/o	mouth(1. 입, 2. 입안, 구강)	stomatitis(입안염, 구내염), stomatodysodia(입냄새, 구취)
strept/o	twisted chains(연쇄, 뒤틀린 사슬)	streptobacillus(사슬막대균(속), 연쇄간균(속)), streptolysin(사슬알균용혈소, 연쇄구균용혈소, 스트렙토리신)
synovi/o	synovia(윤활액, 활액), synovial membrane(윤활막, 활막)	synovitis(윤활막염, 활(액)막염), synovioma(윤활막종, 활(액)막종)
system/o	system(계통, 계, 체계)	systematic(체계적인), systematology(계통학)
T		
tars/o	tarsals(ankle bones)(족근골)	tarsotomy(1. 발목절개(술), 족근절개(술) 2. 눈꺼풀판절개(술), 안검판절개(술)), metatarsal bone(발허리뼈, 중족골)
tars/o	edge of eyelid(눈꺼풀 가장자리), tarsal(1. 눈꺼풀판-, 안검판-2. 발목뼈-, 족근골-)	tarsitis(눈꺼풀판염, 족근골염, 발목뼈염)
tendin/o	tendon(힘줄, 건)	tendinous(힘줄-, 건-), tendinitis(힘줄염, 건염)
tend/o	tendon(힘줄, 건)	tendosynovitis(힘줄윤활막염, 건초염)
ten/o	tendon(힘줄, 건)	tenoplasty(힘줄성형(술), 건성형(술))
terat/o	malformed fetus(이상한 태아)	teratoma(기형종), teratogenesis(기형발생)
test/o	testis, testicle(고환)	testicular(고환-), testosterone(1. 테스토스테론 2. 남성호르몬)
therm/o	heat(열)	hypothermia(1. 체온저하, 저체온(증)2. 저온법) , thermometer(온도계), thermotherapy(열요법)
thorac/o	thorax(chest)(가슴, 흉부)	thoracic duct(흉관) thoracolumbar fascia(등허리근막, 흉요근막)
thromb/o	clot(덩이, 떡)	thrombolysis(혈전 용해), thromboembolism(혈전증), thrombin(트롬빈)

thym/o	thymus(가슴샘, 흉선)	thymectomy(가슴샘절제(술), 흉선절제(술)), thymoma(가슴샘종, 흉선종)
thyroid/o	thyroid gland(갑상샘, 갑상선)	thyroidectomy(갑상샘절제술), thyroiditis(갑상샘염), hyperthyroidism(갑상샘기능항진증)
thyr/o	thyroid gland(갑상샘, 갑상선)	thyroglossal duct(갑상혀관, 갑상설관), thyroglobulin(티로글로불린)
tibi/o	tibia(lower leg bone)(정강뼈, 경골)	tibioperoneal(경골)
toc/o	labor(1. 분만, 출산 2. 진통 3. 노동)	eutocia(정상분만), tocus(출산), tocopherol(토코페롤)
tom/o	cut, section(1. 절단 2. 단면 3. 절편 4. 절개)	tomography(단층촬영(술))
ton/o	tension(긴장, 장력), pressure(1. 압력, 압 2. 압박)	atonic(이완증), hypertonic(1. 긴장항진-, 2. 고장성-)
tonsill/o	tonsills(편도선)	tonsillitis(편도염), tonsillectomy(편도절제술)
top/o	place(장소)	ectopia(1. 딴곳증, 이소증 2. 편위, 전위), topography(국소해부, 국소해부학)
toxic/o	poison(독)	toxicology(독성학), toxicosis(중독증), toxicoderma(중독발진)
trachel/o	neck, necklike(목)	trachelectomy(자궁목절제술)
trache/o	trachea(기관)	tracheostomy(기관절개술), tracheobronchitis(기관기관지염)
trich/o	hair(1. 털 2. 모발, 모 3. 머리털)	trichomonas(트리코모나스), trichophyton(트리코피톤(속))
tympan/o	eardrum(고막), middle ear(가운데귀, 중이)	tympanometry(고실측정(법)), tympanoplasty(고실성형술)
U		
uln/o	ulna(lower arm bone)(자뼈, 척골)	ulnocarpal(자손목-, 척(골)수근), ulnar deviation(자뼈탈골)
ungu/o	nail(1. 손발톱 2. 못)	ungual(손발톱-)
ureter/o	ureter(요관)	hydroureter(물요관(증)), ureteroscope(요관경)
urethr/o	urethra(요도)	urethroscope(요도경, 요도보개), urethritis(요도염)
urin/o	urine(소변) urinary tract(요로)	urinometry(요비중계측법), urinalysis(소변검사, 요검사, 요분석)
ur/o	urine(소변, 요, 오줌) urinary tract(요로)	urology(비뇨기과학, 비뇨기과), urobilinogen(우로빌리노겐), uremia(요독증)

uter/o	uterus(자궁)	intrauterine(자궁내-, 자궁안-), uterovaginal(자궁질-)
uvul/o	uvula(목젖, 구개수)	uvulitis(목젖염, 구개수염), uvulectomy(목젖절제(술), 구개수절제(술))
V		
vagin/o	vagina(질, 집)	vaginitis(질염), bacterial vaginosis(세균질증)
valvul/o	valve(1. 판막, 판 2. 밸브)	valvuloplasty(판막성형술)
vas/o	vessel(1. 맥관 2. 혈관 3. 관)	vasodilation(혈관확장), vasotomy(정관절개술), vasa vasorum(맥관벽혈관)
ven/o	vein(정맥)	venous(정맥-), veno-occlusive disease(정맥폐쇄병)
ventricul/o	ventricle(1. 실 2. 뇌실 3. 심실)	ventriculitis(1. 뇌실염 2. 실염), intraventricular(1. 심실안-, 심실내-, 2.뇌실안-, 뇌실내-)
verd/o	green(녹색, 그린)	biliverdin(빌리베르딘)
vertebr/o	vertebra(척추뼈), spinal(1. 가시- 2. 척추- 3. 척주- 4. 척수-) verebral column(척주)	paravertebral(척추옆-), invertebrate(1. 무척추동물 2. 무척추-)
vesic/o	bladder(방광), sac(주머니, 낭)	vesical(방광-), vesicoureteral reflux(방광요관역류), vesicle(1. 잔물집, 수포 2. 소수포)
vesicul/o	seminal vesicles(정낭)	vesiculogram(정낭조영사진), vesiculitis(1. 정낭염 2. 포염)
vir/o	virus(바이러스)	viremia(바이러스혈증), virology(바이러스학), viruria(바이러스뇨)
viscer/o	internal organs(내장)	visceral(내장-)
vulv/o	vulva(음문, 외음)	vulvar(외음부의), vulvovaginitis(음문질염, 외음질염)
X		
xanth/o	yellow(노란색)	xanthoma(황색종), xanthogranuloma(황색육아종), xanthochromia(황색변색증)
xer/o	dry(건조한)	xeroderma(피부건조증, 피부마름증), xerosis (마름증, 건조증)

2) 접두사 prefix

접두사 prefix	정의 definition	예 example
A		
a-	without or absence of (없이, 결핍, 부재)	aplasia(무형성, 형성부전), aphasia(실어증), atypical antibody(이형항체)
ab-	from, away from(~로부터 멀리)	absorption(흡수), abnormal(비정상적인)
ad-	to, toward(~로, ~을 향하여)	adhesion(1. 유착2. 부착, 붙음), adduction(모음, 내전), adrenal(부신-)
an-	without or absence of (없이, 결핍)	Anorexia(식욕부진, 입맛없음), anesthesia(마취, 무감각, 마비) anaerobic(무산소-, 산소부족-), anemia(빈혈)
ana-	up(위), again(다시), backward(뒤)	anaphylactic shock(아나필락시스쇼크), analysis(분석), anaplasia(역형성)
ante-	before(전에)	antepyretic(발열전-)
anti-	against(~의 반대)	antibody(항체), antitrypsin(항트립신), antithrombin(항트롬빈)
apo-	upon(위)	apoprotein(아포단백질), aponeurosis(널힘줄, 건막), apoplexy(1. 뒨출혈 2. 졸중, 중풍)
B		
bi-	two(둘)	bilateral(양측-, 양쪽-), bicarbonate(중탄산염) biphasic(이상(二相)-)
bin-	two(둘)	binaural(양귀-), binocular(두눈-, 양안-)
brady-	slow(느린)	bradycardia(서맥, 느린맥)
C		
cata-	down(아래)	cataracta(백내장), catabolism(분해대사)
circum-	around(주위)	Circumcision(포경수술, 음경꺼풀절제(술)), circumference(둘레)
con-	together(함께)	congenital(선천-), concentric(동심-), conjugation(접합, 결합)
contra-	against(~의 반대)	contralateral(반대쪽-, 맞은편-), contraindication(금기)
D		
de-	from, down from, lack of (~로부터, 부족, 결핍)	deformity(기형), dehydration(탈수), deoxyribonucleic acid(DNA)

di-	two, twice(두 번, 두 배)	dimer(이합체), nitrogen dioxide(이산화질소)
diplo-	double(두 배의)	diplopia(복시), diploid(이배체)
dia-	through(~을 통해)	diaphragm(횡격막), dialysis(투석), diarrhea(설사), diaper(기저귀)
dis-	to, undo, free from(무효로 만들다.)	disorientation(방향감각상실), disinfection(소독) dissociation(해리, 분열)
dys-	difficult, labored, painful, abnormal(어려운, 무리한, 고통스러운, 비정상의)	dysuria(배뇨통), dysfunction(기능장애), dystrophy(영양실조), dysplasia(이형성, 형성이상)
E		
e-	out(밖으로)	eruption(1. 발진 2. 맹출, 이돋이), eversion(1. 뒤집힘 2. 가쪽번짐, 외번), effusion(1. 삼출 2. 삼출물, 삼출액), efferent(날-, 원심-, 수출-)
ecto-	outside, outer(바깥의)	ectoderm(외배엽), ectopic(딴곳-, 전위-, 편위-) ectocervix(바깥자궁목, 외자궁경부)
endo-	within(〈범위,거리〉이내에)	endoplasmic reticulum(세포질그물, 세포질세망), endoscopy(1. 내시경검사 2. 내시경술), endorphin(엔도르핀)
epi-	on, upon(위), over(떨어져)	epidermis(표피), epicardium(심장바깥막, 심외막), epistaxis(코피, 비출혈)
eso-	inward(안쪽으로 향한)	esogastritis(위점막염), esodeviation(내편위)
eu-	normal, good(정상)	euthyroid(정상갑상샘-, 정상갑상선-), eutopic(정상부위-)
ex-	outside, outward(바깥쪽)	exacerbation(악화), extraction(1. 적출 2. 추출, 뽑아냄 3. 분만, 4. 발치), external(바깥-, 겉, 외-)
exo-	outside, outward(바깥쪽)	exotoxin(외독소), exostosis(뼈돌출(증), 뼈연골증), exophthalmos(눈알돌출(증), 안구돌출(증))
extra-	outside of, beyond(~의 바깥에)	extracellular(세포바깥-, 세포외-), extrauterine(자궁바깥-, 자궁외-)
H		
hemi-	half(반)	hemithyroidectomy(반쪽갑상샘절제(술), 반쪽갑상선절제(술)), hemisphere(반구), hemiparesis(반신불완전마비)
hyper-	above(~보다 위에), excessive(과도한)	hypertrophy(비대), hyperemia(충혈), hypertension(1. 고혈압 2. 고혈압증 3. 고압)

hypo-	below, incomplete, deficient (~아래, 불완전한, 부족한)	hypoplasia(형성저하증, 저형성(증)), hypoventilation(1. 저환기 2. 호흡저하), hypophysis(뇌하수체)
I		
in-	in, into(안으로), not(..아니다)	incision(절개), indigestion(소화불량) incontinence(1. 실금, 새기 2. 실조)
infra-	under, below(~아래)	Infraclavicular(빗장아래-, 쇄골하-), infrascapular(견갑골 뒤)
inter-	between(~사이에)	intermittent(간헐-), intercellular(세포사이-, 세포간-)
intra-	within	intravenous(정맥내의), intracytoplasmic(세포질 내)
J		
juxta-	near(가까운), beside(옆에)	juxtaglomerular(토리곁- 사구체 옆-)
M		
mal-	bad(안 좋은, 나쁜)	malnutrition(영양실조), malformation(기형), malignancy(1. 암 2. 악성)
mega-	large(큰, 많은)	megacolon(거대잘록창자, 거대결장), megakaryocyte(거대핵세포, 거핵구)
megalo-	much large(매우 큰)	cardiomegaly(심장비대), megaloblast(거대적혈구모세포, 거대적모구)
meso-	middle(중앙, 가운데)	mesencephalon(중(간)뇌), mesocolon(결장간막), mesentery(창자간막, 장간막)
meta-	after(후에), beyond(~저편에), change(변하다)	metabolism(대사), metastasis(전이), metamorphosis(탈바꿈, 변형, 변태)
micro-	small(작은)	microsurgery(미세수술), microscope(현미경)
multi-	many(많은)	multiple(다발-, 여러-, 뭇-, 다수-, 다중-, 다-), multinucleate(다핵의)
N		
neo-	new(새로운)	neoplastic(신생물-, 종양-), neonate(신생아), neocortex(새겉질, 신피질)
nulli-	none(아무도~않다)	nullipara(미분만부), nulliparity(미분만부)
P		
pachy-	thick(두꺼운)	pachyderma(피부비후), pachygyria(큰뇌이랑증)
pan-	all, total(총, 전체의)	panencephalitis(범뇌염, 온뇌염), pancytopenia(범혈구감소증, 온혈구감소증)
para-	beside(옆에), beyond(~저편에), around(사방에)	paraneoplastic(신생물딸림-), paraplegia(하반신마비)

per-	through(~을 통해)	percutaneous(피부경유-, 경피-), perforation (천공, 뚫림, 관통)
peri-	surrounding(outer)(주위의)	pericyte(혈관주위세포), pericardium(심장막), peripheral(말초-, 주변-, 주위)
pleo-	increase(증가하다), too much(매우 많은)	pleomorphism(다형성, 다형태, 뭇형태, 여러형태), pleocytosis(뇌척수액세포증다증)
poly-	many, much(많은)	polyposis(폴립증), polyclonal(다클론-, 다세포군-), polyneuropathy(여러신경병(증), 다발신경병(증))
post-	after(후에)	postprandial(식후-), postnasal(코뒤-), postpartum(분만후-, 산후-)
pre-	in front of(~앞에), before(전에)	precancerous(전암-, 풋암-), prepuce(1. 꺼풀 2. 음경꺼풀)
pro-	before(전에)	prolapse(탈출(증)), progression(전진, 진행, 보행), promyelocyte(전골수세포, 풋뼈속질세포, 전골수구)
R		
re-	back(등, 뒤쪽)	reflex(반사), remission(완화, 진정), reconstruction(재건(술), 재구성)
retro-	back(등, 뒤쪽), behind(뒤에)	retroperitoneum(후복막강, 배막뒤공간), retrogression(퇴행, 퇴화)
S		
semi-	half (반, 절반)	semilunar(반달), seminormal(반규정), semicoma(반혼수)
sub-	under, below(아래에),	sublingual(혀 밑-, 설하-), subacute(아급성-)
super-	over(넘어지게, 뒤집어), above(~보다 위에)	Supernatant fluid(상청액, 윗물), superficial(얕은-, 표재-, 표면-)
supra-	above(~보다 위에)	suprabasal(기저층위), supraventricular(심실위)
sym-	together(함께, 같이), joined(일련의)	symbiosis(공생), symmetry(대칭, 대칭성), sympathetic(1. 교감- 2. 교감신경- 3. 동정-)
syn-	together(함께, 같이), joined(일련의)	synapse(시냅스, 연접), syncope(실신), synthesis(1. 합성, 생성 2. 접합), synergism(상승작용, 협동작용)
T		
tachy-	fast, rapid(빠른)	tachypnea(빠른호흡, 빈호흡), tachycardia(빠른맥, 빈맥)
tetra-	four(넷)	tetraplegia(팔다리마비, 사지마비)

trans-	through(~을 통해), across(건너서, 가로질러), beyond(~저편에)	transmission(전달, 투과, 전파), transportation(운반), transhepatic(간을 통해)
tri-	three(셋)	tricuspid valve(삼첨판), triiodothyronine(삼요오드티로닌)
U		
ultra-	beyond(~저편에), excess(과다, 과잉)	ultrasonic(초음파-), ultraviolet(자외선), ultrafiltration(초미세여과, 한외 거르기)
uni-	one(하나)	unicellular(단세포-), unilocular(단방-, 홑방-), uniformity(균일성)
un-	not(~아니다)	unconsciousness(무의식, 의식상실), unsaturated(불포화의)
X		
xero-	dry(건조)	xerosis(마름증, 건조증), xeroderma(피부건조증, 피부마름증)

3) 접미사 suffix

접미사 suffix	정의 definition	예 example
A		
-ac	pertaining to(~에 관계된)	cardiac(1. 심장- 2. 들문-, 분문- 3. 심장병환자), celiac(복강-), ileal(회장-), celiac disease(복강병, 복강질환)
-agra	excessive pain(심한 고통)	pellagra(펠레그라)
-al	pertaining to(~에 관계된)	skeletal(뼈대-, 골격-), bronchial(기관지-), psychological(심리학-, 심리적-)
-algia	pain(고통)	myalgia(근(육)통), gastralgia(위통증, 복통), arthralgia(관절통)
-apheresis	removal(제거)	plasmapheresis(혈장분리교환술)
-ar	pertaining to(~에 관계된)	muscular(1. 근(육)- 2. 근육질-), ocular(1. 눈-, 안구-2. 접안렌즈), molar(큰 어금니, 대구치)
-ary	pertaining to(~에 관계된)	urinary(1. 요-, 소변- 2. 비뇨-, 요로-), pulmonary(폐-, 허파-)
-ase	enzyme(효소)	lipase(지질분해효소, 리파제), elastase(엘라스타아제), peroxidase(과산화효소), amylase(아밀라아제)
-asthenia	weakness(쇠약, 허약, 위약)	myasthenia gravis(중증근(육)무력증), thrombasthenia(혈소판기능저하증)
-atresia	absence of a normal body opening(폐쇄), closure(폐쇄), occlusion(1. 막힘, 폐색, 폐쇄 2. 맞물림, 교합 3. 가림)	duodenal atresia(샘창자폐쇄(증), 십이지장 폐쇄(증))
C		
-capnia	pertaining to carbon dioxide (이산화탄소에 관한)	hypercapnia(고탄산혈증), hypocapnia(저탄산혈증)
-cele	hernia(탈장), protrusion(돌출)	cystocele(방광탈출(증), 방광류), mucocele(점액낭종, 점액류)
-centesis	surgical puncture to aspirate fluid (체액체취를 위한 수술적 천자)	celiocentesis(복강천자), thoracentesis(흉강천자, 가슴천자)
-cidal	killing(살해)	bactericidal(살균적, 살균성), suicidal(자살의)
-clasia	break(갈라진틈)	osteoclasia(뼈파괴, 골파괴)
-clasis	break(갈라진틈)	karyoclasis(세포핵붕괴)

-cle	little(작은, 소규모의)	article(논문), particle(입자, 미립자)
-clysis	irrigating(〈상처등을〉세척하다), washing(세척)	enteroclysis(영양분 장주입, 고위관장법)
-coccus (pl.cocci)	berry shaped (a form of bacterium)(원형의)	streptococcus(연쇄상구균), enterococcus(창자알균, 장구균)
-crit	to separate(분리된)	hematocrit(적혈구용적율, 헤마토크리트)
-cule	little(작은, 소규모의)	animalcule(원충, 극미동물)
-cyte	cell(세포)	thrombocyte(혈소판), oocyte(난모세포, 난자), keratinocyte(각질형성세포, 각질세포)
D		
-desis	surgical fixation(외과적 고정), fusion(융합, 결합)	pleurodesis(가슴막유착, 흉막유착)
-drome	run, running(진행적인)	syndrome(증후군)
-dynia	pain(통증)	cephalodynia(두통), coccydynia(꼬리뼈통증)
E		
-eal	pertaining to(~에 관계된)	esophageal(식도-), pharyngeal(인두-), coccygeal(꼬리-, 꼬리뼈-)
-ectasis	streching out(이완), dilatation(확장(증), 확장(술)), expansion(확대, 팽창)	bronchiectasis(기관지확장증), telangiectasis(모세혈관확장증)
-ectomy	excision(삭제), or surgical removal(제거수술)	tonsillectomy(편도절제술), gastrectomy(위절제술), splenectomy(지라절제술, 비장절제술)
-ectopia	displacement(옮김, 이동, 변위, 전위, 치환)	ectopia(딴곳증, 전위, 편위)
-emesis	vomiting(구토)	hematemesis(토혈, 혈액구토), emesis(구토)
-emia	blood condition(혈액의 질)	hyperemia(충혈), hypokalemia(저칼륨혈증), leukemia(백혈병), anemia(빈혈)
-er	one who(~하는 인자)	killer(살해인자), helper(보조인자), inducer(유발인자, 유도인자)
-esis	condition(조건, 상태)	amniocentesis(양막천자, 양수천자), diaphoresis(발한, 발한작용), sudoresis(땀남, 발한)
F		
-form	resembling(닮은, 비슷한)	cerebriform(대뇌모양), fusiform(방추형), storiform(나선형)

G		
-gen	substance or agent that produces or causes (어떤 것을 생산 또는 일으키는 물질)	allergen(알레르기항원), pathogen(병원체), glycogen(글리코겐, 당원), pyrogen(발열원), oxygen(산소), nitrogen(질소), fibrinogen(섬유소원)
-genesis	origin(이는곳, 기시, 기원), cause(원인)	cytogenesis(세포발생), pathogenesis(발병기전)
-genic	producing(생산하는), originating(유래하는), causing(일으키는)	pathogenic(발병성), iatrogenic(의인-, 의원-), cardiogenic(심장-, 심장탓-)
-gram	record(기록), x-ray film(엑스레이필름)	sonogram(초음파영상), encephalogram(뇌조영도), air bronchogram(공기기관지 조영상)
-graph	instrument used to record (기록에 쓰이는 기구)	spirograph(호흡운동기록기), micrograph(미동묘사기, 현미경사진)
-graphy	process of recording(기록과정), x-ray filming	roentgenography(방사선촬영술), radiography(방사선촬영술)
I		
-ia	condition of diseased or abnormal state (비정상적이거나 질환이 있는 상태)	insomnia(불면증), anemia(빈혈) pneumonia(폐렴, 허파염), hyperplasia(과다형성, 증식(증))
-ial	pertaining to(~에 관계된)	axial(축-, 축성-, 축방향-), facial(얼굴-), myocardial(심장근육-, 심근-)
-iasis	condition(상태)	amebiasis(아메바증), elephantiasis(코끼리피부병), nephrolithiasis(콩팥돌증, 신장결석증)
-iatry	physician(의사, 내과의사), treatment(치료)	psychiatry(정신의학, 정신과, 정신과학)
-ic	pertaining to(~에 관계된)	pelvic(골반-), hyperplastic(과다형성-, 증식-), gastric(위-), toxic(독성, 중독)
-ician	one who(~하는 사람)	clinician(임상의, 임상의사), technician(기사, 기술자)
-ictal	seizure(《병의》발작), attack(발작, 갑작증)	postictal(발작후-), preictal(발작전-)
-ism	state of (~상태)	hirsutism(남성형 다모증), anabolism(동화작용), hyperthyroidism(갑상샘과다증, 방패샘과다증)
-itis	inflammation(염증)	esophagitis(식도염), gastritis(위염), colitis(잘룩창자염, 결장염), osteitis(뼈염, 골염)

L		
-lalia	speech(어음, 언어, 말소리), bubble(거품, 〈표현하려는 감정의〉 약간)	echolalia(메아리증, 반향언어증)
-lepsy	seizure(발작)	narcolepsy(발작수면, 기면증), epilepsy(간질)
-let	little(작은, 소규모의)	tumorlet(미세종양), doublet(쌍둥이), triplet(세 쌍둥이)
-lysis	loosing(풀림), dissolution(용해), separating(분리)	hemolysis(용혈), rhabdomyolysis(횡문근융해), analysis(분석)
M		
-malacia	softening(연화(증))	osteomalacia(뼈연화증, 골연화증), encephalomalacia(뇌연화증)
-mania	madness(정신이상), insane(정신이상), desire(욕구, 갈망, 바람)	maniac(조병환자, 미치광이), onomatomania(명칭강박)
-megaly	enlargement(비대, 확장, 팽대)	hepatomegaly(간비대), cardiomegaly(심장비대), splenomegaly(지라비대, 비장비대, 비종대)
-meter	instrumental used to measure (측정을 위한 기구)	thermometer(체온계, 온도계), parameter(지표, 매개변수, 파라미터, 경수, 모수)
-metry	measurement(측정, 측량)	spirometry(폐활량측정법), morphometry(형태계측)
-morphic	form(형태, 모형, 형), shape(모양, 형태)	monomorphic(단형성-), polymorphic(다형-), pleomorphic(다형-, 다형태-, 뭇형태-)
O		
-odia	smell(냄새)	polypodia(과잉족증, 발과다증), podia(족상돌기), sympodia(다리융합증, 양지유착증)
-odynia	pain(통증)	cardiodynia(심장통증), gastrodynia(위통증)
-oid	resembling(닮다, 비슷하다)	mucoid(점액성-), osteoid(풋뼈, 유골-, 뼈모양-), amyloid(아밀로이드), adenoid(아데노이드), lipoid(지질성-)
-ole	little(작은, 소규모의)	arteriole(세동맥)
-ologist	one who studies and practices (specialist)(전문가, 전문의)	physiologist(생리학자), pathologist(병리학자, 병리의사), cytologist(세포학자)
-ology	study of(~의 연구)	physiology(생리학), radiology(방사선과학), pathology(병리학), microbiology(미생물학)
-oma	tumor(종양), swelling(부기, 종창)	osteoma(뼈종, 골종), teratoma(기형종), hepatoma(간암), carcinoma(암종)

-opia	vision(1. 시각 2. 보기 3. 시력) (condition)	diplopia(복시, 겹보임), gerontopia(노안), nyctalopia(밤소경증, 야맹증)
-opsy	to view(보기 위한)	biopsy(생검), necropsy(1. 부검 2. 검시), autopsy(부검, 시체해부)
-orrhagia	rapid flow of blood(빠른 혈류)	metrorrhagia(자궁 출혈)
-orrhaphy	suturing(봉합술), repairing(복구, 복원)	cystorrhaphy(방광봉합술), hymenorrhaphy(처녀막봉합(술), 처녀막꿰맴(술))
-orrhea	flow(1. 흐름, 류, 유동 2. 유량), excessive discharge(과도한 흐름)	amenorrhea(무월경), galactorrhea(젖흐름증, 젖분비과다)
-orrhexis	rupture(파열, 터짐)	karyorrhexis(핵붕괴), enterorrhexis(장파열)
-osis	abnormal condition (means increased when used with blood cell(비정상적인 증가)	neurosis(신경증, 강한공포, 노이로제), alkalosis(알칼리증), leukocytosis(백혈구증가증), erythrocytosis(적혈구증가증)
-ostomy	creation of an artificial opening (인공적인 개방)	Cholecystostomy(쓸개(주머니)창냄(술), 담낭조루술), colostomy(잘록창자창냄술, 결장창냄술, 대장창냄술)
-ous	pertaining to(~에 관계된)	venous(정맥-), mucous(1. 점액- 2. 점액성-), cutaneous(피부-), ferrous(1. 제일철- 2. 철-)
-oxia	pertaining to oxygen (산소에 관계된)	hypoxia(저산소증), anoxia(무산소증), asphyxia(질식)
P		
-paresis	slight paralysis(경미한 마비)	hemiparesis(반신불완전마비)
-pathy	disease(병, 질병, 질환)	encephalopathy(뇌병증), neuropathy(신경병증), mastopathy(유방병증, 유선증)
-penia	abnormal reduction in number (비정상적인 감소)	leukopenia(백혈구감소증), lymphopenia(림프구감소증)
-pepsia	digestion(소화)	dyspepsia(소화불량), hypopepsia(소화저하)
-pexy	surgical fixation(외과적 고정), suspension(1. 걸기, 현수, 2. 현탁 3. 현탁액, 부유액 4. 서스펜션)	uteropexy(자궁고정술), nephropexy(신고정술, 콩팥고정술)
-phagia	eating(식사, 먹기), swallowing(삼키기, 연하)	erythrophagia(적혈구포식)
-phasia	speech(연설, 강연)	aphasia(언어상실증, 실어증)
-phil	cells with staining reactions (염색된 세포)	Neutrophil(중성구, 호중구), chlorophyll(엽록소), basophil(1. 호염기- 2. 호염기구), acidophil(1. 호산- 2. 호산세포 3. 호산균)

-philia	love(사랑)	eosinophilia(1. 호산구증가(증) 2. 호산염색성), hemophilia(혈우병)
-philic	attracting(끌어들이는), absorbing(흡수)	hydrophilic(친수-, 친수성), neutrophilic(호중성-), basophilic(호염기성-)
-phobia	abnormal fear of specific, objects or things(특수한 공포증)	phobophobia(공포공포증), hydrophobia(1. 물공포증 2. 공수병, 광견병)
-phonia	pertaining to sound, or voice (소리에 관계된)	dysphonia(발성장애), aphonia(소리못냄증, 발성불능증)
-phoria	feeling(감정)	euphoria(이상행복감, 이상황홀감)
-physis	growth(1. 성장, 생장 2. 증식, 발육 3. 증가)	hypophysis(뇌하수체), metaphysis(뼈몸통끝, 골간단), epiphysis(1. 뼈끝, 골단 2. 솔방울샘, 송과체)
-plasia	formation(형성), development(발달, 성장), a growth(성장, 〈크기, 양〉의 증가)	hyperplasia(과다형성, 과형성, 증식(증)), hypoplasia(과다형성, 과형성, 증식(증)) dysplasia(1. 형성이상(증) 2. 이형성), aplasia(무형성)
-plasm	growth(1. 성장, 생장 2. 증식, 발육 3. 증가)	cytoplasm(세포질), neoplasm(《체내의》신생물, 종양)
-plasty	plastic or surgical repair (근치수술, 봉합)	septoplasty(코사이막성형(술), 비중격성형(술)), tympanoplasty(고실성형술)
-plegia	paralysis(마비)	paraplegia(하반신마비), tetraplegia(팔다리마비, 사지마비)
-pnea	breathing(숨쉬기, 호흡)	dyspnea(호흡곤란), tachypnea(빠른호흡, 빈호흡)
-poiesis	formation(1. 형성 2. 형체, 체)	erythropoiesis(적혈구형성, 적혈구생성), hematopoiesis(조혈, 혈액생성, 혈구형성)
-porosis	passage(1. 통로 2. 삽입 3. 대이음, 대이음접종)	osteoporosis(뼈엉성증, 골다공증)
-prandial	meal(음식, 식사)	postprandial(식후-), preprandial(식전-)
-praxia	in front of(~의 앞쪽에), before (~전에, ~앞에)	apraxia(행위상실(증), 실행증), dyspraxia(행동곤란증)
-ptosis	dropping(1. 적하, 점적 2. 드롭형성), sagging(흐름), prolapse(탈출(증))	nephroptosis(콩팥처짐(증)), gastroptosis(위처짐, 위하수)
-ptysis	spitting(《침, 음식 등을》뱉다)	hemoptysis(객혈)
R		
-rhage	bursting(파열)	hemorrhage(출혈), lymphorrhage(림프유출)
-rhea	flow(1. 흐름, 류, 유동 2. 유량), discharge(1. 유리 2. 분비물 3. 방전 4. 퇴원 5. 유출량 6. 방출)	diarrhea(설사), amenorrhea(무월경)

S		
-salpinx	fallopian tube(자궁관, 난관)	hydrosalpinx(물자궁관증, 수난관증), pyosalpinx(고름자궁관, 화농자궁관)
-sarcoma	malignant tumor(악성종양)	osteosarcoma(뼈육종, 골육종), chondrosarcoma(연골육종)
-schisis	split(분열, 분리, 분할), fissure(1. 틈새, 열 2. 열창)	retinoschisis(망막층간분리증)
-sclerosis	handen(경화)	glomerulosclerosis(토리굳음증, 사구체경화증), atherosclerosis(죽경화(증), 죽상경화(증))
-scope	instrument used for visual examination(육안적 검사를 위한 기구)	cystoscope(방광경, 방광보개), stethoscope(청진기), endoscope(내시경), uteroscope(자궁경)
-scopy	visual examination(육안적 검사)	laparoscopy(복강경검사, 배안보개검사), bronchoscopy(기관지경술, 기관지보개술), proctoscopy(직장경검사, 곧창자보개검사)
-sepsis	infection	asepsis(1. 무균 2. 무균법 3. 방부 4. 방부법)
-spasm	sudden involuntary muscle contraction(갑작스러운 근수축)	angiospasm(혈관연축), colpospasm(질연축)
-stalsis	contraction(수축)	peristalsis(꿈틀운동, 연동)
-stasis	control(1. 통제, 제어 2. 대조 3. 관리), stop(정지)	menostasia(무월경), hemostasis(지혈), cholestasis(쓸개즙정체, 담즙정체)
-stenosis	constriction(1. 협착 2. 수축), narrowing(좁은)	tracheostenosis(기관협착(증))
-stomy	surgical creation of an opening (외과적 개방)	colostomy(잘록창자창냄술, 결장창냄술, 대장창냄술), tracheostomy(기관절개술)
T		
-thorax	chest(가슴)	pneumothorax(공기가슴증, 기흉), hydrothorax(물가슴증, 수흉증)
-tocia	birth(1. 분만, 출산 2. 출생), labor(1. 분만, 출산 2. 진통 3. 노동)	bradytocia (수축지연, 느린 분만)
-tome	instrument used to cut (절개를 위한 기구)	dermatome(1. 피부분절 2. 피부절편기), microtome(박절기, 마이크로톰)
-tomy	incision(절개), cutting(절단)	laparotomy(개복술, 배벽(절개)술), anatomy(해부학), thoracotomy(가슴절개술, 개흉술)
-tripsy	surgical crushing(외과적 파쇄)	lithotripsy(쇄석술〈쇄석기를 이용해 신장결석제거〉, 돌깸술)

-trophy	nourishment(음식물, 영양분), development(1. 현상 2. 전개 3. 발생, 발육, 발달 4. 개발 5. 발색)	atrophy(위축증), dystrophy(이상증, 디스트로피, 영양장애), hypertrophy(〈인체 장기 등의〉 비대)
-tropic	acting on(~자극하는)	gonadotropic(생식샘자극-, 성선자극-), corticotropic(부신겉질자극-, 부신피질자극-)
U		
-ule	little(작은, 소규모의)	venule(세정맥), tubule(세관), granule(1. 과립, 체 2 .핵), lobule(소엽)
-uria	urine(소변, 요, 오줌), urination(배뇨)	polyuria(다뇨), oliguria(소변감소, 요감소), anuria(무뇨)
Y		
-y	condition of(~의 상태)	atony(긴장 없음(증), 무긴장(증), 이완(증)), telepathy(텔레파시)

Chapter 03

의료의 분야별 전문 어휘

본 장에서는 의료의 각 전문분야에서 사용하고 있는 어휘를 중심으로 학습하고, 또한 증상과 질병을 설명하는데 사용되고 있는 주요 용어 및 표현들을 배우도록 한다.

Chapter 03

의료의 분야별 전문 어휘

1. 의학의 카테고리 Medical Category

allergy 알레르기내과
alternative medicine 대체의학
cardiology 심장내과
cardiovascular 심혈관내과
dentistry 치과
dermatology 피부과
gastric & intestine 소화기내과
general medicine 일반내과
geriatrics 노인의학과
hematology 혈액학
infectious diseases 감염내과
inhalation therapy 흡입치료
neonatology 신생아학과
neurology 신경과
obstetrics & gynecology 산부인과
ophthalmology 안과
orthodontics 교정치과
orthopedics 정형외과
otolaryngology 이비인후과
pediatrics 소아과
plastic surgery 성형외과
psychiatry 정신의학과
radiology 영상의학과
sexually transmitted diseases 성매개질환
surgery 외과
trauma 외상
urology 비뇨기내과

2. 병원 내 부서 명칭 Medical Department

admitting office 원무과
cardiac care unit(CCU) 심(장)질환 집중치료병동
dental clinic 치과
emergency department 응급실
home care / long term care unit 가정치료, 가정요법 / 장기요양서비스
intensive care unit(ICU) 중환자실
laboratory 실험실
labor / delivery room 분만실
medical office / clinic 의무행정과
medical records department 의무기록실
mortuary 영안실
nursing home 요양원
occupational therapy department 작업치료과
operating room 수술실
outpatient department 외래병동
pharmacy 조제실(약국)
physiotherapy department 물리치료실
private / semi-private / standard room 입원실
public health unit 공공보건과
radiotherapy unit 방사선치료실
recovery room 회복실
rehabilitation center 재활센터
speech therapy unit 언어치료실
ward 병동

3. 전문의 및 유관 보건분야전문가 Specialists and Professionals related to Health care

acupuncturist 침술사
allergist 알레르기 전문의
ambulance paramedic 구급차 긴급의료원
anesthetist 마취전문의
attending physician 주치의
audiologist 청력학자
cardiologist 심장전문의
chiropractor 지압요법사
clinical psychologist 임상정신과전문의
community health nurse 지역사회간호사
dental hygienist 치과위생사
dental surgeon/dentist 치과의사
dermatologist 피부과전문의
diagnostic radiologist 영상전문의
endocrinologist 내분비전문의
family physician 가정의학과전문의
gastroenterologist 위장병전문의
generalist 일반의
geriatrician 노인병 전문의
gynecologist and obstetrician 산부인과 전문의
hematologist 혈액학자
homecare worker 자택 요양사
intern 인턴(교육실습생)
medical technologist(=clinical laboratory scientist) 임상병리사
midwife 조산사
nephrologist 신장전문의
neurologist 신경과전문의
neurosurgeon 신경외과의사
nurse 간호사
nutritionist / dietician 영양사
obstetrician 산과전문의(산부인과전문의)
occupational therapist 작업치료사
oncologist 종양전문의
ophthalmologist 안과의사
optometrist 검안사
orthodontist 치과교정전문의
orthopaedist 정형외과전문의
orthopedic surgeon 정형외과전문
otolaryngologist / ENT specialist 이비인후과의사
pathologist 병리학자, 병리의사
pediatrician 소아과의사
pharmacist 약사
physician 의사
physiotherapist 물리치료사
plastic surgeon 성형외과의사
podiatrist 발전문가
podiatry 발학, 족학
practitioner 개원의
psychiatrist 정신과의사
radiologist 영상의학과의사
radiotherapist 방사선치료의사
resident doctor 레지던트, 전공의
rheumatologist 류마티즘 전문의
speech therapist 언어치료사
surgeon 외과의사
thoracic surgeon 흉부외과의사
thoracic surgery 흉부외과
urologist 비뇨기과전문의
veterinarian 수의사

4. 고통과 통증
Pain and Ache

ache all over 몸살(전신 쑤심)
acute pain 급성 통증
back pain 등통증
burning pain 작열통
chest pain 가슴통증, 흉통
colic 급통증, 산통
continued pain 지속통
cramping pain 경련통
crushing pain 압박통
dull pain 둔통(둔한 아픔)
earache 귓병
headache 두통
hunger pain 공복통, 빈속통증
intermittent pain 간헐적 통증, 간헐통
labor pain 분만통
low back pain 요통(허리 아랫부분), 허리통
menstural cramp 생리통
mild pain 경미한 통증
pain comes at intervals 일정한 간격으로 오는 통증
persistent pain 지속적인 통증
piercing pain 관통통증
pressing pain 압통
prickling pain 찌르는 듯한(따끔거리는) 통증
radiating pain 방사통
severe pain 심한 통증
sharp pain 심한 통증(찌르는 듯한 통증)
slight pain 경미한 통증
sore pain 따가운(화끈거리는) 통증
stabbing pain (칼 등으로)찌르는 듯한 통증
stomachache 위통, 복통
tearing pain 쥐어 뜯는 듯한 아픔
throbbing pain 욱씬 거리는(쿡쿡 쑤시는)통증
tingling pain 얼얼한 통증
toothache 치통

5. 질병 증상
Sickness Symptom

anxiety 불안, 초조
bitter taste on my tongue 쓴 맛이 나다
black out 의식을 잃다(기절).
bloated 부은
bloody stool 혈변
boil/furuncle or abcess 종기, 부스럼
bowel movement 장운동, 배변
can't concentrate 집중하지 못함
can't crouch 몸을 쭈그리지 못함
can't see clearly 명확하게 볼 수 없음
chest feels tight 흉부에 답답함을 느낌
chill 오한
coma 혼수상태
constipation 변비
depression 우울함
diarrhea 설사
difficulty in swallowing 연하장애(삼키는 장애)
dislocation 탈구
distended abdomen 팽창된 복부
disturbance of speech 언어 방해
dizziness/giddiness 어지러움
dizzy/giddy/faint 어지러운
drool 침을 흘리다
drowsy 졸린
ear discharge 귀 고름
eye discharge 눈 분비물
eyelid itching 눈꺼풀 가려움
eyelid swollen 눈 부움
fatigue 피로
fatigues easily 쉽게 피로해짐
fever 열
fracture 골절
gritty/sandy in eyes 눈에 모래가 들어간 듯한
gurgling sound in my abdomen 복부에서 졸졸 거리는 소리가 나다.

hallucination 환각, 환영, 환청
hard stool 된 변
headache 두통
heatstroke 열사병
hiccup 딸꾹질
high fever 고열
hoarse voice 쉰 목소리
impote 발기부전
indigestion 소화 불량
inflammation 염증
insect sting 곤충의 쏘임
insomnia 불면증
irregular heartbeats 불규칙한 심박수
itch 가려움
itchy and swollen 가렵고 부어 오르다.
itchy throat 목 따끔거림
jaw is dislocated 턱 빠짐
light headache 가벼운 두통
loose stool 묽은 변
loss of confidence 자신감 상실
loss of hearing 청력 상실
loss of interest 흥미 상실
loss of voice 실성증, 목소리를 잃은
lost appetite 식욕 잃다
lost weight 체중감소
lumpy stool 덩어리(응어리)가 많은 변
mucus in stool 점액이 있는 변
muscle spasm 근 경련
nasal bleeding 비출혈(코피)
nasal discharge 코 분비물
nausea 욕지기, 구역
night sweats 식은땀
nose itching 코(안) 간지러움
numb 감각이 없다(저리다)
pale face 창백한 얼굴
paralysis 마비
pass gas; pass flatus 방귀를 뀌다
pimple(papule/pustule) 여드름, 뾰루지, 고름집
poisoning 중독
pussy discharge 여성 성기의 분비물
radiating 방열
rash 발진
red and swollen throat 목이 새빨갛게 부어있는
relapse (병의) 재발(악화)
ringing in my ears 이명(귀 울림)
runny nose 콧물
scalded by hot water 뜨거운 물에 의한 화상
see things moving 헛것을 보다.
sense of spinning 회전 감각
shivering 몸 떨림
short of breath 숨이 가쁜
sneeze 재채기
snore 코 골다
sore eyes 짓무른 눈(눈이 아픔)
sore throat 인후염
sputum 가래, 객담
stop bleeding 지혈
stuffy 답답함
suicidal tendency 자살 성향
swallowed fishbone 생선 뼈를 삼키다
sweats 식은땀, 진땀
tarry black stool 타르질의 검은 변
temperature 체온
tension/nervous 긴장
thirsty 갈증
throw up or vomit 구토
tiredness 피로
tremor 떨림
uncomfortable 불편한
unconsciousness 의식 불명
urinate frequently 잦은 소변, 빈뇨
vertigo 어지러움, 현기증, 현훈
vomit 구토
watery eyes 유루, 눈물에 젖은 눈
watery stool 묽은 변
weakness 약함, 나약함

6. 치과 Dentistry

증상

bad breath 입냄새
halitosis 구취, 입냄새
toothache 치통

용어

canine 송곳니
ceramic crown 세라믹 치관
crown 치아머리, 관
dental calculus(tartar) 치석
dental ceramic 치과도재학
dentist 치과 의사
denture 틀니
denturist 치기공사
filling (치아에 생긴 구멍에 박는) 봉
gold crown 금을 씌운 치아, 금관
gum 잇몸
incisor 앞니
molar 어금니
orthodontics 치과교정술
orthodontist 치과교정전문의
periodontist 치주전문의
root canal treatment 근관치료
stutter 말을 더듬거리다.
veneer crown 심미보철

질병

aphthous ulcer 아프타성의 궤양
carious tooth 충치
cavity 와동
dental abscess / tooth abscess 치조농양, 이틀 고름집
periodontal disease 치주 질환
stomatitis 구내염

7. 피부과 Dermatology

용어

baldness 대머리
birthmark / nevus 모반, 멍, 점
burn 화상
cancer 암
contusion(bruise) 타박상(멍)
dry skin 피부 건조증
freckle 주근깨
furuncle(boil) 종기, 부스럼
hyperhidrosis 다한증
mole 사마귀, 검은 점
rash 발진
scabies 옴
sunburn 햇볕으로 입은 화상
tinea(ringworm infection) 백선(전염성 피부병)
wart 사마귀

질병

athletes foot 무좀
allergic contact dermatitis 알레르기성 접촉성 피부염
corn 티눈
dermatitis 피부염
drug eruption 약진, 약물 발진
eczema 습진
frost bite 동상
infantile eczema 소아습진
lupus 낭창
measles 홍역
pimple 여드름, 뾰루지
psoriasis 건선, 마른버짐
red rash / roseola 붉은 발진
skin cancer 피부암
urticaria 두드러기

8. 산부인과 Gynecology & Obstetrics

증상

amenorrhea / no menstruation 무월경, 월경불순
ankles and feet are swollen 발목과 발이 붓다
blood clots in my menstruation 혈액이 응고됨(월경기간에)
breast engorgement 젖 몸살
cramp in my legs 다리에 쥐가 나다
episiotomy wound hurts 외음부절개술(출산을 돕기 위해 산모의 질을 절개하는 수술)
foul vaginal discharge 악취 나는 질의 분비물
heavy vaginal bleeding 심한 질 출혈
heavy vaginal discharge 심한 질 분비물
heavy / scant menstruation 과다 월경 / 과소 월경
in labor 분만 중 진통
irregular periods 불규칙한 월경주기
menstrual pain 월경통
missed a period 월경주기를 놓침
morning sickness 입덧
pregnant / expecting 임신
prolapse of uterus 자궁탈출증
some blood on my panties / have show 약간의 피가 보임
sore nipples 유두통증
sterile(can't get pregnant) 불임
swollen breasts 가슴이 붓다
thin / thick / purulent discharge 묽은 / 걸쭉한 / 화농성의 분비물
throw up every morning or morning sickness 입덧
uterine contractions 자궁수축
vaginal spotting 점상질출혈
vulva itchy / sore 외음부(음문)의 가려움 / 따가움
water has broken 양수가 터짐
white cheesy discharge 하얀색의 치즈 같은 분비물
yellowish skin / jaundice 황달
yellowish / greenish / brownish discharge 황색의 / 초록색의 / 갈색의 분비물

용어

cesarean section 제왕절개
d & c(dilation and curettage of uterus) 자궁긁어냄(술) 자궁소파(술)
delivery 출산, 분만
epidural analgesia 경막외마취
fetal movement 태동
hormone imbalance 호르몬 불균형
incubator 인큐베이터
induced abortion 유도유산
induced labor 유도분만
membrane rupture 막 파열
menopause 폐경기
miscarriage / abortion 유산
premature delivery 조산
sterilization 불임
therapeutic abortion 치료적유산
to wean 젖을 떼다
tubal sterilization 난관피임수술
umbilical cord 탯줄
uterus 자궁

질병

candida vaginal infection 캔디다 질 감염
cervical polyp 자궁경부폴립
cervicitis 자궁경관염
endometriosis 자궁내막증
fibroid uterus 자궁유섬유증
menstruation disorder 월경장애
ovarian cyst 난소낭종
ovarian tumor 난소종양
pelvic infection 골반내 감염증
trichomoniasis 질트리코모나스증
vaginitis 질염

9. 안과 Ophthalmology

증상

blurred vision 흐려 보임
double vision 복시
dry eyes 안구건조증
dull pain in eye 둔한 안구통증
eye discharge 안구분비물
eyelid is itchy 눈꺼풀 가려움
eyelid is swollen 눈꺼풀 붓다
flying objects / floaters 부유물이 떠다님
foreign body in the eye 안구 내 이물질
gritty / sandy in eyes 안구 내 모래가 든 느낌
photophobia 광선공포(증), 광성눈통증
pussy discharge 고름(분비물)
severe pain in cheekbone 극심한 광대뼈 통증
smarting pain around eye 안구 주변의 통증
sticky discharge 끈적한 분비물
watering eyes 눈물 흘림

용어

cornea 각막
diplopia 복시
eye ball 안구
iris 홍채
lens 수정체
optometrist 검안사, 눈계측사
poor vision 나쁜 시력
pupil 동공
retinal 망막
sclera 공막
tear 눈물
visual activity 시각적 활동
visual disturbance 시각장애

질병

astigmatism 난시
blepharitis 눈꺼풀염, 안검염, 다래끼
blurred vision 흐릿한 시야(몽롱)
cataract 백내장
color blindness 색맹
conjunctivitis 결막염
esotropia(cross-eye) 내사시
dacryocystitis 누낭염(눈물주머니염)
diabetic retinopathy 당뇨망막병(증)
glaucoma 녹내장
hyperopia 원시
keratitis 각막염
lacrimal duct 누관, 눈물관
macular degeneration (노화에 따른)시력 감퇴
myopia 근시
nyctalopia 야맹증
optic neuritis 시각신경염
presbyopia 노안
retinal detachment 망막박리
retinitis 망막염
squint 사시
stye 다래끼
trachoma 트라코마
trichiasis 눈썹 난생증

10. 이비인후과 Otolaryngology

증상

burning pain in ears 화끈거리는 고통
cerumen(ear wax) 귀지
difficulty in hearing 청각장애
diplacusis 복청
ear discharge 귀 분비물
earache 귓병, 귀통증, 귀앓이
tinnitus(ringing in the ears) 이명
some loss of hearing 약간의 청각 상실
can't distinguish smell 냄새를 구별할 수 없음
epistaxis(nose bleed) 비출혈(코피)
lost sense of smell 후각 상실
nasal congestion 비충혈
nasal discharge stained with blood 피 묻은 코의 분비물
noisy breathing 격한 호흡
nose itches 콧속 간지러움
postnasal drip 코뒤흐름, 후비루 증후군
pussy discharge 고름 같은 분비물
rhinorrhea(nasal discharge) 비루(콧물)
running nose 콧물이 흐르다
sensitive to pollen / weather change / dust 꽃가루 / 날씨변화 / 먼지에 민감함
sneeze 재채기
snore 코를 골다
stuffy 답답함
mouth and throat 입, 목구멍
bitter taste in tongue 쓴맛이 나다.
choke 질식, 목맴
clear throat 헛기침
difficulty in swallowing 연하곤란
drool 침을 흘리다.
dry / furry tongue 건조한 혀
hoarse voice 쉰소리
loss of voice 실성증
sore / itching / red throat 통증 / 가려움 / 붉은 목구멍
swollen throat 부은 목

용어

hearing aid 보청기
inner ear 내이
middle ear 중이
nasal cavity 비강
outer ear 외이
pharyngeal tonsil 인두편도
semicircular canal 반고리뼈관
tongue 혀
tonsil 편도
tympanic membrane(ear drum) 고막
uvula 목젖
vocal cord 성대

질병

allergic rhinitis 알레르기 비염, 알레르기 코염
canker sore 구내염(구강궤양)
diphtheria 디프테리아
epistaxis 코피
laryngitis 후두염
nasopharyngeal cancer 비인두암
otitis media 중이염
pharyngitis 인두염
sinusitis 굴염, 동염, 부비동염
tinnitus 이명
tonsillitis 편도염

11. 신경과 Neurology

증상

black-out 실신, 의식을 잃다.
can't move my limbs 사지(팔, 다리)를 움직일 수 없다.
confusion 혼란
dazed condition 혼란스러움
delirium 섬망(망상)
disturbance of speech 음성장애
disturbance of vision 시각장애
dizziness 어지럼, 현기증
drowsy 졸리운, 나른함
excited condition 흥분 상태
illusion 착각, 환각
intermittent tingling pain 일시적인 따끔한 통증
light headache 가벼운 두통
loss of consciousness 의식 상실
nausea 욕지기, 구역, 메스꺼움
neck and back are stiff 목과 등이 결리다.
nervous 신경의
periodic headache 주기적인 두통
spinning 회전
sudden dizziness 갑작스러운 현기증
syncope 실신, 졸도
things moving or vertigo 어지러움, 현기증
tinnitus 이명
tremor 떨림
vomiting / diarrhea / sweating 구토 / 설사 / 땀

용어

anxiety 불안
brain 뇌
cerebellum 소뇌
cerebrum 대뇌
coma 혼수
concussion 뇌진탕
convulsion 경련, 발작
depression 우울(증)
fatigue 피로
hemiplegia 반신불수, 반신마비
insomnia 불면증
marrow aspiration 골수흡인, 골수천자
numb 무감각
paralysis 마비
paraplegia 하반신마비
pins and needles 저리는 느낌
quadriplegia 사지마비
tremor 떨림
spinal cord 척수
unconscious 무의식
vertigo 어지러움, 현기증

질병

apoplexy 뇌졸중(중풍)
brain tumor 뇌종양
cerebral ischemia 대뇌허혈
cerebral embolism 뇌색전증
cerebral hemorrhage 뇌출혈
cerebral thrombosis 뇌혈전증
concussion of the brain 뇌진탕
encephalitis 뇌염
epilepsy 간질
herpes zoster 대상포진
hysteria 히스테리
meningitis 뇌막염, 수막염
migraine 편두통
neuralgia 신경통
neurasthenia 신경쇠약
parkinson's disease 파킨슨 병
sciatica 좌골신경통
stroke 뇌졸증, 중풍
subarachnoid hemorrhage 지주막하출혈
trigeminal neuralgia 삼차신경통

12. 심장내과, 순환기내과 Cardiology

증상

beating extremely fast 매우 빠른 박동
black out 의식을 잃다.
burning feeling in chest 가슴에 불타는듯한 느낌
cardioplegia 심장마비
chest pain 가슴통증
chest tight 답답함
dizzy / giddy 어지러움
fainted 기절
irregular heartbeat 불규칙적인 심장박동
pale face 창백한 얼굴
short of breath 숨을 헐떡이다.
spinning 어지러움
sudden stop in my heartbeat 갑작스러운 심장박동 멈춤

용어

anemia 빈혈
angioplasty 혈관 형성(확장)술
artery 동맥
atrium 심방
blood vessel 혈관
cardiac impulse 심장박동
cardioangiography 심혈관조영술
cardiography 심장도검사
cardiopulmonary resuscitation 심폐소생술
coronary artery by-pass operation 관상동맥우회로조성술
cyanosis 청색증(산소 결핍 때문에 혈액이 검푸르게 되는 상태)
edema(dropsy) 부종
heart 심장
heart attack 심장 마비
intracardiac shunt 심장내 션트
lymph node 림프절
palpitation 두근거림(심계 항진)
valve replacement 판막 치환술
vein 정맥
ventricle 심실

질환

aneurysm 동맥류
angina 협심증
arrhythmia 부정맥
arteriosclerosis 동맥경화증
bronchitis 기관지염
cardiac arrest 심장마비, 심장정지
cardiac asthma 심장천식
cardiac crisis 심장발작
cardiasclerosis 심장경화증
congenital heart disease 선천심장병, 선천성 심질환
coronary ateriosclerosis 심장동맥경화증
coronary heart disease 관상동맥성 심장질환
coronary infarction 심장동맥 경색증
coronary occlusion 관상동맥 폐색
cor pulmonale 폐심장증, 허파심장증
endocarditis 심장내막염
heart block 심장차단, 심장박동의 나쁨
heart complication 심장 합병증
heart failure 심장기능상실, 심부전, 심장마비
heart murmur 심장잡음
hypotension 저혈압
mitral stenosis 승모판협착증
myocardial infarction 심근경색증
myocarditis 심근염
paroxysmal tachycardia 심장빠른맥, 심장빈맥
pericarditis 심장막염, 심막염
rheumatic heart disease 심장 류머티즘
scurvy 괴혈병

thrombosis 혈전증
tracheitis 기관염
valvular cyanosis 판막 청색증
valvular incompetence 판막부전
valvular stenosis 판막협착

13. 호흡기내과 Respiratory medicine

증상

asthma 천식
blood-streaked(or stained) sputum 혈액이 섞인 가래
bloody sputum 혈액가래
chest burning 가슴 통증, 흉통
chest pain 가슴 통증
cold sweating 식은땀
cough a lot 계속되는 기침
hematemesis(vomit blood) 혈액구토, 토혈
hemoptysis(cough up blood) 객혈
dry cough 마른기침, 헛기침
fever on and off 이따금 열이 나다.
frothy sputum 거품이 있는 가래
green sputum 녹색가래(황달)
grey sputum 잿빛 가래
moist cough 습한 기침
pink sputum 분홍빛의 가래
purelent sputum 고름가래
radiating to armpit 겨드랑이에서의 발열
rusty sputum 쇠녹가래(폐렴)
short of breath 숨이 차다
short of breath after exertion 스트레스 후 숨이 찬
sputum 가래, 객담
sputum cruentum 혈액가래
thick sputum 끈적한 가래
wheezing stridor (호흡 기관의 협착으로 인해)쌕쌕 거리다.
white sputum 하얀 가래
yellow sputum 황색의 가래

용어

allergic 알레르기염
allergy 알레르기
alveolar 허파꽈리, 폐포
asthma 천식
bronchiectasis 기관지 확장(증)
bronchitis 기관지염
bronchopneumonia 기관지폐렴
bronchus 기관지
common cold 감기
emphysema 기종
hay fever 건초열(꽃가루 알레르기)
hemoptysis 객혈
influenza(flu) 인플루엔자(독감)
lobitis 폐엽염
lung 폐
lung cancer 폐암
nasal congestion 비충혈
pertussis 백일해
pharyngitis 인두염
pleural effusion 흉막삼출액
pleurisy 흉막염
pneumonia 폐렴
pneumothorax 공기가슴증, 기흉
pulmonary tuberculosis 폐결핵
polyp 폴립
rhinitis 비염
sinusitis 굴염, 동염, 부비동염
tracheitis 기관염
upper respiratory infection 상기도 감염

14. 소화기내과 Gastroenterology

증상

abdominal distension 복부팽만
acid regurgitated from stomach 위장에서의 산성 역류
anorexia 식욕부진, 입맛없음
appetite 식욕
bad breath 입냄새
bleeding from anus 항문 출혈
blood in stool 혈변
bowel movement 배변
burning pain in anus 항문 통증
constipation 변비
cramping pain 경련통, 당기는 듯한 통증
diarrhoea 설사
difficulty in swallowing 연하 곤란
distended abdomen 복부 팽창
enema 관장
fecal incontinence 변실금
flatulence 위창자내 공기창(속이 부글거림)
gas frequently 빈번한 가스 방출
general abdominal pain 복통
gurgling sound 골골 소리가 나다.
gurgling sound in abdomen 복부에서 골골 소리가 나다.
hard stool 단단한 변
heartburn 속쓰림
hiccup 딸꾹질
indigestion 소화불량
loose and watery stool 묽은 변
loose anus 헐거워진 항문
loose stool 묽은 변
lost appetite 식욕 상실
lumpy stool 덩어리진 변

mucus in stool 점액 있는 변
nausea 욕지기, 구역
on and off pain 불규칙한 통증
pass gas / fart 방귀
prolapsed anus 항문 탈출증
sense of pressure 압박감
stegnosis 분비중단, 협착, 변비
stomachache 위통, 복통
tarry black stool 타르(검은색) 변
thirst 갈증
throw up(vomit) 구토물
upset stomach 배탈
vomit 구토
water brash 속쓰림

용어

appendix 맹장, 충수
gallbladder 담낭, 쓸개
pancreas 이자

질병

appendicitis 충수염, 막창자꼬리염, 맹장염
ascites 복수
cholangitis 담관염
cholecystitis 담낭염
cholera 콜레라
cirrhosis of liver 간경화증, 간경변
colitis 대장염
diarrhoea 설사
diverticulitis 게실염
duodenal ulcer 십이지장 궤양
dysentery 이질
enterogatritis(gastro-enteritis) 장염
esophagitis 식도염
esophagus cancer 식도암
gallstone 담석
gastric ulcer 위궤양
gastritis 위염
gastroptosis 위하수
hematemesis 토혈
hemorrhoids / piles 치질
hepatic failure 간부전
hepatitis 간염
hernia 탈장
hiatus hernia 열공 헤르니아(탈장)
hyperacidity 위산 과다증
indigestion 소화불량
intestinal catarrh 장염
intestinal obstruction 장폐쇄
intestinal tuberculosis 장결핵
jaundice 황달
liver cancer 간암
pancreatitis 췌장염
perirectal abscess 직장주위농양(종기)
peritonitis 복막염
pyrosis(heartburn) 가슴쓰림, 작열감, 속쓰림
rectal cancer 직장암
reflux esophagitis 역류식도염
stomach cancer 위암
typhoid fever 장티푸스

15. 비뇨기과
Urology

증상

blood in my urine 오줌에 피가 섞이다
burning feeling when urinating 소변을 볼 때 화끈거리다
cloudy yellow urine 탁한 노란 오줌
coffee color or brown urine 커피색 또는 갈색 오줌
dysuria(difficulty in urinating) 배뇨통, 배뇨장애
incontinence 실금
lumbago 요통
retention of urine 폐뇨
tea-colored urine 홍차색 오줌
urinated frequently 오줌이 잦다

용어

adrenal gland 부신
bladder 방광
dialysis 투석
impotence 발기불능
kidney 신장
hemodialysis 혈액투석
nephrectomy 콩팥절제(술), 신장절제(술)
nephrography 콩팥조영(술)
nephrolithotomy 콩팥절개돌제거(술)
oliguria 소변감소, 요감소
pain on urination 배뇨통증
penis 음경, 성기
polyuria 다뇨증
prostate 전립선
swelling of testis 고환부풀림증
testis 고환
urethra 요도
urinary incontinence 요실금

질환

bladder stone 방광결석
calculus 결석, 돌
cystitis 방광염
diabetes 당뇨병
enuresis 야뇨증
glomerulitis 사구체염
gonorrhea 임질
hematuria 혈뇨
hypertrophy of the prostate 전립선비대증
nephritis 콩팥염, 신장염
nephrolith 신장결석
nephrosis 신장증
phimosis 포경
premature ejaculation 조기사정, 조루
pyelonephritis 신우신염
renal failure / kidney failure 콩팥기능상실, 신부전
renal stone / kidney stone 콩팥돌, 신장결석
renal tuberculosis 신장결핵
syphilis 매독
tumor of the kidney 신장종양
uremia 요독증
ureteral stone 요관결석
urethritis 요도염
urinary tract infection 요로감염증
venereal disease 성병

16. 호스피스 간호 Hospice care

addiction 중독
advance care planning 사전 관리 계획
advance health care directive 사전 의료 지침서
analgesic 진통제
anorexia 식욕부진
antibiotic 항생제
antidepressant 항우울제
anxiety 불안, 염려
artificial nutrition and hydration 인공영양 및 수분 공급
artificial ventilation 인공 환기
autonomy 자율성
bed-side commode 이동식변기(침상용변기)
bedsore / pressure sore 욕창
bereavement 사별
bereavement support 사별 지원
bioethics 생명윤리
biofeedback therapy 생체되먹임치료, 바이오피드백치료
brain death 뇌사
cardiac arrest 심장마비, 심장정지
cardio pulmonary resuscitation(cpr) 심폐소생술
case manager(nurse) 사례관리자(간호사)
chaplain 기도자
comfort care 위로 케어
communication 의사소통
competent 수행능력
confusion 혼란
constipation 변비
death and dying 죽음
delirium 섬망, 망상
depression 우울증
diaper 기저귀
diarrhea 설사
do not intubate(dni) 삽입하지 마시오.
do not resuscitate(dnr) 억지로 생명을 유지할 필요 없음
drowsiness 졸음, 기면
drug tolerance 약물 내성
durable power of attorney 대리인 지정
dysphagia 연하곤란(장애)
dyspnea 호흡곤란
edema 부종, 수종
empathy 감정이입, 공감
end-of-life care 시한부 환자 간호
ethical dilemma 윤리적 딜레마
euthanasia 안락사
fatigue 피로
grief 비탄, 애도
hallucination 환각, 환영
hematuria 혈뇨
hemorrhage 출혈
home health aide 가정 보건 조무사
hospice care (말기 환자에 대한)보호치료
hospital bed 치료용 침대
incontinence 실금
informed consent form 피보험자 동의서
insomnia 불면증
intubation 삽관법
jaundice 황달
kidney dialysis 신장 투석
living will 생존유서(살아날 가망이 없는 사람이 차라리 죽기를 원한다는 뜻을 밝힌 유언)
medical decision-making capacity 의료 의사-결정 능력
medical equipment 의료 기기
medical futility 무의미한 치료
mourning 애도
music therapy 음악 요법
natural death 자연사
nausea 욕지기, 구역
nonopioids 비합성, 비마약성

occupational therapy 작업치료
opioids 아편유사제(아편 비슷한 작용을 하는 합성 진통·마취제)
oxygen machine 산소기계
oxygen mask 산소 마스크
oxygen tank 산소 탱크
pain management 통증관리
pain medication 진통제
palliative care 완화요법
paralysis 마비
physical therapy 물리치료
prolonging dying 죽음 연장
quality of life 생명의 질
registered nurse 공인간호사
rehabilitation medicine 재활의학
relaxation technique 이완기법
respiratory arrest 호흡정지
respite care 유예가료
shortness of breath 호흡곤란, 숨참
side effects 부작용
social worker 사회사업가
sponge bath 간단한 목욕(스펀지로 씻는)
spiritual care 영적 간호
terminal condition 말기 상태
titration 적정
total pain 온몸 통증
urinary retention 요폐, 요정체
urine incontinence 요실금
vomiting 구토
walker 보행기
wheel chair 휠체어
weakness 쇠약, 허약
withholding or withdrawing life-sustaining treatment 생명유지 치료의 보류 혹은 철회

Chapter 04

암 관련 용어

본 장에서는 암 진단 및 치료와 관련하여 사용되고 있는 전문용어 및 유관용어를 이해하고 활용하도록 학습한다.

Chapter 04

암 관련 용어

용어	정의
A	
abdominal pain	복통
ablative therapy	탈격치료
adenocarcinoma	선암종
adenoma	샘종
adjuvant therapy	보조요법
adrenal gland	부신
advance directives	사전의료의향서
advanced canver	진행암
alopecia	독두병, 탈모증
alternative therapy	대체요법
androgen	안드로겐(남성호르몬)
androgen blockade	안드로겐차단
anemia	빈혈
anesthesia	마취, 무감각증
anesthesiologist	마취과의사
aneuploid	홀배수체
angiogenesis	혈관형성
antibiotic	항생제
antibody	항체
antiemetic	항구토제
antiestrogen	항에스트로겐제
antigen	항원
antimetabolites	대사대항물질
antioxidants	항산화제
apoptosis	세포자멸
aspiration	흡인
asymptomatic	무증상
atypical	비정형
autologous bone marrow transplantation	자가골수이식
axilla	액와, 겨드랑이
axillary dissection	겨드랑이 절제(술)
B	
basal cell carcinoma	기저세포암종
basic science	기초과학
behavioral research	행동연구
benign	양성
benign tumor	양성종양
benign prostatic hyperplasia	양성전립선비대
beta-carotene	베타카로틴 당근에 있는 영양물질
bilateral	양쪽의
biological therapy	생물학적 요법

biologic response modifiers	생물학적 반응조절제
biomarkers	생물표지자
biopsy	생검
blood count	혈구계산
b-lymphocytes or b-cells	b-림프구 또는 b-세포
bone marrow	골수
bone marrow aspiration and biopsy	골수천자와 생검
bone marrow transplant	골수이식
bone scan	뼈스캔
bone survey	뼈조사
brain scan	뇌스캔
brachytherapy	근접방사선치료
C	
calcifications	석회화
cancer	암
cancer care team	암 치료팀
cancer cell	암세포
cancer staging	암병기 결정
cancer vaccine	암백신
carcinoembryonic antigen(cea)	암배아항원
carcinogen	발암물질
carcinoma	암, 암종
carcinoma in situ	제자리암종
case manager	사례관리자
catheter	카테터, 체강 또는 내강이 있는 장기로 투입하는 원기둥 모양의 기구
cell	세포
cell cycle	세포주기
cervix	자궁경부
chemoprevention	화학예방
chemotherapy	항암화학요법
chromosome	염색체
clinical trials	임상 시험
colony stimulating factors(CSF)	집락자극인자
combined modality therapy	복용요법
complementary therapy	보완요법
computed tomography(CT) scan	컴퓨터단층촬영(술)
corticosteroid	코르티코스테로이드(부신피질호르몬)
cryoablation	동결절제
cryosurgery	냉동수술
cyst (sist)	낭종
cystitis	방광염
cystoscopy	방광경검사
cytokine	시토카인(방어체계호르몬)
cytology	세포검사
cytometry	혈구계산(법)
cytotoxic	세포독성
D	
D & C(dilatation and curettage)	자궁소파술
DNA repair	DNA 복구
deoxyribonucleic acid (DNA)	데옥시리보핵산

dermatologist	피부과의사
detection	검출
diagnosis	진단
diaphragma	횡격막, 가로막
diethylstilbestrol(des)	디에틸스틸베스트롤(여성 호르몬의 일종)
dietitian/ registered dietitian/ nutritionist	영양사
differentiation	분화, 파생
dissection	해부, 절개
dosimetrist	선량측정사
doubling time	배가 시간
drug resistance	항생제내성
duct cancer	관암종
duct ectasia	도관확장
ductal carcinoma in situ(dcis)	유방 관상피내암
dysphagia	연하곤란
dysplasia	형성이상
E	
early cancer	조기암
edema	부종
emesis	구토
endocrine glands	내분비샘
endocrine therapy	내분비요법
endocrinologist	내분비전문의
endometrium	자궁내막
endoscopy	내시경술
enzyme	효소
epidemiology	역학, 감염병학
esophageal	식도의
estrogen	에스트로겐
estrogen receptor assay	에스트로젠수용체
etiology	병인학
F	
false negative	거짓음성, 위음성
false positive	거짓양성, 위양성
familial adenomatous polyposis	가족성샘종폴립증
fascia	근막
fibrocystic changes	섬유낭포
fibrosis	섬유증
fine needle aspiration	가는바늘흡인생검, 세침흡인생검
five-year survival rate	오년생존률
flow cytometry	흐름세포측정(법)
follicular cancer	소포암
frozen section	동결절편
G	
gene	유전자
genetic counseling	유전상담
genetics counselor	유전학 카운슬러
genetic testing	유전자검사
gene therapy	유전자치료
genome	유전체, 게놈(총DNA)
germ cell	생식세포
grade	등급
graft versus host disease(GVHD)	이식대숙주병

growth factors	성장인자
gynecologic oncologist	부인병적의 종양학자
gynecologist	부인과학
H	
hematologist	혈액학자
hematoma	혈종
hereditary cancer syndrome	유전 암증후군
high risk	고위험성
hodgkin disease	호지킨병
home health nurse	가정의학 간호사
hormone	호르몬
hormone receptor	호르몬수용체
hormone replacement therapy	호르몬대치치료
hormone therapy	호르몬치료
hospice	호스피스 (말기환자용 병원)
hyperalimentation	과영양
hyperplasia	과형성
hyperthermia therapy	고열요법
hysterectomy	자궁절제술
I	
imaging studies	영상검사
immune system	면역체계
immunology	면역학
immunosuppression	면역억제
immunotherapy	면역요법
implant	이식, 임플란트
incidence	발생율, 발병율
infiltrating cancer	침윤암
inflammatory lesion	염증병터, 염증환부
informed consent	고지에 입각한 동의 (환자동의서)
in situ	원위치, 본래의 장소에
interferon	인터페론(인체 내 바이러스 감염 억제 물질)
interleukins	인터루킨(면역담당세포가 분비하는 면역매개물질)
interstitial radiation therapy	세포사이 방사선치료
intravenous pyelogram(IVP)	정맥 촬영
invasive cancer	침습성 암
J	
jaundice	황달
L	
LHRH(leuteinizing hormone releasing hormone)	황체형성호르몬방출호르몬
laryngectomy	후두절제술
lesion	병변
lethargy	졸음증, 기면
leukemia	백혈병
leukocytosis	백혈구증가증
leukopenia	백혈구감소증
leukoplakia	백(색)판증, 백반
linear accelerator	선형가속기
localized cancer	국소암
lump	덩이, 종괴
lumpectomy	덩이절제(술), 종괴절제(술)

lymph	림프
lymph nodes	림프절
lymphatic system	림프계
lymphocytes	림프구
lymphedema	림프부종
lymphocytosis	림프구증가증
lymphokines	림포카인(T세포가 분비하는 화학물질)
lymphokinesis	림프순환
lymphoma	림프종
M	
macrophage	대식세포
magnetic resonance imaging(MRI)	자기공명영상
malignant tumor	악성종양
margin	가장자리
mediastinoscopy	종격내시경(법)
medical oncologist	의학종양학자
medullary cancer	속질암
melanoma	흑색종 (피부암 중 하나)
messenger RNA	전령 RNA
metastasis	전이
metastatic cancer	전이암
micrometastasis	미세전이
monoclonal antibodies	단클론항체
morbidity	이환
mortality	사망
mucinous carcinoma	점액암종
mucositis	점막염
multidrug resistance (MDR)	다약제내성
multiple myeloma	다발성골수증
mutation	돌연변이
N	
nasopharyngeal cancer	비인두암
needle aspiration	바늘흡인
needle biopsy	바늘생검
needle localization	바늘부위
neonatologist	신생아학자
neoplasm	신생물
nephrologist	신장전문의
neurosurgeon	신경외과의사
neutrophils	호중구
nodal status	방실결절상태
nodule	결절
non-Hodgkin lymphoma	비호지킨림프종
nuclear medicine scan	핵의학검사
nucleus	핵
nurse practitioner	전문간호사
O	
occult cancer	잠재암
occupational therapist	작업치료사
oncogenes	종양유전자
oncologist	종양전문의
oncology	종양학
oncology clinical nurse specialist	종양학 임상전문간호사

oncology social worker	종양학 사회전문가
oophorectomy	난소절제술
ophthalmologist	안과의사
orthopedic surgeon	정형외과의사
osteoporosis	골다공증
ostomy	누설치술, 문합술
otolaryngologist	이비인후과의사
ovary	난소
ovarian cancer	난소암
P	
pain specialist	통증전문가
palliative treatment	완화치료
palpation	촉진
pancreatectomy	췌장절제술
pap test	파파니콜로검사, 자궁경부질 세포진검사
pathologist	병리학전문의, 병리학자
pediatrician	소아과의사
pediatric oncologist	소아과 종양의사
permanent section	영구적 부분
pelvic examination	골반검사
pelvic exenteration	골반내용물적출(술)
photodynamic therapy (PDT)	광역학요법
physical therapist	물리치료사
placebo	속임약, 헛약, 위약
platelet	혈소판
pleura	가슴막
positron emission tomography(PET scan)	양전자방출단층촬영
pre-cancerous	암발병전단계
predisposition	소질, 질병소질, 소인
pre-malignant	악성 전단계
prevalence	유병률
prevention	예방
primary cancer	원발암
primary care physician	주치의
primary site	진료사이트
procedure	시술
prognosis	예측
prosthesis	인공삽입물, 보철, 보형물
protein	단백질
protocol	프로토콜
psychiatrist	정신과의사
psychologist	심리학자
psychosocial	정신사회적인
R	
radiation induced cancer	방사선유발암
radiation oncologist	방사선 종양전문의
radiation technologist	방사선사
radiation therapist	방사선치료전문의
radiation therapy	방사선치료
radioactive impulse	방사흥분
radioisotope	방사성동위원소
radiologist	영상의학과의사, 방사선과의사, 방사선전문의
radionuclide bone scan	방사성핵종골스캔
recurrence	재발
recurrent cancer	재발암

red blood cells	적혈구
regimen	요법
regional involvement	국소병발
rehabilitation	회복, 재활
relapse	재발
remission	완화
rescue treatment	구조처치
resection	절제(술)
resistance	내성, 저항
respiratory therapist	호흡요법사
retinoid	레티노이드
retrograde cancer	퇴행암
ribonucleic acid (RNA)	리보핵산
risk factor	위험인자
S	
sarcoma	육종
scan	스캔
scintillation camera	섬광카메라(체내의 방사성물질을 탐사하거나 기록하는 카메라)
screening	선별검사
secondary tumor	2차 종양, 속발성암
sexual therapist	성전문 치료사
side effects	부작용
social worker	사회복지사
soft cancer	속질암
solid cancer	고형암
speech therapist	언어치료사
spinal tap	척수천자
sputum cytology	객담세포학
squamous cell carcinoma	편평상피암종
staging	(암)병기결정
standard therapy	표준치료
stem cell and stem cell transplant	줄기세포와 줄기세포 조직
stenosis	협착
stereotactic needle biopsy	정위 세침 생검
stereotactic radiosurgery	정위 방사선수술
stoma	구멍, 입
stomatitis	구내염
supraclavicular lymph nodes	빗장위림프절, 쇄골상림프절
surgeon	외과의사
surgical biopsy	외과적 생검
surgical oncologist	외과암전문의
survival rate	생존율
synchronous	동시
synergistic	상승작용, 협동작용
systemic disease	전신병
systemic therapy	전신요법
T	
taxol	택솔(항암제)
testicles	고환
testosterone	테스토스테론 (고환에서 분비되는 남성호르몬)
therapy	치료
thoracic surgeon	흉부외과
thrombocytopenia	혈소판 감소증

tissue	조직
T-lymphocytes or T-cells	T 림프구
trachea	기관, 기도
tracheostomy	기관절제술
tumor	종양
tumor markers	종양표지자
tumor necrosis factor (tnf)	종양괴사인자
tumor suppressor genes	종양억제유전자
U	
ultrasound	초음파
umbilical cord blood transplant	제대혈이식
undifferentiated cancer	미분화암
unilateral	한쪽, 편측
unproven therapy	검증되지 않은 요법 (=민간요법)
ureter	요관
urethra	요도
urine cytology	요세포 검사
urologist	비뇨기과학
urostomy	요로문합술
uterus	자궁
V	
vaccine	백신
vagina	질
variation	변이
vegetation	증식(증)
virus	바이러스
vomiting	구토
W	
white blood cells	백혈구
wire localization	위치결정 와이어, 철사정위
X	
x-rays	x선

Part Ⅱ

진단검사 용어

Chapter 05

진단검사 용어의 이해

본 장에서는 진단검사를 배우는데 필요한 용어들과 진단검사를 수행하고 이해하는데 필요한 용어들을 중심으로 정리하였다. 본 장을 학습하면 진단검사에서 사용되고 있는 용어들, 그리고 관련한 기술 및 질병 등을 이해하고 활용할 수 있어야 한다.

Pronunciation Symbols

Medical Dictionary Merriam-Webster

ə .... banana, collide, abut

ˈə, ˌə .... humdrum, abut

^{ə} .... immediately preceding \l\, \n\, \m\, \ŋ\, as in battle, mitten, eaten, and sometimes open \ˈō-p^{ə}m\, lock and key \-^{ə}ŋ-\; immediately following \l\, \m\, \r\, as often in French table, prisme, titre

ər .... further, merger, bird

ˈər- } ˈə-r } .... as in two different pronunciations of hurry \ˈhər-ē, ˈhə-rē\

a .... mat, map, mad, gag, snap, patch

ā .... day, fade, date, aorta, drape, cape

ä .... bother, cot

är .... car, heart, bazaar, bizarre

au̇ .... now, loud, out

b .... baby, rib

ch .... chin, nature \ˈnā-chər\

d .... did, adder

e .... bet, bed, peck

er .... bare, fair, wear, millionaire

ˈē, ˌē .... beat, nosebleed, evenly, easy

ē .... easy, mealy

f .... fifty, cuff

g .... go, big, gift

h .... hat, ahead

hw .... whale as pronounced by those who do not have the same pronunciation for both *whale* and *wail*

i .... tip, banish, active

ir .... near, deer, mere, pier

ī .... site, side, buy, tripe

j .... job, gem, edge, join, judge

k .... kin, cook, ache

k̲ .... German ich, Buch; one pronunciation of loch

l .... lily, pool

m .... murmur, dim, nymph

n .... no, own

^{n} .... indicates that a preceding vowel or diphthong is pronounced with the nasal passages open, as in French *un bon vin blanc* \œ^{n}-bō^{n}-va^{n}-blä^{n}\

ŋ .... sing \ˈsiŋ\, singer \ˈsiŋ-ər\, finger \ˈfiŋ-gər\, ink \ˈiŋk\

ō .... bone, know, beau

ȯ .... saw, all, gnaw, caught

œ .... French boeuf, feu, German Hölle, Höhle

ȯi .... coin, destroy

ȯr .... boar, port, door, shore

p .... pepper, lip

r .... red, rarity

s .... source, less

sh .... as in shy, mission, machine, special (actually, this is a single sound, not two); with a hyphen between, two sounds as in *grasshopper* \ˈgras-ˌhä-pər\

t .... tie, attack, late, later, latter

th .... as in thin, ether (actually, this is a single sound, not two); with a hyphen between, two sounds as in *knighthood* \ˈnīt-ˌhu̇d\

t̲h̲ .... then, either, this (actually, this is a single sound, not two)

ü .... rule, youth, union \ˈyün-yən\, few \ˈfyü\

u̇ .... pull, wood, book

ue .... German füllen, hübsch, fühlen, French rue

u̇r .... boor, tour, insure

v .... vivid, give

w .... we, away

y .... yard, young, cue \ˈkyü\, mute \ˈmyüt\, union \ˈyün-yən\

^{y} .... indicates that during the articulation of the sound represented by the preceding character, the front of the tongue has substantially the position it has for the articulation of the first sound of *yard*, as in French *digne* \dēn^{y}\

z .... zone, raise

zh .... as in vision, azure \ˈa-zhər\ (actually, this is a single sound, not two); with hyphen between, two sounds as in *hogshead* \ˈhȯgz-ˌhed, ˈhägz-\

\ .... reversed virgule used in pairs to mark the beginning and end of a transcription: \ˈpen\

ˈ .... mark preceding a syllable with primary (strongest) stress: \ˈpen-mən-ˌship\

ˌ .... mark preceding a syllable with secondary (medium) stress: \ˈpen-mən-ˌship\

\- .... mark of syllable division

( ) .... indicate that what is symbolized between is present in some utterances but not in others: *factory* \ˈfak-t(ə-)rē\

÷ .... indicates that many regard as unacceptable the pronunciation variant immediately following: *nuclear* \ˈnü-klē-ər, ˈnyü-, ÷-kyə-lər\

Chapter 05

진단검사 용어의 이해

본 장에서 사용한 발음기호는 미국립의학도서관에서 운영하는 MedlinePlus의 Medical Dictionary Merriam-Webster 발음기호를 따랐음.

A	
ABO blood groups \ABO ˈbləd ˈgrüps\ ABO 혈액 그룹	인간혈액은 A, AB, B, 및 O 형 네 가지로 분류되며 적혈구에서 발생하는 단백질에 기초하여 분류한다.
abortion \ə-ˈbȯr-shən\ 유산	유산이란 정상분만에 이르지 못하고 임신을 종료하는 상황으로, 자연적인 원인으로 발생하거나 혹은 의료적 개입으로 발생할 수 있다.
abscess \ˈabˌses\ 농양	일반적으로 세균 감염에 의해 체내 조직에 고름이 축적된 현상
absorbance(A) \əb-ˈsȯr-bən(t)s\ 흡광도(A, O.D.)	색을 가진 분자를 포함한 특정 물질에 흡수된 빛의 양을 대수적으로 표현한 것. 흡광도(O.D) → 빛이 액체를 투과할 때 흡수되는 빛의 세기를 나타내는 양
accessioning \akˈseSHən-ɪŋ\ 접수업무	검체가 도착하는 것을 기록하거나, 검체 라벨링 그리고, 검체 식별코드를 할당하는 과정
accreditation \əˈkreditāshən\ 승인, 인증	민간의 독립적 기관에 의한 설립 허가 또는 품질 기준을 충족하거나 초과하는 것을 규정이나 프로그램에 의해 인정 받는 자발적인 과정
accuracy \ˈakyərəsē\ 정확도	측정 혹은 결과값(determined value, result)이 참값(ture value)에 얼마만큼 근접하는지를 평가하는 것
ACE inhibitor \ACE-in-ˈhib-ət-ər\ ACE억제제	일반적으로 고혈압을 치료하는 데 사용되는 약제(Angiotensin-Converting Enzyme inhibitor, 안지오텐신 전환효소 억제제)
acid-base balance \ˌas-əd-ˌbās-ˈbal-ən(t)s\ 산-염기 균형	몸이 적절하게 작동할 수 있도록 중성 부근(알카리성 혹은 또는 산성이 아닌)의 pH로 체액을 유지시키기 위해 작동하는 신체조절 메커니즘

acidosis \ˌas-ə-ˈdō-səs\ 산증	혈액의 pH가 7.35 이하로 떨어져 있는 비정상 조건 → 혈액 중의 산이 비정상적으로 증가하거나 알칼리가 비정상적으로 감소한 상태로 체액이 산성으로 기우는 상태
acne \ˈak-nē\ 여드름	가장 일반적으로 청소년기에 발생하는, 피부의 표면에 발생하는 염증으로 고름으로 채워진 넓은 영역을 특징으로 하는 피부 상태
acquired \ə-ˈkwī(ə)rt\ 획득한, 후천적인	출생 시 존재하지 않던 어떤 조건을 설명하는 용어로 출생 후 생활을 하는 동안 만들어지거나 발생한 상태
acquired immunodeficiency syndrome(AIDS) \ə-ˈkwī(ə)rt-im-ˈyüno-di-ˈfish-ən-sē-ˈsin-ˌdrōm\ 후천성 면역결핍 증후군(AIDS)	인간면역결핍 바이러스(human immunodeficiency virus, HIV)의 감염에 의한 중증면역결핍증의 한 가지 형태
acute \ə-ˈkyüt\ 급성	갑자기 시작되면서 보통 짧게 지속되는 상태나 질병을 기술하는 용어
acute phase proteins \ə-ˈkyüt-ˈfāz-ˈprō-ˌtēns\ 급성상 단백질	급성감염, 염증, 또는 조직손상 시 혈청에서 급속하게 증가하는 단백질
acute respiratory disease \ə-ˈkyüt-ˈres-p(ə-)rə-ˌtōr-ē-diz-ˈēz\ 급성 호흡기 질환	혈중 산소농도가 정상보다 낮고 호흡이 어려운 긴급한 상태
adhesion \ad-ˈhē-zhən\ 부착	두 개의 부분 또는 표면이 함께 붙는 것
adipose tissue \ˈad-ə-ˌpōs-ˈtish-(ˌ)ü\ 지방조직(fatty tissue)	지방세포가 모여 구성되고 있는 결합조직으로 피하나 장기의 주위에 다량의 지방을 축적하여 체온의 유지, 장기의 보호, 영양분의 축적 등의 역할을 하는 조직
adrenal failure \ə-ˈdrēn-əl-ˈfā(ə)l-yər\ 부신장애	부신이 혈압 등의 중요한 기능을 제어하는 호르몬(글루코코르티코이드, 염류코르티코이드, 남성 호르몬, 카테콜아민을 생성 및 분비)을 충분히 생성하지 못하는 상태
adrenal glands \ə-ˈdrēn-əl-ˈglands\ 부신	혈액 내로 여러 가지 중요한 호르몬을 분비하는 콩팥 위에 붙어 있는 두 개의 작은 샘
adverse reaction \adˈvərs- rē-ˈak-shən\ 이상반응	치료(일반적으로 약물 치료)과정에서 발생할 수 있는 의도하지 않은 혹은 원치 않는 부작용들

aerobic \ˌa(-ə)r-ˈō-bik\ 호기성	산소를 필요로 하는, 유산소의
aerobic exercise \ˌa(-ə)r-ˈō-bik- ˈek-sər-ˌsīz\ 유산소운동	심장과 폐가 신체의 증가된 산소 요구도를 충족시키기 위해 더 강하게 작동하도록 하는 신체 활동
aerosol \ˈar-ə-ˌsäl\ 에어로졸	매우 미세한 미스트 형태의 액체
agar \ˈäg-ər\ 한천	미생물 배지를 응고시키는데 사용하는 해초 유도체(해초에서부터 유래된 것)
agglutination \ə-ˌglüt-ᵊn-ˈā-shən\ 응집	입자상 항원이 특정 항체와의 반응으로 덩어리를 형성(clumping)하거나 또는 응집되는 것
agglutination inhibition \ə-ˌglüt-ən-ˈā-shən-ˌin-(h)ə-ˈbish-ən\ 응집 억제	응집의 간섭 혹은 방지
aggregation \æ̀grigéiʃən\ 집합: 집합체, 응집	별도의 개체가 한 개의 덩어리로 모인 것
airborne precautions \ˈa(ə)r-ˌbōrn-priˈkôSHən\ 공기 예방조치	홍역, 결핵과 같이 공기로 확산되는 감염질환의 전파를 방지하기 위해 설계된 조치 (CDC isolation category 참조)
air embolism \e(ə)r-ˈem-bə-ˌliz-əm\ 공기색전증	수술 또는 상해로 인해 동맥으로 들어온 공기 기포에 의해 동맥이 막힌 상태
alanine aminotransferase \ˈal-ə-ˌnēn-ˈtran(t)s-fə-ˌrās\ (ALT)= GPT	간조직에 높은 농도로 존재하는 효소로, 간기능을 평가하기 위해 측정되며, SGPT라고도 불림
albinism \ˈal-bə-ˌniz-əm\ 백색증	태어나면서 멜라닌 색소가 부족하여 머리, 피부, 눈 색깔이 하얀 상태
albumin \al-ˈbyü-mən\ 알부민	간에서 만들어지는 혈장 단백질 중 하나로 삼투압 균형을 유지하는데 도움을 줌
alimentary tract \al-ə-ˈment-ə-rē-ˈtrakt\ 소화관	입에서 항문까지의 소화기관

alkaline phosphate(ALP or AP) \ˈal-kə-lən- ˈfäs-ˌfāt\ 알칼리 인산염	몸에 광범위하게 존재하는 효소로 특히, 간, 뼈에 다량으로 존재
alkalosis \ˌal-kə-ˈlō-səs\ 알칼리증	혈액의 pH가 7.45 이상으로 올라가 있는 비정상 상태 → 알칼리의 비정상적인 축적, 또는 산의 비정상적인 상실에 의해 체액 pH가 상승한 상태
allele \ə-ˈlē(ə)l\ 대립유전자	상동염색체에서 같은 유전자자리에 위치하는 다른 염기서열을 갖는 유전자를 말한다. 이 경우 대립유전자는 서로 다른 특질을 나타낸다.
allergen \ˈal-ər-jən\ 알러겐	알레르기 반응의 원인물질
allergy \ˈal-ər-jē\ 알러지, 알레르기	지나친 면역반응(과민반응)으로 인해 발생하는 질환; 과민성(hypersensitivity)
Alzheimer disease \ˈälts-ˌhī-mərz- diz-ˈēz\ 알츠하이머 질환	기억손실, 신체의 쇠태 및 혼란을 수반하는 노인성 치매로 뇌신경계섬유 병변과 대뇌피질이 굳는 증상이 특징이다.
American Association of Blood Banks(AABB) 미국 혈액은행 협회	혈액은행의 표준을 정하는 국제협회. 혈액은행을 인가하고 수혈의료가 높은 수준의 표준에서 실행되도록 증진 혹은 향상시키는 단체
American Association for Clinical Chemistry(AACC) 미국임상화학회	미국임상화학회: 진단의학 및 진단검사과학과 관련한 각종 학술정보 및 기술을 연구하고 증진시키는 단체
American Medical Technologist(AMT) 미국 의료기사	임상검사실 직원에게 자격증을 수여하는 전문협회(전문심사기관)에 의해 자격을 획득한 자
American Society for Clinical Pathology(ASCP) 미국 임상병리협회	임상검사실 종사자 및 유사 의료인력에게 자격증을 수여하는 전문협회(미국임상병리사 자격인증기관
American Society of Clinical Laboratory Science(ASCLS) 미국 임상병리사 협회	미국 임상병리사협회, 임상검사과학에 관한 교육의 질과 의료사회적 가치와 역할을 향상시키기 위해 노력하는 전문단체
American Society of Phlebotomy Technicians(ASPT) 미국 채혈사 협회	채혈사에게 자격증 수여 및 교육을 제공하는 전문협회
amniocentesis \ˌam-nē-ō-(ˌ)sen-ˈtē-səs\ 양수천자	태아의 이상을 진단하기 위해 모태로부터 소량의 양수를 채취하는 과정

amniotic fluid \ˌam-nē-ˈät-ik- ˈflü-əd\ 양수	임신기간 동안 태아를 둘러싸 태아를 보호하고 충격을 완화해주는 맑은 액체로 임신의 초기단계에서는 양막에 의해서 그리고 후에는 태아의 폐와 콩팥이 만드는 양막 공간에 있는 액체
amorphous \ə-ˈmȯr-fəs\ 무정형의	일정한 모양이 없는
amperometry \ˈamˌpi(ə)ro -mətri\ 전류법	전자발생 측정을 위해 전극과 전극전위를 이용하는 기술
anaerobic \ˌan-ə-ˈrō-bik\ 혐기성의	무산소성의 → anaerobic bacteria : 산소가 없는 상태에서 자라는 세균
anal fistula \ˈān-əl- ˈfis(h)-chə-lə\ 치루	항문선의 안쪽과 항문 바깥쪽 피부 사이에 터널이 생겨 그 구멍으로 분비물이 나오는 현상
analyte \ˈan-əl-ˌīt\ 분석대상체	의학적 목적으로 특정물질을 측정하기 위해 설계된 검체의 한 부분, 화학분석의 대상이 되는 물질
anamnestic response \ˌanamˈnestik- ri-ˈspän(t)s\ 기억반응; 이차면역반응	항원에 두 번째 노출됨으로써 혈중 면역글로불린이 급속하게 증가하는 현상; 기왕성 반응 또는 이차반응
anaphylactic shock \ˌan-ə-fə-ˈlak-tik- ˈshäk\ 과민성 충격, 아나필락시스쇼크, 초과민반응쇼크	특정 항원에 접촉된 후 수분~수시간 내에 발생하는 쇼크증상. 과민알레르기 반응으로 호흡 곤란과 저혈압이 발생하여 생명을 위협할 수 있다.
anatomy \ə-ˈnat-ə-mē\ 해부학	신체의 구조, 일반적으로 신체 구조에 관한 연구
androgen \ˈan-drə-jən\ 안드로겐	남성의 특징과 성기관의 발달 원인이 되는 호르몬 예, testosterone
anemia \ə-ˈnē-mē-ə\ 빈혈증	적혈구 수 또는 헤모글로빈 수치가 정상보다 감소한 상태; 혈액의 산소 운반능력 감소의 결과로 유발되는 질환
anesthetic \ˌan-əs-ˈthet-ik\ 마취제	일시적으로 사람의 특정 부위나 몸 전체에 통증을 느낄 수 없게 하는 원인이 되는 물질

angina pectoris \an-ˈjī-nə- -ˈpek-t(ə-)rəs\ 협심증	심장혈관이 동맥경화증, 혈전, 경련수축(연축) 등의 원인에 의해 협착되어 심근으로 가는 산소의 부족으로 인해 가슴, 팔, 또는 턱에 통증이 나타나는 질환
angioplasty \ˈan-jē-ə-ˌplas-tē\ 혈관성형술	혈관의 외과적 시술
anion \ˈan-ˌī-ən\ 음이온	음이온(음전하를 띄고 있는 이온)
anisocytosis \ænaisə -ˌsī-ˈtō-səs\ 대소부동증(적혈구)	말초혈액도말 표본에서 적혈구의 크기가 서로 같지 않고 차이가 많이 나는 비정상적인 혈구들의 상태 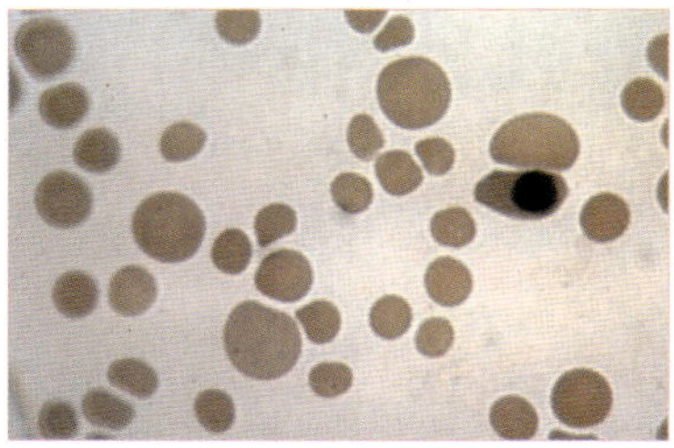
Anopheles \ə-ˈnäf-ə-ˌlēz\ 아노펠레스, 학질모기, 말라리아 모기	인간 말라리아 기생충(genus Plasmodium)을 매개하는 모기 속이며 말라리아의 종숙주 역할을 하는 모기
anti-analyte \ˈantē -ˈan-əl-ˌīt\ 항분석체	분석대상물질과 특이적으로 결합반응(주로 면역학적 반응)을 일으키는 항분석물질. analyte 참조
antibiotic resistance \ˈantē--bī-ˈät-ik-ri-ˈzis-tən(t)s\ 항생제 내성	특정 항생제에 살아남을 수 있는 능력을 가진 박테리아에 의해 만들어지는 특성, 치료를 어렵게 만듦
antibiotics \ˈantē--bī-ˈät-iks\ 항생제	세균감염을 치료하기 위해 사용되는 세균 살균제
antibiotic susceptibility testing \ˈantē--bī-ˈät-ik- sə-ˌsep-tə-ˈbil-ət-ē- ˈtest ɪŋ\ 항생제 감수성 시험	특정 항생제에 대한 세균의 감수성(살균력) 확인하는 시험 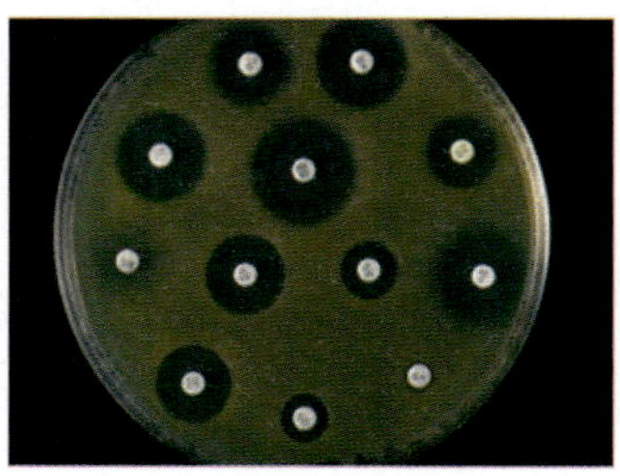

antibody (Ab) \ˈant-i-ˌbäd-ē\ 항체	외부물질(항원)에 의해 유발되고, 이것과 특이적으로 반응하는 혈청단백질; 면역글로불린
anticoagulant \ˌant-i-kō-ˈag-yə-lənt\ 항응고제	혈액의 응고를 억제하는 화학물질
antigen (Ag) \ˈant-i-jən\ 항원(Ag)	항체 생산의 원인이 되거나 그 물질에 대하여 특이적으로 반응하는 감작림프구를 발생시켜 면역반응을 유발하는 외부물질; 면역원
antihistamine \ˌant-i-ˈhis-tə-ˌmēn\ 항 히스타민제	히스타민의 효과를 중지시켜 알레르기 반응을 완화시키는 물질로 히스타민이 세포막에 있는 히스타민 수용체에 결합하는 것을 경쟁·가역적으로 저해시켜 히스타민 작용을 차단하는 약물
antihuman globulin test \ˌant-i-ˈhyü-mən-ˈgläb-yə-lən- ˈtest\ antihuman글로불린 검사 (항글로불린 검사)	적혈구에 코팅된 글로불린을 검출하기 위하여 상용화된 항글로불린 시약을 사용하는 민감한 검사; 항글로불린 검사; Coomb's test
antihypertensives \ˌant-i-ˈ-ˌhī-pər-ˈten(t)-sivs\ 항고혈압제	고혈압으로부터 발생할 수 있는 증상을 완화하거나 손상을 방지하는데 사용되는 약물
antioxidants \ˌant-ē-ˈäk-səd-ənts\ 항산화제	활성산소로부터 세포를 지켜 세포의 손상을 방지하는 물질
antiseptic \ˌant-ə-ˈsep-tik\ 소독제, 방부제	감염원(병원소)의 성장을 제어하기 위하여 생체조직에 사용되는 화학물질
antiserum \ˈant-i-ˌsir-əm\ 항혈청	항체가 들어있는 혈청
anuria \ə-ˈn(y)u̇r-ē-ə, a-\ 무뇨증	소변생성이 되지 않는 상태; 신장기능 부전과 소변생성의 억제상태
anus \ˈā-nəs\ 항문	몸 밖으로 나가는 대변에 의해 개방되는 직장의 끝부분
aorta \ā-ˈȯrt-ə\ 대동맥	심장으로부터 신체의 다른 동맥으로 산소가 포화된 혈액을 운반해 주는 신체의 주동맥

aperture \ˈap-ə(r)-ˌchu̇(ə)r\ 작은 구멍	열린 매우 작은 구멍(혈구계수기에서 혈구들이 지나가는 구멍)
apheresis \ˌa-fə-ˈrē-səs\ 성분채집	공혈자로부터 나오는 혈액에서 혈소판과 같은 특정 구성요소를 채집하고, 나머지 혈액성분을 공혈자에게 다시 공급하는 과정
aplasia \(ˈ)ā-ˈplā-zh(ē)ə, ə-\ 무형성증	성장하는 장기나 조직의 전체 또는 일부가 발육하지 않는 상태
aplastic anemia \(ˈ)ā-ˈplas-tik- ə-ˈnē-mē-ə\ 재생불량성빈혈	골수의 조혈장애로 인해 발생하는 빈혈. 적혈구뿐만 아니라 백혈구 및 혈소판도 동시에 문제가 되며 세포충실성(cellularity)이 감소하고 골수조직이 지방으로 대체된다. 말초혈액에는 적혈구, 백혈구 및 혈소판의 감소가 나타난다.
apnea \ˈap-nē-ə\ 무호흡증	짧은 또는 긴 시간 동안 호흡이 중지되어 생명을 위협할 수 있는 상태
appendectomy \ˌap-ən-ˈdek-tə-mē\ 맹장수술	맹장염을 치료할 목적으로 맹장을 외과적으로 제거하는 수술
appendicitis \ə-ˌpen-də-ˈsīt-əs\ 충수염, 맹장염	맹장의 염증
appendix \ə-ˈpen-diks\ 충수, 맹장	대장에서 가지를 친 짧은 관(꼬리) 모양의 구조. 알려진 기능이 없음
arteriosclerosis \är-ˌtir-ē-ō-sklə-ˈrō-səs\ 동맥경화증	동맥벽이 비대생장(비정상적으로 두꺼워지는 것)하고 단단해지면서 탄력을 잃고 혈액순환의 장애를 일으키는 것
artery \ˈärt-ə-rē\ 동맥	조직으로 산소화된 혈액(많은 산소를 가지고 있는 혈액)을 운반하는 혈관
arthritis \är-ˈthrīt-əs\ 관절염	관절의 염증
arthropod \är-ˈthräp-əd-ə\ 절지동물	갑각류, 곤충 그리고 거미를 포함한 절지동물

artificial respiration / ventilation \ˌärt-ə-ˈfish-əl-ˌres-pə-ˈrā-shən/ ˌvent-əl-ˈā-shən\ 인공호흡/환기	호흡을 멈춘 사람의 폐 안으로 공기를 불어 넣는 것, 입에서 코로 또는 입에서 입으로
ascites \ə-ˈsīt-ēz\ 복수	소량의 생리적 복수 이상으로 삼출액, 혹은 누출액으로써 복강 내에 저류된 액체를 의미
ascorbic acid \ə-ˌskȯr-bik- ˈas-əd\ 아스코르빈 산	비타민 C의 화학적 용어
aseptic technique \ ə -ˈsep-tik- tek-ˈnēk\ 무균조작법	미생물 작업 시 오염을 방지하는데 사용되는 작업 방법
aspartate aminotransferase (AST) \ ə -ˈsep-ˌtāt- ə-ˈmē-(ˌ)nō -ˈtran(t)s-fə-ˌrās \ 아스파테이트 아미노기 전이효소 (AST)= GOT	심장, 근육, 간 등 많은 조직에 분포하고 있는 효소로 간 기능을 평가하기 위하여 측정; SGOT라고도 불림
asthma \ˈaz-mə\ 천식	호흡곤란, 기침, 거친 숨소리 등의 증상이 반복적, 발작적으로 나타나는 질환
atherosclerosis \ˌath-ə-rō-sklə-ˈrō-səs\ 죽상 경화증	동맥경화증의 한 형태로 지질, 칼슘, 콜레스테롤, 그리고 다른 물질들이 동맥의 내부 벽에 침착되어 있는 상태
atrophy \ˈa-trə-fē\ 위축	성숙한 조직 또는 세포크기가 감소된 상태를 말함
atypical lymphocyte \(ˈ)ā-ˈtip-i-kəl-ˈlim(p)-fə-ˌsīt\ 비정형 림프구	바이러스성 감염으로 발생하며, 통상 전염성 단핵구증에서도 발생하는 림프구; 반응성 림프구
audiogram \ˈȯd-ē-ō-ˌgram\ 청력도	오디오미터로 각 개인에 대해 청력을 검사하고, 각 사람의 가청범위를 평면도로 나타낸 것. 순음청력도, 어음청력도 등이 있다. 난청유무와 정도 그리고 기도청력과 골도청력과의 관계 등을 알 수 있다.
autoantibody \ˌȯt-(ˌ)ō-ˈant-i-ˌbäd-ē\ 자가항체	자기의 체성분과 특이적으로 반응하는 항체를 말하는데, 동물은 보통 자신이 가지고 있는 물질에 대해서는 항체를 만들어 공격하지 않으나 특수한 경우에 이 같은 항체를 만들어 자신을 공격함으로써 류머티즘과 같은 각종 질환을 일으킨다. 예) 항핵항체검사

autoclave \ˈȯt-ō-ˌklāv\ 고압멸균기	살균을 위해 가압된 고압증기를 사용하는 기구 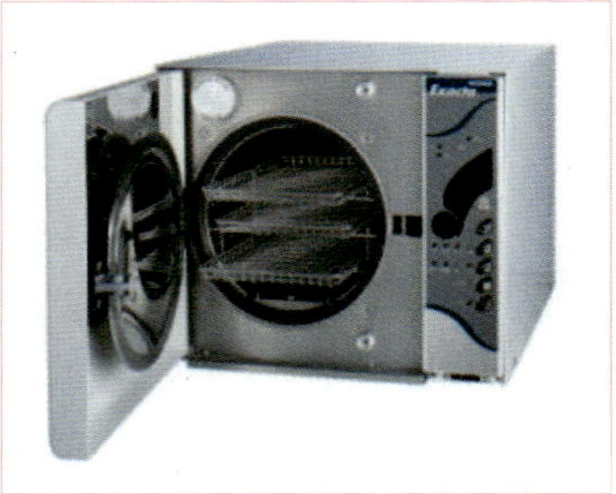
autoimmune disease \ȯ-ˌtä-im-ˈyün- diz-ˈēz\ 자가면역질환	자신의 조직(자기항원)에 대해 면역반응이 일어난 결과로 항체가 만들어지고 이 항체가 자신의 조직을 공격하는 질병
autopsy \ˈȯ-ˌtäp-sē\ 부검	죽음의 원인 혹은 연구를 위하여 변사체를 병리적으로 조사하는 것
avian influenza \ˈā-vē-ən- ˌin-(ˌ)flü-ˈen-zə\ 조류독감	인플루엔자A 바이러스 중의 하나로 조류에 감염되는 독감; bird flu(조류독감)
B	
B lymphocyte(B cell) \B-ˈlim(p)-fə-ˌsīt\ B림프구(=B 세포)	체액성 면역반응에 대해 일차반응을 일으키는 림프구
bacillus \bə-ˈsil-əs\ 간균	막대모양을 세균 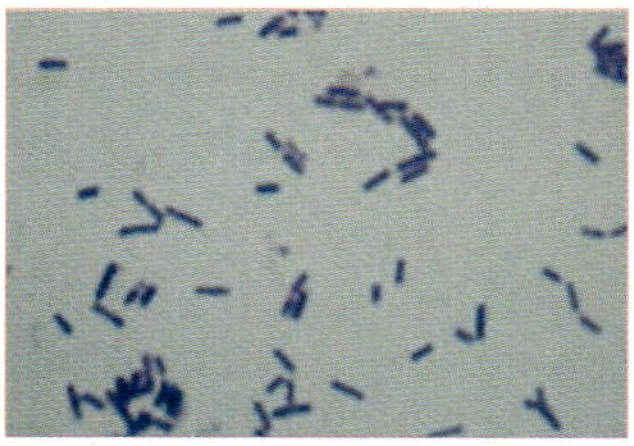
bacteremia \ˌbak-tə-ˈrē-mē-ə\ 균혈증	박테리아가 혈액에 존재하는 상태; 부주의한 수술이나 감염으로 발생할 수 있다. 면역체계가 약한 사람이나 비정상적인 심장판막을 가진 사람은 위험할 수 있다.
bacteriology \(ˌ)bak-ˌtir-ē-ˈäl-ə-jē\ 세균학	박테리아(세균)를 연구하는 학문
bacteriuria \bak-ˌtir-ē-ˈ(y)u̇r-ē-ə\ 세균뇨	요 안에 있는 박테리아; 많은 양이 있는 경우 방광, 요도, 또는 신장 감염의 지표가 될 수 있다.

band cell
\ˈband sel\
간상핵 세포, 간상핵구

핵이 분엽되지 않은 미성숙 과립구

barbiturates
\bär-ˈbich-ə-rəts\
바르비투르산염

뇌의 활동을 감소시키는 진정제의 한 그룹으로 수면제로 사용되기도 한다. 습관성 약물로 발전할 수 있고, 알코올과 함께 섭취하면 치명적일 수 있다

basal cell carcinoma
\ˈbā-səl-sel-ˌkärs-ᵊn-ˈō-mə\
기저세포암종

햇빛의 다량 노출에 의해 야기되는 피부암의 한 유형; 일반적으로 목, 얼굴, 팔에서 발견된다.

basal metabolic rate
\ˈbā-səl-ˌmet-ə-ˈbäl-ik –ˈrāt\
기초대사율(BMR)

기초대사량은 생명을 유지하기 위하여 필요한 최소한의 에너지 대사량(호흡을 유지하는 정도)인데, 성(sex)과 연령(age)이 동일한 건강인의 기초대사량은 체표면적에 비례한다.

basilic vein
\bə-ˈsil-ik-ˈvān\
척측 피정맥, 귀요정맥

팔 안쪽(새끼 손가락 쪽)에 있는 큰 정맥
→ 정맥채혈을 위해 세 번째로 선택되는 혈관. 쉽게 촉진되지만, 동맥과 신경이 가깝게 위치하고 있어 주의가 필요

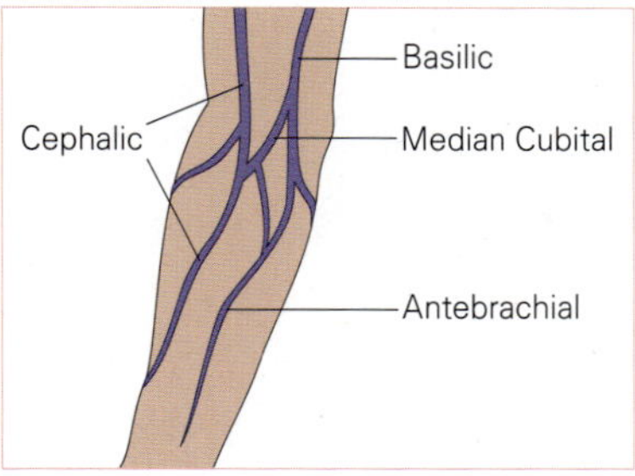

basophil
\ˈbāsəfil\
호염기구

염색 시 세포질의 과립이 호염기성을 띄는 백혈구

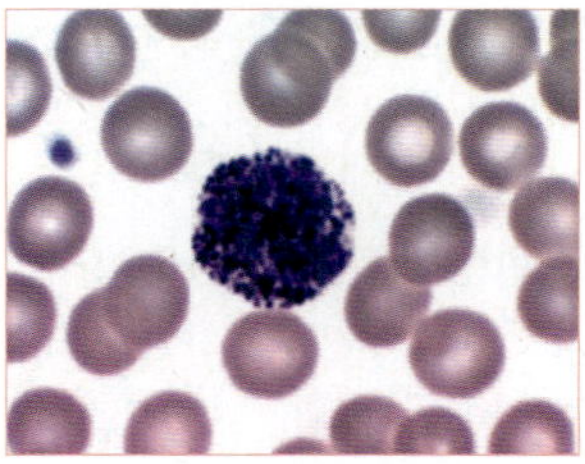

basophilia
\ˌbā-sə-ˈfil-ē-ə\
호염기구 증가

혈액 내 호염기구(basophils)의 수가 비정상적으로 증가한 상태

basophilic
\ˈbā-sə-ˈfil-ik\
호염기성의

염기성 염료에 친화력을 갖는; 회청색 혹은 청색

beaker \'bē-kər\ 비커	넓은 입구를 가진 각형의 용기로 가장자리에 용액을 부을 때 사용하는 주둥이가 있으며, 양을 측정할 때도 사용할 수도 있다. 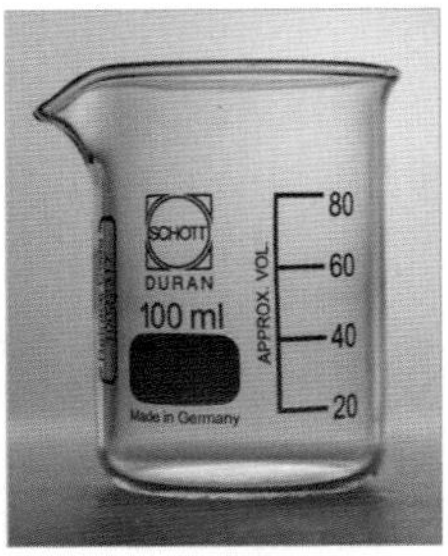
Beer's Law \Beer's- 'lȯ\ 베르의 법칙	용액의 빛 흡수에 관한 법칙; 분광분석의 기초를 형성
benign tumor \bi-'nīn-'t(y)ü-mər\ 양성종양	양성종양은 암은 아님. 즉 신체를 통하여 확산되지 않지만 크게 성장하거나 발생부위(뇌, 폐, 심장)에 따라 위험할 수도 있다.
bile \'bī(ə)l\ 담즙	간에서 생산되는 노란-녹색(yellow-green)의 액체로 간으로부터 찌꺼기를 내보내는 기능을 수행하고 소화 흡수된 지방을 분해하는 역할을 수행한다.
bile duct \'bī(ə)l- 'dəkt\ 담관	간과 담낭에서 담즙을 받아 십이지장으로 보내는 관의 총칭
biliary tract \'bil-ē-ˌer-ē- 'trakt\ 담도	간에서 분비된 담즙이 십이지장으로 배출되는 모든 경로를 말한다.
bilirubin \ˌbil-i-'rü-bən\ 빌리루빈	적혈구 내의 헤모글로빈이 분해되어 생성되는 물질
binocular \bī-'näk-yə-lər\ 양안의	두 개의 접안렌즈를 가지고 있는
biochemistry \'bīō-'kem-ə-strē\ 생화학	인간을 포함한 생물체의 생명현상을 화학적으로 규명하는 학문
biohazard \'bī-ō-ˌhaz-ərd\ 생물학적 위험	생물학적 물질들로부터의 건강과 환경에 대한 위해한 혹은 위험한 상태 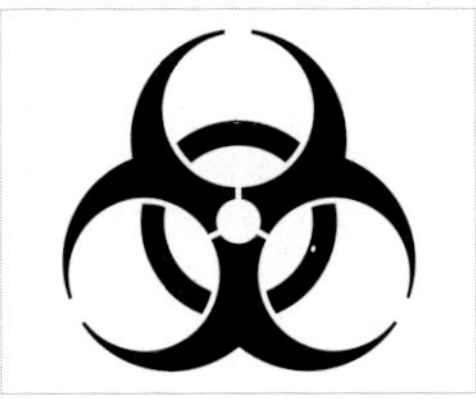

biological safety cabinet \ˌbī-ə-ˈläj-i-kəl-ˈsāf- ˈkabənit\ 생물학적 안전 캐비넷, 안전캐비넷	미생물 실험 시 감염으로부터 작업자를 보호하기 위해 사용하는 특별한 작업 캐비닛 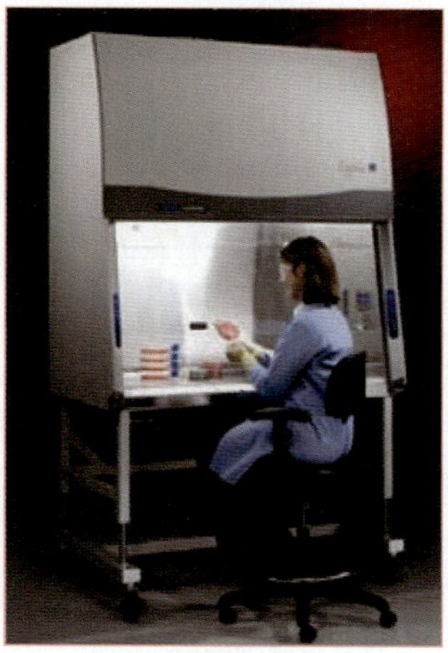
biosafety level 4 (BSL-4) \ˈbī-ō-ˌsāf-tē- ˈlev-əl-4\ 생물안전 4등급(BSL-4	치료 또는 백신 등을 일반적으로 사용할 수 없고 생명을 위협하는 질환유발 가능성을 가진 고위험성 에어로졸에 의해 전염되어 질 수 있는 병원체로부터 개인이나 환경으로의 노출을 방지하기 위해 준수 또는 사용해야 하는 작업방법, 장비 그리고 시설 등의 조합
bladder \ˈblad-ər\ 방광	골반에 위치한 장기로 요(오줌)를 수집, 저장하고, 요를 내보내는 기능을 수행
blast cell \ˈblast-sel\ 미분화세포, 아세포	미성숙한 혈액세포. 정상적으로는 골수에서만 볼 수 있는 미성숙세포 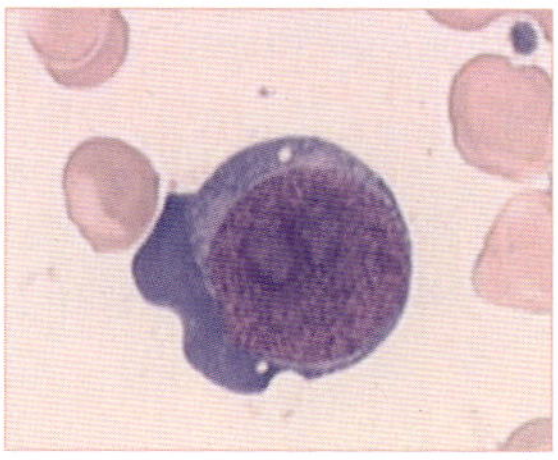
blind sample \ˈblīnd- ˈsam-pəl\ 블라인드 샘플	외부정도관리 프로그램에 참여하는 검사실로 보내지는 미지의 분석검체
blood bank \ˈbləd-ˈbaŋk\ 혈액은행	수혈과 관련한 검사 및 수혈혈액의 저장업무를 수행하는 임상검사 부서; 면역혈액학 검사; 수혈서비스 등을 수행; 수혈을 위한 혈액성분을 저장하기 위해 사용되는 냉장 unit가 주요 장비.
blood-brain barrier \ˈbləd- ˈbrān- bar-ē-ər\ 혈액-뇌 관문	뇌로 가는 모세혈관 벽의 내피 세포들이 단단히 결합되어 있어서 대부분의 화학물질이 뇌로 들어갈 수 없도록 차단하여 뇌를 보호하는 관문

blood clot \ˈbləd- ˈklät\ 혈액 응고	손상된 혈관으로부터 출혈을 방지하기 위해 형성되는 혈액의 반고체 덩어리
blood group antibody \ˈbləd- ˈgrüp- ˈant-i-ˌbäd-ē\ 혈액형 항체	혈액형 항원에 특이적으로 반응하는 혈청단백(면역글로불린)
blood group antigen \ˈbləd- ˈgrüp- ˈant-i-jən\ 혈액형 항원	적혈구 막에 위에 있는 물질이나 구조로 항체형성을 자극하거나 항체와 반응함
bloodborne pathogens(BBP) \ˈbləd--ˌbȯrn- ˈpath-ə-jən\ 혈액매개병원체	사람의 혈액(또는 혈액으로 오염된 체액)에 존재하는 병원체로 다른 사람을 감염시킬 수 있는 병원체
bloodborne Pathogens(BBP) standard \ˈbləd--ˌbȯrn- ˈpath-ə-jən- ˈstan-dərd\ 혈액매개감염 표준지침	인체면역결핍바이러스(HIV)와 B형간염 바이러스(HBV) 등 인체에 심각한 감염증을 유발하는 바이러스 뿐만 아니라, 사람의 혈액이나 체액에 존재하는 여러 병원균에 대한 직업적 노출을 예방하기 위해 OSHA(Occupational Safety and Health Administration, 미국연방직업안전보건국)에서 제정한 표준지침
blood pressure \ˈbləd- ˈpresh-ər\ 혈압	심장 박동 및 혈액흐름에 대한 저항 및 혈관의 탄력성에 의해 생성되는 주요 동맥의 장력
blood transfusion \ˈbləd- tran(t)s-ˈfyü-zhən\ 수혈	건강한 사람에게서 채취한 혈액 또는 그 성분을 혈액이 부족하거나 소실된 환자의 혈관 속으로 주입하는 치료법
blood type \ˈbləd- ˈtīp\ 혈액형	적혈구의 표면에 있는 단백질의 종류에 따라 사람의 혈액을 분류하는 데 사용하는 카테고리
B lymphocyte \B lim(p)-fə-ˌsīt\ B림프구	백혈구의 한 종류로 항체를 만들거나 면역반응의 중요한 일부분을 담당한다.
bone marrow \ˈbōn-ˈmar-(ˌ)ō, -ə(-w)\ 골수	뼛속이나 해면 골질의 내강을 채우고 있는 연한 조직으로 혈구를 생성하는 기관
bone marrow transplantation \ˈbōn-ˈmar-(ˌ)ō,-ə(-w)- tran(t)s-ˈplant\ 골수이식	골수의 결함이나 암이 있는 경우 환자 자신의 혈액에서 항암제나 방사선으로 암세포를 제거한 골수나, 공여자의 건강한 골수로 대체하는 외과적 절차
borosilicate glass \ˌbôrəˈsilikit- ˈglas\ 붕규산 유리	비반응성 유리로 높은 내열성 및 일반적으로 고품질의 실험실 유리제품을 만드는데 사용

botulinum intoxication \ˌbäch-ə-ˈlī-nəm- in-ˌtäk-sə-ˈkā-shən\ 보툴리누스 중독증	보툴리늄 독소에 의해 영향을 받은 신체조직의 상태
bovine spongiform encephalopathy(BSE) \ˈbō-ˌvīn- ˈspən-ji-ˌfȯrm- in-ˌsef-ə-ˈläp-ə-thē\ 소의 해면상 뇌증	prion(프리온)이라고 불리는 독특한 전염력을 가진 단백질입자에 의해 발병되는 치명적인 신경학적 소의 질병; 일반적으로 mad cow disease(광우병)이라고 불림
bowel \ˈbau̇(-ə)l\ 대장	큰창자, 장
Bowman's capsule \Bowman's-ˈkap-səl\ 보먼주머니(보우먼낭, 사구체 주머니)	혈액으로부터 소변을 여과시키는 첫번째 단계가 일어나는 콩팥 안에 있는 기관. 모세혈관이 뭉쳐 덩어리를 이루고 있는 사구체(토리)를 감싸고 있는 주머니를 말함
bronchiolitis \ˌbrängkēəˈlītis\ 세기관지염	세기관지(폐의 가장 작은 기도)에 바이러스에 의한 감염; 주로 어린이에서 발생함
bronchitis \brän-ˈkīt-əs\ 기관지염	기관과 폐를 연결하는 관인 기관지에 염증이 생긴 것
buffer \ˈbəf-ər\ 버퍼, 완충제	화학실험 시 산이나 알칼리 첨가 시 급격한 pH의 변화를 견디기 위해 사용하는 용액
buffy coat \ˈbəf-ē- ˈkōt\ 백혈구 연층	혈액샘플을 원심분리 하거나 침전시키면 RBC(적혈구)층의 위에 형성되는 백혈구와 혈소판으로 구성된 흰색(밝은색)의 얇은 층 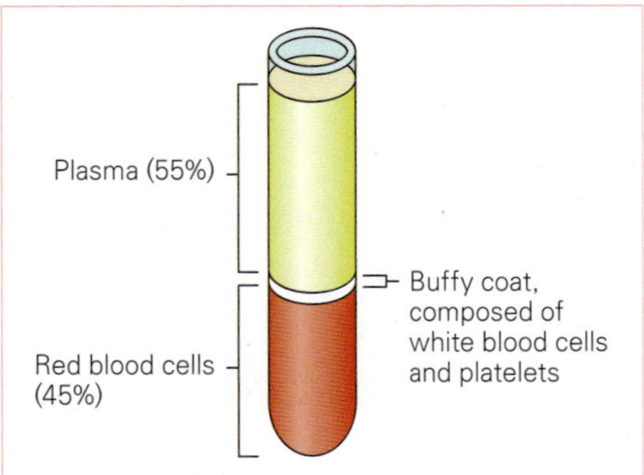
BUN blood uria nitrogen 혈액요소질소	혈액 요소질소; 혈액의 요소를 측정하는 실험

bursa \ˈbər-sə\ 점액[활액]낭	신체의 특정 부분에서의 마찰을 감소시키거나 쿠션 역할을 하는 유체-충전식 낭
C	
calcification \ˌkal-sə-fə-ˈkā-shən\ 석회화	부상이 있는 근육이나 좁은 동맥에서 칼슘염이 비정상적으로 침착되는 것을 말함; 뼈와 치아에서는 정상적으로 발생한다.
calcitonin \ˌkal-sə-ˈtō-nən\ 칼시토닌	갑상선에서 만들어지는 호르몬으로 뼈로부터 칼슘의 손실을 둔화시킴으로써 혈중 칼슘농도를 제어하는 역할을 수행; 고칼슘혈증을 치료하는데 사용
calcium \ˈkal-sē-əm\ 칼슘	뼈와 치아의 기본 구성 요소; 세포기능, 근육 수축, 신경자극의 전달, 혈액응고를 위해 필수적 사용되는 미네랄
calibration \ˌkal-ə-ˈbrā-shən\ 검량, 교정	정확한 결과를 얻을 수 있도록 측정방법이나 기기를 조정하거나 표준화 혹은 확인하는 과정
calibration curve \ˌkal-ə-ˈbrā-shən\ 검량선	측정하고자 하는 물질의 표준 혹은 기준물질을 이용하여 농도에 따라 나타나는 신호(흡광도의 변화나 전위차 등)의 변화를 대비시켜 2차원상의 그래프를 그리고, 미지의 검체에 의해 발생하는 신호로 농도를 정량하는 그래프 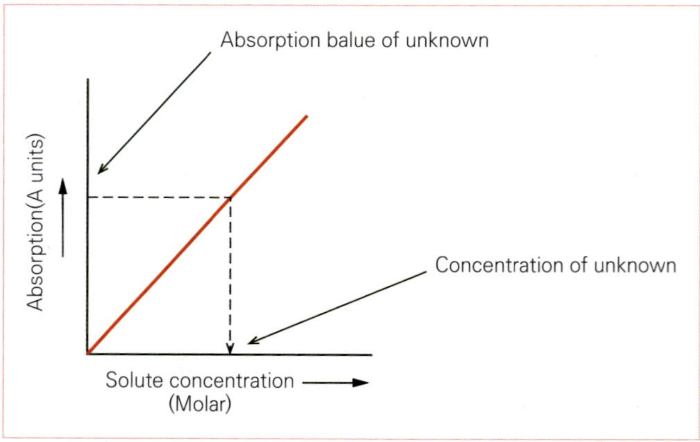
calorie \ˈkal-(ə-)rē\ 칼로리	식품의 에너지 함유량을 측정하는데 사용되는 단위(Cal)
cancer \ˈkan(t)-sər\ 암	신체의 장기나 조직이 제한되지 않게 증식되는 세포를 갖는 질병의 그룹; 이 세포는 주위 조직으로 확산될 수 있고 주위 조직을 파괴하거나 혹은 혈액 또는 림프 경로를 통해 신체의 다른 부위로 수송될 수 있다.

cancer staging \'kan(t)-sər- 'stāj- ɪŋ\ 암 병기 결정	암이 얼마나 많이 발전하였는가를 결정하는 방법 예) colon cancer staging chart 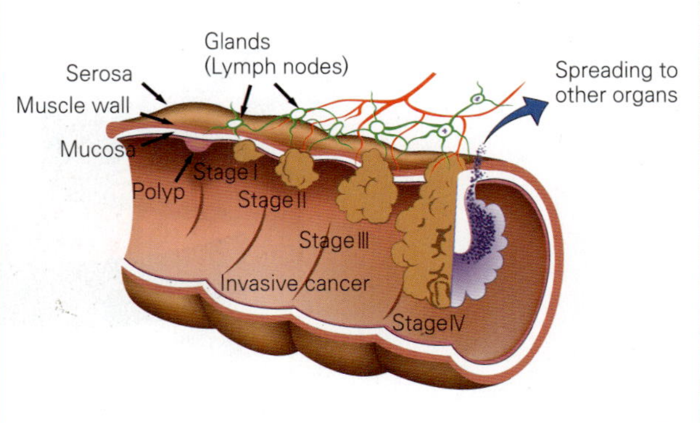
Candida albicans \'kan-dəd-ə -'al-bə-ˌkanz\ 칸디다 알비칸스	질염 및 다른 감염을 일으키는 곰팡이. 항생제 치료를 요함
candidiasis \ˌkan-də-'dī-ə-səs\ 칸디다증	곰팡이인 *Candida albicans*에 의해 발생하는 질염. 질에 가장 자주 발생하지만, 입과 촉촉한 피부 또는 음경 위에도 발생한다.
CAP College of American Pathologists	미국진단검사실인증기관, 우리나라의 임상검사정도관리협회와 유사한 일을 수행함
capillary \'kap-ə-ˌler-ē\ 모세혈관	소동맥과 소정맥을 연결하는 미세한 혈관. 산소, 영양분 및 물질을 교환하는 혈관으로 역할을 수행
capillary action \'kap-ə-ˌler-ē- 'ak-shən\ 모세관 현상	액체와 튜브 사이의 표면장력 때문에 튜브 안으로 액체가 이동하는 현상
capillary tube \'kap-ə-ˌler-ē-'t(y)üb\ 모세관	실험 시 사용되는 가느다란 유리 또는 플라스틱 튜브; 적은 량의 혈액을 채취할 때 사용
carbohydrate \ˌkärbə'hīˌdrāt\ 탄수화물	주로 설탕이나 전분 같은 물질. 생체 에너지의 주요 근원으로 시리얼, 곡물, 빵 및 야채 등에 많이 존재한다.
carbon dioxide \'kärbən- dī'äkˌsīd\ 이산화탄소	무색·무취의 가스로 대기 중에 소량으로 존재하고 대사과정 중에 발생하며, 호흡을 통하여 배출된다.

carcinogen \kär-ˈsin-ə-jən\ 발암물질	사람이나 동물에 암을 발생시킬 가능성이 있는 물질 * 암의 원인 요인들 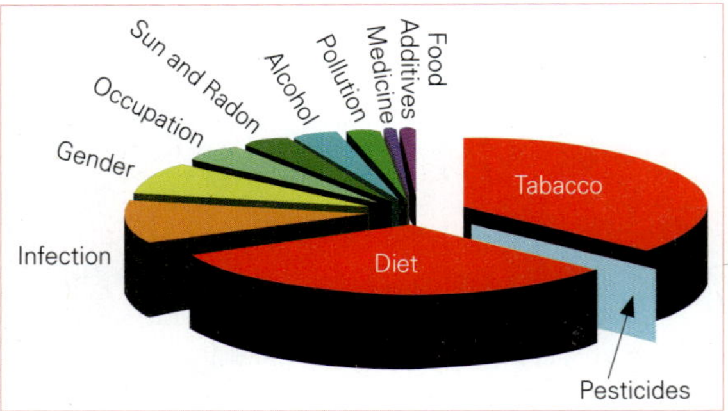
carcinoma \ˌkärs-ən-ˈō-mə\ 암종, 상피성 암	상피세포로 이루어진 악성 신생물; 장기의 표면 또는 내벽에서 발생하는 암
cardiac arrest \ˈkärd-ē-ˌak- ə-ˈrest\ 심장마비, 심박정지	심장 pumping 작업의 갑작스러운 중단; 심근경색에 기인하거나, 호흡정지, 전기충격, 심한 추위, 혈액손실, 약물과다 복용, 또는 심각한 알레르기 반응으로 인해 발생할 수 있다.
cardiomyopathy \ˈkärd-ē-ō-(ˌ)mī-ˈäp-ə-thē\ 심근증	심근증은 선천성, 판막 질환, 고혈압, 관동맥 질환, 심낭 질환 등 다른 심장 질환 없이, 심장근육에 이상이 발생하는 여러 질환군을 일컫는데, 혈액흐름의 저하나 심박출량의 감소가 나타난다.
cardiovascular system \ˈkärd-ē-ō-ˈvas-kyə-lər-ˈsis-təm\ 심장혈관시스템	몸 전체의 혈액 순환을 담당하는 심장과 혈관
carrier \ˈkar-ē-ər\ 보균자	미생물(세균, 바이러스)이 잠복하고 있는 사람으로 증상과 병의 증후가 없지만 다른 사람에게 균을 옮길 가능성이 있는 사람
cartilage \ˈkärt-əl-ij\ 연골	뼈 보다 부드러운 결합조직 중 하나로 관절을 포함하는 골격시스템의 일부
cast \ˈkast\ 원주	신장 세뇨관에서 형성되는 단백질 군으로 요검사 시 소변으로 배출된 것을 확인할 수 있다.
catalase test \ˈkat-əl-ˌās-ˈtest\ 카탈라아제 테스트, 과산화수소 분해효소시험	*Streptococcus*(연쇄상구균) species와 *Staphylococcus*(포도상구균) species를 구분하기 위한 시험

catheter \ˈkath-ət-ər\ 카테터	속이 비어있는 유연한 튜브로 체내로 용액을 집어 넣거나 빼내는 데 사용, 또는 혈관을 열거나 닫거나 하는 용도로 사용 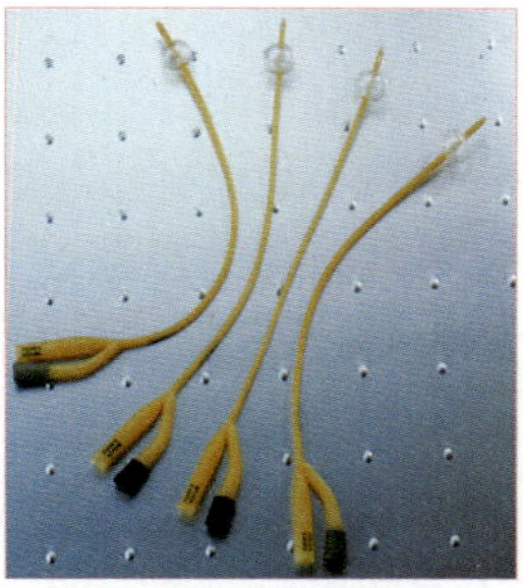
cation \ˈkat-ˌī-ən\ 양이온 ↔ **anion** \ˈan-ˌī-ən\ 음이온	양이온(양전하를 띄고 있는 이온)
caustic \ˈkȯ-stik\ 부식제	조직을 부식시키거나 파괴시킬 수 있는 화학물질
CBC complete blood count 일반혈액검사	전혈구검사, 일반혈액검사; 일반적으로 행하는 혈액 검사 ex) 일반혈액검사 예 **Complete Blood Count(CBC)** · WBC : 4,000 – 10,000 / mm^3 · RBC : 4.2 – 5.9 milion / mm^3 · Hemoglobin : Males : 14 – 18 g/dL Females : 12 – 16 g/dL · Hematocrit : Males : 40 – 54 % Females : 37 – 47 % · MCV : 86 – 98 μm^3 / cell · MCH : 27 – 32 $\mu\mu g$ / RBC · RDW : Red Cell Distribution Width – 11.5 – 14.5 · Platelet Count : 150,000 – 400,000 /mm^3 · WBC Differential : Neutrophils : 40 – 75 % Lymphocytes : 15 – 45 % Monocytes : 1 – 10 % Eosinophils : 1 – 6 % Basophilis : 0 – 2 %
cecum \ˈsē-kəm\ 맹장, 막창자	대장이 시작되는 부분이고 그 하단부에 맹장이 달려 있음
cell \ˈsel\ 세포	신체의 모든 조직을 구성하고, 모든 기능을 수행하는 작은 구조들

cell-mediated immunity \'sel-'mēd-ē-ət-im-'yü-nət-ē\ 세포성면역, 세포매개면역 ※ **humoral immunity** \'(h)yüm-(ə-)rəl-im-'yü-nət-ē\ 체액성 면역	T림프구와 싸이토카인에 의해 유발되는 면역
cell diluting fluid \'sel-dī-'lüt,də-ɪŋ-'flü-əd\ 세포(혈구) 희석액	혈구계수을 위해 혈액을 희석하는데 사용하는 용액
Celsius(C) scale \'sel-sē-əs-'skā(ə)l\ 섭씨 ※ **Fahrenheit(F) scale** \'far-ən-ˌhīt -'skā(ə)l\ 화씨	물이 어는 점(동결점)을 0으로 하고 끓는점(비점)을 100으로 하는 온도눈금
Centers for Disease Control and Prevention(CDC) 질병통제예방센터	국가공중보건시스템에 대한 중앙연구소 역할을 수행하는 미정부기관
Centers for Medicare and Medicaid Services(CMS) \'sentərs-fôr-'mediˌke(ə)r-and-'mediˌkād-'sərvis\ 메디케어 및 메디케이드 서비스센터	미국 의료보험의 질을 보장하는 프로그램 및 의료시장을 관리하는 DHHS(보건복지부) 내에 있는 기관으로, 진단검사에 대해서는 CLIA '88(미국의 임상실험실 개선을 위한 법률) 구현을 관장하고 있다.
central nervous system \'sen-trə-'nər-vəs-'sis-təm\ 중추신경계	뇌와 척수로 구성
centrifuge \'sen-trə-ˌfyüj\ 원심분리기	폐쇄 챔버 안에서 고속으로 회전하는 기계 : 원심력을 이용하여 성분이나 비중이 다른 액체를 분리 시키는 장치 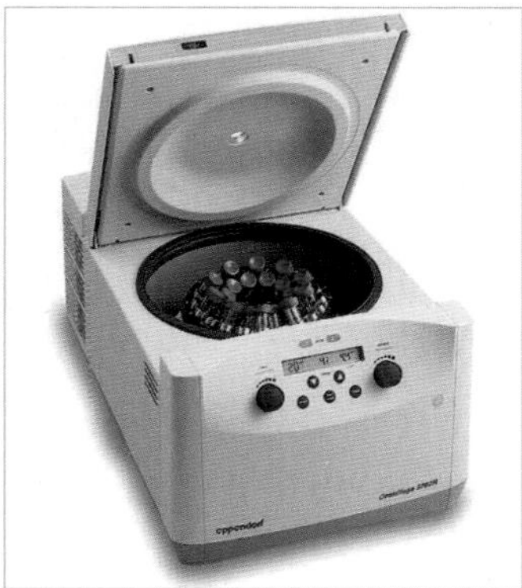

cephalic vein \sə-ˈfal-ik-ˈvān\ 요측피정맥	팔의 얕은 정맥(엄지 쪽) 일반적으로 정맥천자(정맥채혈)때 사용된다. → 정맥 채혈을 위해 두 번째로 선택되어 지는 혈관.
cerebrospinal fluid(CSF) \sə-ˌrē-brō-ˈspīn-əl- ˈflü-əd\ 뇌척수액	뇌와 척수를 싸고 있는 연막과 지주막 사이에 있는 지주막 하강 및 뇌실을 채우고 있는 액체를 말한다.
cervical dysplasia \ˈsər-vi-kəl-dis-ˈplā-zh(ē-)ə\ 자궁경부이형성증	일반적으로 자궁경부의 표면 세포에서 발생하는 변화로 암의 전단계를 의미함
cervical smear \ˈsərvikəl- ˈsmi(ə)r\ 자궁경부도말검사	자궁경부의 세포를 긁어 암의 발생 여부 및 암 단계를 감지하기 위해 시행되는 절차
cervix \ˈsərviks\ 경부, 자궁목	작고, 둥근 기관으로 자궁과 질을 분리하는 부분 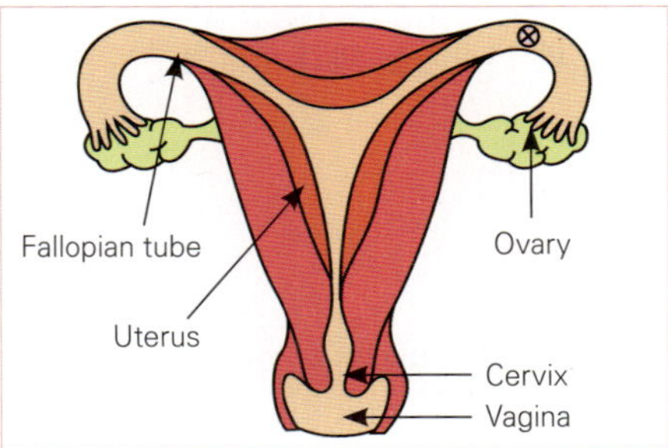
cestode \ˈsesˌtōd\ 조충, 촌충	tapeworm 촌충 ; Cestoda에 속하는 기생충 예) Taenia saginata, 무구조충 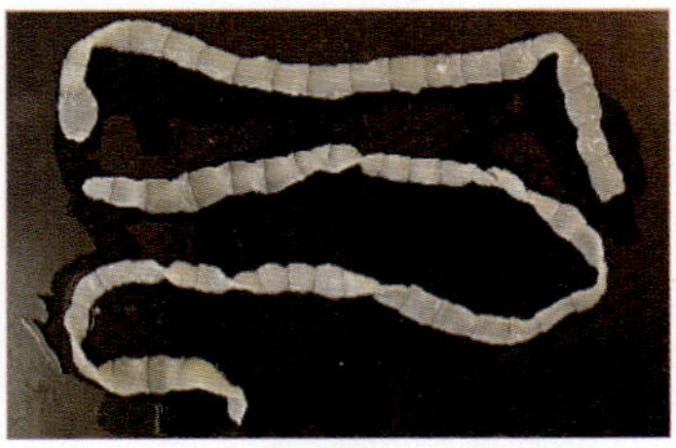
chancre \ˈshaŋ-kər\ 하감, 굳은 궤양	매독에 감염되었을 경우에 최초로 나타나는 특징적인 병변으로 '제1기 매독'이라고도 불림. 남성의 경우 주로 음경포피나 귀두 등에 발생하고, 여성의 경우에는 음순, 자궁경부, 질 등에 많이 발생함
chemotherapy \-ˈther-ə-pē\ 화학요법	질병을 만들어 내는 유기체 또는 암 조직에 작용하는 약물로 감염이나 암의 치료에 사용, 그러나 정상세포에 영향을 미칠 수도 있다.
chickenpox \ˈchikənˌpäks\ 수두	발진과 발열을 일으키는 전염성 질환, 일반적으로 어린이에게 발생. 수두바이러스는 신경계에 잠복하고 있다가 대상포진을 유발하기도 한다.

chlamydia \klə-ˈmid-ē-ə\ 클라미디아	사람과 동물에서 광범위한 종류의 병을 일으키는 병원체로 성적으로 감염되는 기생성 세균
Chlamydia trachomatis \klə-ˈmid-ē-ə- trəˈkōmə tis\ 클라미디아 트라코마티스	성병(STD : sexually transmitted disease)의 원인이 되는 그람음성 세균의 한 종류, 클라미디아 트라코마티스균의 주된 감염경로는 성행위지만 클라미디아에 감염된 여성이 출산을 하면 출산 때 아기에게 이 병원체를 옮길 수 있으며 제왕절개로 태어난 아이에게도 분만 전 양수막이 터질 경우 감염될 수 있다.
cholecystectomy \ˌkō-lə-(ˌ)sis-ˈtek-tə-mē\ 담낭절제술	담낭제거수술
cholera \ˈkäl-ə-rə\ 콜레라	소장의 *Vibrio Cholerae*라는 세균감염으로 인한 소화기계 감염병. 심한 설사, 탈수, 그리고 죽음에 이를 수도 있다.
cholesterol \kə-ˈles-tə-ˌrōl\ 콜레스테롤	호르몬 및 담즙염을 생산하고 혈류에서 지방을 수송하는 역할을 하는 생체 세포 내 물질, 과다 시 심혈관 질환의 원인이 됨
chondritis \kän-ˈdrīt-əs\ 연골염	연골의 염증
chondroma \kän-ˈdrō-mə\ 연골종	연골에서 발생하는 암이 아닌 종양
chromogen \ˈkrō-mə-jən\ 색원체, 색소원, 발색체	화학적 변화가 일어날 때 색을 만드는 물질
chromosome analysis \ˈkrō-mə-ˌsōm-ə-ˈnal-ə-səs\ 염색체 분석	이상염색체를 갖고 있는지 측정하거나 조사하는 시험
chronic \ˈkrän-ik\ 만성	장기간 계속되는 질환을 설명할 때 사용되는 용어
chronic fatigue syndrome (CFS) \ˈkrän-ik-fə-ˈtēg-ˈsin-ˌdrōm\ 만성 피로 증후군(CFS)	장시간 피로 및 기타 불특정 증상이 나타나는 것을 특징으로하는 증후군. 원인은 아직 밝혀지지 않음
chronic obstructive lung disease \ˈkrän-ik- əb-ˈstrək-tiv- ˈləŋ-diz-ˈēz\ 만성 폐쇄성 폐질환	폐기종과 기관지염의 조합으로 나타나는 질환으로 폐 밖으로 공기 흐름이 막히는 것이 특징

cilia \sílio\ 섬모	일부 세포의 외부에 미세한 털 같은 구조. 이동성을 부여
circumcision \ˌsər-kəm-ˈsizh-ən\ 포경수술	음경의 포피 제거수술
cirrhosis of the liver \sə-ˈrō-səs- əv- THē- ˈliv-ər\ 간경화	간세포 손상 및 내부 흉터 때문에 섬유성 또는 결절성 강직이 생기는 병. 간 기능의 점진적 손실이 나타남
clean-catch urine \ˈklēn-kach-ˈyu̇r-ən\ 무균 채취 소변	요도개구부(요도구)와 주위조직을 청결하게 한 뒤 채취한 중간뇨
CLIA '88	1988년 임상실험실의 질향상 개정안, 진단검사실을 위한 최소실행표준을 제정한 미국 연방법
Clinical and Laboratory Standards Institute(CLSI) 임상 및 검사실 표준연구소	진단검사를 위한 최상의 현재 실험기준(가장 효과적인 기술 기준)을 설정하는 국제적, 비영리 단체; 이전 National Committee for Clinical Laboratory Standards (NCCLS)와 통합
clinical chemistry \ˈklinikəl- ˈkeməstrē\ 임상화학	혈액 및 기타 체액을 분석하기 위하여 화학적 원리를 사용하여 분석하는 분야
clinical laboratory science \ˈklinikəl-ˈlab-(ə-)rə-ˌtōr-ē-ˈsī-ən(t)s\ 임상검사과학, 임상병리검사학	질병을 진단하거나 치료, 또한 건강을 유지하는데 중요한 역할을 수행하는 검사분석과 관련된 health 전문 응용과학분야
clinical laboratory scientist (CLS) \ˈklinikəl-ˈlab-(ə-)rə-ˌtōr-ē-ˈsī-ənt-əst\ 임상병리사	공인된 3년제 대학이나 4년제 대학의 학사학위를 받은 전문가로, 공인국가시험(의료기술) 교과과정 이수와 임상현장교육을 완료하고, 국가인증시험을 통과한 전문가
clinical trial \ˈklinikəl-ˈtrī(-ə)l\ 임상시험	새로운 약물이나 치료방법에 대한 계획된 모니터링 및 실험
clone \ˈklōn\ 복제	유전자, 세포, 또는 유기체의 정확한 복사

clotting factor
\ˈklät ɪŋ-ˈfak-tər\
응고인자

출혈로부터 상처를 멈추게 하는데 필요한 혈액 내에 존재하는 물질

Factor	Name	Pathway
I	Fibrinogen	Both
II	Prothrombin	Both
III	Tissue Factor	Extrinsic
IV	Calcium	Both
V	Proaccelerin	Both
VI	Accelerin	Both
VII	Proconvertin	Extrinsic
VIII	Antihemophiliac	Intrinsic
IX	Christmas Factor	Intrinsic
X	Stuart-Prower Factor	Both
X I	Palsmathromboplastin antecedent (PTA)	Intrinsic
X II	Hagemen Factor	Intrinsic
X III	Protransglutaminase	Both

clue cells
\klo̅o- sels\

질 상피세포가 작은 그람균들로 덮혀 있는 상태로 세균성 질염환자의 질 분비물에서 보임
→ 비특이적 질염의 주 원인균으로 여겨지는 코리네박테리아가 표피세포의 주변이나 세포 위에 무수히 모여있는 상태

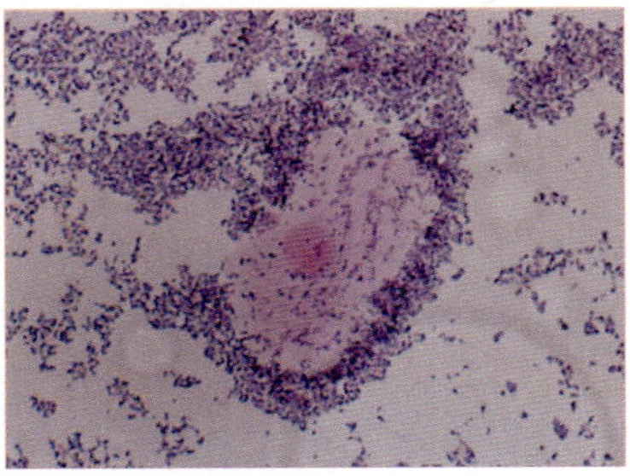

coagulase test
\kō-ˈag-yə-ˌlās- ˈtest\
응고시험, 혈장응고시험

Staphylococcus aureus(황색포도상구균)과 기타 *Staphylococcus species*(기타 포도상구균 종)을 구분하는 테스트

coagulation
\kō-ˌag-yə-ˈlā-shən\
응고

섬유소(fibrin)의 응고 형성과정

coagulation factors
\kō-ˌag-yə-ˈlā-shən-ˈfak-tər\
응고인자

혈액응고에 관여하는 혈장 단백질 그룹(및 칼슘)

coarse adjustment \ˈkō(ə)rs- ə-ˈjəs(t)-mənt\ 조동나사	현미경 대물렌즈의 위치를 조정하는 나사, 초기에 초점을 맞추는데 사용 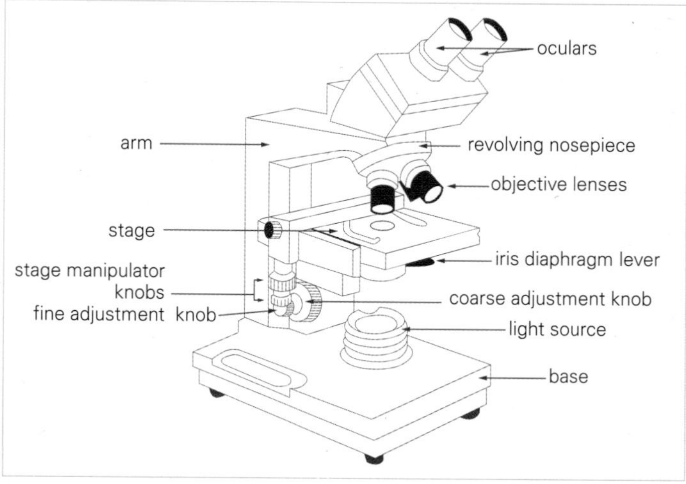
coccus \ˈkäk-əs\ 구균	구형의 세균
codocyte \ˈkōˌdä- sīt\ 표적적혈구	target cell과 동의어(표적적혈구)
coefficient of variation \ˌkō-ə-ˈfish-ənt- əv- ˌver-ē-ˈā-shən\ 변동 계수	데이터의 여러 집합 사이의 상대적인 변화를 비교 계산한 값으로 정밀도(재현성)을 평가하는데 활용
colectomy \kə-ˈlek-tə-mē\ 결장절제술	일반적으로 암 종양의 치료 또는 대장의 협착이나 막힘 등을 치료하기 위해 대장(결장)의 전체 또는 부분 제거 수술
coliform \ˈkō-lə-ˌfȯrm\ 대장균	대장균을 포함하는 특정 그람-음성 장내 세균
collagen \ˈkäl-ə-jən\ 콜라겐, 아교질	피부, 뼈, 인대 및 연골에서 발견되는 단백결합조직
College of American Pathologists(CAP)	진단검사실과 검사실 종사자(임상병리사)에 대해 인증(accreditation)을 제공하고 외부정도관리(proficiency testing)를 수행하는 기관
colon \ˈkō-lən\ 결장	맹장 및 직장 사이 대장의 주요부분

colonoscopy \ˌkō-lə-ˈnäs-kə-pē\ 대장 내시경 검사	길고 유연한 광섬유 튜브를 사용하여 결장의 내부를 조사하는 것
colony \ˈkäl-ə-nē\ 콜로니	단일 유기체(단일 미생물)에서 자란 것으로 추정되는 세균의 뚜렷한 무리 → 고형배지에서 육안으로 관찰할 수 있는 미생물집단
colony count \ˈkäl-ə-nē- ˈkau̇nt\ 콜로니카운트, 균락수 계수	세균배양 배지에서 콜로니를 세어 검체 중에 있는 미생물의 수를 추정
coma \ˈkō-mə\ 혼수상태	의식을 유지하는데 관련된 뇌의 영역이 어떤 영향을 받아 환자가 자극에 반응하지 않는 무의식 상태를 말함
commensal \kə-ˈmen(t)-səl\ 편리공생	다른 생물을 해하거나 이롭게 하지 않으면서 그 생물 속에 또는 그 생물에 부착해서 생활하는 것 예) 정상 상주균(normal flora)
Commission on Office Laboratory Accreditation(COLA)	개원의 검사실이 CLIA 규제 및 요구사항을 따르도록 임상검사교육, 상담, 인증을 제공하는 기관
complement \ˈkäm-plə-mənt\ 보체	항원·항체 복합체와 비특이적으로 결합하고, 감염, 염증반응, 면역반응 등에 동원되어 여러 생물학적 활성을 발현하는 혈장단백질 그룹
condenser \kən-ˈden(t)-sər\ 콘덴서	현미경 재물대(stage) 아래에 위치하고 있는 기구로 관찰 물체로 빛을 모아주는 역할
congenital \kän-ˈjen-ə-təl\ 선천성	태아가 발육하는 동안 얻어지며 출생 시 존재하는 상태를 말함. 유전되지는 않음
congestive heart failure \kän-ˈjes-tiv-ˈhärt-ˈfā(ə)l-yər\ 울혈성 심부전	심장에서 필요한 양의 혈액을 내보내지 못하게 된 상태를 말함. 여러 가지 질환이나 병리적인 상태로 인해 심장의 펌프 기능이 충분하지 못해 심장이 커지고, 혈액순환이 원할하지 못해서 체액이 다른 장기로 스며들게 되는 상태
conjunctivitis \kən-ˌjəŋ(k)-ti-ˈvīt-əs\ 결막염	밖으로 노출이 되는 안구의 앞쪽 부위와 눈꺼풀의 안쪽 면을 덮고 있는 얇고 투명한 점막인 결막에 생긴 염증을 말한다. 대개 눈병이라고 하여 눈이 붉어지는 병
connective tissue \kə-ˌnek-tiv-ˈtish-(ˌ)ü\ 결합조직	신체 구조를 연결하고 지지하는 강한 조직

control chart
\kən-ˈtrōl-ˈchärt\
관리도

진단검사의 질에 관한 관리규칙을 보여주고 측정결과가 관리범위 안에 있는지 혹은 밖에 있는지를 평가하는 도표화 기법, 관리혈청의 결과는 시간에 따라 순차적으로 plot되는데 이 점들을 평가하여 계통오차(systemic error), 우연오차(random error) 그리고 추세(trend) 등을 확인할 수 있다.

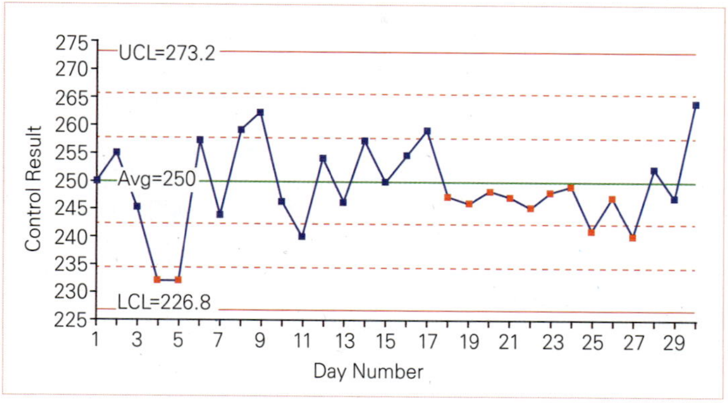

Levey Jennings QC chart

control serum
\kən-ˈtrōl-ˈsir-əm\
대조혈청, 관리혈청

일반적으로 사람의 혈청으로 만들어지며, 환자검체 측정 시 결과의 신뢰도를 평가하기 위해 사용하는 물질이다. 대조혈청의 예상결과는 제조회사에서 제시된 값을 참고한다.

coronary arteries
\ˈkȯr-ə-ˌner-ē-ˈärt-ə-rēs\
관상동맥

대동맥에서 분지된 동맥으로 심장근육에 산소가 풍부한 혈액을 공급하는 동맥

coronary heart disease
\ˈkȯr-ə-ˌner-ē-ˈhärt-diz-ˈēz\
관상동맥 심장질환

관상동맥질환이란 일반적으로 심장의 관상동맥이 동맥경화증(coronary sclerosis)으로 인해 협착이 생겨 심장근육의 혈류공급에 장애가 생겨 발생하는 협심증, 불안정 협심증, 심근경색증, 급사 등을 말함

cortex
\ˈkȯr-ˌteks\
피질

기관의 외부층 또는 부분

Coumadin
\ˈkü-mə-dən\
쿠마딘

coumarin(쿠마린)에서 유래된 항응고제로, 경구로 투여하여 혈액응고를 방지하거나 응고속도를 늦추는데 사용한다

counterstain
\ˈkau̇nt-ər-ˌstān\
대조염색

대조적인 색상을 나타내기 위해 추가염료를 사용하여 염색하는 방법

creatine kinase(CK)
\ˈkrē-ə-ˌtēn-ˈkī-ˌnās\
크레아틴키나아제, 크레아틴인산화효소

뇌세포와 심장, 골격근에 대량으로 존재하는 효소로 CK-MB는심장마비 진단에 측정

creatinine
\krē-ˈat-ən-ˌēn\
크레아티닌

크레아틴의 분해산물이며 일반적으로 소변으로 배설

crenated cell \'krē-ˌnāt-əd-'sel\ 유극적혈구 = **acanthocyte**(좌측) \ə-'kan(t)-thə-ˌsīt\ = **spur cell** \'spər-' sel\	적혈구가 수축된 것으로 가리비모양이나 톱니모양을 함 → 불가역성 가시가 생겨난 구형의 적혈구. 돌기는 주변에 일정하게 존재하지 않고 불규칙적이며 가늘고 긴 형태를 띰 ※ 극피적혈구, Echinocyte, Burr cell(좌측): 규칙적인 돌기(우측) 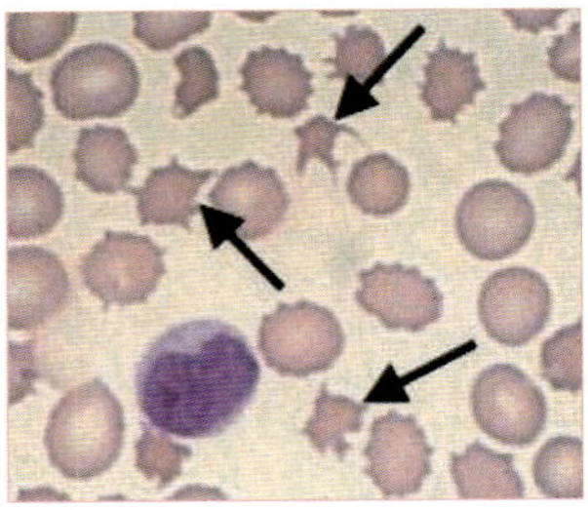 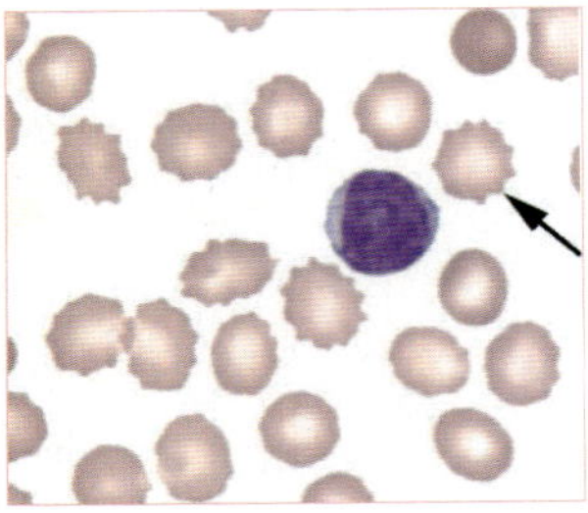
CT scanning \CT-'skan ɪŋ\ CT 검사	질병을 진단하고 모니터링하기 위해 신체의 단면 이미지를 촬영하기 위해 X-ray와 컴퓨터를 사용하는 검사절차
critical measurements \'krit-i-kəl-'mezh-ər-mənts\	용액 농도의 정확성이 중요한 경우 측정하는 방법; 엄격한 기준으로 제조된 초자기구를 사용하여 만듦
culture \'kəl-chər\ 배양	특정배지에서 미생물을 성장시키는 실험; 검사실에서 미생물이 성장시키는 과정
cyanmethemoglobin \ˌsī-ə-ˌnō-(')met-'hē-mə-ˌglō-bən\ 시안메트헤모글로빈	Drabkin시약과 헤모글로빈(혈색소)이 반응하여 만들어진 안정적인 유색화합물 ; hemoglobincyanide (HiCN)
cyanosis \ˌsī-ə-'nō-səs\ 청색증	창백한 빛으로 보이는 피부 변색, 혈액 내 낮은 수준의 산소로 인해 발생함. 환원혈색소가 4~5 g/dL 이상이거나 산소포화도가 83% 이하일 때 관찰된다.
cyst \'sist\ 포낭	견고한 막에 둘러싸인 유기체(미생물)의 휴면단계; 원충기생충의 비운동성, 먹이를 먹지 않는(비먹이) 단계 → 원생동물 또는 하등한 후생동물이 체표에 견고한 막을 형성하고 일시적으로 휴지 상태에 있는 것
cystic fibrosis \'sis-tik- fī-'brō-səs\ 낭포성 섬유증	낭포성 섬유증(Cystic Fibrosis)은 염소수송을 담당하는 유전자(CFTR)에 이상이 생겨 신체의 여러 기관에 문제를 일으키는 상염색체 열성의 선천성 질병
cystitis \sis-'tīt-əs\ 방광염	방광의 염증
cytokine \'sīt-ə-ˌkīn\ 사이토카인	백혈구가 만들어 내는 생리활성물질. 정확히 말하자면 백혈구 이 외의 세포도 사이토카인을 만들어내고 있지만 대부분은 백혈구가 분비하고 있다. 생리활성물질이란 신체 내의 갖가지 생리기능을 활성화하거나 정보를 전달하는 물질로 사이토카인은 면역조절능력을 갖고 있다.

cytoplasm \ˈsīt-ə-ˌplaz-əm\ 세포질	핵을 둘러싼 세포의 유동부분
D	
D-dimer \D-ˈdī-mər\ 섬유소분해분절, D-이합체	D-dimer는 혈액응고 결과 형성되는 섬유소들이 서로 교차 결합한 뒤에 플라스미노겐에 의해 분해되어 생기는 산물로 심부정맥혈전증, 폐색전증이나 파종성혈관내응고증 등과 같이 혈전 질환이나 응고 작용이 과도하게 활성화된 경우 증가함
deci \desi\ 데시	단위의 10분의 1을 표시하는데 사용되는 접두어 (기호로는 'd')
deep vein thrombosis(DVT) \dēp vān thräm-ˈbō-səs\ 심부정맥 혈전증(DVT)	혈전증은 혈관 안의 혈액이 굳어 피가 흐르지 못하게 되는 질환을 말하며, 심부정맥에 혈전이 생겨 발생(심부정맥 혈전증은 어느 정맥이든 생길 수 있으나 주로 다리의 큰 정맥을 침범)하는 증상을 심부정맥 혈전증이라고 한다.
deffierential count \ˌdif-ə-ˈren-chəl ˈkau̇nt\ 백혈구 백분율, 감별계산	백혈구의 각 종류별 상대적인 비율(%로 표시) 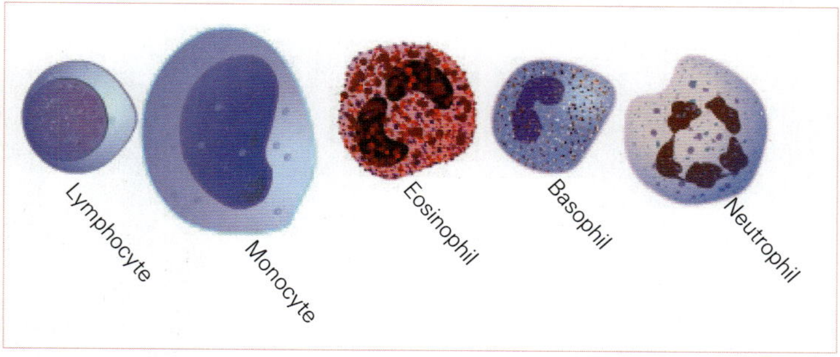
definitive host \di-ˈfin-ət-iv-ˈhōst\ 최종숙주	기생충이 성적으로 성숙하거나 증식하는 숙주, 성체가 기생하는 숙주
dehydration \ˌdē-hī-ˈdrā-shən\ 탈수	몸에서 물이 과도하게 손실된 위험한 상태
deionized water \dēˈīəˌnīz-d-ˈwȯt-ər\ 탈이온수	미네랄 이온의 대부분이 제거된 물 → 이온교환 수지로 용해되어 있는 이온을 모두 제거한 물. '이온교환수'라고도 함. (증류로 정제한 증류수와 구별하여 사용함)
delta check \ˈdeltə chek\ 델타체크	환자의 검사파일에 있는 결과값을 연속적으로 비교하여 이전 결과와 현재 결과의 논리적, 과학적 모순을 컴퓨터 기반의 정도관리 프로그램으로 검출하는 확인 방법
dementia \di-ˈmen-chə\ 치매	여러 가지 원인에 의한 뇌손상으로 인해 정신기능과 인지기능에 장애가 생기는 질환. 알츠하이머병은 치매를 일으키는 가장 흔한 퇴행성 질환이다.

dendritic cells \den'dritik 'sel-s\ 수지상세포, 수상돌기세포	외래항원을 추적할 네트워크를 형성하는 림프조직에 있는 세포 → 항원제시 세포 중 하나로 돌기를 가지고 있음. 화학주성작용이 가장 강력하게 일어나는 세포 (※ 화학주성작용: 아메바, 백혈구 등이 화학물질에 유인되고 이를 향해서 이동하는 성질)
deoxyhemoglobin \di-'lɑ:ksɪ-'hēmə͵glōbin\ 디옥시헤모글로빈, 탈산소헤모글로빈	oxyhemoglobin(옥시헤모글로빈, 산소헤모글로빈)이 조직에 산소를 내줌으로써 형성되는 헤모글로빈
depression \di-'presh-ən\ 우울증	우울증은 도파민, 세로토닌, 노르에피네프린 등 신경전달물질의 화학적 불균형으로 일어나게 되는데, 생물학적, 심리학적, 사회학적, 약리학적, 병리학적 요인 등이 이러한 불균형에 영향을 미치는 정신과적 질환을 말함
dermatitis \͵dər-mə-'tīt-əs\ 피부염	피부의 염증
dermis \'dər-məs\ 진피	내측 피부 층 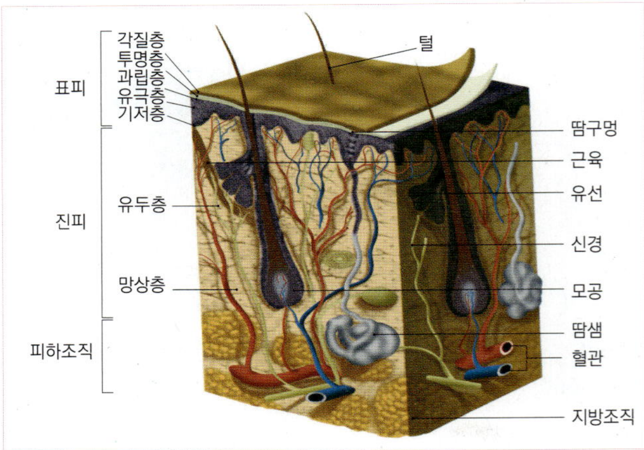
detoxification \(')dē-'täk-sə-͵fī\ 해독	체내에서 생성된 독물이나 체외로부터의 알코올이나 기타 약물 의존성을 제거하거나 치료하는 과정
dextrose \'dek-͵strōs, -͵strōz\	설탕, 포도당에 대한 또 다른 이름
diabetes insipidus \͵dī-ə-'bēt-ēz-in-'sip-əd-əs\ 요붕증	뇌하수체 후엽에서 분비되는 항이뇨호르몬(anti-diuretic hormone: ADH)의 결핍으로 인해 발생하며, 당뇨병과는 관련이 없다. 항이뇨 호르몬의 결핍으로 인해 신장에서 소변이 농축되지 않고 배출되므로 아주 많은 양의 소변을 배설하며, 갈증이 심하게 나는 것이 질병의 주요 증상이다.

diabetes mellitus \ˌdī-ə-ˈbēt-ēz -mélitəs\ 당뇨병	인슐린 결핍에 기인하는 고혈당 상태를 특징으로 하는 탄수화물 대사장애
dialysate \dī-ˈal-ə-ˌzāt\ 혈액투석액	혈액투석 시 반투막을 통해 환자의 혈액과 접촉시켜 혈액 속의 노폐물과 수분을 각각 확산과 삼투압 효과를 이용하여 투석액으로 이동시켜 걸러내는 용액
dialysis \dī-ˈal-ə-səs\ 투석	신부전을 치료하는 절차로, 폐기물을 여과할 인공적인 수단을 이용하여 산-염기 균형을 유지하고, 몸으로부터 과량의 유체를 제거해내는 치료법
diastolic pressure \dī-ˈas- tálik-ˈpresh-ər\ 이완기 혈압	수축기 혈압이라는 것은 심장(엄밀히 말하면 좌심실)이 수축할때 혈압기에 측정되는 혈압을 말하고 이완기 혈압은 심장(좌심실)이 이완될 때의 혈압을 의미한다. 수축기 혈압은 혈액이 심장에서 뿜어나갈 때의 혈압이기 때문에 수치가 높고 이완기 때는 심장으로 혈액이 들어오는 기간이므로 수축기 보다는 혈압이 낮다. 혈압이 120/80 mmHg라고 할 때 수축기 혈압을 120 mmHg, 이완기 혈압은 80 mmHg이라 한다.
diluents \ˈdil-yə-wənt\ 희석액	용액(시약)을 희석하기 위해 추가하는 용액
dilution \dī-ˈlü-shən\ 희석	희석액을 첨가함으로써 용액의 농도를 낮추게 되는데, 원액보다 더 낮은 농도의 용액을 만드는 행위
dilution factor \dī-ˈlü-shən-ˈfak-tər\ 희석배수	용액을 희석한 배수
diphtheria \dif-ˈthir-ē-ə\ 디프테리아	디프테리아균(*Corynebacterium diphtheriae*)에 의해서 발생하는 급성, 호흡기 전염병으로 발열, 두통, 인후염, 그리고 사망 가능성의 원인이 되는 세균; 10세 이하의 어린이들에서 주로 발병하며 선진국에서도 드물게 발생함
disinfectant \ˌdī-ˈfek-tənt\ 소독약, 소독제	미생물을 사멸시키거나 비활성화시킬 미생물에 사용되는 화학물질
disseminated intravascular coagulation(DIC) \dis-ˈem-āt-ədˌin-trə-ˈvas-kyə-lər -kō-ˌag-yə-ˈlā-shən\ 파종성 혈관내 응고	광범위한 혈전증이나 2차 섬유소 용해반응을 특징으로 하는 출혈장애 → 전신의 모세혈관에 혈전이 형성됨과 동시에 혈액 응고인자와 혈소판의 소비성 감소 및 섬유소 용해반응이 2차적으로 활성화됨으로 출혈하는 경향이 있는 증후군

distal convoluted tubule \ˈdis-t^{ə}l-kən-ˌvərt-ˌlü-təd-ˈt(y)ü-(ˌ)byü(ə)l\ 원위세뇨관	헨레고리와 집합관 사이에 있는 요를 농축하는 세관으로 potassium과 sodium 이온농도, 그리고 혈압변화에 대한 항상성 조절의 주요한 역할을 담당한다. 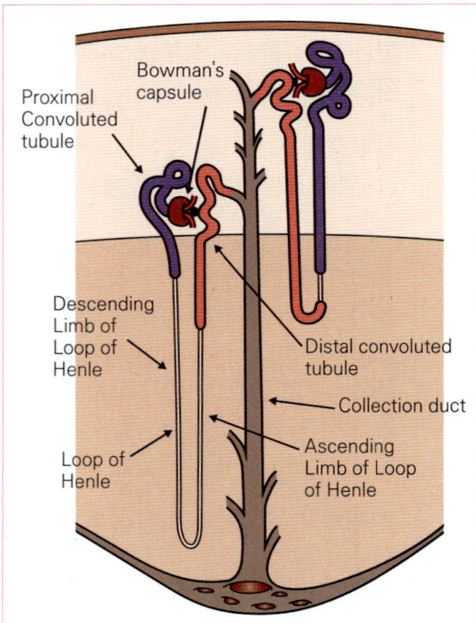
distilled water \dis-ˈtíld-ˈwȯt-ər\ 증류수(DW)	물을 끓인 후 그 증기로부터 수집된 응축액 → 물을 가열해 발생하는 수증기를 냉각시켜 정제한 순수한 물
diuretic \ˌdī-(y)ə-ˈret-ik\ 이뇨제	몸으로부터 과잉의 수분을 제거하기 위해 소변량을 증가시키는 약물. 고혈압 및 유체 보존 처리에 사용
diurnal \dī-ˈərn-^{ə}l\ 주행성의	날마다의, 낮의
DNA 데옥시리보핵산	모든 살아있는 세포의 핵에서 발견되는 유전정보를 가지고 있는 핵산 ; deoxyribonucleic acid (데옥시리보핵산, DNA)
dominant gene \ˈdämənənt-ˈjēn\ 우성 유전자 ↔ **recessive gene** \ri-ˈses-iv-ˈjēn\ 열성유전자	항상 그 유전자의 효과가 나타나는 유전자
dopamine \ˈdō-pə-ˌmēn\ 도파민	뇌신경 세포들간에 어떠한 신호를 전달하기 위해 분비되는 신경전달물질 중에 하나. 도파민의 분비가 과다하거나 활발하면 조울증이나 정신분열증(schizophrenia)을 일으키며, 도파민의 분비가 줄어들 경우 우울증(clinical depression)을 일으킨다. 또한, 도파민을 생성하는 신경세포가 손상되면 운동장애를 일으켜 파킨슨병(Parkinson's disease)을 유발한다.

Down syndrome
\ˈdau̇nz-ˈsin-ˌdrōm\
다운 증후군

다운 증후군은 유전병의 일종으로, 21번 염색체가 정상보다 많은 경우에 나타나는 질병이다. 대부분 합병증으로 인해 20세 이상 살기가 힘들다고 하나, 최근에는 수명이 많이 연장되었다.

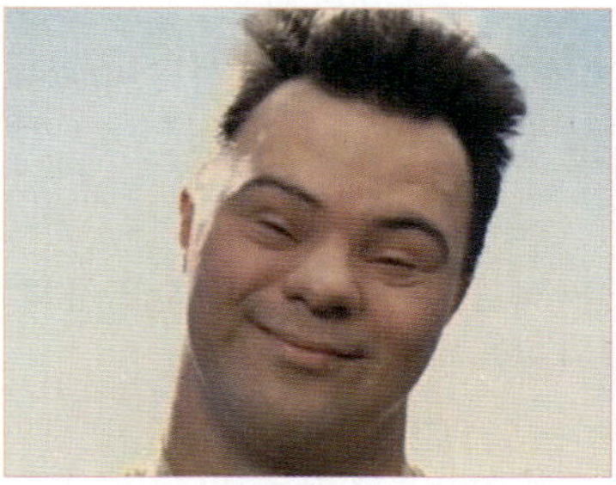

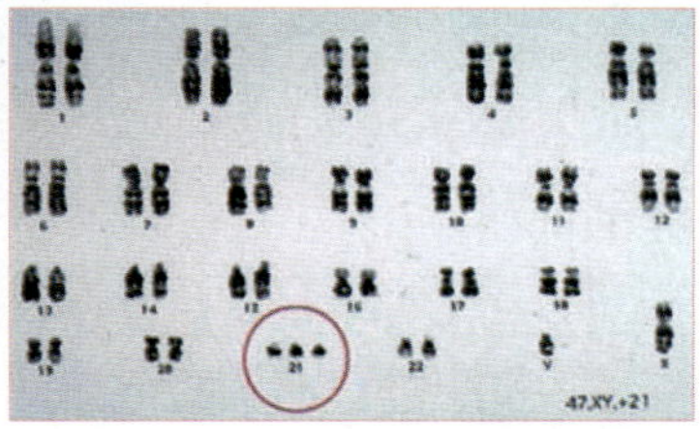

Drabkin's reagent
\Drabkin's-rē-ˈā-jənt\
Drabkin 시약

철, 칼륨, 시안화물, 중탄산나트륨이 포함되어 있는 헤모글로빈 측정용 희석 시약

drepanocyte
\ˈdrep-ə-nə-ˌsīt\
= **Sickle cell**
\ˈsik-əl-ˈsel\
겸상적혈구

낫모양의 적혈구(겸상적혈구). 모세혈관을 통과하기 어려워 빈혈증을 일으킨다.

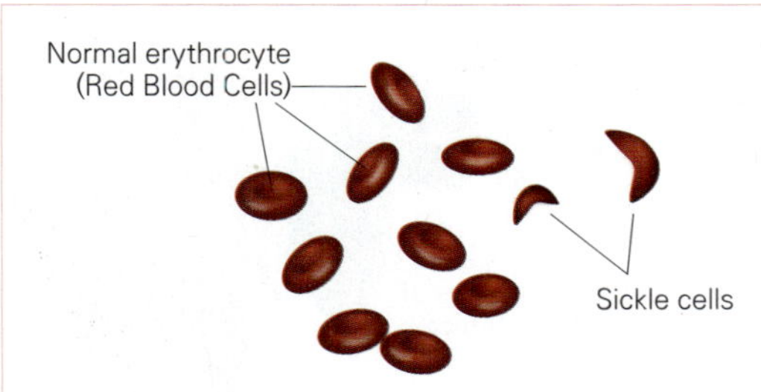

droplet precautions
\ˈdräp-lət-priˈkôSHəns\
비말주의

짧은 거리를 넘어 공기를 통한 질병의 확산을 방지하기 위해 미국CDC에서 분류한 위험기준 카테고리 중 하나.

Duchenne muscular dystrophy
\Duchenne-ˈməs-kyə-lər-ˈdis-trə-fē\
뒤시엔느형 근육퇴행위축

신경이 퇴화하고 근육이 점차 약해지는 남자들의 유전 질환

duodenal ulcer
\ˌd(y)ü-ə-ˈdē-nəm-ˈəl-sər\
십이지장 궤양

십이지장이라고 불리는 소장의 첫 번째 부분의 벽에 점막근육판을 넘어 침식이 일어난 상황

dysentery
\ˈdis-ən-ˌter-ē\
이질

복통과 혈액이나 점액을 가진 설사의 원인이 되는 심각한 장 감염으로 세균, 화학물질, 기생충 등에 의해 발생할 수 있다.

dysfunction
\(ˈ)dis-ˈfəŋ(k)-shən\
장애, 기능장애, 역기능

제 기능을 못하거나 이상기능을 하는 경우

dyspnea \ˈdis(p)-nē-ə\ 호흡곤란	호흡곤란
dystrophy \ˈdis-trə-fē\ 이영양증	세포가 손상을 받았거나, 충분한 영양을 받지 못했기 때문에 제대로 발전하지 않은 모든 장애
E	
eardrum \ˈi(ə)r-ˌdrəm\ 귀청	귀의 바깥쪽과 안쪽을 분리하고, 음파의 전송의 기능을 수행하는 타원형 모양의 얇은 막
Ebola virus \i-ˈbō-lə-ˈvī-rəs\ 에볼라바이러스	출혈성 열병(출혈열)을 일으키는 매우 전염성이 강한 *filovirus*(필로바이러스), 감염 시 대식세포 등에서 증식한 후 혈관 등을 통해 바이러스가 전신으로 퍼져나가며, 이에 따라 간, 신장 등의 각 장기에 기능장애가 발생하며, 혈관 등이 손상되어 출혈이 발생되기도 한다. 또한 에볼라바이러스의 초기 감염증상으로는 발열, 두통, 근육통, 피로 등 말라리아, 장티푸스, 이질 등과 같은 증상과 유사하며 치사율은 53~88%로 매우 높고, 사망자의 90% 이상은 소화관 출혈을 보인다. 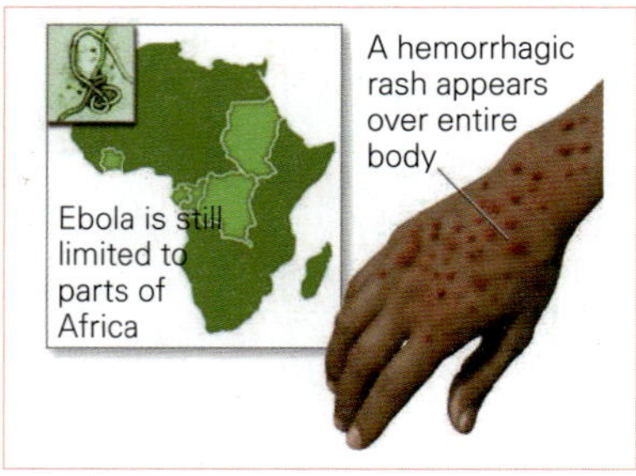
electrocardiogram, ECG **= EKG** \iˈlektrō -ˈkärd-ē-ə-ˌgram\ 심전도 검사	심장박동 시 발생하는 심장의 전기적 활동을 기록하여 심장 장애를 평가하는데 사용하는 생리검사
echocardiogram \ˈek-(ˌ)ō-ˈkärd-ē-ə-ˌgram\ 심장초음파검사	고주파(초음파) 음파에 의해 작성되는 심장의 영상으로, 심장의 이상유무를 판단하는 검사
ectoparasite \ˌek-tō-ˈpar-ə-ˌsīt\ 체외기생충	숙주의 외부 표면에 사는 기생충
ectopic \ek-ˈtäp-ik\ 이소성	비정상적인 위치 또는 시간에 발생하는
ectopic pregnancy **= extra-uterine pregnancy** \ek-ˈtäp-ikˈpreg-nən-sē\ 자궁외 임신	자궁 밖에서 태아가 성장하는 상태

eczema \ig-ˈzē-mə\ 습진	피부의 염증으로 통상 가려움, 때로는 물집과 딱지의 원인인 알레르기 반응에 의해 발생하는데, 종종 명확한 이유 없이 발생될 수 있다. 대개 습진과 아토피 피부염은 호환적으로 사용되고 있다.
edema \i-ˈdē-mə\ 부종	몸에 있는 체액의 비정상적인 상승으로 눈에 보이는 붓기(팽창)를 일으킬 수 있는데 이를 부종이라 칭한다.
EDTA, ethylendiaminetetraacetic acid \ˈethəˌlēn-dīˈamin-ˈtetrə-əˌsētik ˈasid\	가장 일반적으로 사용되는 항응고제, (EDTA, ethylendiamine tetraacetic acid)
EEG, Electroencephalography \iˌlektrōənˌsefəˈlägrəfē\ 뇌파검사	뇌활동의 전기자극을 기록하는 과정 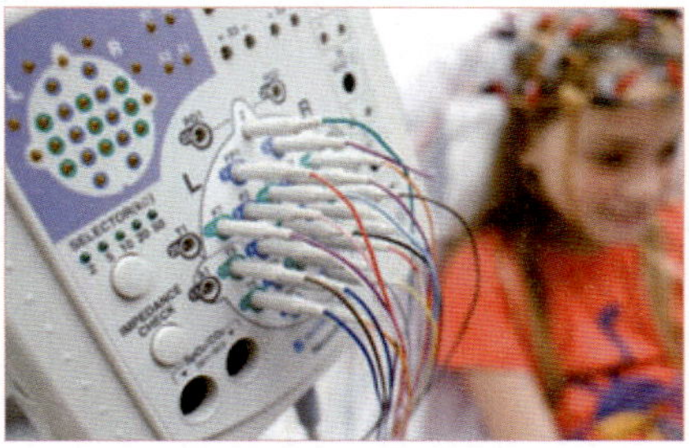
electrolyte solution \i-ˈlek-trə-ˌlīt-sə-ˈlü-shən\ 전해질용액	전류를 잘 통하게 하는 용액
electrolytes \i-ˈlek-trə-ˌlīts\ 전해질	체액의 산·염기평형을 유지하는데 중요한 양이온과 음이온
elliptocyte = ovalocyte \i-ˈlip-tə-ˌsīt\ 난형적혈구, 타원적혈구	길쭉하고, 시가담배 모양의 적혈구 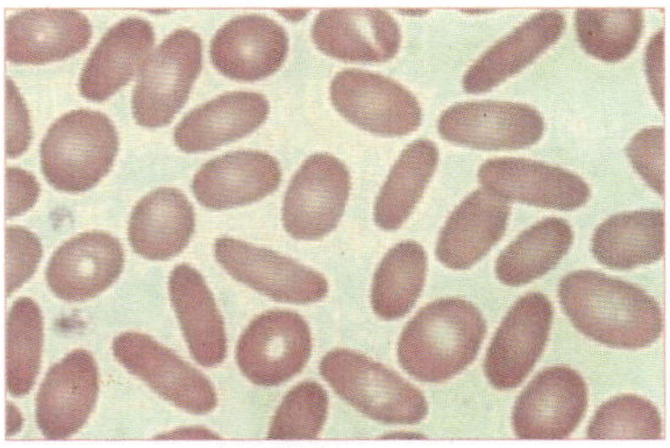
embolism \ˈem-bə-ˌliz-əm\ 색전증	색전(예, 혈병, 기포, 조직, 박테리아, 골수, 콜레스테롤, 지방 등)에 의해 혈관의 흐름이 막히는 것
embryo \ˈem-brē-ˌō\ 배아	수정 후 수정란이 분열한 때부터 발생이 진행되어 태아단계가 되기 전까지의 단계. 수정 후 제3주부터 제8주까지를 배아라고 한다. 임신의 극히 초기인 배아기는 각종 장기가 생성되는 시기이다.

emphysema \ˌem(p)-fə-ˈzē-mə\ 폐기종	호흡곤란을 특징으로 하는 폐에 있는 작은 공기주머니(폐포, alveoli)가 파손된 만성 질환 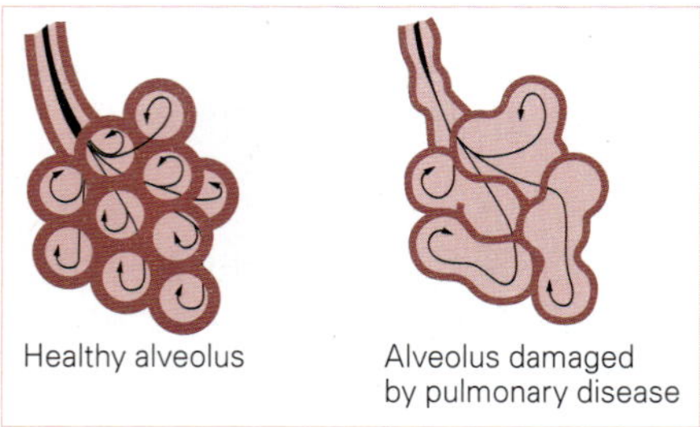
encephalitis \in-ˌsef-ə-ˈlīt-əs\ 뇌염	일반적으로 바이러스에 의해 발생하는 뇌의 염증, 발생빈도는 매우 낮지만 감염되면 보통 두통과 발열에서 심각한 환각, 마비, 때로는 혼수상태로 진행할 수 있다.
endemic \en-ˈdem-ik\ 풍토병	특정한 지역 또는 인구에 반복되어 발생하는 질병
endocarditis \ˌen-dō-ˌkär-ˈdīt-əs\ 심내막염	심장의 내벽(일반적으로 심장 밸브)의 염증, 전형적으로 감염에 의해 발생
endocrine gland \ˈen-də-krən-ˈgland\ 내분비선	혈류 안으로 호르몬을 분비하는 선
endogenous \en-ˈdäj-ə-nəs\ 내인성 ↔ **exogenous** \ek-ˈsäj-ə-nəs\ 외인성	내(內)에서 생산된 ; 내(內)에서 성장하는
endometriosis \ˌen-dō-ˌmē-trē-ˈō-səs\ 자궁내막증	자궁내막의 선(gland)조직과 기질(stroma)이 자궁이 아닌 다른 부위의 조직에 부착하여 증식하는 것을 의미한다.
endometrium \ˌen-dō-ˌmē-trē-əm\ 자궁내막	자궁 안쪽의 막 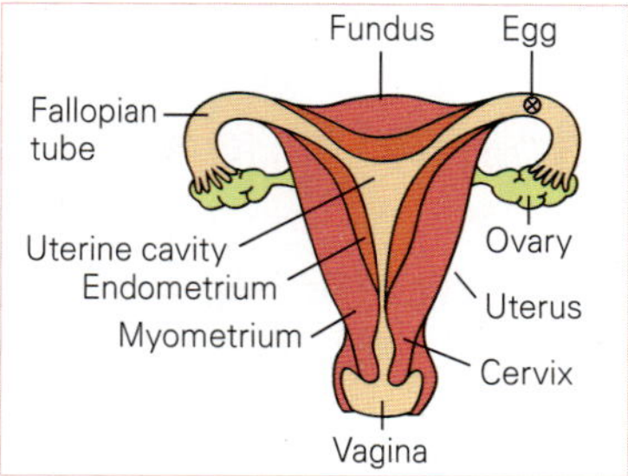
endorphin \en-ˈdȯr-fən\	뇌에서 생산되는 화학물질의 한 그룹으로 통증을 감소시키고 기분에 긍정적인 영향을 끼치는 역할을 함

endoscope \ˈen-də-ˌskōp\ 내시경	조명을 활용하여 체강의 내부를 볼 때 사용하는 기구
endothelium \ˌen-də-ˈthē-lē-əm\ 내피	심장, 혈관, 림프관과 몸의 장액성 공간을 둘러싸고 있는 상피세포층
enzyme \ˈen-ˌzīm\ 효소	각종 화학반응에서 자신은 변화하지 않고 반응속도를 촉진하는(촉매역할을 하는) 단백질
enzyme immunoassay(EIA) \ˈen-ˌzīm-ˌim-yə-nō-ˈas-ˌā\ 효소면역분석법(효소면역 측정법)	항원:항체 반응의 결과물을 확인하기 위하여 효소표지항체를 이용하여 분석하는 방법
eosin \ˈē-ə-sən\ 에오신	붉은 주황색(다홍색)의 염색 또는 염료
eosinophil \ˌē-ə-ˈsin-ə-ˌfil\ 호산구	세포질에 호산성 과립을 포함하는 백혈구
eosinophilia \ˌē-ə-ˈsin-ə-ˌˈfil-ē-ə\ 호산구 증가	혈중 호산구의 수가 비정상적으로 증가한 상태
epidemic \ˌep-ə-ˈdem-ik\ 유행병, 유행성(전염병)	질병이 만연하지 않은 지역에서 동시에 많은 사람이 질병에 걸리고, 사람 대 사람으로부터 전염되는 병 → 특정 집단 내에서 비정상적으로 급격하게 증가하는 질병
epidemiology \ˌepiˌdēmēˈäləjē\ 역학	질병의 원인 및 질병의 빈도와 분포에 대한 연구
epidermis \ˌepi-ˈdər-məs\ 표피	피부의 외부층, dermis 이미지 참조

epididymis \ˌep-ə-ˈdid-ə-məs\ 부고환	고환의 뒤로 길게 감긴 튜브로 정자가 성숙되고 저장되는 곳 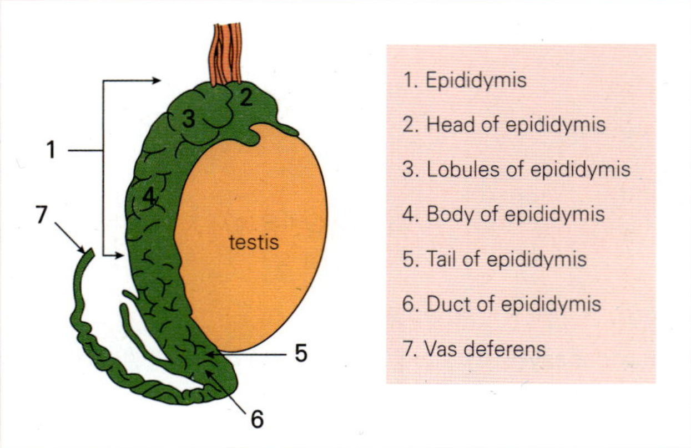
epilepsy \ˈep-ə-ˌlep-sē\ 간질	간질은 발작이 반복적으로 일어나는 질환으로, 간질성 발작(seizure)이란, 생리학적으로 대뇌 피질의 신경세포들이 급작스럽고 과다한 비정상적 전류를 발생하여 생기는 증상을 말한다. 원인은 뇌졸중, 정신지체나 뇌성마비 등의 발달지체, 두부손상, 종양, 대사성질환, 뇌의 염증성 질환들이 있으나, 환자의 상당수는 원인미상이다.
Epinephrine \ˌep-ə-ˈnef-rən\ 에피네프린 = **adrenaline** \ə-ˈdren-əl-ən\ 아드레날린	스트레스, 운동, 또는 공포 등에 반응하여 부신에 의해 생산되는 호르몬; 심박수를 증가시키고, 호흡을 증진시켜 기도를 여는 역할을 함. 아드레날린(adrenaline)이라고도 하며, 일종의 호르몬으로 신경전달물질이다.
epitope \ˈep-ə-ˌtōp\ 에피토프, 항원결정부위	항체와 특이적으로 반응하는 항원의 부분; 항원결정기
epizootic \ˌep-ə-zə-ˈwät-ik\ 동물유행성질병	동물집단에서 발생되는 질병
Epstein-Barr virus(EBV) \Epstein-Barr ˈvīrəs\ EB바이러스	림프구에 감염되는 바이러스로 전염성 단핵구증(infectious mononucleosis)의 원인 바이러스
erythrocyte \i-ˈrith-rə-ˌsīt\ 적혈구 = **red blood cell** \red- bləd – ˈsel\	red blood cell → 혈액의 주요 성분 중의 하나로 붉은색의 납작한 원반모양의 혈액세포이며, 혈관을 통해 산소를 제공하고 대사산물인 이산화탄소를 제거하는 역할을 수행
erythrocyte indices \i-ˈrith-rə-ˌsīt- də-ˌsēz\ 적혈구지수 = red blood cell indices	적혈구 지수(MCV, MCH, MCHC). 빈혈의 분류에 이용된다.

erythrocyte sedimentation rate(ESR) \i-ˈrith-rə-ˌsīt-sed-ə-(ˌ)men-ˈtā-shən-ˈrāt\ 적혈구 침강속도	잘 혼합된 혈액 샘플을 수직으로 세워 놓은 상태에서 혈구들이 일정시간 침강하는 속도를 측정하는 것으로 침강속도의 증가는 신체 어딘가에 염증이 있다는 것을 의미함
erythrocytosis \i-ˌrith-rə-ˌsī-ˈtō-səs\ 적혈구 과다증(증가증)	말초혈액에서 RBC(적혈구)가 정상보다 증가된 상태; 때때로 polycythemia(적혈구증가증, 다혈구증)이라고도 불림
estrogen \ˈes-trə-jən\ 에스트로겐	여성의 성적 발달과 생식기능에 필요한 (난소에서 주로 생산) 호르몬 그룹. estrone (E1), estradiol (E2)와 estriol (E3)으로 분류한다.
excision \ik-ˈsizh-ən\ 절제술	병소 조직의 외과적 제거
excretion \ik-ˈskrē-shən\ 배설	몸이 폐기물 자체를 제거하는 과정. 소화되지 않은 음식 노폐물과 대사과정 중에 생기는 부산물을 세포와 조직으로부터 제거하는 활동
exogenous \ek-ˈsäj-ə-nəs\ 외인성 ↔ **endogenous** \en-ˈdäj-ə-nəs\ 내생성, 내인성	외부에서 발생하는 것
exposure incident \ik-ˈspō-zhər-ˈin(t)-səd-ənt\ 노출사고	Needle stick(바늘에 의한 찔림)과 같이 한 개인이 다른 개인의 신체로부터 유래된 물질에 접촉됨으로써 발생하는 감염사고
eyepiece \ˈī-ˌpēs\ 접안렌즈	현미경 접안렌즈
F	
Fahrenheit(F) scale \ˈfar-ən-ˌhīt-ˈskā(ə)l\ 화씨 ※ **Celsius(C) scale** \ˈsel-sē-əs ˈskā(ə)l\ 섭씨	물이 어는점(동결점)을 32도로 하고 끓는점(비점)을 212도로 하는 온도눈금 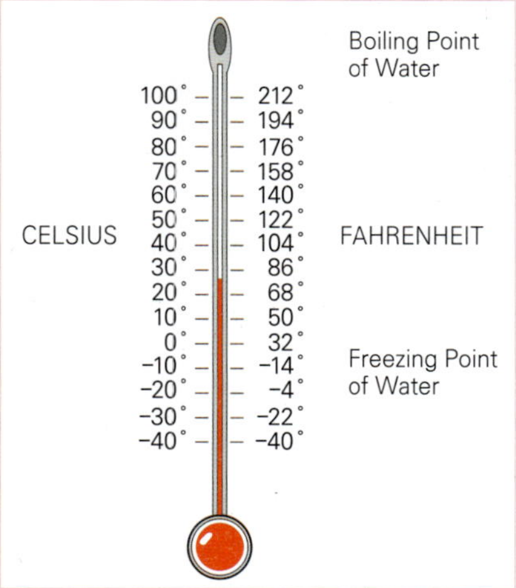

fallopian tube \fə-ˈlō-pē-ən-ˈt(y)üb\ 나팔관	난소와 자궁 사이를 연결하는 두 개의 길고 가느다란 관으로 난소로부터 난자를 수집하고 수정이 이루어지며 수정란을 자궁으로 이송하는 여성의 생식기관
fatty acid \ˈfat-ē-ˈas-əd\ 지방산	탄소, 산소, 수소를 함유하는 분자들로 지방을 만듦
fastidous bacteria \fa-ˈstid-ē-əs-bak-ˈtir-ē-ə\ 영양 요구조건이 까다로운 세균	생존을 위해 특수영양 요인을 필요로 하는 세균
febrile \ˈfeb-ˌrīl\ 발열	열병 발작(열을 가진 아이에서 발생하는 발작) 같이, 열에 관련된 무언가를 설명하기 위해 사용되는 용어
fecal occult blood test \ˈfē-kəl-ə-ˈkəlt-ˈbləd-ˈtest\ 분변 잠혈검사	대변 샘플에서 혈액을 감지하는 민감도가 높은 화학적 검사법으로, 대장암이나 직장암의 가능한 징후를 스크리닝하는데 사용
femtoliter(fL) \femto-ˈlēt-ər\ 펨토리터	10^{-15} L (부피의 단위)
femur \ˈfē-mər\ 넙다리뼈	엉덩이와 무릎 사이에 있는 뼈, 넙다리뼈, 대퇴골
fertility \(ˌ)fər-ˈtil-ət-ē\ 수정능력	아이를 생산할 수 있는 능력
fertilization \ˌfərt-ᵊl-ə-ˈzā-shən\ 수정	난자와 정자의 결합, 새로운 생명을 위해 첫 번째 세포가 창조되는 것
fetus \ˈfēt-əs\ 태아	수정 후 8주에서 태어날 때까지의 아이를 일컫는데 사용되는 용어
fiber \ˈfī-bər\ 섬유	장의 기능을 건강하게 유지하는데 도움을 주는 소화되지 않는식물의 구성요소
fibrin \ˈfī-brən\ 섬유소	트롬빈의 작용에 의해 섬유소로부터 형성된 단백질

fibrin degradation products (FDP) \ˈfī-brən-ˌdeg-rə-ˈdā-shən-ˈpräd-(ˌ)əkts\ 섬유소분해산물(FDP)	plasmin(플라스민)이 fibrin(섬유소)또는 fibrinogen(섬유소원)을 분해할 때에 형성되는 분해산물 → 출혈 시 이를 지혈하려는 혈액응고 과정이 일어나고, 최종적으로 피브리노겐과 피브린이 피를 응고시켜 덩어리를 만들지만, 이 덩어리를 그대로 놓아두면 혈류의 흐름을 방해하기 때문에 이어서 이 혈전을 분해해서 혈류가 원활하게 순환되도록 분해하려는 반응이 일어나는데 이것을 섬유소 용해현상이라 부른다.
fibrinogen \fī-ˈbrin-ə-jən\ 피브리노겐, 섬유소원	간에서 합성되고 트롬빈의 작용을 통해 fibrin(섬유소)로 바뀌는 혈장단백질
fibrinolysis \fī-ˈbrə-ˈnäl-ə-səs\ 섬유소 용해	섬유소 응고를 분해하는 효소작용 → 혈액응고 결과 생성된 섬유소를 효소작용에 의해 용해하는 현상
fission \ˈfish-ən\ 분열	모세포로부터 두 개의 동일하고 독립적인 세포가 되는 번식과정(생식과정)
fistula \ˈfis(h)-chə-lə\ 누공	하나의 장기에서 다른 장기로, 혹은 장기에서 신체 표면으로 만들어진 비정상 통로
fixative \ˈfik-sət-iv\ 고정액	보존제, 방부제; 세포 또는 조직의 부패를 방지하고 원형상태를 보존하기 위해 사용하는 화학약품
flagellum(pl., flagella) \flə-ˈjel-əm\ 편모	가느다랗고, 채찍 모양을 한 정자세포 및 일부 원생동물의 운동기관
flask \ˈflask\	화학실험에 사용되는 큰 몸체와 좁은 목을 가진 용기 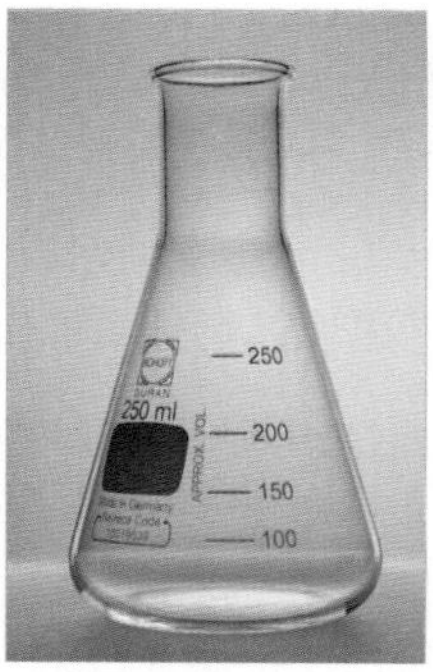 예) erlenmeyer flask
flu \ˈflü\ 독감	인플루엔자 참조 (influenza의 약자)

fluke \ˈflük\ 흡충	인간을 해칠 수 있는 기생 편형동물 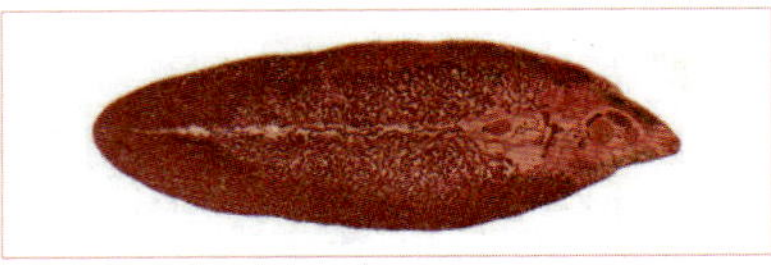 예) 간흡충
fluorescent \ˈflü-ˌȯ(ə)r-ˈes-ən(t)s\ 형광	형광은 그 자체로 빛을 발하지 않는다. 다만 형광물질에 빛이 쪼여지면 그 광선에 대해 고유한 빛깔 형태(파장)의 광선으로 다시 방사하게 되는데, 그 때 보여지는 빛을 형광이라 한다.
folic acid \ˌfō-lik-ˈas-əd\ 엽산	비타민 B 복합체의 하나로, 비타민 B9 또는 비타민 M 이라고도 불린다.
follicle \ˈfäl-i-kəl\ 난포, 소낭	모낭과 같은 몸 구조에서의 작은 파우치 같은 구멍
follicle stimulating hormone \ˈfäl-i-kəl-ˈstim-yə-ˌlāt-ɪŋˈhȯr-ˌmōn\ 난포자극호르몬	뇌의 뇌하수체에 의해 생산되는 호르몬으로 남성에서는 정자를 생산하도록 고환을 자극하고, 여성에서는 난자를 성숙시키는 호르몬
Food and Drug Administration(FDA) 미국식품의약국	식품, 약품, 생물학적 제품(생물학적 약제; 백신, 혈청, 혈액제재, 항체 등), 의료기기, 화장품의 안전성과 효능을 검증함으로써 공공의 건강을 보호하는 책임을 가지는 미보건후생성의 산하 기관
food poisoning \ˈfüd-ˈpȯiz-ᵊɪŋ\ 식중독	오염된 음식의 섭취로 인한 복통, 설사 및 구토 등의 증상
foreign body \ˈfȯr-ən-ˈbäd-ē\ 이물질	기관 또는 체강에 정상적으로 존재하지 않는 물질
formula weight(F.W.) \ˈfȯr-myə-lə-ˈwāt\ 화학식량	화학식에 포함되어 있는 entity(독립체)의 무게 ; 분자량 → 화학식에 있는 각 원자의 원자량의 합
forward grouping \ˈfôrwərd- ˈgrō͞opi əɪŋ\ 사전식별 분류	이미 알고 있는 항혈청(항체)을 사용하여 환자의 세포에 있는 미지의 항원을 식별하는 것
fossae \ˈfäs-ə\ 와, 오목	뼈의 구멍 예) the nasal fossa: 콧구멍
fracture \ˈfrak-chər\ 골절	뼈가 부러진

free radical \'frē-'rad-i-kəl\ 활성산소	호흡을 통해 들어온 산소는 체내에서 에너지를 만드는데 쓰인다. 에너지는 우리 몸을 구성하는 세포에서 만들어지는데, 영양소(당질, 지방)는 원료가 되고, 산소는 그 원료를 에너지로 바꾸는 역할을 한다. 이 과정에서 흡입한 산소 중 일부가 자연적으로 활성산소로 전환되게 되는데, 활성산소는 불안정하여 주변의 세포를 공격하고 손상을 줄 수 있다. 즉 에너지를 만드는 과정에서 우리 몸에 이로운 산소가 우리 몸에 해로운 산소로 바뀐 산소를 말한다.
fume hood \fyo͞om-ho͝od\ 흄후드	실내에 있는 오염된 공기를 밖으로 내보내거나, 정화나 순환시켜 외부로 배출시키는 장치
fungus \'fəŋ-gəs\ 진균류	진핵생물의 분류 중 하나로, 효모와 곰팡이, 버섯 등이 포함된다. 진균류(眞菌類, *Eumycota/Eumycetes*)라고도 한다. 균계 세포는 세포벽이 식물과 달리 키틴으로 구성되어 있으며, 엽록소 등과 같은 동화색소가 없어 다른 고등식물처럼 광합성을 하여 스스로 양분을 만들지 못하므로 다른 생물체나 유기물에 붙어서 기생 또는 부생을 한다.
G	
galactose \gə-'lak-ˌtōs\ 갈락토스	유당 분해로부터 형성되는 당
gallbladder \'gȯl-ˌblad-ər\ 담낭	담즙을 농축하고 저장하는 간 아래에 위치하는 작은 배 모양의 낭
gallstone \'gȯl-ˌstōn\ 담석	쓸개 또는 담관에서 발견되는 콜레스테롤, 담즙 또는 칼슘염의 둥근고 단단한 덩어리
gamma globulin \'gam-ə-'gläb-yə-lən\ 감마글로브린	1. 많은 항체를 함유하고 있는 혈장단백질의 한 성분으로 세균이나 바이러스 감염질환으로부터 생체를 보호하는 역할을 한다. 2. 혈액으로부터 제조된 물질로 대부분의 일반적 감염에서 항체를 운반하는 역할을 수행함 3. 예방접종에 사용함
gamma glutamyl transferase (GGT, γ-GTP) \'gam-ə-'glüt-ə-ˌmil-'tran(t)s-(ˌ)fər-ˌās, -ˌāz\ 감마 글루타밀 전이효소	간, 신장, 췌장 및 전립선에 존재하는 효소로 간기능을 평가하는데 활용; 특히 알코올성 간염의 평가에 특이적으로 적용

ganglion
\'gaŋ-glē-ən\
신경절

건초 또는 관절에 부착된 체액으로 채워진 낭종

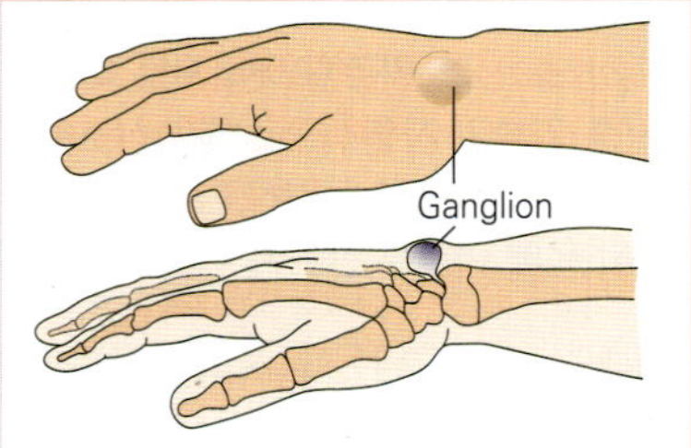

granulocyte
\'gran-yə-lō-ˌsīt\
과립성 백혈구, 과립구

세포질에 과립을 포함하는 백혈구; 호중구, 호산구, 호염기구

gastric acid
\'gas-trik- 'as-əd\
위산

위장의 소화액

gastric juice
\'gas-trik- 'jüs\
위액

단백질을 분해 및 유해 생물을 파괴하는 복부의 내벽에서 만들어진 소화 액체

gastrin
\'gas-trən\
가스트린

위장에서 위산의 방출을 자극하는 호르몬, 이자액 생산을 유도하고 위, 소장, 대장 운동도 촉진한다.

gastroenteritis
\'gas-trō-ˌent-ə-'rīt-əs\
위장염

위와 장의 염증

gastrointestinal tract
\ˌgas-trō-in-'tes-tən-ᵊl-'trakt\
위장관

입, 식도, 위, 창자를 포함한 소화계의 일부

gauge
\'gāj\
게이지

바늘의 직경에 사용되는 단위 (gauge 번호가 클수록 직경 size는 작아짐)

GAUGE	HUB COLOUR	SIZE	DIAMETER
16G	White	1×1/2"	1.60 mm
18G	Pink	1×1/2"	1.20 mm
19G	Cream	1×1/2"	1.10 mm
20G	Yellow	1", 1×1/4", 1×1/2"	0.90 mm
21G	Green	1", 1×1/4", 1×1/2"	0.80 mm
22G	Black	1", 1×1/4", 1×1/2"	0.70 mm
23G	Blue	1", 1×1/4", 1×1/2"	0.60 mm
24G	Medium Purple	1", 1×1/4", 1×1/2"	0.55 mm
25G	Orange	1", 1×1/4", 1×1/2"	0.55 mm
26G	Brown	1/2", 1×1/2"	0.45 mm

Gaussian curve
\Gaussian- kərv\
가우스곡선, 정규곡선

평균 주위 값들의 분포를 나타내는 그래프; normal frequency curve(정규곡선)

genes \ˈjēns\ 유전자	DNA 상의 특정한 위치의 분절들로 특정 단백질이나 효소의 유전코드이며, 유전정보의 구조적 단위 → 유전형질을 결정하는 세포 내의 구조단위 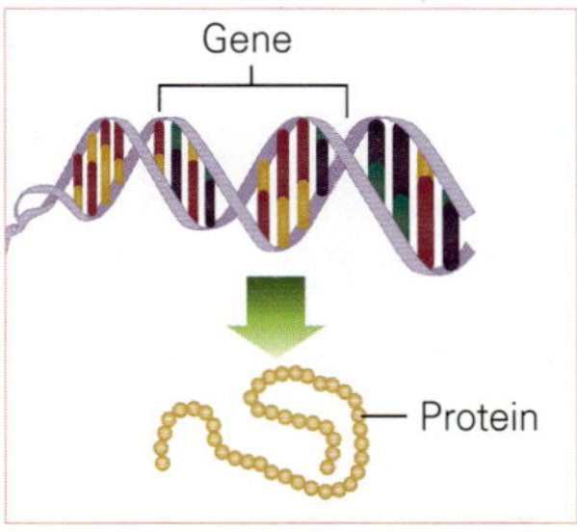
generic drug \jə-ˈner-ik-ˈdrəg\ 제네릭 의약품	제네릭 의약품은 브랜드명 대신에 화학명으로 판매되는 약으로 최초로 개발된 의약품(원개발 의약품)과 주성분 함량, 안전성, 효능, 품질, 약효작용 원리, 복용방법 등이 동등한 의약품으로, 의약품동등성시험을 통해 원개발 의약품과 동등함을 식약처로부터 인정받은 의약품
gene therapy \ˈjēn-ˈther-ə-pē\ 유전자 치료	질병을 일으키는 유전자를 정상적이고 건강한 유전자로 대체하는 치료과정
genetic analysis \jə-ˈnet-ik-ə-ˈnal-ə-səs\ 유전자 분석	유전질환을 진단하는 실험실에서 실시하는 DNA 검사
genetic disorder \jə-ˈnet-ik- \(ˈ)dis-ˈȯrd-ər\ 유전질환	유전 정보를 가진 유전자의 결함에 의해 부분적 또는 완전하게 발생하는 질환
genetic engineering \jə-ˈnet-ik- ˌen-jə-ˈni(ə)r- ɪŋ \ 유전공학	외부 유전자를 추가 혹은 원 유전자(original gene)를 변화시켜 생물체의 특성을 변화시키는 것; 주로 세균에서 인슐린과 같은 약물을 생산하는 데 활용
genital tract \ˈjen-ə-təl-ˈtrakt\ 생식기	생식 시스템을 구성하는 기관
genotype \ˈjē-nə-ˌtīp, ˈjen-ə-\ 유전형 ↔ **phenotype** \ˈfē-nə-ˌtīp\ 표현형	생물이 가지고 있는 특정한 유전자의 조합; '표현형'과 대비되는 용어
genome \ˈjē-ˌnōm\ 게놈	특정 생물체 유전자의 완전한 세트; 생물체가 가지고 있는 총 DNA

german measles \ˌjər-mən-ˈmē-zəlz\ 풍진	풍진바이러스(Rubella)에 의한 급성감염성질환. 미열과 홍반성 구진, 림프절비대가 특징이다.
germ cell \ˈjərm- ˈsel\ 생식세포	정자 혹은 난자
giardiasis \(ˌ)jē-ˌär-ˈdī-ə-səs\ 람블편모충증	복통, 설사, 메스꺼움을 일으키는 단세포 기생충의 감염증 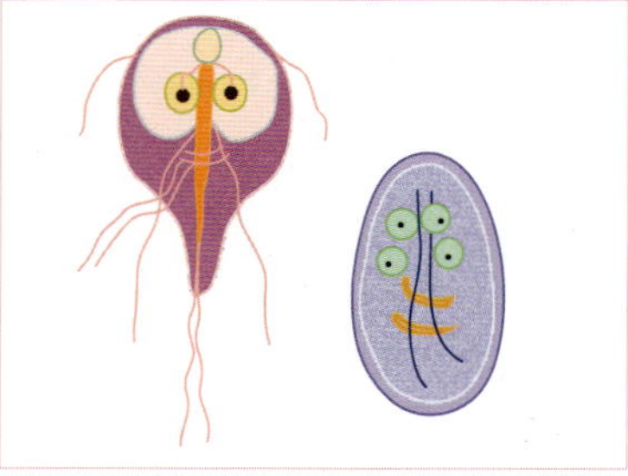
giemsa stain \gē-ˈem-zə- ˈstān\ Giemsa 염색	혈구세포와 혈액기생충 등을 염색하는데 사용되는 다염성 염색
globin \ˈglō-bən\ 글로빈	헤모글로빈 분자의 단백질 부분
globulins \ˈgläb-yə-ləns\ 글로불린	다양한 기능을 가진 혈청 단백질의 이질적인 집단 중 하나 → 단순단백질 중 물에 잘 용해되지 않는 단백질군으로 알부민 다음으로 많음 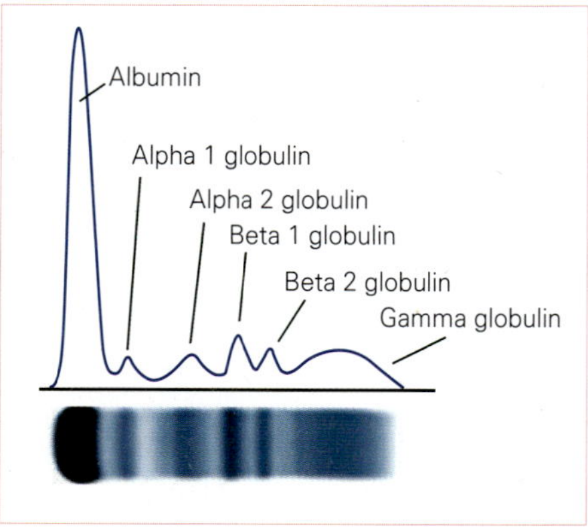
glomerular filtrate \glə-ˈmer-(y)ə-lər-ˈfil-ˌtrāt\ 사구체 여과액	혈액이 nephron(네프론)을 통과하면서 만들어지는 액체로 소변이 형성됨
glomerulonephritis \glə-ˌmer-(y)ə-lō-ni-ˈfrīt-əs\ 사구체 신염	사구체의 염증

glomerulus(pl. glomeruli) \glə-ˈmer-(y)ə-ləs\ 사구체	nephron(네프론)의 필터링 부분으로 모세혈관의 작은 묶음 → 네프론을 구성하는 핵심 구조물로, 신동맥에서 나온 모세혈관들이 실타래처럼 뭉친 덩어리 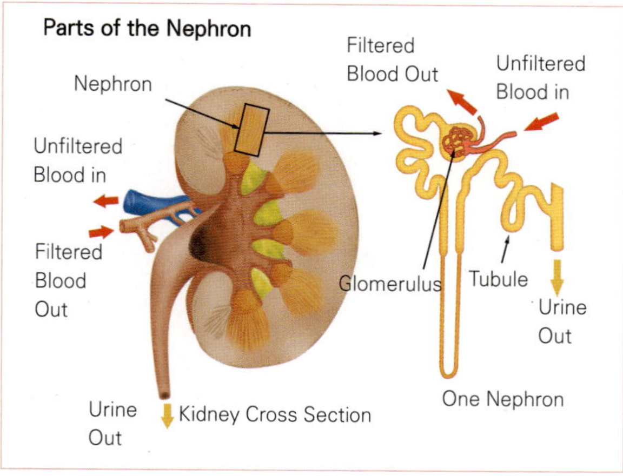
glucagon ˈglü-kə-ˌgän\ 글루카곤	글리코겐(glucose의 저장형태)을 glucose(포도당)로의 전환을 촉진하여 혈당농도를 증가시키는 췌장호르몬
glucose \ˈglü-ˌkōs\ 포도당	신체 에너지의 주요 원천인 당
glucose dehydrogenase \ˈglü-ˌkōs,-ˌkōz-ˌdē-(ˌ)hī-ˈdräj-ə-ˌnās\ 포도당 탈수소효소	glucose(포도당)을 gluconolactone으로 변화시키는 효소로 glucose 분석법에 사용됨
glucose tolerance test \ˈglü-ˌkōs-ˈtäl(-ə)-rən(t)s-ˈtest\ 포도당내성검사	일정시간 금식 후에 포도당에 대한 신체반응을 평가하는 시험으로 진성 당뇨병을 확인하는 데 사용
glycated hemoglobin(GHb) \ˈglī-ˌkā-təd-ˈhē-mə-ˌglō-bən\ 당화혈색소(GHb, HbA1c)	Hemoglobin A1c, 당화혈색소 → 장기간 동안 혈중 포도당(혈당)농도의 변화를 알기 위해 사용되는 혈색소의 한 형태
glycogen \ˈglī-kə-jən\ 글리코겐	glucose의 저장형태로 간에서 높은 농도로 존재
glycolysis \glī-ˈkäl-ə-səs\ 해당작용	glucose의 물질대사에 의한 분해의 결과로 에너지가 발생 → 포도당을 피루브산으로 분해하는 대사과정으로 해당작용에 의해 포도당 1분자에 피루브산 2분자가 생성되면 2분자의 ATP가 합성됨

glycosuria \ˌglī-kō-ˈshu̇r-ē-ə\ = **glucosuria** \ˌglü-kō-ˈshu̇r-ē-ə\ 당뇨	소변에서 glucose가 나오는 경우; glucosuria → 혈액 속의 glucose가 특정 원인에 의해 세뇨관의 재흡수 능력을 초과해 (정상적인 소변에는 극히 미량밖에 포함되지 않는 포도당이) 임상적 검사법에서 양성을 나타낼 정도로 많은 양의 glucose가 배출되는 현상
gonadotropic hormones \gō-ˌnad-ə-ˈträp-ik-ˈhȯr-ˌmōns\ 성선자극호르몬	난소와 고환의 활동을 자극하는 호르몬
gonorrhea \ˌgän-ə-ˈrē-ə\ 임질	*Neisseria gonorrhoeae*(임균)가 성적 접촉에 의해 전파되는 전염성 질환
gout \ˈgau̇t\ 통풍	혈액 내 요산(uric acid)이 증가하고 관절에 urates가 침착되어 고통스러운 상태 → 음식을 통해 섭취된 퓨린(purine)이라는 물질을 인체에서 대사시키고 남긴 산물인 혈액 내의 요산이 농도가 높아지면서 요산염 결정이 만들어지고 이것이 관절 내 공간과 조직에 침착되면서 발생하는 다양한 질환
graduated cylinder \ˈgraj-(ə-)wət- ˈsiləndər\ 메스실린더, 눈금실린더	원통형 유리용기로 주로 액체의 양을 측정하기 위해 사용. 유리로 된 원통에 눈금이 새겨져 있음 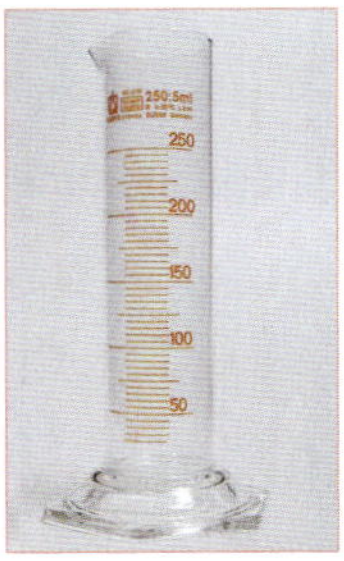
gram-formula weight \ˈgram-ˈfȯr-myə-lə -ˈwāt\ 그램화학식량	화학식에 포함되어있는 entity(독립체)의 그램(gram) 무게 → 화합물의 질량을 나타내는 단위로 화합물의 화학식량에 g을 붙인 것
gram(g) \ˈgram\ 그램	중량 또는 질량의 기본 미터법 단위

Gram negative \'gram-'neg-ət-iv\ 그람음성	Gram srain(그람염색)과정에서 crystal violet(보라색 염색)이 탈색되고 safranin (붉은색 염색)이 남는 세균 → Gram염색법으로 세균을 염색할 때 처음의 염기성 색소(crystal violet)로는 염색이 되지 않으나 탈색처리 후 염색할 때 safranin에만 염색되는 세균. 붉은색으로 염색되는 세균 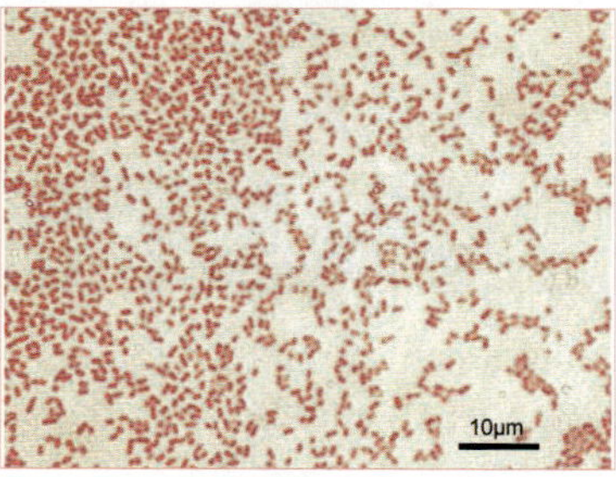
Gram positive \'gram-'päz-ət-iv\ 그람양성	Gram srain(그람염색)과정에서 crystal violet(보라색 염색)을 유지하는 세균 → Gram염색법으로 세균을 염색할 때 처음의 염기성 색소(crystal violet)에 의하여 염색되는 세균. 보라색(자주색)으로 염색되는 세균 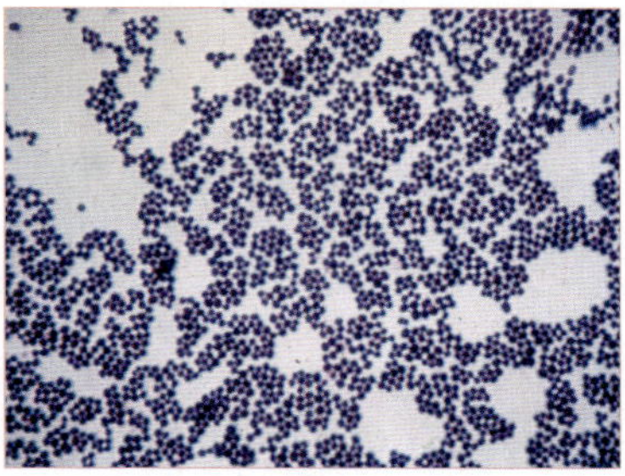
Gram stain \'gram-'stān\ 그람염색	세균분류에 사용되는 감별(Gram 양성: Gram 음성) 염색
Guaiac test \'g(w)ī-ˌak\ 잠혈검사, 과이액검사	Guaiac은 Guaiacum 나무로부터 추출된 화학물질로 시안화수소, 구리, 크롬 검출에 사용된다

Guthrie test \'gəth-rē-'test\ 구슬리 검사	신생아의 페닐케톤뇨증(phenylketonuria, PKU)를 진단하기 위해 고초균(Bacillus subtilis)을 이용한 검사 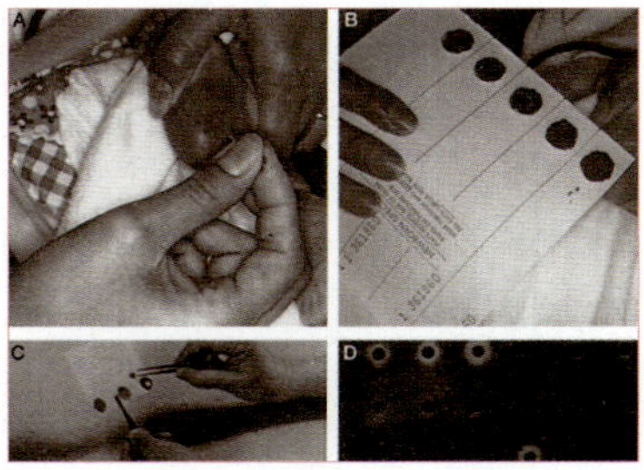 Guthrie test: A: 신생아 뒷꿈치에서 혈액채취; B: 채취한 검체를 특수여과지에 흡착; C: 여과지를 펀칭하여 만든 작은 혈액여과지를; D: 고초균을 접종한 배지에 넣어 고초균의 성장여부를 관찰. PKU를 앓는 신생아에서는 고초균이 성장함.
H	
hair follicle \'ha(ə)r-'fäl-i-kəl\ 모근	머리카락이 성장되는 피부의 작은 구멍
Hashimoto's disease \ˌhä-shē-'mō-(ˌ)tō(z)-diz-'ēz\ 하시모토병	신체의 면역체계가 갑상선의 세포를 공격하는 질병. 그 결과 갑상선 호르몬의 감소가 나타남
hCG 인간 융모성 생식선 자극호르몬	사람의 chorionic gonadotropin(융모성 생식선 자극호르몬)으로, 태반에 의해 생성되는 임신호르몬; uterine chorionic gonadotropin (uCG) 라고도 불림
HDL 고밀도 지단백	고밀도 지단백 (high-density lipoprotein, HDL)
HDL cholesterol \HDL-kə-'les-tə-ˌrōl\ HDL 콜레스테롤	HDL(고밀도지단백질)에 포함되는 콜레스테롤; 좋은 콜레스테롤
Health Care Financing Administration(HCFA) 보건의료재정청	메디케어, 메디케이드 서비스센터(CMS, Centers for Medicare and Medicaid Services)
heart failure \'härt-'fā(ə)l-yər\ 심장마비	효과적으로 혈액을 pumping할 수 없는 심장의 상태
helminth \'hel-ˌmin(t)th\ 유충	원충(protozoa)을 제외한 내장기생충(内臟寄生虫)의 총칭, 선충(Nematodes [roundworms]), 흡충(Trematodes [flukes]), 조충(Cestodes [tapeworms])의 3가지로 분류

Helper T cells
\ˌhel-pər-ˈtē-ˈsel\
도움 T 세포

AIDS 바이러스의 주 타겟이 되는 백혈구로 알려져 있으며, 신체의 면역체계 내에 있는 다른 세포를 조절하는 백혈구, CD4 세포라고도 불림
→ T세포(T-림프구) 속에서 B세포의 분화와 항체생산을 돕고, killer T 세포를 보조하는 세포체액성 및 세포성 면역에 중요한 역할을 한다.

hemacytometer
\ˌhē-mə-sī-ˈtäm-ət-ər\
혈구계수기

정밀한 사양(격자모양의 선이 그어져 있는)으로 만들어진 두꺼운 유리 슬라이드로, 미세 세포를 계수하는데 사용; 세포계수 챔버

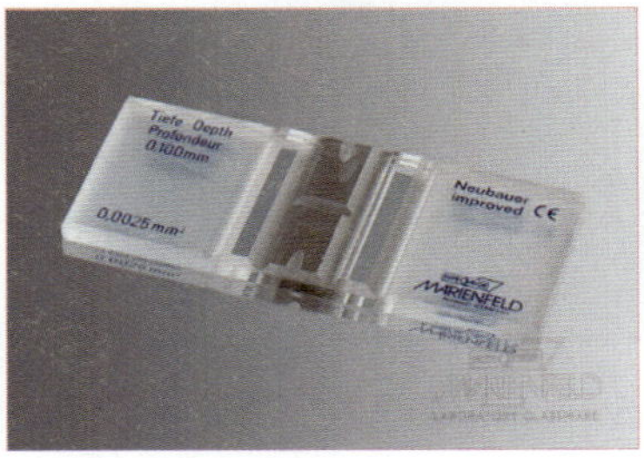

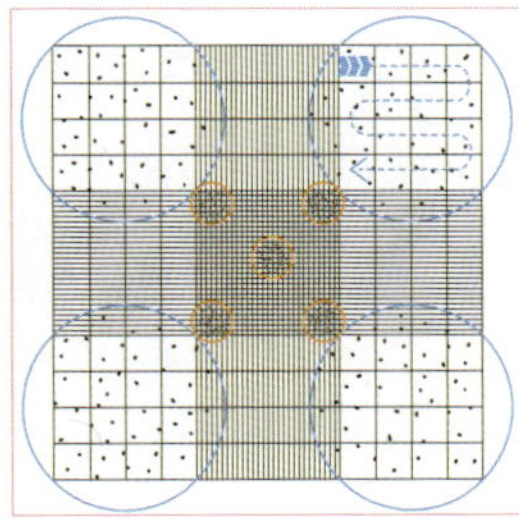

Hemacytometer coverglass
\ˌhē-mə-sī-ˈtäm-ət-ər-ˈkəv-ər-ˌglas\
혈구계수기 커버글라스

혈구계수기와 함께 사용하는 균일한 두께의 특수 커버글라스

hemangioma
\ˌhē-ˌman-jē-ˈō-mə\
혈관종

비정상적인 혈관이 뭉쳐 있는 덩어리를 의미하며 피부에 적자색 마크가 형성됨

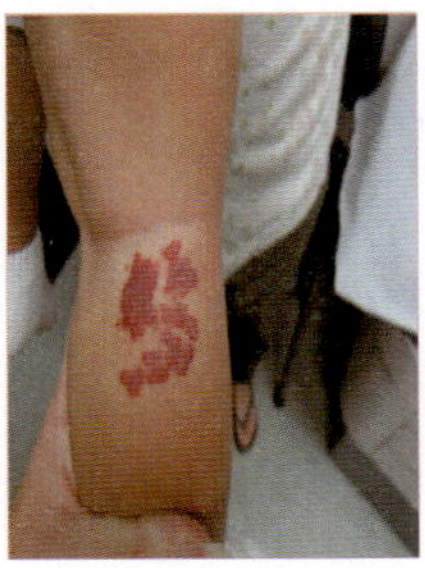

hematocrit
= % packed cell volume(PCV%)
\hi-ˈmat-ə-krət, -ˌkrit\
\ˈpakt-sel-ˈväl-yəm\
적혈구용적율, 적혈구백분율

주어진 용량의 혈액에서 원심분리에 의해 압축된 적혈구의 용량을 백분율로 표현한 것 ; 약어로" Ht" 혹은 "Hct"로 표기
→ 전체 혈액의 용적에 대한 적혈구의 상대적 용적율(혈액 중의 적혈구가 점하는 용적의 백분율).

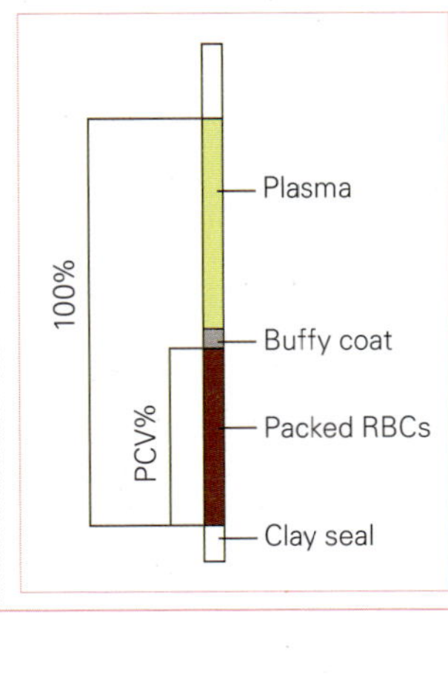

hematology \ˌhē-mə-ˈtäl-ə-jē\ 혈액학	혈액과 혈액생성 조직에 대해 연구하는 학문
hematoma \ˌhē-mə-ˈtō-mə\ 혈종	조직에 혈액이 누출되어 응고가 생기면서 발생한 혈관주위 조직의 부기 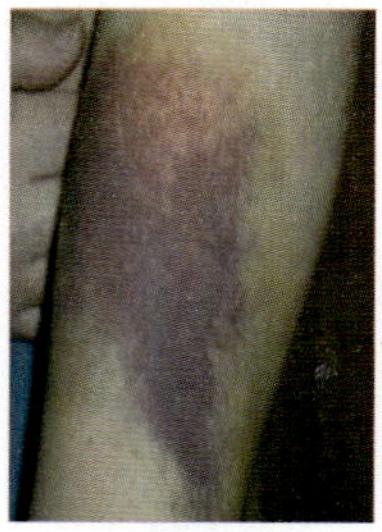
hematuria \ˌhē-mə-ˈt(y)u̇r-ē-ə\ 혈뇨	소변에 비정상적인 양의 적혈구가 섞여 배설되는 것
heme \ˈhēm\ 헴	헤모글로빈 분자에서 철을 함유하고 있는 부분 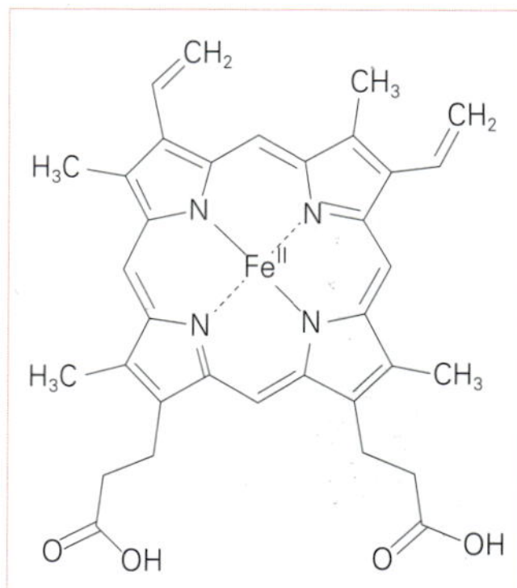
hemoconcenration \hemo-ˌkänsənˈtrāSHən\ 혈액농축	혈중 세포성분 농도의 증가 → 혈류에서 혈장 또는 수분이 소실되는 것이 원인이 되어 나타나는 혈구농도의 상승

hemodialysis \ˌhē-mō-dī-ˈal-ə-səs\ 혈액 투석	투석치료란 신장기능이 파괴된 사람의 신장대신 인공신장기(혈액투석기)를 사용하여 노폐물을 걸러내고 체액 및 전해질 균형을 유지시키는 것을 말한다.(복막투석, peritoneal dialysis 참조) 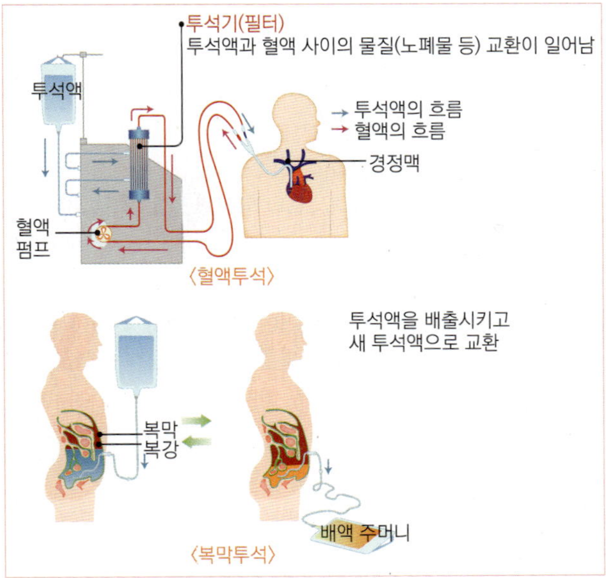
hemoglobin(Hb, Hgb) \ˈhē-mə-ˌglō-bən\ 헤모글로빈, 혈색소	적혈구의 주요 기능인 산소운반 단백질
hemoglobin A1c(HbA1c) \ˈhē-mə-ˌglō-bən-A1c\ 헤모글로빈A1c(HbA1c), 당화혈색소	헤모글로빈의 β-globin chain에 glucose가 결합된 구조로 장기간 동안의 혈중 포도당(혈당)농도를 평가하기 위해 사용하는 혈색소의 한 형태
hemoglobin cyanide(HCN) **= cyanmethemoglobin** \ˈhē-mə-ˌglō-bən-ˈsī-ə-ˌnīd -\ \ˌsī-ə-ˌnō-(ˈ)met-ˈhē-mə-ˌglō-bən\ 시안메트헤모글로빈	Methemoglobin에 cyanide가 붙은 비독성화합물로 헤모그로빈 농도를 측정할 때 사용
hemoglobinuria \ˌhē-mə-ˌglō-bə-ˈn(y)u̇r-ē-ə\ 헤모그로빈뇨	소변에 헤모글로빈이 나타나는 현상
hemolysis \hi-ˈmäl-ə-səs\ 용혈	적혈구의 파열 또는 파괴로 인해 헤모글로빈이 유출된 상황

hemolytic disease of newborn(HDN) \ˌhē-mə-ˈlit-ik-diz-ˈēz-əv-ˈn(y)ü-ˈbȯ(ə)rn\ 신생아 용혈병, 태아적모구증	산모의 항체가 태아의 적혈구를 공격하여 파괴를 일으키는 현상 - 아버지와 아이가 Rh^+형이고, 어머니가 Rh^-형일 때 - 아버지와 아이가 A형이고, 어머니가 O형일 때 자주 나타난다.
hemophilia \ˌhē-mə-ˈfil-ē-ə\ 혈우병	유전성 응고인자 결핍증 또는 장애로 인해 발생하는 출혈이 잘 멈추지 않는 장애
hemopoiesis \ˌhē-mə-pȯi-ˈē-səs\ 조혈, 혈구생성	혈액세포의 형성과 발달 과정; hematopoiesis 조혈
hemopoietic stem cell **= hematopoietic stem cell** \ˌhē-mə-pȯi -ˈet-ik- ˈstem -sel\ 조혈모세포	주로 골수에 존재하면서 증식과 분화 등을 통해 백혈구, 적혈구, 혈소판 등의 혈액세포를 만들어내는 능력을 지닌 세포
hemorrhage \ˈhem-(ə-)rij\ 출혈 ↔ **hemostasis** \ˌhē-mə-ˈstā-səs\ 지혈	통제되지 않는 출혈
hemostasis \ˌhē-mə-ˈstā-səs\ 지혈	clot(응고) 형성과 응고용해를 포함하는 출혈을 막는 과정
HEPA filter \ˈhep-ə-ˈfil-tər\ 헤파 필터	생물학적 안전 캐비닛에 사용되는 고성능 에어 필터
heparin \ˈhep-ə-rən\ 헤파린	특정 실험 과정과 혈전증의 치료에 사용되는 항응고제 → 혈액응고 저지작용이 강한 가장 우수한 항응고제이나, 값이 비싸며 헤파린으로 처리한 혈액으로 도말표본을 제작할 시 배경을 푸르게 만들어 관찰이 어려움. 또한 백혈구나 혈소판이 clumping되는 수가 있어 혈액도말의 제작이나 백혈구수 계산에는 사용하지 않음
hepatic \hi-ˈpat-ik\ 간장의, 간의	간과 관련된 것을 설명하는 데 사용되는 용어
hepatitis \ˌhep-ə-ˈtīt-əs\ 간염	바이러스성 감염, 독성물질, 또는 알코올이나 다른 약물의 사용에 의해 발생하는 간의 염증
hepatitis A \ˌhep-ə-ˈtīt-əs-A\ A형 간염	일반적으로 오염된 음식이나 물과의 접촉에 의해 전파되는 간염 바이러스

hepatitis B virus(HBV) \ˌhep-ə-ˈtīt-əs-B- ˈvī-rəs\ B형 간염 바이러스	B형 간염의 원인이며, 감염된 혈액이나 기타 체액의 접촉에 의해 전달되며, 간경변 및 간암을 유발하는 Hepadnavirus과 바이러스 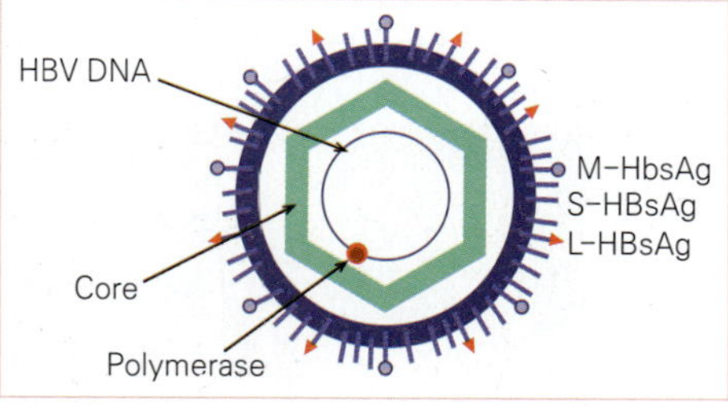
hepatitis C virus(HCV) \ˌhep-ə-ˈtīt-əs-C- ˈvī-rəs\ C형 간염 바이러스	C형 간염의 감염의 원인이며, 감염된 혈액이나 기타 체액의 접촉에 의해 전달되며, 간경변 및 간암을 유발하는 single-stranded RNA 바이러스 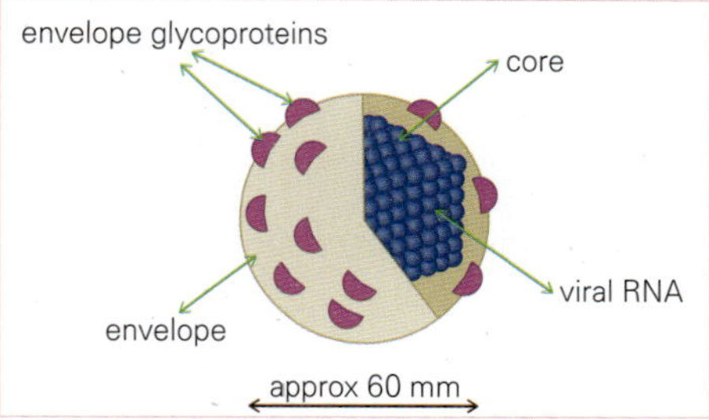
hepatitis D \ˌhep-ə-ˈtīt-əs-D\ D형 간염	환자가 이미 B형 간염에 감염되었을 때, 중복감염되는 간염의 한 형태
Hepatoma \ˌhep-ə-ˈtō-mə\ 간암	간에 생기는 악성종양(liver cancer)의 총칭.
hepatosplenamegaly \ˌhep-ə-ˈtō-ˈsplēna-ˈmegəli 간비종대, 간비장비대	간과 비장의 비대
Herpes simplex virus, type 1 (HSV-1) 단순포진바이러스 제1형(HSV-1)	구진(구강) 헤르페스를 일으키는 바이러스 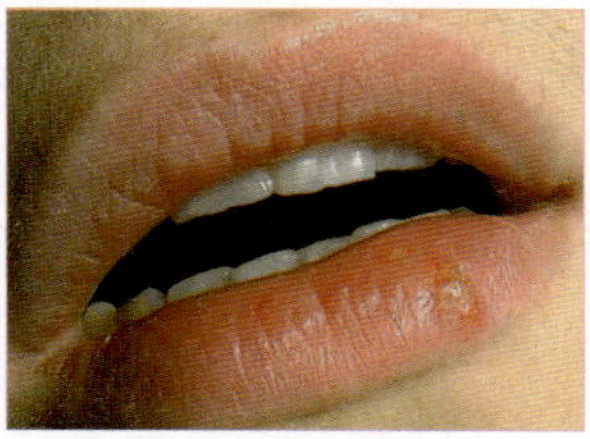
Herpes simplex virus, type 2 (HSV-2) 단순포진바이러스 제2형(HSV-2)	음부(성기) 헤르페스를 일으키는 바이러스

Herpes zoster \ˈhər-(ˌ)pēz-ˈzäs-tər\ 대상포진 = **Shingles** \ˈˈshinggəlz\	수두바이러스에 의한 질병으로, 물집(수포)을 동반한 아픈 뾰루지(발진)가 몸의 한 쪽에 주로 줄무늬 모양으로 나타나는 것이 특징이다. 이는 수두를 일으키기도 하는 수두·대상포진 바이러스(varicella zoster virus, VZV)에 의한 것이다. 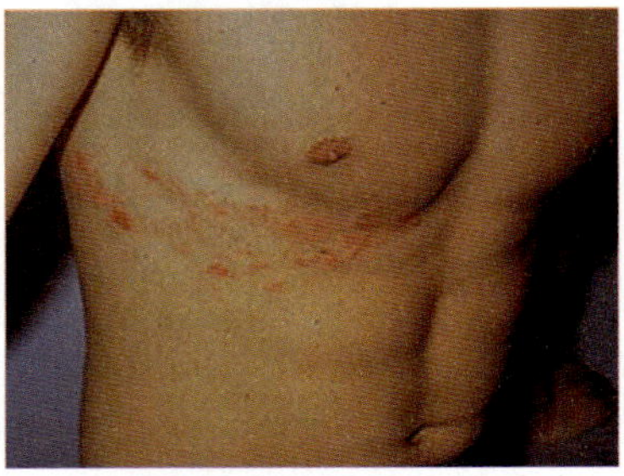
heterophile antibodies \ˈhet-ə-rə-ˌfīl-ˈant-i-ˌbäd-ē s\ 이호성항체	전염성 단핵구증 감염 시 증가하는 항체
hexokinase \ˌhek-sə-ˈkī-ˌnās, -ˌnāz\ 헥소키나아제, 헥소인산화효소	glucose를 glucose-6-phosphate로 전환시키는 효소이며, 포도당 분석 등에 사용
high-density lipoprotein (HDL) \ˈhī- ˈden(t)-sət-ē -ˈlip -ˈprō-ˌtēn \ 고밀도 지단백	혈관조직으로부터 콜레스테롤을 제거하는 좋은 콜레스테롤을 가진 혈관 내 존재하는 단백질로 심장질환을 억제하는 효과를 발휘한다. 지질성분들이 고밀도로 집적되어 있어 가장 작은 크기의 지단백이다. 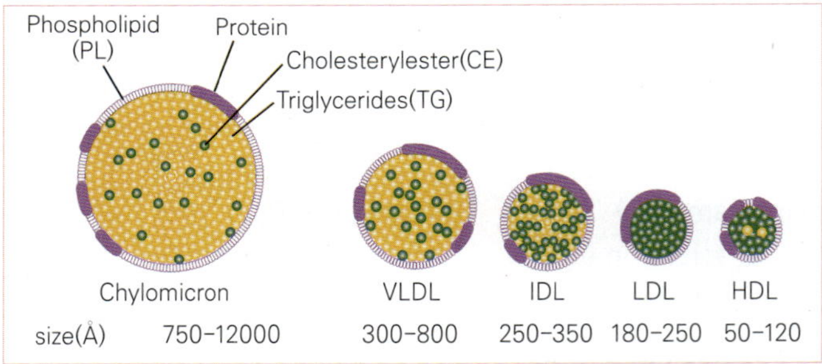
HIPAA 미건강보험법	1996년 발효된 연방의료보험통상책임법, 미건강보험법(Health Insurance Portability and Accountability Act; HIPAA)
Histamine \ˈhis-tə-ˌmēn\	알레르기 반응 시 방출되는 신체의 일부 세포에 존재하는 화학물질로 염증을 일으키는 원인이 됨. 또한 기도와 위장에서 산을 생산하도록 유도
histocompatibilty testing \hɪ|stɑ-kəmˌpatəˈbilitē-testɪŋ \ 조직적합성 검사	기증자와 수혜자와의 조직 적합성을 결정하는 검사 → 기증자와 수혜자와 양자의 조직적합항원의 일치 유무를 검사하며, 만약 조직적합성 일치기준이 미달인 경우 이식 시 다른 조직항원에 대하여 면역반응으로 거부반응이 일어남
histogram \ˈhis-tə-ˌgram\ 히스토그램	학문연구 시 분석상황의 크기와 빈도를 보여주는 그래프 → 도수분포의 상태를 막대 모양의 그래프로 나타낸 것

Hodgkin's disease
\Hodgkin's-diz-ˈēz\
호지킨 병

림프조직의 암(림프절과 비장에서 발견)으로 림프절이 확대되고 부적절한 기능을 나타내며 질병, 발열, 식욕감소, 체중감소가 발생할 수 있다.

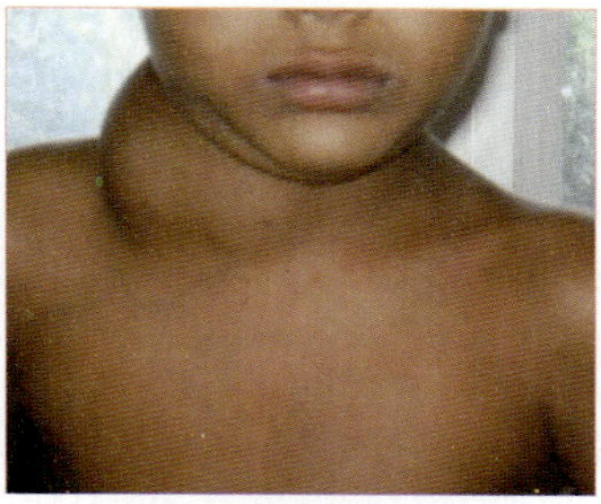

homeostasis
\ˌhō-mē-ō-ˈstā-səs\
항상성

신체의 여러 내부환경을 평형 또는 안정된 상태를 유지하려는 경향
→ 생물체 또는 생물계가 부단히 외적 및 내적인 여러 변화 속에서 형태적, 생리적 상태를 안정된 범위로 유지하여 개체로서의 생존을 유지하는 성질.

hookworm
\ˈhu̇k-ˌwərm\
십이지장충, 구충

사람의 소장에서 서식하는 작고 둥근 형태를 가진 피를 빨아 먹는 기생충, 발, 손 등의 피부를 통해 감염되므로 발, 손 등에 발진의 원인분만 아니라 기침, 폐렴, 빈혈을 일으킬 수 있다.

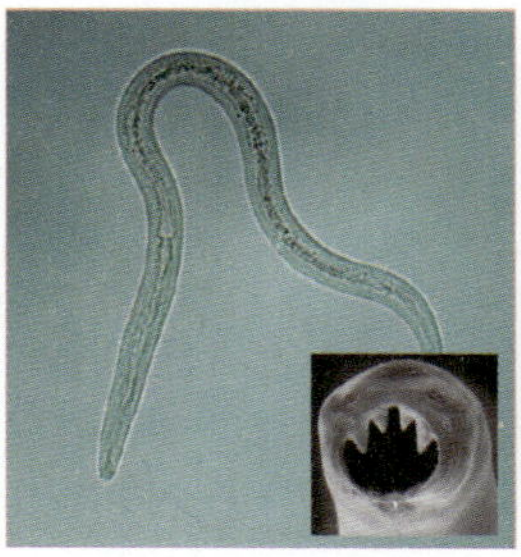

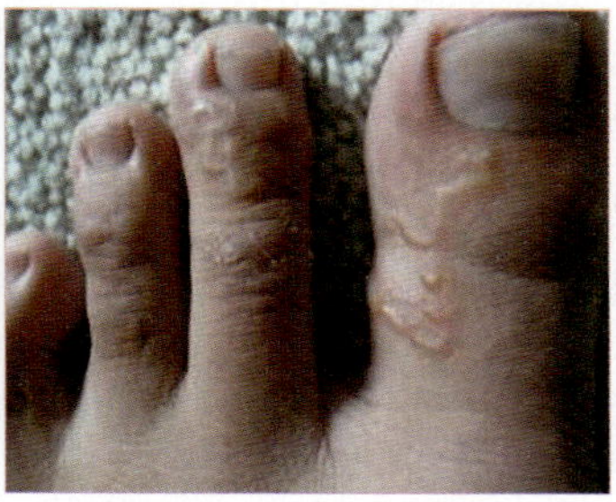

hormone
\ˈhȯr-ˌmōn\
호르몬

선(gland) 또는 조직에 의해 생산되어 혈류로 방출되는 화학 물질로 성장과 성적 발달 등과 같은 신체기능을 제어하는 역할을 수행함

host
\ˈhōst\
숙주

기생충이 영양분을 얻거나 기생충의 생활사가 완성되는 시점에서 약간 혹은 한 부분으로 이용되는 유기체
→ 기생생물이 기생하는 대상으로 삼는 생물, 기생생물에게 영양을 공급하는 생물

Howell-Jolly body
\ˈhau̇-əl-zhȯ-ˈlē- ˈbäd-ē \
하월-졸리 소체

적혈구의 성숙과정에서 핵이 소실된 후 세포 내에 남아있는 핵 잔여물, 일반적으로 악성빈혈 및 용혈성 빈혈에서 보임

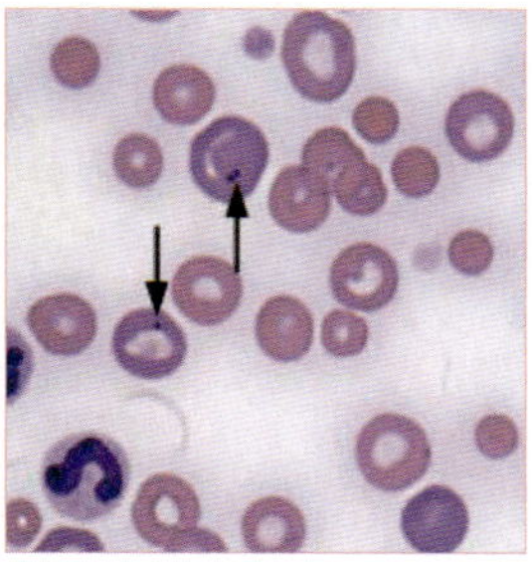

human immunodeficiency virus(HIV) \'hyü-mən-i'myo͞on-o-di-'fish-ən-sē\ 인간면역결핍바이러스	인간면역결핍바이러스로 후천성면역결핍증후군(acquired immunodeficiency syndrome, AIDS)의 원인으로 밝혀진 retrovirus.
human leukocyte antigen (HLA) \'hyü-mən-'lü-kə-ˌsīt -'ant-i-jən\ 인간백혈구항원	이식거부반응과 관련한 백혈구 및 다른 세포에 존재하는 여러 항원 중 하나로 장기이식 시에 공여자와 수여자의 HLA항원이 일치하면 거부반응이 잘 일어나지 않음
human papilloma virus(HPV) \'hyü-mən-ˌpap-ə-'lō-mə-'vī-rəs 사람유두종바이러스(HPV)	성적 접촉에 의해 전염되는 바이러스 그룹으로 여성의 질 안에 기생하는 바이러스, 치료가 어려우며 잘 없어지지도 않음. 자궁경부암 유발에 가장 결정적인 역할을 하는 것으로 알려져 있다. HPV 중 type 16, 18이 대표적으로 암을 유발하는 것으로 알려져 있는데, 사람유두종바이러스 백신접종으로 일부 주요 바이러스형의 감염을 예방하면 자궁경부암의 70% 가량을 예방할 수 있다.
Human T-cell lymphotrophic virus \'hyü-mən-T-sel-'lim(p)f-'trō-pik-'vī-rəs\ 인간 T 세포 lymphotrophic 바이러스	동일한 헬퍼 T 세포에 영향을 주지만, 일반적으로 성인 T-세포 백혈병 또는 T-세포 림프종을 동반하는 HIV와 유사한 바이러스
humoral immunity \'(h)yüm-(ə-)rəl-im-'yü-nət-ē\ 체액성 면역 ※ **cell-mediated immunity** \sel-'mēd-ē-ət-im-'yü-nət-ē\ 세포성면역, 세포매개면역	B-림프구와 항체에 의해 발생하는 면역
hyaline \'hī-ə-lən, -ˌlīn\ 히알린, 유리질	투명하고, 색이 엷은
hybridization \ˌhī-brəd-ə-'zā-shən\ 이종교잡, 혼성화	서로 다른 종간의 혼합 행위
hygiene \'hī-ˌjēn\ 위생	건강을 위한 실행, 유지 및 연구 분야를 의미; 일반적으로 청결을 의미
hyperbilirubinemia \'hīpər-ˌbil-i-'rü-bən-'nē-mē-ə\ 고빌리루빈 혈증	혈액에 빌리루빈이 너무 많이 있는 상태를 의미. 빌리루빈은 적혈구의 파괴로부터 만들어지는 물질로 빌리루빈이 높으면 황달로 이어질 수 있음

hypercalcemia \ˈhīpər-ˈkal-sē-mē-ə\ 고칼슘혈증 **↔ hypocalcemia** \ˈhī-(ˌ)pō-ˈkal-sē-mē-ə\ 저칼슘혈증	혈중 칼슘 수치가 정상보다 높은 상태
Hypercholesterolemia \ˈhīpər- kə-ˈles-tə-ˌrōl-ē-mē-ə\ 고 콜레스테롤 혈증	유전으로 인한 장애 혹은 지방질이 높은 식이의 결과로 인해 발생되는 혈액 내 콜레스테롤이 비정상적으로 높은 상태
hyperglycemia \ˌhī-pər-glī-ˈsē-mē-ə\ 고혈당증 **↔ hypoglycemia** \ˌhī-pō-glī-ˈsē-mē-ə\ 저혈당증	혈중 포도당 농도가 정상(공복 시 70~110 mg/dL)보다 높은 상태
hyperkalemia \ˌhī-pər-kā-ˈlē-mē-ə\ 고칼륨혈증 **↔ hypokalemia** \ˌhī-pō-kā-ˈlē-mē-ə\ 저칼륨혈증	혈중 칼륨 수치가 정상보다 높은 상태
hyperlipidemia \ˌhī-pər--ˌlip-ə-ˈdē-mē-ə\ 고지혈증	과도한 양의 지방이 있는 혈액 → 필요 이상으로 많은 지방성분이 혈액 내에 존재하면서 심혈관계 질환을 일으킬 수 있는 상태
hypernatremia \ˌhī-pər- -nā-ˈtrē-mē-ə\ 고나트륨혈증 **↔ hyponatremia** \ˌhī-pō--nā-ˈtrē-mē-ə\ 저나트륨혈증	혈중 나트륨 수치가 정상보다 높은 상태
hyperplasia \ˌhī-pər-ˈplā-zh(ē-)ə\ 비대증	장기나 조직의 커져 있는 상태
hyperthyroidism \ˌhī-pər-ˈthī-ˌrȯid-ˌiz-əm\ 갑상선 기능항진증 **↔ hypothyroidism** \ˈhī-(ˌ)pō--ˈthī-ˌrȯid-ˌiz-əm\ 갑상선 기능저하증	갑상선의 기능 활동이 과다한 상태 ; 갑상선 호르몬의 과다 분비 → 갑상선의 기능이 병적으로 증가하여 호르몬이 과다하게 분비되는 질병; 갑상선에서 갑상선 호르몬이 과다하게 분비되어 갑상선 중독증을 나타내는 증상 ※ 주요증세: 발작성 빈맥, 열과민증, 체중감소, 수전증, 식욕증가, 목에 이물감이나 통증, 안구돌출, 신경과민
hyperventilation \ˌhī-pər-ˈ-ˌvent-ᵊl-ˈā-shən\ 과호흡	비정상적으로 호흡이 빠른 상태

hyphae \ˈhī-fə-(ˌ)fē\ 균사	균사체(균사가 분지하여 형성된 균사의 집합체)를 만드는 곰팡이(mold)의 필라멘트(실모양) → 사상균(곰팡이)의 균체(thallus, 복수는 thalli)는 실 모양의 균사체 (mycelium, 복수는 mycelia)로 되어 있으며 그 가지의 일부분을 균사 (hypha, 복수는 hyphae)라고 함
hypoalbuminemia \ˈhī-(ˌ)pō-al-ˌbyü-mə-ˈnē-mē-ə\ 저알부민혈증	혈청 알부민 농도가 감소된 상태
hypocalcemia \ˌhī-pō-ˌkal-ˈsē-mē-ə\ 저칼슘혈증 ↔ **hypercalcemia** \ˌhī-pər-ˌkal-ˈsē-mē-ə\ 고칼슘혈증	혈중 칼슘농도가 감소된 상태
hypochromic \ˌhī-pō-ˌˈkrō-mik\ 혈색소 감소성	감소된 색소 혹은 헤모글로빈 농도의 감소
hypodermic needle \ˌhī-pō-ˈdər-mik-ˈnēd-ᵊl\ 피하 주사침, 피하 주사기	투약 또는 유체성 검체를 얻기 위해 사용되는 바늘
hypoglycemia \ˌhī-pō-glī-ˈsē-mē-ə\ 저혈당증 ↔ **hyperglycemia** \ˌhī-pər-glī-ˈsē-mē-ə\ 고혈당증	혈당(혈중 포도당) 농도가 정상보다 아래인 상태
hypokalemia \ˌhī-pō--kā-ˈlē-mē-ə\ 저칼륨혈증 ↔ **hyperkalemia** \ˌhī-pər--kā-ˈlē-mē-ə\ 고칼륨혈증	혈중 칼륨 수치가 정상보다 낮은 상태
hyponatremia \ˌhī-pō---nā-ˈtrē-mē-ə\ 저나트륨혈증 ↔ **hypernatremia** \ˌhī-pər -nā-ˈtrē-mē-ə\ 고나트륨혈증	혈중 나트륨 수치가 정상보다 낮은 상태

hypoplasia \ˌhī-pō-ˈplā-zh(ē-)ə\ 발육부전	조직이나 기관의 정상적으로 성장하지 못한 장애
hypotension \ˈhī-pō-ˌten-chən\ 저혈압	비정상적으로 낮은 혈압을 나타내는 의학용어로 뇌혈류가 감소하여, 현기증과 실신의 원인이 됨. 수축기혈압 120 mmHg, 확장기혈압 80 mmHg 보다 낮은 혈압
hypothyroidism \ˈhī-pō-ˌˈthī-ˌrȯid-ˌiz-əm\ 갑상선 기능 저하증 ↔ **hyperthyroidism** \ˌhī-pər -ˌ\ˈthī-ˌrȯid--ˌiz-əm\ 갑상선 기능 항진증	갑상선 기능저하 → 갑상선 기능이 떨어져 호르몬 분비가 감소하여 특정한 증세가 나타나는 상태: 갑상선에서 갑상선 호르몬이 잘 생성되지 않아 체내에 갑상선 호르몬이 부족한 상태. ※ 주요 증세 : 부종, 기력감퇴, 오한, 탈모, 체중증가, 변비, 식욕감퇴, 피로 및 허약감
hypoventilation \ˈhī-pō-ˌvent-əl-ˈā-shən\ 저호흡	정상보다 느린 호흡 속도: 이로 인해 체내 CO_2 축적결과가 발생함
hypoxemia \ˌhip-ˌäk-ˈsē-mē-ə\ 저산소혈증	혈액에 산소의 수준이 감소된 상태. 폐질환이나 빈혈, 일산화탄소 중독, 헤모그로빈 이상증 등일 경우 나타난다.
hypoxia \hip-ˈäk-sē-ə, \ 저산소증	조직에서 산소의 수준이 감소된 상태. 동맥혈가스 검사에서 산소분압이 60 mmHg 미만이거나 산소포화도가 90% 미만일 때를 말한다.
hysterectomy \ˌhis-tə-ˈrek-tə-mē\ 자궁절제술	자궁의 절제수술
I	
ileum \ˈil-ē-əm\ 회장, 돌창자	대장에 부착된 소장의 마지막 부분
immune deficiency \im-ˈyün-di-ˈfish-ən-sē\ 면역결핍	면역 체계의 손상으로 감염과 질병에 대한 방어기능이 감소된 상태
immune system \im-ˈyün-ˈsis-təm\ 면역체계	감염과 질병으로부터 몸을 보호하는 세포, 물질 및 구조
immunity \im-ˈyü-nət-ē\ 면역력	질병이나 감염에 대한 저항력
immunization \ˌim-yə-nə-ˈzā-shən\ 면역	항원에 대한 면역력이 발생되는 과정

immunoassay \ˌim-yə-nō-ˈas-ˌā, im-ˌyü-nō-, -a-ˈsā\ 면역분석(법)	항원-항체 반응을 이용하여 항원-항체 결합체를 유도한 후 이 결합체에 다양한 표지체(markers: 형광, 효소, 방사선 동위원소 등)를 부착하여 확인하는 진단 방법
immunocompetent \ˌim-yə-nō-ˈ-ˈkäm-pət-ən(t)s\ 면역적격, 면역능력이 있는	정상적인 면역반응을 일으킬 수 있는
immunocompromised \ˌim-yə-nō-ˈ-ˈkäm-prə-ˌmīzd\ 면역저하, 면역력이 약화된	정상적인 면역 반응을 일으키는 능력이 저하되거나 무능력한 상태
immunoglobulins(Ig) \ˌim-yə-nō-ˈ-ˈgläb-yə-lən\ 면역글로불린, 면역글로불린항체(Ig)	항체 ; 항원(면역원, immunogens)에 의해 유발되고, 항원과 특이적으로 반응하는 혈청 단백질
immunohematology \ˌim-yə-nō-ˈˌhē-mə-ˈtäl-ə-jē\ 면역 혈액학	사람의 혈액형 분류 및 수혈 적합에 관한 연구 파트; 임상검사실에서 혈액은행 또는 수혈서비스(업무)로 불리기도 함.
immunology \ˌim-yə-ˈnäl-ə-jē\ 면역학	면역과정과 면역능 연구를 포괄하는 의학의 한 분과
immunosuppressant \ˌim-yə-nō-ˈ-sə-ˈpres-ᵊnt\ 면역억제제	면역계의 활성을 억제하는 약물로, 장기이식 및 신체의 면역 시스템이 자신의 조직을 공격하는 질환으로부터 거부반응을 막기 위해 사용되는 약물
immunosuppression \ˌim-yə-nō-ˈsə-ˈpresh-ən\ 면역억제	물리적, 화학적 또는 생물학적 방법에 의한 면역반응의 억제
impedance \im-ˈpēd-ən(t)s\ 임피던스	전기회로의 저항 → 교류 회로에 대해서 저항으로 작용하는 여러 가지 요소들을 모두 가리키는 말. 교류회로에서 전류가 흐르기 어려운 정도를 나타냄
implant \im-ˈplant\ 임플란트	외과적으로 기관, 조직, 또는 장치를 몸에 삽입하는 것
implantation \ˌim-ˌplan-ˈtā-shən\ 착상	자궁에 초기배(초기배아)의 정착 → 수정된 배아가 태반형성 초기에 모친의 조직(자궁내벽)에 정착하는 과정
incubation period \ˌiŋ-kyə-ˈbā-shən-ˈpir-ē-əd\ 잠복기	감염원에 대한 노출과 증상이 나타나는 사이에 경과된 시간 → 병을 일으키는 물질(감염원)에 접촉하고 나서 발병하기까지의 기간

indicator medium \'in-də-ˌkāt-ər-'mēd-ē-əm\ 감별배지	미생물의 성장에 있어 특정 화학반응을 감지할 수 있는 세균감별 배지; differential medium(감별배지) → 세균 동정을 위해 그 세균의 생리학적, 생화학적 성상을 확인하고자 사용하는 배지. 배지에 특정 지시약 등을 첨가함으로써 세균의 혼합집단에서 특정미생물을 분리하기 위해 사용하는 배지
infarction \in-'färk-shən\ 경색증, 경색	혈액공급 부족으로 인한 조직의 사멸
infection \in-'fek-shən\ 감염	미생물의 성장에 의한 숙주의 병적 상태
infectious mononucleosis \in-'fek-shəs-'män-(ˌ)ō-ˌn(y)ü-klē-'ō-səs\ 전염성 단핵구증	Epstein-Barr virus에 의한 전염성 바이러스 질환
infertility \(')in-'fərt-əl\ 불임	성관계의 결과로 아이를 가질 수 없는 상태
inflammation \ˌin-flə-'mā-shən\ 염증	조직손상의 비특이적인 보호반응으로, 주로 히스타민과 세로토닌과 같은 화학물질의 방출과 식균세포의 작용을 초래하는 상해에 대한 생체조직의 방어반응
influenza \ˌin-(ˌ)flü-'en-zə\ 인플루엔자, 독감	두통, 근육통, 발열, 허약, 기침을 특징으로 하는 바이러스성 감염. 일반적으로 "독감"이라고도 함
informed consent \in-ˌfȯrmd- -kən-'sent\ 사전동의	피험자동의(informed consent)라 함은 피험자가 임상시험 참여 여부를 결정하기 전에 피험자를 위한 설명서를 통해 해당 임상시험과 관련된 모든 정보를 제공받고, 본인이 자발적으로 임상시험에 참여함을 확인하는 절차를 말한다. 시험하고자 하는 기술의 위험성과 발생 가능한 합병증 등을 충실히 설명하여야 한다.
ingestion \in-'jes(h)-chən\ 섭취	입을 통해 체내에 음식물 등이 취식되는 과정
inheritance \in-'her-ət-ən(t)s\ 유전	부모의 유전자가 자손에게 전달되는 특성
injection \in-'jek-shən\ 주입	주사기와 바늘의 사용하여 정맥, 근육 또는 관절이나 피하에 약물을 삽입하는 것

inoculating loop \in-ˈäk-yə-ɪŋ-ˈlüp\ 접종루프, 백금이	미생물을 배지에 옮겨 심는데 사용되는 기구 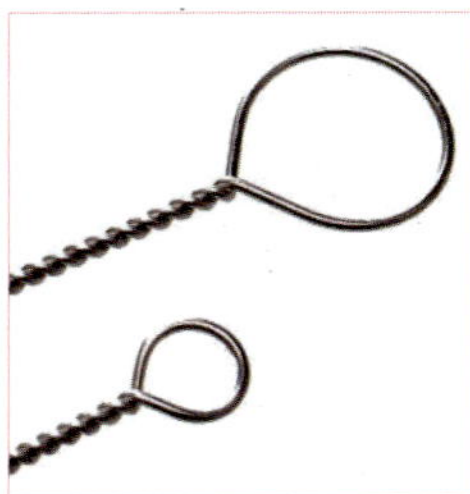 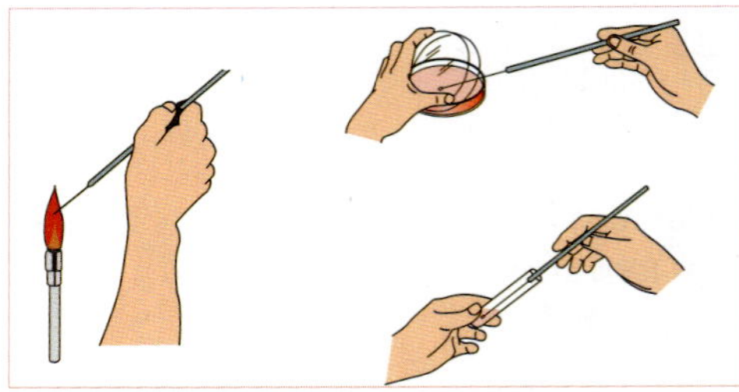
inoculation \in-ˌäk-yə-ˈlā-shən\ 접종	증균배지에 미생물(유기체)의 집락을 옮기는 과정
inoculums \in-ˈäk-yə-ləms\ 접종원, 접종물	한 배지에서 다른 배지로 옮겨지는 세균의 무리 → 새로운 배지에 배양시킬 목적으로 이식할 때 쓰이는 활성이 있는 병원균(세균, 포자, 바이러스 등
in situ \(ˈ)in-ˈsī-(ˌ)t(y)ü\ 제자리	확산되지 않은 암을 설명할 때 흔히 사용되는 용어로 "제자리 혹은 자연 또는 정상인 장소"에 라는 의미
insulin \ˈin(t)-s(ə-)lən\ 인슐린	혈당수치의 유지와 혈당의 적절한 신진대사에 필수적인 췌장(이자)호르몬. 췌장 랑거한스섬의 β세포에서 분비되는 호르몬단백질로 포도당의 이용촉진 작용을 한다.
insulinoma \ˌin(t)-s(ə-)lə-ˈnō-mə\ 인슐리노마, 췌도세포선종	췌장 인슐린 생성세포의 비암성 종양; 혈액 안으로 인슐린이 과잉으로 분비되는 종양, 포도당 수준이 위험하게 낮은 상태로 떨어지게 되는 원인
intensive care \in-ˈten(t)-siv-ˈka(ə)r\ 집중치료	중증 환자를 근접해서 집중적으로 치료하는 수단
interferon \ˌint-ə(r)-ˈfi(ə)r-ˌän\ 인터페론	바이러스성 감염 및 특정 암에 대해 싸우는 신체의 세포에 의해 생산되는 단백질
intermediate host \ˌint-ər-ˈmēd-ē-ət-ˈhōst\ 중간숙주	무성생식시기를 경과하는 숙주로, 미성숙 또는 기생충의 미숙한 형태가 발견되는 숙주 → 기생충이 성숙할 때 까지 2종류 또는 3종류의 숙주를 필요로 할 경우에 최종숙주 이외의 숙주를 말함
international normalized ratio (INR) 국제 정상화 비율(INR)	국제 정상화 비율(INR)은 검사시약에 따른 prothrombin time (혈액응고시간 평가)의 차이를 보정하여 나타낸 수치임. → 세계보건기구(World Health Organization , WHO)는 검사실 간 결과의 표준화를 위해 와파린과 같은 약제를 복용하는 환자에서 추적검사로 시행하는 프로트롬빈시간 결과보고는 국제정상화비율(International-ized Normalized Ratio, INR) 방식을 이용할 것을 권고하고 있음. 국제정상화비율은 prothrombin time의 시약에 따른 결과의 차이를 보정하여 계산한 값으로 검사실간 결과를 비교할 수 있도록 하고 있음.

interstitial \ˌint-ər-ˈstish-əl\ 간질	몸의 구조 간 또는 조직의 사이의 공간
intervertebral disks \ˌint-ər-ˈvərt-ə-brəl-ˈdisks\ 척추디스크	넓은, 젤 같은 유체 쿠션으로 척추를 분리하는 평면 연골 구조
intestine \in-ˈtes-tən\ 장	위에서 항문까지 연장된 긴 관 모양의 기관, 물과 음식을 소화하여 영양분을 흡수하며, 대변 등의 소화 폐기물이 통과한다.
intoxication \in-ˌtäk-sə-ˈkā-shən\ 중독	중독
intravascular \ˌin-trə-ˈvas-kyə-lər\ 혈관 내	혈관의 안쪽
intrinsic \in-ˈtrin-zik\ 고유의, 내인성의, 내재성의	조직 또는 기관 내에 위치하고 있거나, 그곳으로부터 시작되는 무언가를 설명하는 용어
intubation \ˌin-(ˌ)t(y)ü-ˈbā-shən\ 삽관	장기나 신체구조 안으로 관을 삽입하는 것. 일반적으로 인공호흡을 위해 기관지 안으로 관을 삽입하거나 액체를 빼는데 사용
invasive \in-ˈvā-siv\ 침습성	종양 또는 미생물이 신체 조직을 통하여 확산되는 것을 설명하는데 사용; 또한 신체 조직에 침투되어지는 의학적 과정을 설명하는 용어
in vitro \in-ˈvē-(ˌ)trō\ 체외, 생체 외	"(유리)시험관 안에, 몸 밖을 의미"; 실험실에서 수행되는 생물학적 시험이나 절차
***in vitro* fertilization** \in-ˈvē-(ˌ)trō-ˌfərt-ᵊl-ə-ˈzā-shən\ 시험관수정	불임의 치료방법 중 하나로 난자와 정자를 체외에서 수정시킨 후 자궁에 착상시켜 임신에 이르게 하는 시술방법
in vivo \in-ˈvē-(ˌ)vō\ 체내, 생체 내	"생체 내에"; 생체의 내부에서 발생되는 생물학적 과정을 설명할 때 사용하는 용어
ion-selective electrode \ˈī-ən-sə-ˈlek-tiv-i-ˈlek-ˌtrōd\ 이온선택전극	특정 이온의 농도에 반응하기 위해 제조된 전극 → 어떤 특정한 이온의 농도에 따라 전위가 변화하도록 만들어진 전극

ionized calcium
\ˈī-ə-ˌnīzt-ˈkal-sē-əm\
이온화 칼슘

혈장 칼슘은 세 가지 형태로 나타나는데, 첫째는 총혈장 칼슘의 50%를 차지하면서 생리적 활성을 갖고 있는 유리 이온화 칼슘이고, 둘째로는 10%를 차지하는 칼슘복합체로 bicarbonate, lactate, phosphate 등의 다양한 음이온과 결합하고 있는 형태이다. 셋째는 나머지로 혈장 알부민과 결합하고 있는 형태이다.

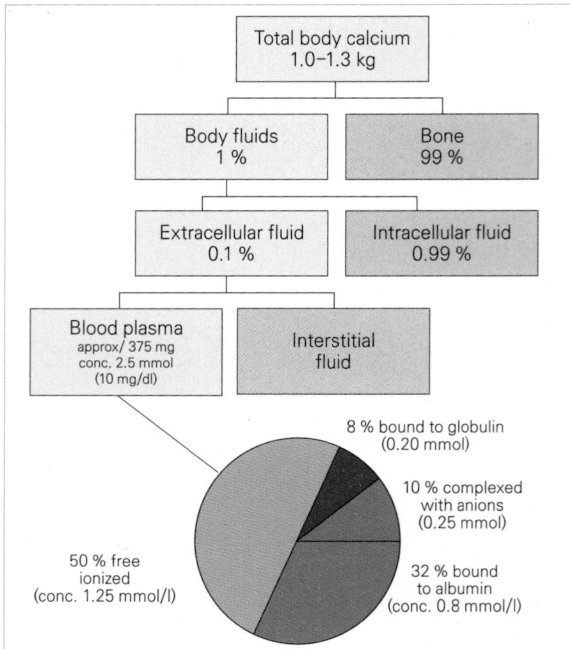

iris diaphragm
\ˈī-rəs- ˈdī-ə-ˌfram\
아이리스 조리개, (렌즈의)조리개, 홍채조리개

현미경을 통해 보여지는 샘플을 비추는 빛의 양을 조절하는 장치

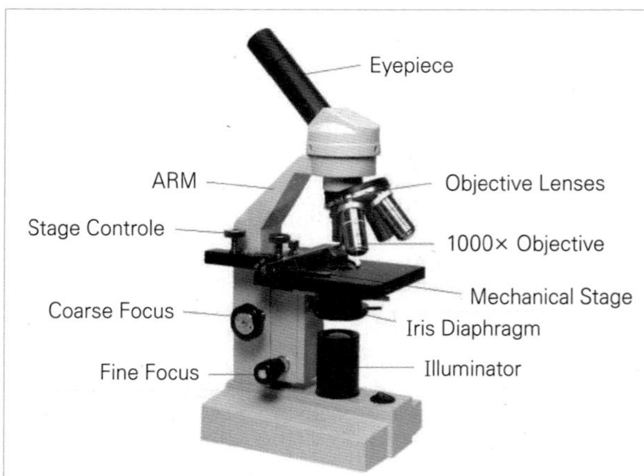

iron-deficiency anemia
\ˈī(-ə)rn- di-ˈfish-ən-sē- ə-ˈnē-mē-ə\
철결핍성 빈혈

출혈, 철분흡수 문제 또는 불량한 식이(diet)에 의한 철분 부족에 기인하여 철의 정상적인 손실보다 더 많은 손실이 발생하면서 나타나는 질환

ischemia \is-ˈkē-mē-ə\ 국소빈혈	혈액을 충분히 공급받지 못하는 조직이나 기관의 상태
isolation \ˌī-sə-ˈlā-shən\ 격리	잠재적으로 전염 가능성이 있는 환자나 감염원의 노출로부터 반드시 보호되어야 하는 환자의 이동과 사회적 접촉을 제한하는 행위; 검역
isotonic solution \ˌī-sə-ˈtän-ik-sə-ˈlü-shən\ 등장액	혈액이나 체액 등 특정 용액과 삼투압이 같은 용액을 말함. 정확한 실험을 진행하기 위해 조직이나 세포를 정상상태로 유지시키는데 사용되는 경우가 많음 ex) 생리식염수, 주사액, 점안액, 링겔액
J	
jaundice \ˈjȯn-dəs\ 황달	혈액 내에 과잉 빌리루빈이 존재하여 피부와 눈의 흰자부위와 피부의 색이 황색으로 변하는 증상; 일반적으로 간질환의 징조
K	
Kaposi's sarcoma \ˈkap-ə-zēz sär-ˈkō-mə\ 카포시 육종	발에서 시작하여 몸 위쪽으로 확산되는 붉은 보라색에 의해 규정되어지는 피부암. 일반적으로 후천성면역결핍증(AIDS)을 가진 사람에서 발생
keratin \ˈker-ət-ən\ 각질	피부, 손톱, 머리카락에서 발견되는 강한 단백질
keratocyte 유각적혈구, 혹은 각막기질세포, 각막세포	기계적 충격에 의해 변형된 적혈구 → 포진상 적혈구(Blister cell): 포진상 세포 및 이 세포에서 유래되는 세포들은 부분적으로 폐쇄된 혈관을 적혈구가 통과할 때 손상을 받음으로써 생기는 것이라고 생각됨. 이 세포를 helmet cell, burr cell, triangular cell, keratocyte, 혹은 schistocyte라고도 불림 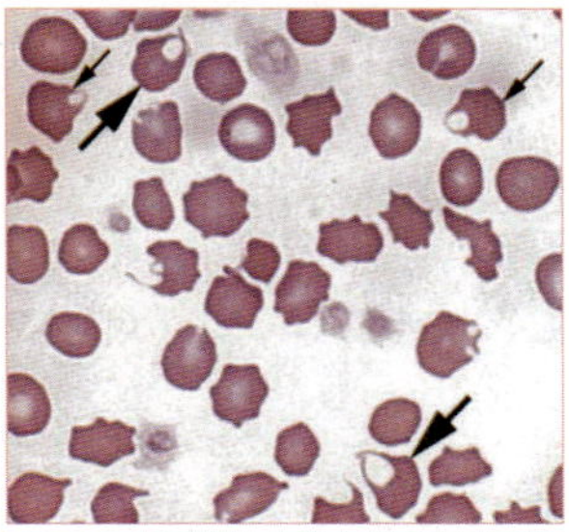
ketone \ˈkē-ˌtōn\ 케톤	체내 지방대사 증가로 인해 증가되는 화학물질; ketone bodies(케톤체)

ketonuria \ˌkēt-ə-ˈn(y)u̇r-ē-ə\ 케톤뇨	소변에 케톤이 나타나는 상태 → 케톤체는 지방분해에 의하여 생성되는 것으로, 당의 공급 부전이나 당대사 장해가 있을 때에 지방이 주요 에너지원이 되기 때문에, 케톤체 생성이 항진하여 케톤뇨증을 일으킴
kidney \ˈkid-nē\ 신장, 콩팥	소변이 형성되는 기관
kidney stone \ˈkid-nē ˈstōn\ 신장결석	신장에 결석이 생기는 증상을 말한다. 흔히 수분이 감소하여 무기질 농도가 증가할 때 결석의 발생이 쉬워지며 세균 덩어리나 세포 찌꺼기, 혈액 응고물 따위가 엉기면서 소변의 염류를 응집시켜 발생한다.
killer T cells 살해 T 세포	백혈구로써 면역시스템의 일부이며, 미생물과 암세포를 파괴하는 역할 수행
kilo \ˈkēlō\ 킬로	(10^3) 단위를 표시하는데 사용되는 접두어
Klinefelter's syndrome \ˈklīn-ˌfel-tərz-ˌsin-ˌdrōm \ 클라인 펠터 증후군	성염색체가 분리되지 않음으로 인해 발생하는 질병으로, X 염색체를 두 개 이상 가지게 되는 사람에게 발생하는 유전병의 일종이다. 성염색체 핵형은 XXY, XXYY, XXXXY등의 비정상적인 형태를 가지고 있어, 남성이지만 생식능력이 불완전하다. 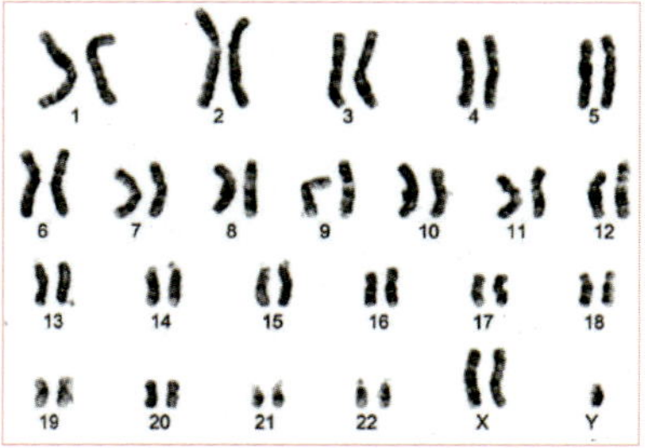
L	
labware \labwe(ə)r\ 실험실용기	분석실험 용도로 사용되는 물품 또는 용기
lactate dehydrogenase (LD or LDH) \ˈlak-ˌtāt ˌdē-(ˌ)hī-ˈdräj-ə-\ 젖산(유산)탈수소효소	인체에 널리 분포하는 효소로 간과 심장근육에 주로 분포, 주로간기능을 평가하기 위해 측정
lactation \lak-ˈtā-shən\ 수유, 젖분비	유아에게 모유 또는 우유를 먹이는 일. 젖샘으로부터 젖이 분비되는 것

lactation suppression \lak-ˈtā-shən sə-ˈpresh-ən\ 수유 억제	젖 분비억제, 화학물질 또는 다른 방법으로 산후 여성의 젖 분비를 억제하는 작용을 의미
lactic acid \ˈlak-tik ˈas-əd\ 유산, 젖산	산소의 공급이 충분하지 않을 때 젖당이나 포도당의 발효에 의해 생산되는 산
lancet \ˈlan(t)-sət\ 란셋	모세혈관 천자(채혈)을 하는데 사용되는 무균의 날카롭고 뾰족한 날 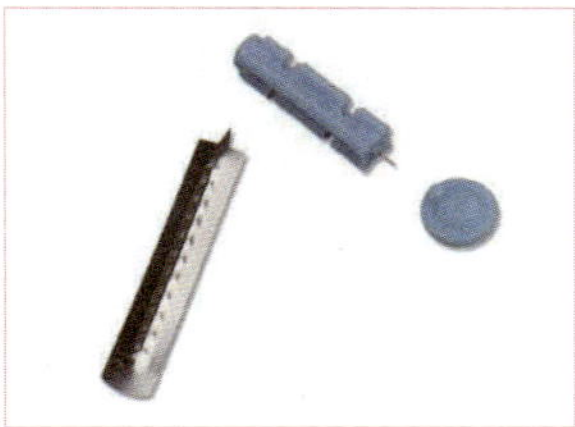
large intestine \ˈlärj- in-ˈtes-tən\ 대장, 큰창자	소장과 항문 사이에 있는 소화기관의 일부
larva \ˈlär-və\ 유충	무척추동물의 미성숙단계
larynx \ˈlar-iŋ(k)s\ 후두	호흡 중 공기가 지나가는 통로로써의 역할과 음성을 생성하는 역할을 수행하는 기관. 기도로 음식이 들어가는 것을 방지 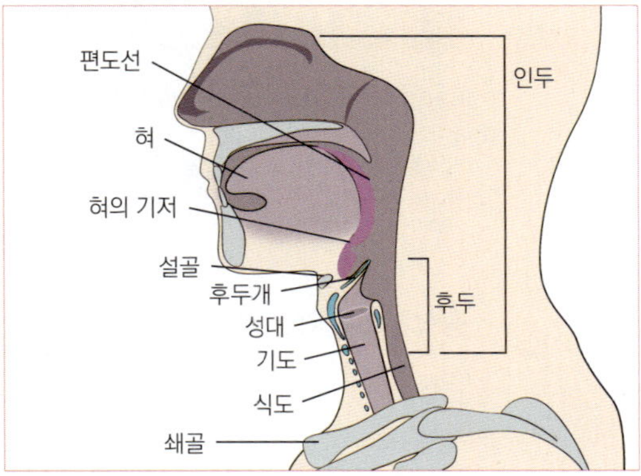
laser \ˈlā-zər\ 레이저	한 파장의 빛을 한 방향으로만 보내는 좁고 강한 광선
latent \ˈlāt-ənt\ 잠복	병원체에 감염되어 있으면서도 병의 증상이 겉으로 드러나지 않음. 또는 그런 상태

latent infection \ˈlāt-ənt in-ˈfek-shən\ 잠복감염	몇 달 또는 몇 년 동안 신체에 휴면상태로 있지만 재현될 가능성이 있는 감염
lateral \ˈla-trəl\ 측면	옆 방향
LDL cholesterol LDL 콜레스테롤	"나쁜 콜레스테롤"로 알려져 있는 LDL(저비중리포단백질)에 포함되어 있는 콜레스테롤
lead poisoning \ˈlēd ˈpȯiz-ən\ 납중독	납의 섭취로 인해 뇌, 신경, 적혈구, 또는 소화시스템이 손상되는 중독현상
legionnaires' disease \ˌlē-jə-ˈna(ə)rz- diz-ˈēz\ 레지오넬라병	에어컨 시스템과 에어컨 물을 통해 레지오넬라균에 감염되는 폐렴의 한 형태
leishmaniasis \ˌlēsh-mə-ˈnī-ə-səs\ 레슈만편모충증	피부, 점막 및 내장기관에 영향을 미치는 기생성 질병그룹, 샌드파리에 의해 전염 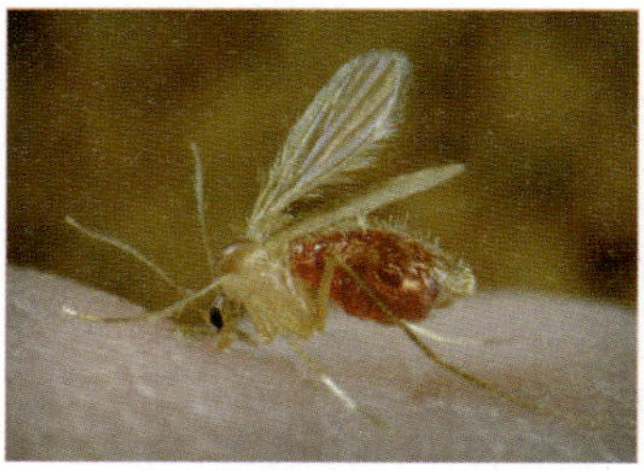 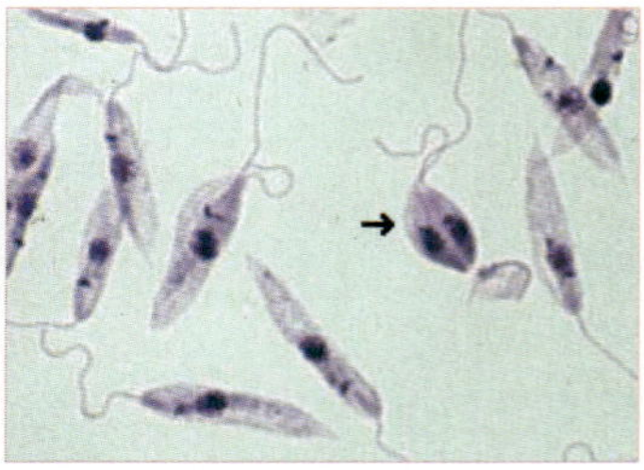 sand파리와 *Leishmania tropica*
lens \ˈlenz\ 렌즈	빛을 확산하거나 초점을 맞추어 광학적 상을 맺게 하는 곡선형태의 유리와 같은 투명한 물질
lens paper \ˈlenz peɪpər\ 렌즈페이퍼	광학렌즈를 닦는 데 사용하는 특수 비마모성 물질
leptospirosis \ˌlep-tə-spī-ˈrō-səs\ 렙토스피라증	나선형 모양의 세균으로 피부, 눈, 근육, 신장, 간 등에 영향을 미치는 급성 열성 전신성 감염증. 렙토스피라증은 설치류에 의해 옮겨진다. 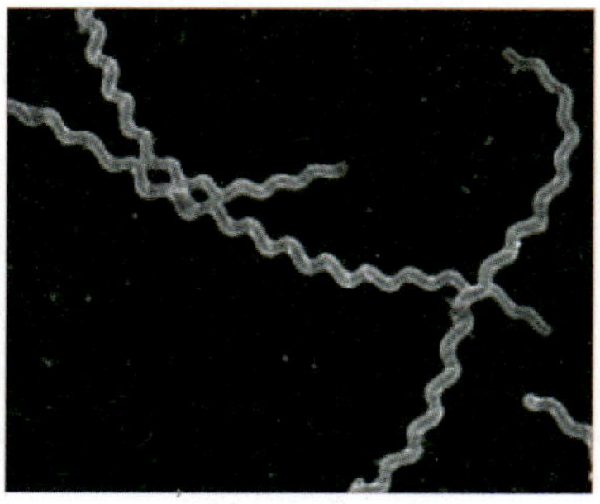

lesion \ˈlē-zhən\ 병변	신체의 구조 또는 기능 장애
leucopenia \ˌlü-kō-ˈpē-nē-ə\ 백혈구 감소증	혈액 내에 백혈구(WBC)의 수가 정상보다 감소된 상태; leukocytopenia, 백혈구 수치가 생리적 동요치(혈액 1μL당 4,000~10,000개) 이하로 감소된 상태
leukemia \lü-ˈkē-mē-ə\ 백혈병	백혈구의 억제되지 않는 성장을 포함하는 만성 또는 급성질환 → 백혈구 암. 백혈구가 종양특성을 가지고 증식하여 병적인 유약백혈구가 혈액 속에 유출되는 질환
leukocyte \ˈlü-kə-ˌsīt\ 백혈구	혈액 속 혈구세포의 한 종류로, 외부물질과 감염성 질환에 대항하여 신체를 보호하기 위한 면역기능을 수행하는 세포; white blood cell, WBC
leukocyte count \ˈlü-kə-ˌsīt ˈkau̇nt\ 백혈구수 계수	건강 및 감염 가능성을 평가하기 위해 계수된 혈액 중 백혈구의 수
leukocytosis \ˌlü-kə-sī-ˈtō-səs\ 백혈구증가증	혈액에서 백혈구(WBC)의 수가 정상보다 증가한 상태
Levey-Jennings chart 레비-제닝스 차트	정도관리를 위해 사용되는 차트로 매일 매일의 정도관리물질 측정값을 기록하고 이를 평가하는 정도관리 그래프. 표준편차를 긋고 정도관리물질 측정값을 plot 한다.
lipemic \li-ˈpē-mē-ə\	과잉의 지질함유로 혈청이 부옇게(혼탁) 된 것
lipids \ˈlip-əd\ 지질, 지방질	지방이나 지방과 같은 물질로 구성된 하나의 그룹
lipoma \li-ˈpō-mə\ 지방종	지방 조직의 비암성 종양
lipoproteins \li-ˈpō -ˈprōt-ē-ən\ 지단백질	지질과 단백질을 함유하는 물질로 혈액에 있는 대부분의 지방을 포함하고 있다.
liter(L) \ˈlēt-ər\ 리터	부피의 기본 미터법 단위
liver \ˈliv-ər\ 간	신체에서 가장 큰 기관으로 많은 필수화학 물질을 생산하기도 하고 독성물질을 해독하기며 하며, 혈액 내의 가장 중요한 물질들의 수준을 조절하는 역할을 수행

liver failure
\ˈliv-ər ˈfā(ə)l-yər\
간기능 부전

간질환의 최종 단계로 간기능이 너무 나빠져 이로 인해 신체의 다른 영역에까지 영향을 주는 단계. 가장 일반적으로 뇌에 영향을 줌.

low-density lipoprotein
\ˈlō-ˈden(t)-sət-ē li-ˈpō -ˈprōt-ē-ən\
저밀도 지단백

동맥과 심장질환의 협착과 관련해서 높은 수준으로 존재하는 혈중 콜레스테롤의 주요 운반체인 지단백질의 한 형태

loop of Henle
\ˈlüp ɑf -ˈhen-lē\
헨레고리

근위세관과 원위세관 사이 세뇨관의 U자 모양 부위

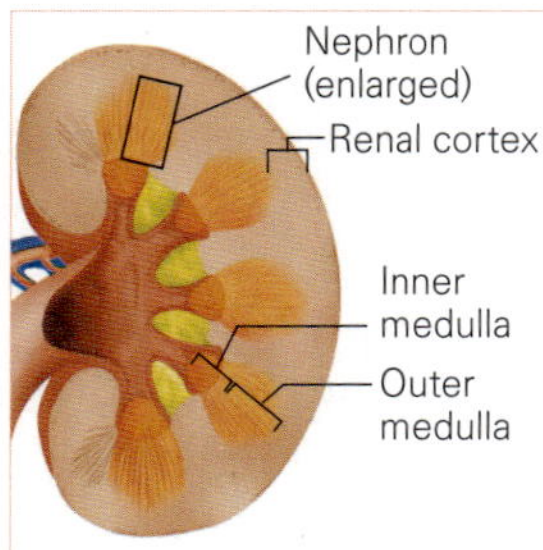

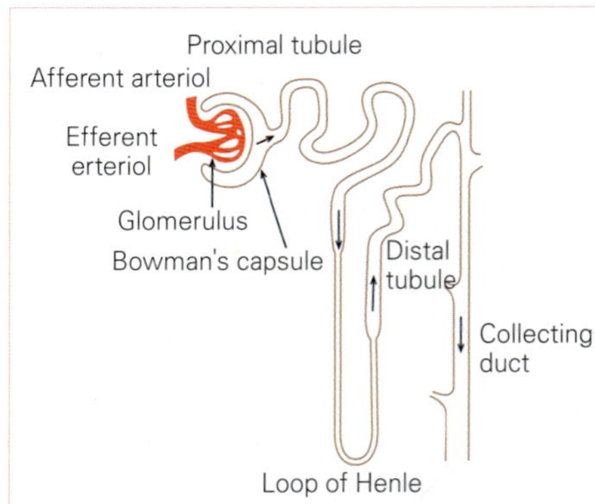

lumbar puncture
\ˈləm-bər ˈpəŋ(k)-chər\
요추천자

요추천자는 뇌척수액(CSF)을 생화학적, 미생물학적, 세포학적으로 분석할 때 사용하는 진단방법이다. 척추돌기 3~4번 또는 4~5번 사이에서 천자한다.

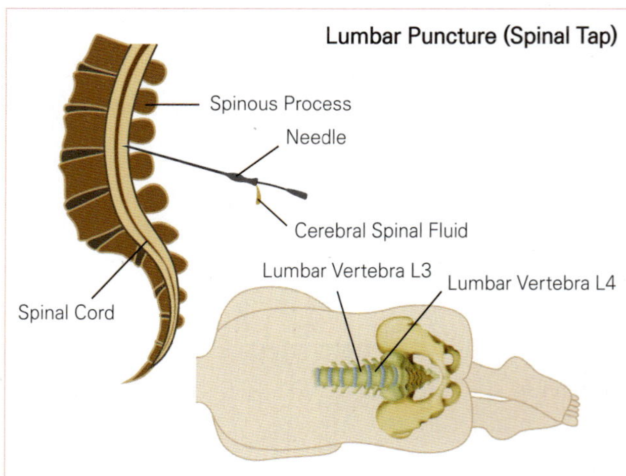

lumbar spine \ˈləm-bər ˈspīn\ 요추	갈비뼈와 골반 가장 아래쪽 사이에 있는 척수의 아래 부분; 다섯 척추로 구성 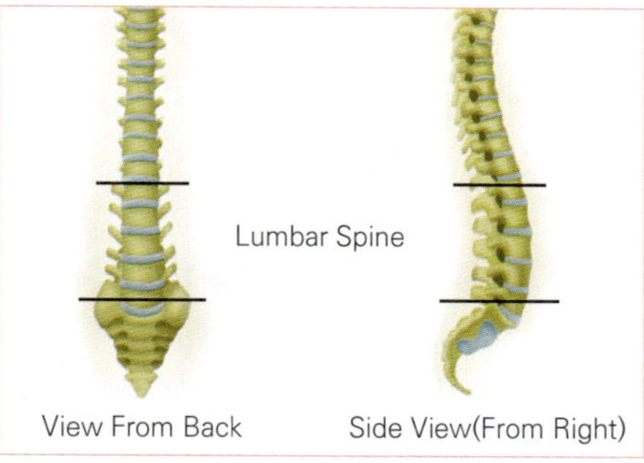
lumen \ˈlü-mən\ 내강	관형(tubule)의 장기 또는 조직 내에 열려 있는 공간
luminescence \ˌlü-mə-ˈnes-ən(t)s\ 발광	luminescence는 발광이란 의미를 갖는다. 즉 그 자체가 곧 빛을 발하여 바로 눈으로 인식할 수 있는 경우이다. fluorescence는 어떤 물질이 빛을 흡수한 후에 특정 파장의 빛을 방출하는 경우이고 luminescence는 외부의 빛을 흡수 하든지 화학반응에 의한 것이든지 스스로 특정 파장의 빛을 방출하는 경우를 의미한다.
lymphadenopathy \ˌlim-ˌfad-ᵊn-ˈäp-ə-thē\ 림프샘염, 림프절종창(림프절종대)	림프샘(임파선)이 비대해 지거나 부어있는 상태
lymphocyte \ˈlim(p)-fə-ˌsīt\ 림프구	백혈구의 한 종류(비과립 백혈구계에 속함[※과립백혈구 : 호중구, 호산구, 호염기구/ 비과립백혈구 : 단구, 림프구])로 전체 백혈구중 약 25%를 차지하며 면역반응을 담당. 림프구는 다시 B림프구, T림프구, NK세포(자연살상세포) 나뉜다.
lymphocytosis \ˌlim(p)-fə-ˌsī-ˈtō-səs\ 림프구증가증	혈액에서 림프구의 수가 정상보다 증가한 상태. 절대적증가증(백혈병, 급성감염병, 중독증과 결핵, 류머티스 등의 만성질환, 비타민결핍증)과 상대적증가증(악성빈혈, X선 피폭, 무과립세포증, 인플루엔자, 장티프스)이 있다.
lymphokines \ˈlim(p)-fə-ˌkīn\ 림포카인	항원 자극에 반응한 림프구에 의해 생성되는 비항체 단백질이며, 면역반응을 조절하는 역할을 함; cytokines
lungs \ˈləŋ\ 폐, 허파	공기 중 산소를 받아 들이고 이산화탄소를 방출하는 호흡기관
lupus erythematosus \ˈlü-pəs- ˌer-ə-ˌthē-mə-ˈtō-səs\ 홍반성 낭창	결합 조직에 염증을 유발하는 면역시스템 장애
luteinizing hormone \lüt-ē-ən-ə-ˈzā-shən ˈhȯr-ˌmōn\ 항체형성호르몬	뇌하수체에서 생산되는 호르몬으로 난소 및 고환에 성호르몬을 방출하는 원인 호르몬이며, 정자와 난자의 발달에 중요한 역할을 수행

Lyme disease \'līm diz-'ēz\ 라임병	심장과 관절의 발열, 발진, 염증을 특징으로 하는, 진드기에 물려서 전파되는 세균(*Borrelia burgdorferi*)에 의한 질병
lymph node \'lim(p)f 'nōd\ 림프절	면역시스템의 일부인 작은 선; 백혈구와 항체를 함유하고 있으며 감염의 확산을 막는데 도움을 줌
lymphocytic leukemia \'lim(p)-fə-ˌsīt lü-'kē-mē-ə\ 림프구성 백혈병	림프구가 분할되는 것을 제어할 수 없는 백혈병
lymphomas \lim-'fō-mə\ 림프종	림프절 및 비장의 암 중 하나로 신체의 다른 부위로 전이될 수 있다.
lymphosarcoma \ˌlim(p)-fō-sär-'kō-mə\ 림프육종	non-Hodgkin's 육종의 또 다른 이름, 림프조직의 암 종양
lyophilize \lī-'äf-ə-ˌlīz\ 동결건조	진공 하에서 냉동용액(동결용액)으로부터 수분을 제거한 상태; freeze-dry (동결건조)
M	
macrocytic \ˌmak-rə-'sit-ik\ 대구성 ↔ **microcytic** \'mī-(ˌ)krō-'sit-ik\ 소구성	일반 세포의 크기보다 큰 크기를 갖는, 대적혈구성의
macrophages \'mak-rə-ˌfāj\ 대식세포	혈액 단구로부터 유래하는 수명이 긴 식작용을 하는 조직세포로, 외래항원의 파괴와 항원제시세포(antigen-presenting cells)의 역할을 함 → 단구의 성숙된 형태로 포식세포 중의 하나, 체내 모든 조직에 분포하여 면역활동을 담당함. 식세포 작용과 세균 살해기전에서 다른 면역계 세포를 활성화시키는 역할을 함(항원제시세포의 역할)
magnetic resonance imaging (MRI) \mag-'net-ik'rez-nən(t)s ɪmɪdʒɪŋ\ 자기공명영상	방사선을 사용하지 않고 자기장과 전자파를 사용하여 인체의 고품질 단면 이미지를 생성하는 기술 자기장이 발생하는 커다란 자석통 속에 피검자를 위치시킨 후 고주파를 발생시켜 인체의 수소원자핵을 공명시킨다. 이때 각 조직에서 나오는 신호차이를 측정하여 영상화하는 기술이다. CT에 비해 연부조직의 대조도가 뛰어나며 생화학적 정보도 얻을 수 있다
major histocompatibility complex(MHC) \'mā-jər his-(ˌ)tō-kəm- käm-'pleks \ 주조직적합성 복합체(MHC)	개체를 구별하는 독특한 생화학적 지표가 되는 세포표면의 분자그룹으로, 이식면역에서 가장 강한 이식거부반응을 일으키는 세포 표면의 동종항원군 및 그것을 지배하는 유전자군

malabsorption \ˌmal-əb-ˈsȯrp-shən\ 흡수장애	음식물 중 영양분을 흡수하는 소장 점막의 손상으로 인해 흡수장애가 발생한 현상
malaria \mə-ˈler-ē-ə\ 말라리아	말라리아 원충속(genus)의 원생 기생충 감염에 의해 사람에서 발생하는 질병
malignant \mə-ˈlig-nənt\ 악성	암의; 양성이 아닌
malignant melanoma \mə-ˈlig-nənt ˌmel-ə-ˈnō-mə\ 악성흑색종	멜라닌 세포의 악성 변화에 의해 유발되는 질환으로 주로 피부에서 발생하나 눈, 귀, 위장관, 입과 생식기의 점막에서도 발생할 수 있다. 피부암 중에서는 가장 위험한 형태의 암.
mammography \ˈmam-ə-ˌgrafē\ 유방 X선 촬영	유방암을 검출하기 위해 수행하는 X-선 검사
Marburg virus \ˈmär-bərg vī-rəs \ 마르부르크 바이러스	출혈성 열병(출혈열)을 일으키는 필로바이러스(filovirus). 마버그 바이러스병의 원인바이러스로 매우 높은 치사율을 나타낸다.
mast cell \ˈmast ˈsel\ 비만세포	염증 같은 증상을 유발하는 원인 알레르겐(알레르기 항원)에 반응하는 물질을 분비하는 세포로 신체조직에 존재하는 세포의 한 부류 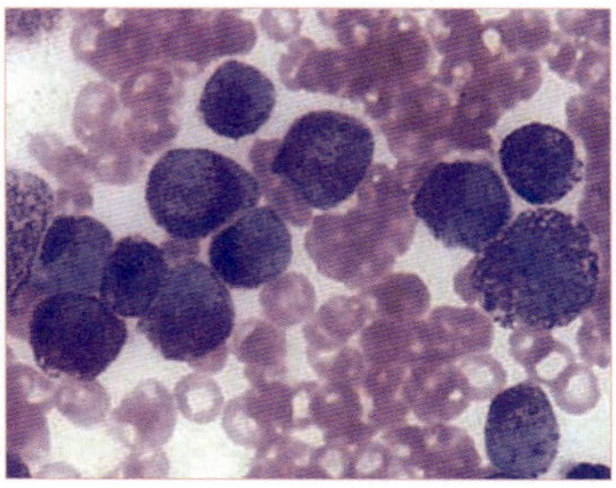
mastectomy \ma-ˈstek-tə-mē\ 유방절제술	유방의 전부 또는 일부를 암의 확산을 방지하기 위해 제거하는 수술
mastitis \ma-ˈstīt-əs\ 유방염	일반적으로 세균 감염에 의해 발생하는 유방의 염증
material safety data sheet (MSDS) 물질안전보건자료	화학물질 제조업체 및 위험물질에 대해 반드시 제공되어야 하는 기록된 안전정보 화학물질을 제조, 수입, 취급하는 자가 화학물질을 안전하게 사용하고 관리하기 위하여 작성한 자료. 제품명, 성분, 성질, 취급상의 주의, 응급처치방법 등이 기입되어 있음

MDR-TB 다제내성결핵	다제내성 결핵(multidrug-resistant tuberculosis, MDR-TB)은 가장 강력한 결핵 치료제로서 1차 약제로 쓰이는 isoniazid(INH)와 rifampicin(RMP)에 내성을 지니고 있는 결핵을 말한다. 단, 다른 항결핵제의 조합에 내성이 있다고 하더라도 이소니아지드와 리팜피신에 대한 내성이 없으면 다제내성 결핵으로 분류되지 않는다. 다제내성 결핵은 모든 약에 듣는 결핵을 치료하는 도중 항생제의 투입이 중단되거나 체내 약의 수준이 세균의 100%를 죽이기에 충분하지 않을 때에 생겨난다. 환자의 치료순응도가 떨어지는 것이 주 요인이며, 드물게 제공되던 약이 떨어지거나 희귀해졌을 경우 발생할 수 있다.
mean cell hemoglobin(MCH) \'mēn 'sel hē-mə-ˌglō-bən\ 평균 적혈구 혈색소량	적혈구 혈색소의 평균을 피코그램(pg)로 표현한 것; mean corpuscular hemoglobin(MCH), 평균적혈구혈색소량 → 적혈구 한 개당 혈색소량
mean cell hemoglobin concentration(MCHC) \'mēn 'sel hē-mə-ˌglō-bən kän(t)-sən-'trā-shən \ 평균 적혈구혈색소 농도	적혈구의 크기와 적혈구안의 혈색소량의 비교를 백분율 또는 g/dℓ로 표현한 것; mean corpuscular hemoglobin concentration(MCHC), 평균 적혈구혈색소 농도 → 적혈구 한 개당 평균 혈색소 농도
mean cell volume(MCV) \'mēn 'sel 'väl-yəm\ 평균 적혈구 용적	평균 적혈구 용적; 적혈구 용적
measles \'mē-zəlz\ 홍역	바이러스 감염에 의한 질병으로 특징적인 발진과 발열의 나타나며 주로 어린이에게 영향을 미친다.
medial \'mēd-ē-əl\ 내측	신체나 신체 구조의 중앙선 또는 근처에 위치한 것이나 어떤 상황을 설명하는 데 사용되는 용어
median cubital vein \'mēd-ē-əl 'kyü-bət-əl 'vān \ 팔오금중간정맥	cephalic vein(노쪽피부정맥)과 basilic vein(자쪽피부정맥)을 연결하는 팔꿈치의 접힘부(팔오금)에 위치하는 표재정맥 → 정맥채혈을 위해 가장 우선적으로 선택되어 지는 혈관. 굵고 곧으며 통증이 덜하고 혈종 발생이 가장 적은 혈관 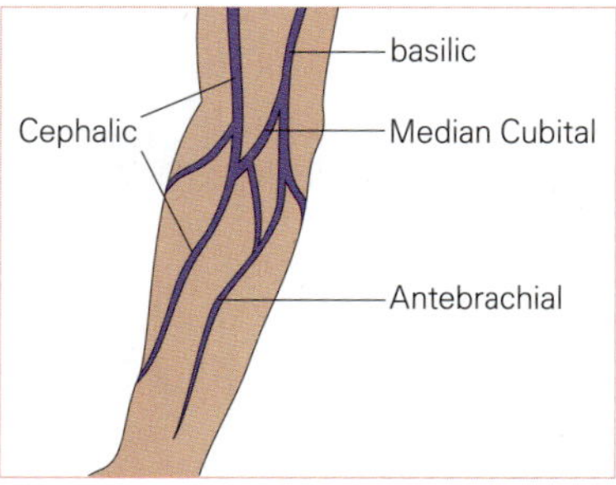
medical laboratory technician(MLT) \'med-i-kəl lab-(ə-)rə-ˌtōr-ē tek-'nish-ən \ 임상병리사	clinical laboratory technician, 임상병리사

medical technologist \'med-i-kəl tek-'näl-ə-jəst \ 임상병리사	clinical laboratory scientist, 임상병리사
medical technology \'med-i-kəl 'tek-ni-kəlo -jē\ 의료공학	과거 임상병리기술에 대한 영문 표기. 현재는 clinical laboratory science로 표기, 임상검사과학
medium \'mēd-ē-əm\ 배지	미생물을 성장시키기 위해 영양분을 제공하는데 사용하는 물질 → 세균의 증식, 보존, 수송 등을 위해 사용되는 액체 또는 고형의 재료 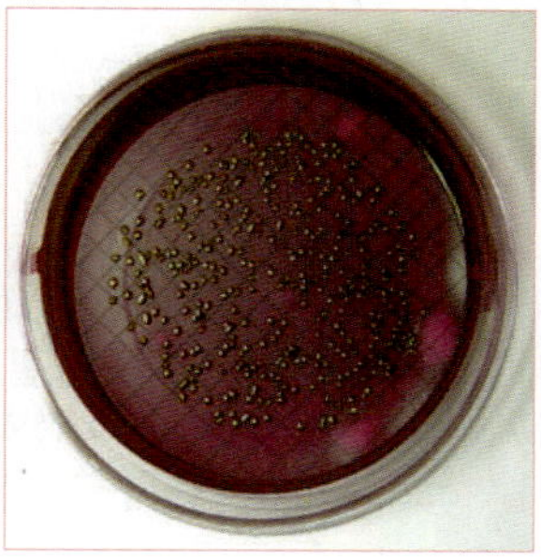
medulla \mə-'dəl-ə\ 수질	기관의 내부 또는 중앙 부분
megakaryocyte \ˌmeg-ə-'kar-ē-ō-ˌsīt\ 거핵세포, 거핵구	혈소판이 파생되는 대형 골수세포 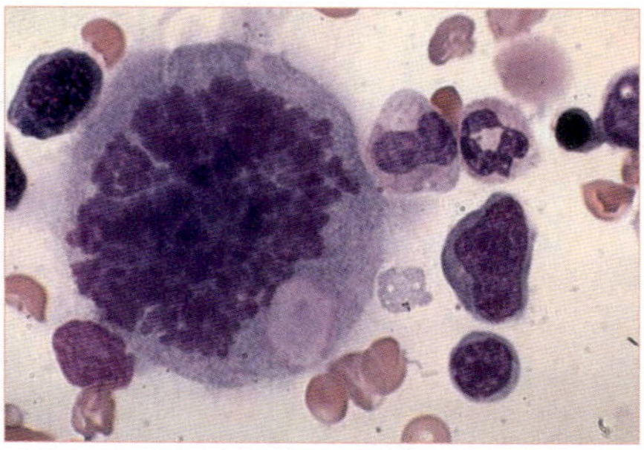

meiosis
\mī-ˈō-səs\ 감수분열
↔ mitosis
\mī-ˈtō-səs\ 유사분열

원세포의 유전자(2n) 절반으로 생산된 세포(1n)로 이러한 세포분리 형태는 난소와 고환에서만 발생하며 정자와 난자를 형성한다.

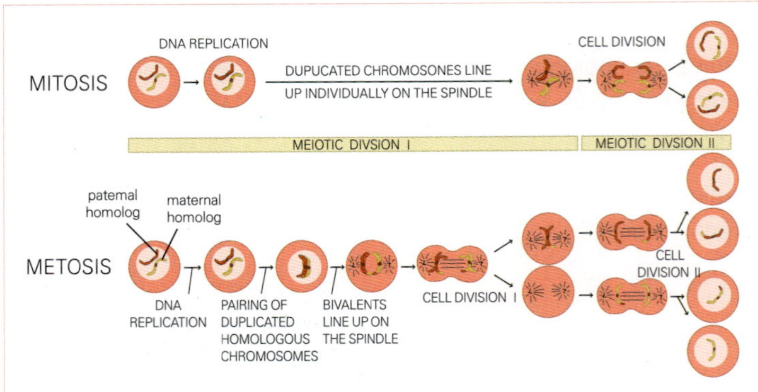

melanin
\ˈmel-ə-nən\
멜라닌

피부, 머리카락과 특정 종양의 어두운 색소
→ 흑갈색 알갱이의 색소로서 피부, 털, 눈 등에 존재하며 일정량 이상의 자외선을 흡수하는 방식으로 자외선의 침투를 차단함. 멜라닌의 양에 따라 피부나 머리카락, 눈의 색깔이 결정됨

melanoma
\ˌmel-ə-ˈnō-mə\
흑색증

멜라노 세포로 불리는 세포들로 구성된 피부 종양

meningitis
\ˌmen-ən-ˈjīt-əs\
수막염

뇌막의 염증. 일반적으로 미생물 감염에 의해 발생 (세균에 의한 수막염은 생명을 위협하지만 바이러스성 뇌막염은 덜 위험한 것으로 알려져 있음)

meniscus
\mə-ˈnis-kəs\
메니스커스

모세관 현상에 의해 관 속에 액면(액체의 표면)이 형성하는 곡면. 액체의 성질에 따라 액면이 오목하거나 볼록해짐
※ 물 : 관벽에 강하게 부착되어 액면이 오목
수은 : 관벽을 적시지 않아 액면이 볼록

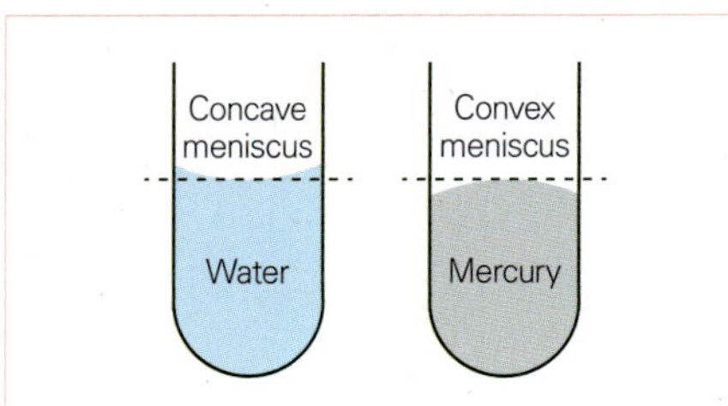

menopause
\ˈmen-ə-ˌpȯz, ˈmēn-\
폐경

여성의 생애주기에서 에스트로겐 감소와 난자 생산의 중단결과로 생리가 중단된 시기

menstrual cycle
\ˈmen(t)-strə(-wə)l ˈsī-kəl \
월경주기

임신하지 않은 여성에서 사춘기에서 폐경 때까지 발생하는, 자궁으로부터의 혈액과 점막조직의 배출 주기

menstruation \ˌmen(t)-strə-ˈwā-shən\ 월경	월경주기 동안 자궁 내막의 탈락
MERS 중동호흡기증후군	중동호흡기증후군(Middle East Respiratory Syndrome, MERS)은 Middle East Respiratory Syndrome Coronavirus (MERS-CoV)에 의해 발병되는 질환이다. 호흡기계(폐, 기관지)에 영향을 주는데 감염되면 매우 높은 사망률을 나타낸다. 대부분의 메르스 환자는 발열, 기침 및 호흡 곤란의 증상과 함께 심한 급성호흡기질환으로 발전한다. 메르스는 아라비아반도 국가들과 밀접한 연관을 갖고 있으며 우리나라도 2015년 5월에 첫 번째 환자가 발생한 이래 급속하게 확산되어 환자수가 186명에 이르렀지만 7월 중순부터 신규환자가 발생하지 않는 적절한 통제상태를 유지하였다. 메르스바이러스는 환자와의 밀접접촉에 의해 확산되는데 감염된 환자와 사는 사람들이나 환자를 케어하는 사람들에게 확산된다.
mesothelioma \ˌmez-ə-ˌthē-lē-ˈō-mā\ 악성 중피종	폐와 흉강의 내층에 발생하는 암. 종종 석면먼지에 노출되어 발생
messenger RNA \ˈmes-ən-jər RNA\ 전달 RNA	DNA에 저장된 유전정보를 라이보좀에 전달하여 단백질을 합성하도록 정보를 전달하는 RNA 분자
metabolism \mə-ˈtab-ə-ˌliz-əm\ 물질대사	신체에서 발생하는 화학적 프로세스의 모든 것에 대해 사용하는 일반적인 용어
metabolite \mə-ˈtab-ə-līt\ 대사산물	체내에서 화학반응에 참여하여 그 결과로 만들어진 물질
metastasis \mə-ˈtas-tə-səs\ 전이	림프, 혈액 그리고 체강을 통해 신체의 다른 부분으로 암 종양이 확산되는 것, 또한 이와 같은 방법으로 생성된 종양을 말할 때 쓰임
meter(M) \ˈmēt-ər\ 미터	길이 또는 거리의 기본 미터법 단위
methylene blue \ˈmeth-ə-ˌlēn ˈblü\ 메틸렌 블루	푸른색의 염색 또는 염료
metric system \ˈme-trik ˈsis-təm \ 미터법	과학적 작업을 위해 국제적으로 사용되는 측정의 십진법 시스템 → 미터(m) 및 킬로그램(kg)을 기본으로 한 십진법의 국제적인 도량형 단위계

minimum inhibitory concentration(MIC) \ˈmin-ə-məm in-ˈhib-ə-ˌtōr-ē, ˌkän(t)-sən-ˈtrā-shən\ 최소억제농도	최소억제농도, 최소(발육)저지농도 → 항생물질 등의 효력을 검정하는 경우에 사용하는 용어. 세균의 발육을 저지하기 위해 필요한 약제의 최소농도. 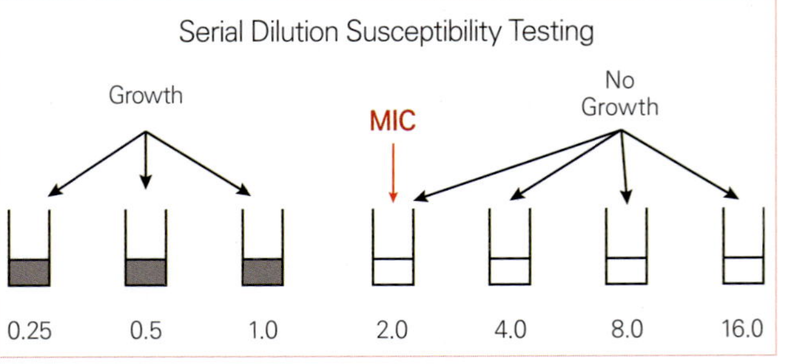
micro \ˈmī-(ˌ)krō\ 마이크로	100만분의 1(10^{-6})을 표시하는데 사용되는 접두어 → 단위를 측정하는 용어로 100만분의 1을 나타낸다.
microalbumin \ˈmī-(ˌ)krō al-ˈbyü-mən\ 미세알부민, 마이크로알부민	소변에 소량의 알부민이 존재하는 상태로 이 정도는 일반 요검사시약 스트립에 의해 감지되지 않아 별도의 면역화학적 검사법을 수행하고 있음. 마이크로알부민은 신부전 초기지표로 활용되고 있음.
microalbuminuria \ˈmī-(ˌ)krō al-ˈbyü-mən ˈ(y)u̇r-ē-ə\ 미세알부민뇨, 미량알부민뇨	소량의 알부민이 소변에 존재하는 상태
microbiology \ˌmī-krō-bī-ˈäl-ə-jē\ 미생물학	미생물을 다루는 생물학의 한 분과로 세균, 바이러스, 진균, 기생충 등을 다루는 학문 분야
microcytic \ˌmī-krō ˈsit-ik\ 소구성 ↔ **macrocytic** \ˌmak-rə-ˈsit-ik\ 대구성	일반 세포의 크기보다 작은 크기를 갖는, 소적혈구성의
microfilaria \ˌmī-krō-fə-ˈlar-ē-ə\ 마이크로필라리아	filarial(필라리아)의 미숙한 형태 → 혈액 안에 기생하는 필라리아의 유충 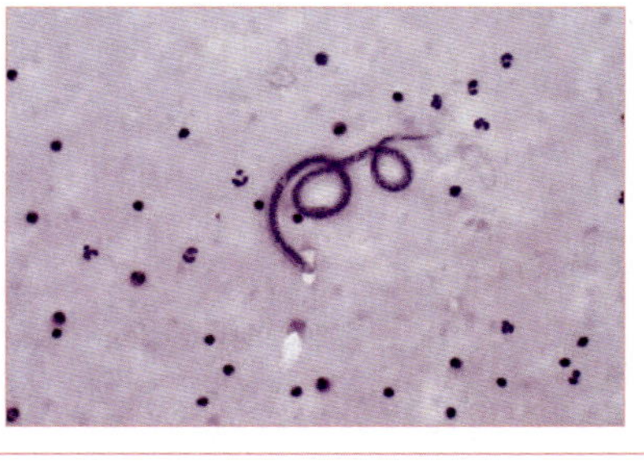
microcentrifuge \ˌmī-krō ˈsen-trə-ˌfyüj\ 미량 원심분리기	microcentrifuge 튜브를 고속으로 스핀(spin,회전)시키는 원심분리기

microhematocrit centrifuge \ˌmī-krō -hi-ˈmat-ə-ˌkrit ˈsen-trə-ˌfyüj\ 마이크로헤마토크릿 원심분리기	혈액을 넣은 capillary tube(모세관)를 고속으로 회전시켜 혈액 중 혈장과 세포들을 빠르게 분리하는 원심분리기
microorganism \ˌmī-krō ˈór-gə-ˌniz-əm\ 미생물	단세포의 작은 생물 → 육안의 가시한계를 넘어서 0.1 mm 이하의 크기인 미세한 생물
micropipetter \ˌmī-krō -pī-ˈpetər\	일반적으로 아주 작은 부피, 1.0 mL 미만을 측정하거나 옮길 때 사용하는 파이펫. mechanical pipette 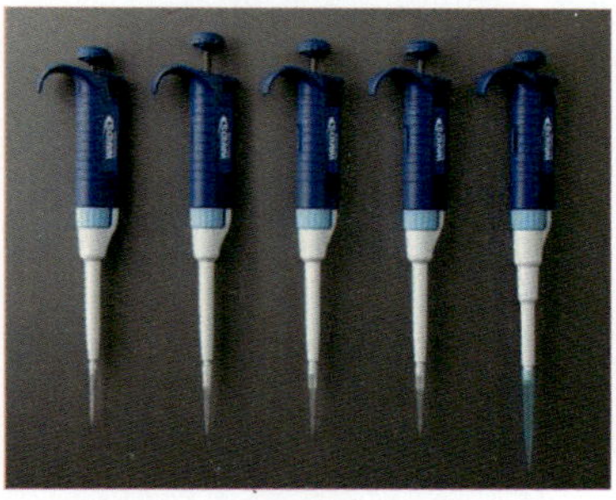
mineral \ˈmin(-ə)-rəl\ 무기물	미네랄은 자연적으로 발생하는 물질로 고체이며 무기물이고 통상 화학식으로 나타낼 수 있다. 무생물적이고 정렬된 원자구조를 갖는 천연물질이다; 임상검사에서 다루는 칼륨, 칼슘, 나트륨, 인, 마그네슘 등은 건강한 식단의 필수적인 물질들이다.
mitosis \mī-ˈtō-səs\ 유사분열	대부분의 세포가 분할되어 원래의 세포와 동일한 유전자(2n)를 갖는 과정 * 감수분열 참조
monoclonal antibodies \ˌmän-ə-ˈklōn-əl ˈant-i-ˌbäd-ē \ 단클론 항체	오직 하나의 특정 외부 단백질과 반응할 수 있도록 실험실에서 만들어진 항체; 특정 종류의 암을 진단하는데 사용
morbidity \mȯr-ˈbid-ət-ē\ 이환율, 병적 상태	아프거나 질병을 가진 상태
mortality \mȯr-ˈtal-ət-ē\ 사망율	사망률은 특정 인구당 사망자 수로 측정하며, 모집단 내의 전체 혹은 특정 그룹으로 기술 할 수 있다(예: 유아 사망율 등).
mucus \ˈmyü-kəs\ 점액	인체의 내부 표면을 윤활 또는 보호해주는 액체로 점막에 의해 생성된 미끄러운 액체

multiple myeloma \'məl-tə-pəl ˌmī-ə-'lō-mə \ 다발성 골수종	다발성 골수종은 형질세포(plasma cell)가 비정상적으로 분화 및 증식되어 나타나는 혈액암이다. 이러한 비정상적인 형질세포를 골수종세포(myeloma cell)라고 부르는데, 이 세포는 종양을 만들고 뼈를 녹여 통증을 유발하고 잘 부러지게 하며, 골수를 침범하여 백혈구, 적혈구, 혈소판 수치를 감소시켜 궁극적으로 빈혈, 감염, 및 출혈의 위험도가 증가하게 된다. 골수종세포는 또한 비정상 면역단백인 M단백(M protein)을 만들어 내는데, 이로 인해 혈액의 농도가 진해져서 혈액과점도증후군을 초래하거나 신장에 손상을 주기도 한다.
mumps \'məm(p)s\ 유행성 이하선염	침샘에 염증을 일으키는 원인이 되는 바이러스성(*Mumps virus*) 감염으로 주로 어린이에 영향을 미친다.
muscular dystrophy \'məs-kyə-lər 'dis-trə-fē\ 근이영양증, 근육영양장애	근이영양증은 희귀 유전질환으로 근골격 시스템을 약화시키고 운동능력을 떨어뜨리는 근육질환이다. 근이영양증은 점진적인 골격근 약화와 특정 근육단백질의 결함 및 근육세포와 조직의 파괴가 나타난다.
mutagen \'myüt-ə-jən\ 돌연변이원	세포에서 비정상적인 변화율을 증가시킬 수 있는 것으로 암으로 이어질 수 있다.
mutation \myü-'tā-shən\ 돌연변이	세포 내의 유전정보의 변화
mycobacterium \ˌmī-kō-'tir-ē-əm\ 마이코박테리움 속(genus, 屬)	성장속도가 느린 박테리아의 한 종류로 신체의 방어 메커니즘에 저항하며 결핵이나 나병과 같은 질병을 일으키는 세균
mycoplasma \ˌmī-kō-'plaz-mə\ 마이코플라즈마	마이코플라즈마는 세포벽이 없는 세균 속(genus)을 말한다. 세포벽 합성을 타겟팅으로 하는 페니실린 또는 다른 베타-락탐계 항생제와 같은 많은 일반적인 항생제에 의해 영향을 받지 않는다. *M. pneumoniae*를 포함하여 *M. genitalium*이 인간병원성이다. 마이코플라즈마는 살아있는 가장 작은 세포이며, 산소없이 생존할 수 있고, 직경이 일반적으로 약 0.1 μm의 이른다.
mycosis \mī-'kō-səs\ 사상균병, 진균병	균류로 인한 질환.

myelin sheath \ˈmī-ə-lən ˈshēth\ 수초	신경세포를 이루는 구성조직의 하나로 각 신경을 둘러싸고 있으며 전기적 전달에 대해 절연체를 형성함으로써 빠른 신경전달이 이루어지도록 해주는 역할을 한다. → 일부 신경을 둘러싸고 보호하는 지방 및 단백질 함유 물질 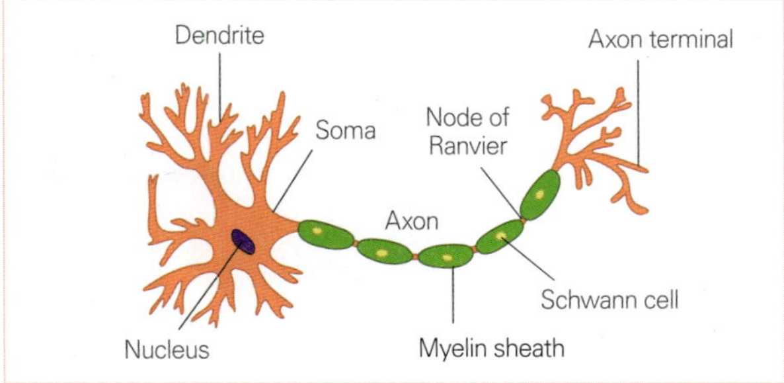
myeloma \ˌmī-ə-ˈlō-mə\ 골수종	골수에 있는 세포에서 발생하는 암. 때로는 다발성 골수종에 대한 약어로 사용
myelosclerosis \ˌmī-ə-ˈlō-sklə-ˈrō-səs\ 척수경화(증), 골수경화(증)	종양 골수줄기세포가 골수 외부 여러 곳에 퍼져 성장하는 골수의 진행성 질환. 일반적으로, 비장의 종대 및 섬유증(흉터)에 의해 골수요소들이 점진적으로 대체되며 진행성 빈혈과 백혈구 및 혈소판 수의 다양한 변화가 발생한다.
myocardial infarction \ˌmī-ə-ˈkärd-ē-əl in-ˈfärk-shən\ 심근경색	흔히 심장마비라고 불리며, 가슴에 심한 통증과 식은 땀, 호흡곤란 등을 특징으로 하는 질환으로, 관상동맥으로의 혈액 공급이 원활하지 않은 결과로 심장근육의 괴사가 진행되어 심장기능이 떨어지는 경우를 말함. 급성심근경색이 발생하면 심폐소생술 후 30분 내에 병원에 도착하여야 한다.
N	
nasopharynx \ˈnā-zə-ˈfar-iŋ(k)s\ 인두	목의 맨 위에서 코의 뒤쪽을 연결되는 통로
nausea \ˈnȯ-zē-ə\ 오심, 메스꺼움	구토할 것 같은 느낌
necrosis \nə-ˈkrō-səs\ 괴사	조직 세포의 죽음을 의미하는 의학용어
needle aspiration \ˈnēd-ᵊl as-pə-ˈrā-shən\ 바늘흡인	검사를 위해 가는 주사바늘과 주사기를 사용하여 체액을 흡입하는 것

needle biopsy \ˈnēd-ᵊl ˈbī-ˌäp-sē\ 바늘 생검	외과적 수술없이 넓은 직경의 바늘을 사용하여 조직을 주사침 안으로 흡입하여 떼내는 작업 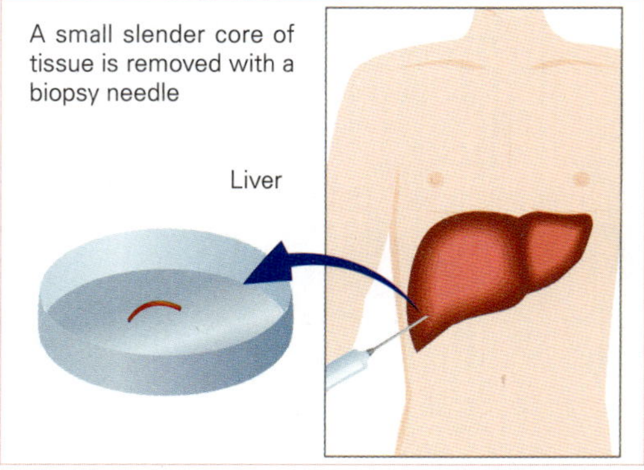
neonate \ˈnē-ə-ˌnāt\ 신생아	신생아, 특히 태어나서 4주 이내의 아기를 설명하기 위해 사용하는 용어
neoplasm \ˈnē-ə-ˌplaz-əm\ 신생물	악성종양에 대한 또 다른 용어
nephritis \ni-ˈfrīt-əs\ 신염, 신장염	감염, 비정상적인 면역체계 반응 혹은 대사장애로 인해 한쪽 혹은 양쪽 신장 모두에 염증이 발생한 상태
nephron \ˈnef-ˌrän\ 네프론	신장의 기능적 단위 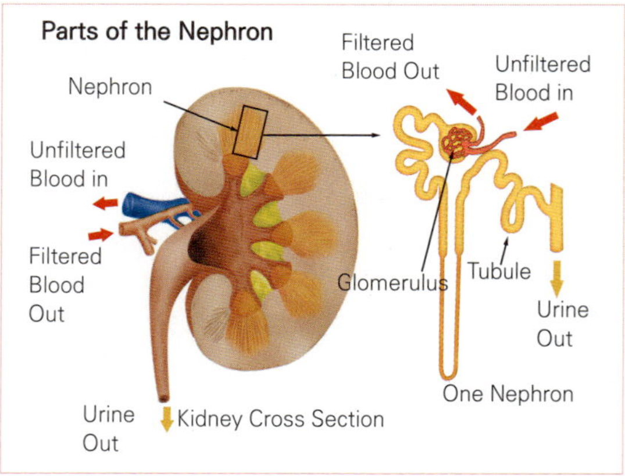
nephrotic syndrome \ni-ˈfrät-ik ˈsin-ˌdrōm\ 콩팥증후군, 신증후군	심한 단백뇨, 저알부민 혈증, 고지질 혈증, 전신부종을 특징으로 하는 임상증후군으로 신사구체 장벽 기능결함으로 인해 소변으로 혈액 중의 단백이 빠져나가는 신장질환을 말함
nerve \ˈnərv\ 신경	인체의 여러 곳과 뇌 사이에 전기적 메시지를 전송하는 섬유다발로 이러한 메시지는 감각 또는 운동기능 정보를 전달한다.

nerve cell \ˈnərv ˈsel \ 신경세포	신경계의 기본 단위로 몸 전체에 화학적 메시지를 전송
neuron \ˈn(y)ü-ˌrän\ 뉴런	신경 세포에 대한 또 다른 용어 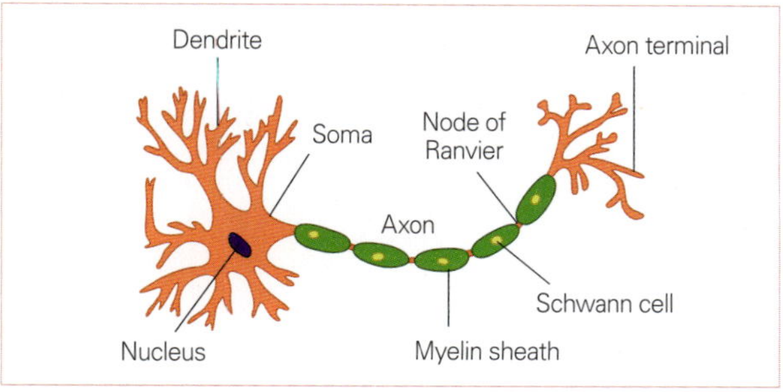
neuropathy \n(y)u̇-ˈräp-ə-thē\ 신경장해	뇌와 척수로부터 신체의 여러 부분에 연결되어 있는 신경들의 질환, 염증 또는 손상
neurotoxins \n(y)u̇-ˈrä-ˈtäk-sən\ 신경독	신경 세포를 공격하고 손상시키는 화학물질
neutrophil \ˈn(y)ü-trə-ˌfil\ 호중구	백혈구 중 호중성을 나타내는 다핵성 과립구로 면역작용을 담당하는 혈액세포
niacin \ˈnī-ə-sən\ 니코틴산	체내에서 많은 화학반응에 참여하는 중요한 비타민으로 비타민 B3로 알려져 있다.
non-insulin-dependent diabetes \ˌnän ˈin(t)-s(ə-)lən di-ˈpen-dənt dī-ə-ˈbēt-ēz\ 인슐린 비의존성 당뇨병	과체중인 40세 이상에서 주로 발생하는 당뇨병 유형으로 일반적으로 식이 변화와 췌장으로부터 인슐린의 생산을 증가시키는 약으로 치료된다. (type II 당뇨병이라고 알려져 있다.)
noninvasive \ˌnän-in-ˈvā-siv\ 비침습성	신체를 관통하거나 신체 안으로 넣지 않는 의료시술을 설명하는 데 사용되는 용어, 또는 신체의 다른 부분으로 확산되지 않는 비암성 종양과 관련한 의미로 사용
norepinephrine \ˌnȯr-ˌep-ə-ˈnef-rən\ 노르에피네프린	혈관을 수축시켜 혈압을 조절하는 호르몬으로 혈압이 떨어지면 심장이 더 빨리 뛰도록 하는 역할을 수행한다.
nucleic acids \n(y)u̇-ˌklē-ik ˈas-əd\ 핵산	신체 발달을 위한 지침을 제공하는 모든 살아있는 유기체에서 발견되는 물질; DNA 및 RNA가 있음

nucleotide bases \ˈn(y)ü-klē-ə-ˌtīd ˈbās \ 뉴클레오티드 염기	핵산을 형성하는 분자
nucleus \ˈn(y)ü-klē-əs\ 핵	개체의 중앙 또는 가장 중요한 포인트를 일컫는 용어로 핵산이 담겨있는 세포의 중심부
nutrient \ˈn(y)ü-trē-ənt\ 영양소	몸의 건강을 유지하는데 사용되는 물질들
O	
obesity \ō-ˈbē-sət-ē\ 비만	체지방이 과잉으로 존재하는 상태로, 연령, 성별, 키가 정상으로 간주되는 최고치보다 20% 이상 더 나가는 사람을 설명하는데 사용되는 용어
occult blood \ə-ˈkəlt ˈbləd\ 잠혈	대변 내의 혈액을 화학적 또는 면역화학적 실험으로 검출하는 것 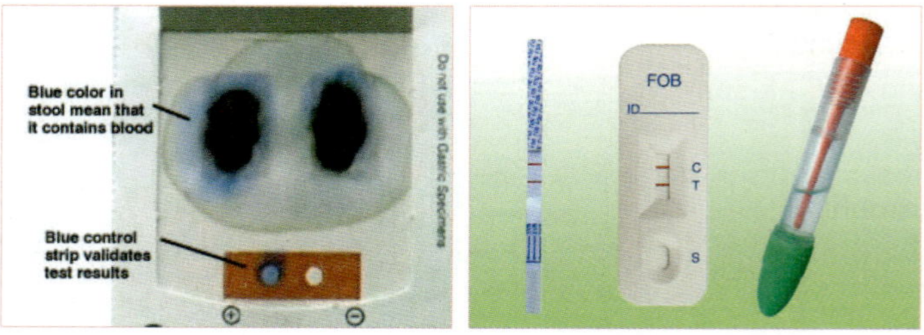 화학적 실험(좌)과 면역화학적 실험(우)
occupational disease \ˌäk-yə-ˈpā-shnəl diz-ˈēz\ 직업병	직장에서 여러 인자들의 노출 및 작업의 인과관계로 발생하는 질환
occupational therapy \ˌäk-yə-ˈpā-shnəl ˈther-ə-pē\ 작업 요법, 작업 치료	질병이나 사고로 인해 소실된 신체적 기능을 다시 살리기 위한 치료법
oncogenes \ˈäŋ-kō-ˌjēn\ 암유전자	유전자가 환경적 요인 또는 바이러스에 의해 변화되어 비정상적인 세포성장을 일으킬 수 있는 유전자로 변화된 유전자
oocyte \ˈō-ə-ˌsīt\ 난모세포, 난자	여성의 난소에 생성되는 미수정체로 완전히 성장되지 않은 난자
open heart surgery \ˈō-pən ˈhärt ˈsərj-(ə-)rē\ 심장 수술	심장을 일시적으로 정지시키고 기계가 몸 전체에 혈액을 pumping 하도록 기능을 수행시키면서 실시하는 심장개복수술

opportunistic infection \-t(y)ü-ˈnis-tik in-ˈfek-shən\ 기회 감염	건강한 사람에게는 해가 되지 않을 수도 있지만, 약해진 면역 체계를 가진 사람(예; AIDS 또는 화학요법 받는 환자)에서 발생할 수 있는 미생물에 의한 감염
optic \ˈäp-tik\ 눈	눈에 관련된
organ donation \ˈȯr-gən dōˈnāshən \ 장기기증	하나 혹은 그 이상의 장기를 다른 사람에게 이식하도록 동의한 약속
organism \ˈȯr-gə-ˌniz-əm\ 균, 생물체	생활기능을 가지고 있는 있는 유기체
osmosis \äz-ˈmō-səs\ 삼투압	삼투 또는 삼투현상이란, 묽은 농도의 용액과 진한 농도의 용액이 반투과성 막을 사이에 두고 있을 때, 농도가 더 진한 쪽으로 용매(일반적으로 물)가 이동하는 현상이다. 이때 발생하는 압력의 크기를 삼투압이라고 한다. 예, 적혈구를 고장액(hypertonic)에 넣으면 적혈구에서 물이 빠져나가 쪼그라든다. 또한 적혈구를 저장액(hypotonic)에 넣으면 바깥에서 적혈구 내로 물이 들어오면서 세포가 불어나 파괴되는 용혈(hemolysis)현상이 나타난다.
osteoblast \ˈäs-tē-ə-ˌblast\ 조골세포	골을 형성하는 세포
osteolysis \ˌäs-tē-ˈäl-ə-səs\ 골용해	뼈의 연화와 파괴
osteoma \ˌäs-tē-ˈō-mə\ 골종	비암성 뼈종양
osteoporosis \ˌäs-tē-ō-pə-ˈrō-səs\ 골다공증	뼈가 더 잘 부서지고, 부러지기 쉽게 저밀도화 된 상태. 낮은 골밀도는 유전적 요인, 조기 폐경, 스테로이드 과용, 흡연, 알코올 과다복용, 류마티스 관절염이 원인이다. 하루 칼슘 1,000~1,200 mg, vitamin D 400~500 단위를 권장한다.
outpatient treatment \ˈau̇t-ˌpā-shənt ˈtrēt-mənt\ 외래치료	병원에 입원하지 않고 시행하는 의사의 치료행위
overdose \ˈō-vər-ˌdōs\ 과다복용	혼수 및 사망을 초래할 수있는 약물의 지나치게 큰 용량

over-the-counter remedy \'ōvər- thē- 'kountər 'remədē\ OTC 치료제	의사의 처방전 없이 구입할 수 있는 약. 일반의약품
ovulation \ˌäv-yə-'lā-shən\ 배란	일반적으로 여성의 월경주기 중도에 나타나는 난소로부터 난자의 발달과 방출
ovum \'ō-vəm\ 난자	여성생식세포, 난자에 대한 또 다른 용어
oxidation \ˌäk-sə-'dā-shən\ 산화 ↔ **reduction** \ri-'dək-shən\ 환원	산화는 분자, 원자 또는 이온이 산소를 얻거나 수소 또는 전자를 '잃는' 것을 말함. ↔ 환원은 분자, 원자 또는 이온이 산소를 잃거나 수소 또는 전자를 '얻는' 것을 말함
oxygen free radicals \'äk-si-jən 'frē 'rad-i-kəl\ 산소유리기	산소의 활성형태(산소자유라디칼)는 오염, 담배연기와 방사선 등에서 발견되며 이는 세포를 손상시킬 수 있다. 노화과정 및 암에 있어서도 중요한 역할을 하는 것으로 추정된다.
oxytocin \-'tōs-ən\ 옥시토신	출산 시 자궁의 수축과 모유 수유를 하는 동안 모유생산을 자극하는 원인이 되는 뇌하수체에서 생산되는 호르몬
ozone \'ō-ˌzōn\ 오존	오존(O_3)은 산소 원자 3개로 이루어져 있다. 오존이 갖고 있는 강력한 산화력은 하수의 살균, 악취제거 등에 유용하게 이용되기도 하고, 지구 대기 중에 오존층을 형성하여 보호막의 역할도 하는 등 좋은 역할을 하지만, 지표면에서 생성되는 오존은 인간의 건강에 해로운 대기오염 물질이 된다.
P	
pancreas \'paŋ-krē-əs\ 췌장	음식물을 분해하는데 도움이 되는 효소와 혈액에 있는 포도당 수치를 조절하는데 도움이 되는 호르몬(인슐린과 글루카곤)을 생성하는 위장 뒤편에 있는 기관
pancreatitis \ˌpaŋ-krē-ə-'tīt-əs\ 췌장염	췌장의 염증(알코올 남용으로 인해 흔히 발생)
pandemic \pan-'dem-ik\ 대유행, 범유행	감염병의 발생, 확산 정도를 구분하는 용어로 Endemic(풍토병)은 한 지역이나 집단에서 일정하게 발생하는 전염병이고, 이보다 넓은 지역으로 확산되거나 또는 많은 환자가 발생하는 것을 epidemic이라고 한다. Pandemic(대유행, 범유행)은 epidemic보다 더 넓은 지역으로 확신되는 경우로 대부분 국제적으로 질병이 확산되는 경우를 말한다.
panic check \'pan-ik 'chek-\ 이상치, 극단치 체크	일반적으로 발생하지 않는 검사결과(생명이 위급할 정도의 상태)를 나타내는 이상치

papilloma \ˌpap-ə-ˈlō-mə\ 유두종	피부 또는 점막에서 발생하는 종양으로 통상 암은 아님
pap smear \ˈpap-ˈsmi(ə)r\ 자궁경부 세포진검사	자궁경부에서 세포를 추출하여 슬라이드에 도말하고 염색과정을 거쳐서 현미경으로 세포형태를 관찰하는 검사로 자궁경부 세포의 이상형태를 판단하여 보다 더 자세한 검사가 필요한지를 판단하는 자궁경부암 선별검사 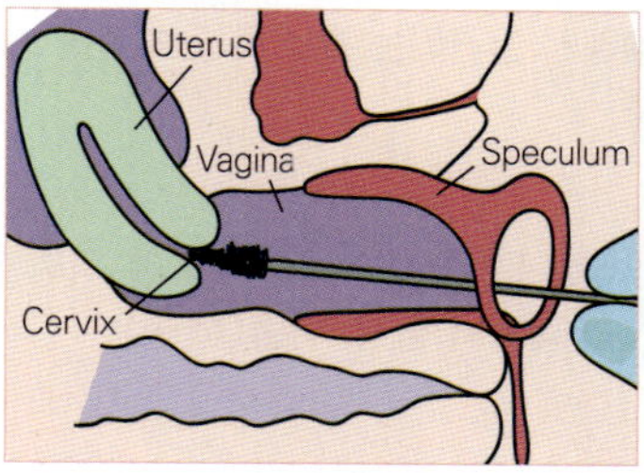 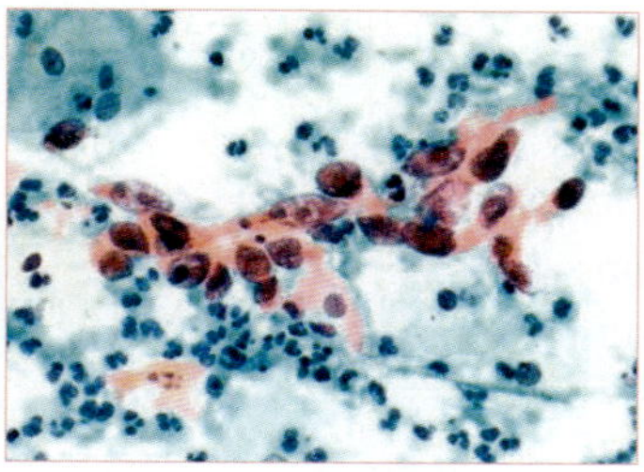 자궁경부에서의 세포추출(좌) 과정과 pap 염색결과(우)
paramedic \ˌpar-ə-ˈmed-ik\ 준(準)의료 종사자	응급처치 및 기타 응급 의료서비스를 제공하기 위해 훈련 받은 사람
parasite \ˈpar-ə-ˌsīt\ 기생충	어떤 생물이 다른 생물로부터 영양과 서비스를 지속적이고 일방적으로 수탈하는 경우를 가리키는 용어로 영양분을 수탈하는 쪽을 기생충, 수탈당하는 쪽은 숙주(host)라 부른다.
parathyroid gland \ˌparəˈthīˌroid ˈgland\ 부갑상선	목 부위에 있는 작은 샘으로 혈액에서 칼슘의 수준을 조절하는 호르몬을 생산하는 기관
parathyroid hormone \ˌparəˈthīˌroid ˈhȯr-ˌmōn\ 부갑상선 호르몬	혈액 내의 칼슘 수준을 제어하는 역할을 하는 부갑상선에서 방출되는 호르몬
Parkinson's disease \ˈpär-kən-sənz- diz-ˈēz\ 파킨슨 병	근육이 운동하는 것을 제어하는 화학적 메신저 도파민의 부족으로 발생하는 뇌질환으로 근육 경직, 허약, 떨림 등이 나타남
passive smoking \ˈpas-iv ˈsmōkɪŋ\ 간접흡연	흡연자와 같은 구역에 있는 다른 사람들(간접흡연자)이 시가, 담배 또는 파이프 담배의 연기를 흡입하게 되는 상황; 비흡연자의 암 및 호흡기 질환의 위험도를 증가시킴
pathogen \ˈpath-ə-jən\ 병원체	질병을 일으킬 수 있는 물질; 일반적으로 질병을 유발하는 미생물을 말함
pathogenesis \ˌpath-ə-ˈjen-ə-səs\ 발병기전	질환 또는 장애의 발생 및 발전의 원인. 발병기전은 질병을 일으키는 메커니즘을 말함. 질환의 기원 및 개발을 기술하고, 급성, 만성, 또는 재발 가능성이 있는지 여부를 밝히는 것. 이 단어는 그리스어 pathos("질병")과 genesis("생성")에서 비롯되었음

pathology \pə'thäləjē\ 병리학	질병의 원인, 경과 및 변화 등에 대해 연구하는 학문. 질병의 상태나 병리조직이나 기관의 형태 및 기능의 변화 등이 연구대상이다.
pelvis \'pel-vəs\ 골반	인체 해부학에서 복부 하단부에 위치하여 몸통과 하지를 연결하며, 배 속의 장기를 싸고 있는 뼈의 그룹
pepsin \'pep-sən\ 펩신	위액에서 발견되는 효소로 단백질을 소화시키는데 도움을 줌
peptic ulcer \'pep-tik 'əl-sər\ 소화성 궤양	일반적으로 위산의 부식 작용에 의해 부분적으로 발생하는 식도, 위, 작은 창자의 내벽의 침식, 미란(糜爛) 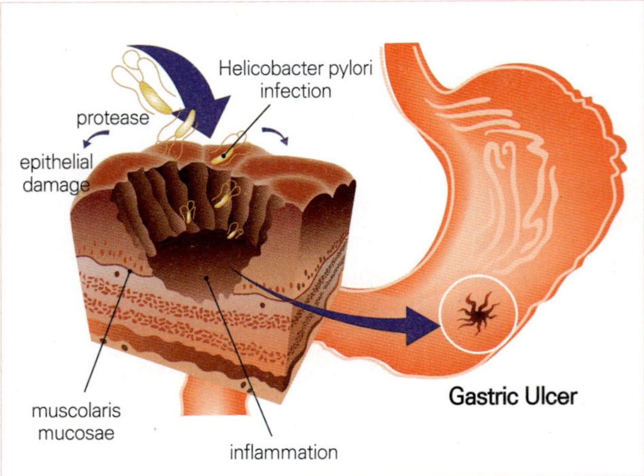 *H. pylori* 감염으로 인한 위궤양
perforation \ˌpər-fə-'rā-shən\ 천공	질병이나 부상으로 인해 장기나 신체 구조에 발생한 구멍 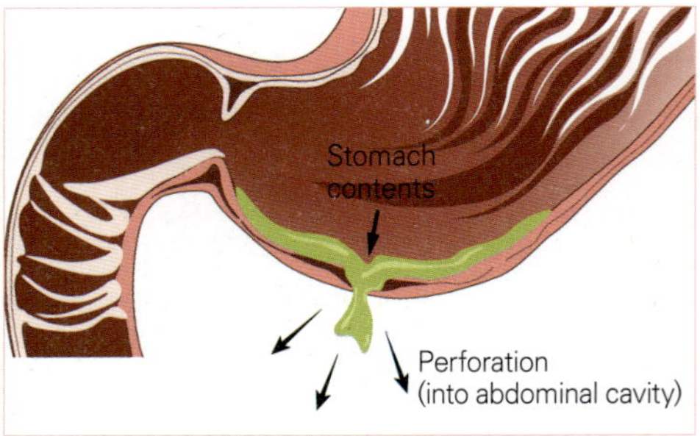

peritoneum \ˌperitnˈēəm\ 복막	복강과 복부 장기를 덮고 있는 막 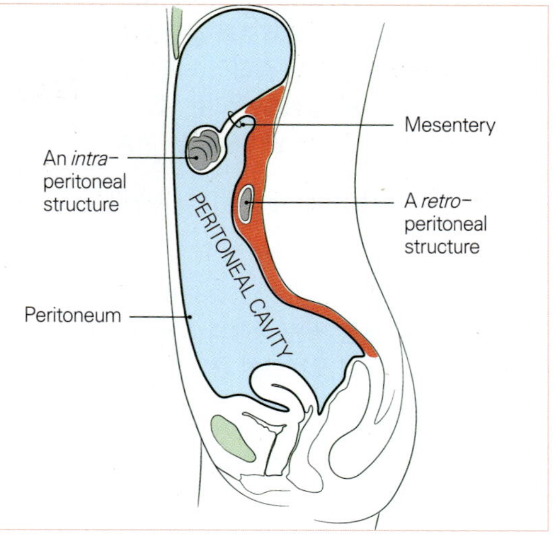
pertussis \pər-ˈtəs-əs\ 백일해	*Bordetella pertussis*에 의해 유발되는 질환으로 발작적인 큰 기침을 특징으로 하는 상기도(인두, 후두, 기도) 감염증이다. 보통 영유아에서 많이 발생하고 유년층 특히 1세 미만의 유아에서 병증의 진행과 합병증의 위험이 크다.
PET scan 양전자단층촬영	양전자를 방출하는 방사성 동위원소를 이용하여 인체에 생화학적, 물리학적 영상을 3차원으로 나타내는 핵의학 검사
pH 수소이온농도	수소이온 농도: 물질의 산성 또는 염기성 특성을 측정할 때 사용하는 지표
phagocyte \ˈfag-ə-ˌsīt\ 식세포	면역체계의 세포 중 하나로 이물질(신체가 원치 않는 세포성 물질 및 미생물)을 에워싸거나 혹은 소화시키는 작용을 하는 세포 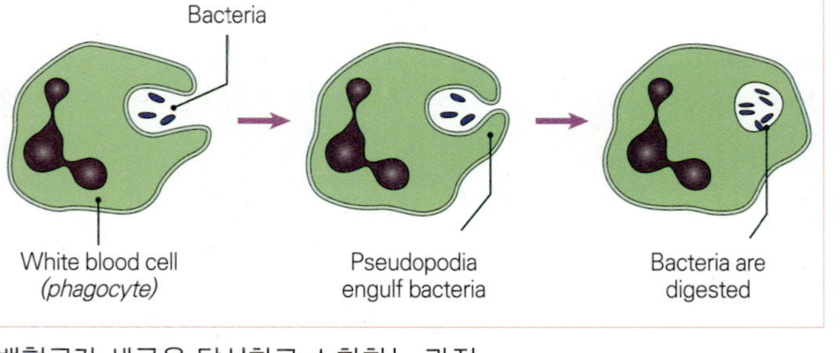 백혈구가 세균을 탐식하고 소화하는 과정
pharmacology \ˌfär-mə-ˈkäl-ə-jē\ 약리학	신약 개발 등을 포함하는 약물 치료의 연구
pharynx \ˈfar-iŋ(k)s\ 인두	인후, 입과 코의 뒤쪽 편에 연결되어 있는 식도와 기관지로 연결되는 관

phenylketonuria \ˌfen-əl-ˌkēt-ən-ˈ(y)u̇r-ē-ə\ 페닐케톤요증	페닐케톤뇨증(phenylketonuria; PKU)은 아미노산의 하나인 페닐알라닌을 대사시키지 못하는 유전병으로 체내에 페닐알라닌과 그 대사 산물의 축적으로 뇌세포의 성장장애가 발생하여 지능장애, 담갈색 모발, 피부의 색소 결핍 등의 증상이 나타난다. 페닐케톤뇨증이 있는 신생아는 진단 후 페닐알라닌 섭취를 줄이는 것만으로도 정상생활이 가능하다. 그러나 조기에 발견하지 못하면 영구적인 지능장애가 초래된다.
phobia \ˈfō-bē-ə\ 공포증	지속되는 두려움이나 무언가를 피하려는 욕망
physical therapy \ˈfiz-i-kəl ˈther-ə-pē\ 물리치료	부상 또는 장애의 치료에 이용되는 물리적 방법으로 운동, 마사지, 열 응용 치료 프로그램 등의 치료법
physiology \ˌfiz-ē-ˈäl-ə-jē\ 생리학	신체의 기능에 대해 연구하는 학문분야
pinworm \ˈpin-ˌwərm\ 요충	장 내에서 살 수 있는 작은 선충류 기생충(*Enterobius vermicularis*)으로 seat worm 또는 thread worm이라고도 불림. 일반적으로 아이들에게 감염됨 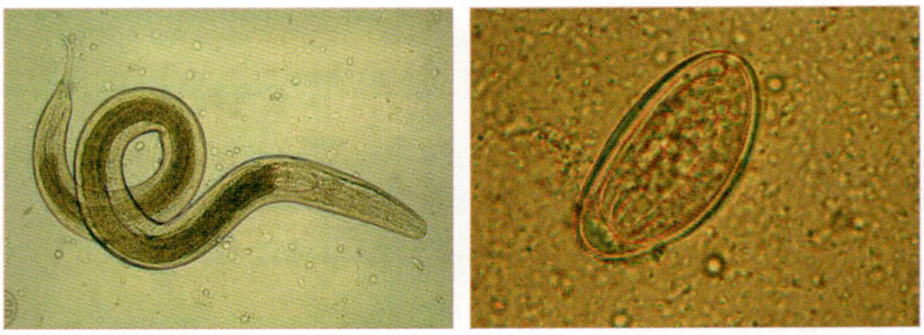 요충 성충(좌) 및 충란(우)
pituitary gland \pə-ˈt(y)ü-ə-ˌter-ē ˈgland\ 뇌하수체	뇌의 기저에 있는 작고 둥근 샘으로 다른 호르몬의 분비를 제어하거나 인체의 대사과정을 통제하는 호르몬을 방출하는 기관
placebo \plə-ˈsē-(ˌ)bō\ 속임약, 위약	위약(僞藥) 또는 플라시보(영어: placebo)는 심리적 효과를 얻기 위하여 환자가 의학이나 치료법으로 받아들이지만 치료에 전혀 도움이 되지 않는 가짜 약제를 말한다. 의사가 환자에게 가짜 약을 투여하면서 진짜 약이라고 하면 환자의 좋아질 것이라고 생각하는 믿음 때문에 병이 낫는 현상을 플라시보 효과라 말한다.
placebo effect \plə-ˈsē-(ˌ)bō i-ˈfekt\ 위약효과, 플라시보 효과	약물 자체보다는 약물에 대한 사람의 기대 때문에 나타나는 긍정적 또는 부정적 반응
placenta \plə-ˈsent-ə\ 태반	임신 중 자궁에 형성된 기관으로 엄마의 혈액과 태아의 혈액을 연결하는 역할을 한다. 태아에 영양분을 공급하고 폐기물을 제거하는 역할을 한다.

plague \'plāg\ 페스트, 흑사병	쥐 벼룩에 물려 인간에게 감염되는 심각한 전염병(독일어: Pest; 영어: plague) → 인체에 페스트균(*Yersinia pestis*: 장내 세균과 통성혐기성/ 그람음성/ 무아포 간균)이 침입함으로써 발병하는 전염병.
plaque \'plak\ 플라그	동맥에 지방 등이 침착되어 만들어진 것으로, 혈관이 좁아지기 때문에 심장 질환의 가능성이 높아짐. 치과 플라그는 침, 박테리아, 음식 찌꺼기가 치아에 도포되는 것을 말하며 충치의 원인이 된다. 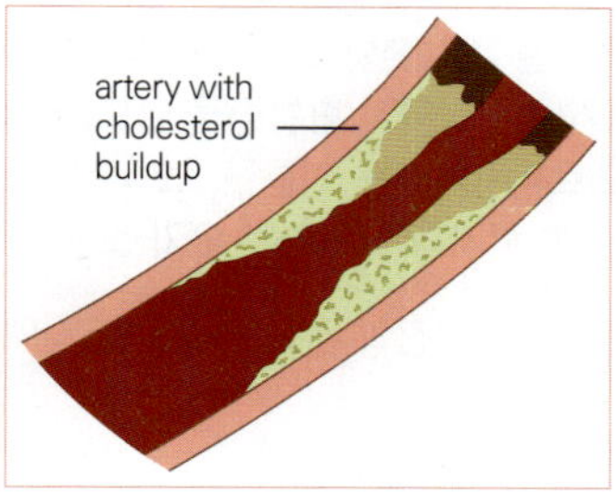
plasma \'p laz-mə\ 혈장	영양소, 염, 단백질 등의 물질이 포함되어 있는 혈액의 액체 부분
plasma cell \'plaz-mə 'sel\ 원형질 세포	plasma B cell이라도 말하는 항체를 만드는 백혈구 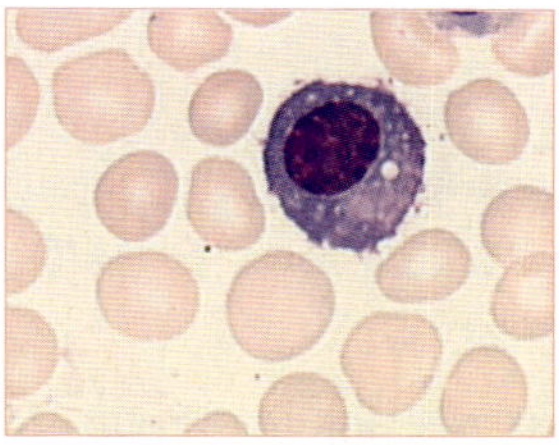
platelet \'plāt-lət\ 혈소판	혈전의 형성에 가장 중요한 역할을 하는 혈액에서 발견되는 가장 작은 입자 세포
pleura \'plu̇r-ə\ 흉막, 가슴막(늑막)	폐를 싸고 있는 두 겹의 장막으로 흉벽에 붙어 있는 쪽을 벽측 흉막, 폐쪽에 붙어 있는 쪽을 장측 흉막이라 하며 호흡을 하는 동안 폐의 운동을 도와주는 역할
pneumonia \n(y)u̇-'mō-nyə\ 폐렴	세균이나 바이러스 감염에 의한 폐의 염증으로 발열, 호흡 곤란, 가래 기침을 일으키는 원인임
polycythemia \ˌpäliˌsī'thēmēə\ 적혈구 증가증	혈액 내의 적혈구의 수가 증가된 상태
polydipsia \ˌpälē'dipsēə\ 조갈증	과도한 갈증을 말함

polyp \ˈpäl-əp\ 용종	용종은 코와 장 내의 점막에서 발생하여 성장하며, 쉽게 출혈을 일으키고 암이 될 수 있다.
polyuria \ˌpäl-ē-ˈyu̇r-ē-ə\ 다뇨증	소변의 과잉 생산으로 각종 질환의 증상일 수 있고, 특히 진성 당뇨병 일 수 있다.
Porphyria \pȯr-ˈfir-ē-ə\ 포르피린증	유전질환의 한 그룹으로 혈액에서 만들어지는 포르피린(porphyrins)이라 불리는 물질로 햇빛 노출과 특정 약물에 대한 반응이 원인이 되어 발진을 일으키거나 신경학적 합병증을 일으킨다. → 포르피린이라는 이름은 「보라색의 색소」를 의미하는 희랍어에서 유래하는데, 환자의 대변이나 요가 보라색이 되기 때문이다.
portal vein \ˈpȯrt-ᵊl ˈvān\ 간문맥	위장, 소장, 비장과 간을 연결하는 정맥
posterior \pō-ˈstir-ē-ər\ 후부	인체의 후면이나 위치에 관한 어떤 것을 설명할 때 사용할 용어
postnatal \(ˈ)pōst-ˈnāt-ᵊl\ 산후	태어난 후 발생하는 것을 설명하는 용어로 일반적으로 아기에게 사용
potassium \pə-ˈtas-ē-əm\ 칼륨	체내에 중요한 역할을 하는 미네랄로 체액의 균형, 정상 심장 박동, 신경자극의 전도, 그리고 근육수축을 유지하는데 도움을 주는 역할을 함.
precancerous \ prēˈkansərəs\ 전암 증상의	암으로 발전 가능성이 있는 상태를 설명하는데 사용하는 용어
premenopausal \ˌprēˌmenəˈpôzəl\ 폐경 이전	폐경 바로 이전에 있는 여성의 인생에서 몇 년의 기간을 설명하는 용어
prenatal diagnosis \prēˈnātl ˌdīəgˈnōsis\ 산전진단	태아의 이상을 진단하는데 사용되는 기술
prenatal testing \prēˈnātl |testɪŋ\ 태아검사	임신한 여성과 태아에게 이상을 방지하거나 진단하기 위해 수행되는 검사

prion \ˈprē-ˌän\ 프리온	프리온(prion)은 단백질성 감염성 입자(proteinaceous infectious particle)로 단백질을 뜻하는 'protein'에서 pr을, 감염성을 뜻하는 'infectious'에서 i를, 입자를 뜻하는 접미사-on을 붙여 만들었다. 프리온은 포유류에서 몇 종의 퇴행성 뇌질환을 일으키는 것으로 알려져 있는데 이런 질환 중에는 흔히 광우병(mad cow disease)이라 부르는 소해면상뇌증(bovine spongiform encephalopathy, BSE)과 사람에 발생하는 크로이츠펠트-야코프병(CJD) 등이 있다.
prognosis \präg-ˈnō-səs\ 예후	질병의 효과와 결과에 대한 의사의 가능한 예측
prolactin \prō-ˈlak-tən\ 프로락틴	여성의 가슴 발달과 우유 생산을 담당하는 뇌하수체에서 방출되는 성호르몬
prostatectomy \ˌprästəˈtektəmē\ 전립선절제술	전립선의 일부 또는 전체를 제거하는 수술
prostate gland \ˈpräs-ˌtāt ˈgland\ 전립샘, 전립선	정액의 대부분을 생산하는 장기로 방광 아래에 위치
proteins \ˈprōt-ē-ən\ 단백질	피부나 머리카락 그리고 효소와 호르몬 뿐만 아니라 생물체에서 중요한 역할을 수행하는 아미노산으로 이루어진 큰 분자
prothrombin time(PT) \(ˈ)prō-ˈthräm-bən ˈtīm\ 프로트롬빈 시간	프로트롬빈 시간(prothrombin time, PT)은 혈액응고계 검사방법의 하나로, 혈액응고 과정 중 외인성 경로에서 필요한 인자인 프로트롬빈(II인자), V인자, VII인자, X인자가 정상적으로 응고 활성을 일으켜 혈병이 생성되기까지의 시간을 측정하는 검사법이다. 이 검사법은 흔히 부분 트롬보플라스틴 시간(PTT)검사와 함께 시행한다.
proto-oncogene \ˌprōt-ō-ˈäŋ-kə-ˌjēn\ 원발암 유전자	일반적으로 비활성 상태이지만 활성화될 경우에 암을 유발하는 발암유전자가 될 수 있다.
protozoan \ˌprōt-ō-ˈzō-ən\ 원생동물	단순 단세포 생물; 아메바. 짚신벌레 등
proximal \ˈpräk-sə-məl\ 근위	인접하는, 몸 중심에 가까운
psychology \sīˈkäləjē\ 심리학	인간의 마음과 행동을 "과학적"으로 연구하는 학문

psychosis \sī-ˈkō-səs\ 정신병	생각, 인식, 그리고 판단에 대한 심각한 무능력 상태의 정신장애; 명확한 현실인식의 장애가 발생한 상태
pulmonary artery \ˈpu̇l-mə-ˌner-ē ˈärt-ə-rē\ 폐동맥	심장에서 폐로 혈액으로 공급하는 동맥
pulmonary edema \ˈpu̇l-mə-ˌner-ē iˈdēmə\ 폐부종	말 그대로 폐에 물이 차는 것으로 그 원인으로는 혈액의 순환장애를 일으키는 심부전, 신부전이 주요 요인이다.
pulmonary embolism \ˈpu̇l-mə-ˌner-ē ˈem-bə-ˌliz-əm\ 폐색전증	정맥에서 유래한 떠있는 혈전이 폐동맥 혈관을 막아 폐가 기능을 잃는 상태.
pulmonary fibrosis \ˈpu̇l-mə-ˌner-ē fī-ˈbrō-səs\ 폐섬유증	일반적으로 폐렴이나 결핵 등의 폐질환 때문에 발생하는 염증으로 인해 두꺼운 흉터가 생긴 폐조직 상태
pulse \ˈpəls\ 맥박	심장박동에 의한 혈관의 확장과 수축에 따라 일어나는 동맥의 주기적인 파동 → 맥박수: 혈관의 확장되는 수를 분당 측정한 수
pus \ˈpəs\ 농	죽은 백혈구, 조직 및 박테리아를 포함한 두꺼운 황색 또는 녹색 유체; 세균성 감염 부위에서 보인다.
pyrogen \ˈpī-rə-jən\ 발열물질	발열의 원인이 모든 물질. 발열을 유발하는 물질을 총칭하는 말로 화학물질과 세균 등을 포함하고 있다.
pyuria \pī-ˈyu̇r-ē-ə\ 농뇨	소변에 백혈구 세포가 존재하는 상태로 통상 신장이나 요로계 감염의 지표
Q	
quality control \ˈkwäl-ət-ē kən-ˈtrōl\ 정도관리	검사업무 과정을 감시하고 문제를 발견하고 교정하는 과정으로 검사의 신뢰도를 유지 또는 향상시키기 위해 시행하는 질관리의 핵심업무
R	
rabies \ˈrā-bēz\ 광견병	주로 동물에 영향을 미치는 감염성 바이러스성 질환으로 감염된 동물에게 물리면 인간에게 전염될 수 있으며, 치료하지 않을 경우 마비 및 사망을 초래할 수 있다.
radiation \ˌrād-ē-ˈā-shən\ 방사선	X-선 및 자외선 같은 다양한 에너지의 종류

radiation therapy \ˌrād-ē-ˈā-shən ˈther-ə-pē\ 방사선 치료	암과 같은 질병을 치료하는 방법 중 하나로 장애를 받았거나 손상된 세포를 방사능을 사용하여 파괴하는 치료법
receptor \ri-ˈsep-tər\ 수용체	수용체(receptor)는 세포 표면에 일반적으로 존재하는 분자로서, 세포 외부로부터 화학신호를 받는 역할을 한다. 이러한 외부물질들이 수용체와 결합하면 무언가(특정 물질을 세포로 들어오게 하거나 나가게 하거나, 분열을 지시하는 등)를 하도록 세포에게 지시한다. → 수용체는 신호전달을 목적으로 세포막이나 세포질, 세포핵(핵 수용체)에 존재하는 단백질이다. 수용체와 결합하는 분자를 리간드(배위자)라고 하며 펩타이드나 다른 저분자(신경전달물질, 호르몬, 약제, 독소 등)가 될 수도 있다.
rectum \ˈrek-təm\ 직장	장과 항문 부위를 연결하는 대장의 끝에 위치한 짧은 튜브모양의 관. 길이는 약 20 cm이며 항문 바로 윗부분을 직장항문부(항문관)이라고 하며, 그 바로 윗부분을 직장팽대부라고 한다.
red blood cell 적혈구	폐로부터 신체 조직으로 산소를 운반하는 도너츠 형태의 혈액 세포
rehabilitation \ˌrē-(h)ə-ˌbil-ə-ˈtā-shən\ 재활	상해 또는 질병에 대한 치료를 목적으로 신체능력을 복원하는 것
renin \ˈrē-nən \ 레닌	낮은 혈압을 증가시켜주는 역할을 하는 효소
reproductive system \ˌrē-prə-ˈdək-tiv ˈsis-təm\ 생식계	남자와 여자가 성관계를 가지도록 하고, 아이를 생산할 수 있도록 하는 장기와 구조
respiratory arrest \ˈres-p(ə-)rə-ˌtōr-ē ə-ˈrest\ 호흡 정지	사람이 갑자기 호흡이 정지되는 상태
respiratory system \ˈres-p(ə-)rə-ˌtōr-ē ˈsis-təm\ 호흡계	호흡 과정을 수행하는 장기들 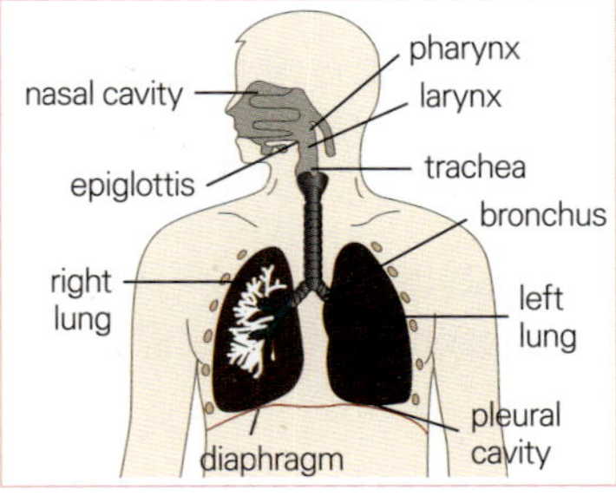

reticulocyte \ri-ˈtik-yə-lō-ˌsīt\ 망상 적혈구	골수 속의 유핵적아구가 핵을 잃고 혈류 속으로 나오는 미성숙한 적혈구. 1~2일 후에는 망상물질이 없어지며 성숙적혈구가 된다. 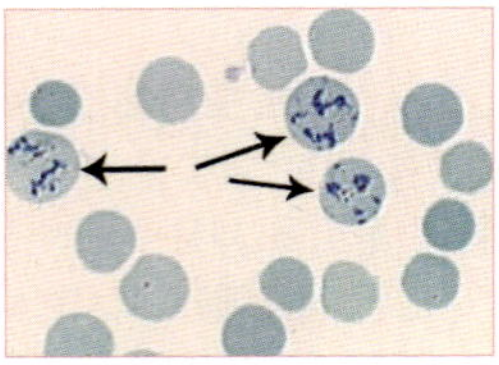 초생체 염색(new methylene blue)을 실시하면 푸른색의 망상들(RNA, 미토콘드리아, 리보좀 찌꺼기)을 볼 수 있다.
retroviruses \ˈre-trō-ˌvī-rəs\ 레트로 바이러스	DNA 대신 RNA로 구성되어 있는 바이러스 그룹으로 HIV와 T-세포 백혈병을 일으키는 바이러스를 포함하고 있다.
Rh blood group Rh 혈액형 Rh^+, Rh^-	적혈구의 세포막에 존재하는 Rh항원의 유무에 의해 분류하는 혈액형계. → Rh항원은 항원이 없는 Rh음성형인 사람에게 Rh양성형 혈액을 수혈할 때 위험을 일으킬 수 있고, 어머니가 Rh음성형이고 태아가 Rh양성형일 경우에는 임신기간 동안 위험이 발생할 수 있다.
rheumatic fever \ro͝oˈmatik ˈfēvər\ 류마티스 열	연쇄상구균으로 인한 인후 감염의 결과로 만들어진 항체가 자가면역 반응을 일으켜 발생시키는 열로 신체 여러 조직에 염증을 일으키며, 특히 심장의 손상이나(심장염) 또는 여러 부위의 관절에 손상(다발성 관절염)을 줄 수 있다.
rheumatoid arthritis \ro͝oˈmatik är-ˈthrīt-əs\ 류마티스 관절염	신체의 자기면역체계가 자기조직을 공격함으로써 관절에 염증이 생기고, 굽혀지지 않고, 통증, 때로는 변형이 오는 질환
rheumatoid factors \ro͝oˈmatik ˈfak-tər\ 류마티스 인자	류마티스 관절염을 가진 사람의 약 80%에서 존재하는 항체로 혈액검사를 통해 검출되면 류마티스성 장애를 진단하는데 도움을 받을 수 있다.
riboflavin \ˌrī-bə-ˈflā-vən\ 리보플라빈	비타민 B 복합체에 속하는 비타민으로 신체의 여러 대사과정에 중요함. 또한 건강한 피부를 유지하는데 도움을 줌
ringworm \ˈriŋ-ˌwərm\ 백선	피부 표면에서 생존·증식하면서 케라틴(피부의 가장 바깥부분, 털, 손톱의 주요 구성단백질)을 먹고 사는 곰팡이에 의해 발생하는 피부병. 피부 병변은 둥글거나 고리모양을 이룸
RNA **ribonucleic acid** \ˌrī-bō-n(y)ü-ˌklē-ik-\	DNA에 포함된 정보를 풀어 처리하는 단일가닥 핵산으로 단백질을 합성하도록 ribosome에 유전정보를 전달하는 리보핵산

roundworm \ˈrau̇n-ˌdwərm\ 회충	선충; (특히) 회충을 말함. 주요 인간기생충의 대부분을 차지하고 있는 기생충 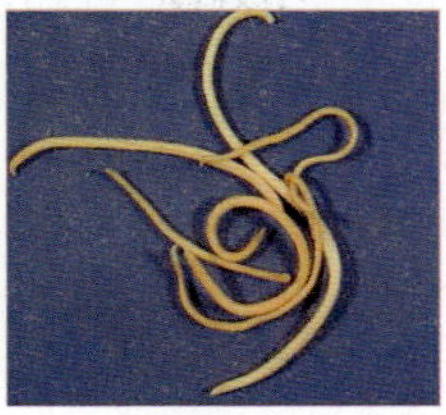
rubella \rü-ˈbel-ə\ 풍진	임신 초기단계의 여성이 감염되면 태아출생 시 결함을 일으키는 원인이 되기도 한다. 약한 바이러스성 감염으로(또한 독일 홍역이라고도 함) 발진과 발열이 나타난다.
S	
saccharides \ˈsak-ə-ˌrīd\ 당	설탕 및 전분 등의 탄수화물 그룹(다당류)
saline \ˈsā-ˌlēn\ 식염수	소금을 포함되어 있는 염 용액 또는 물질 → normal saline : 0.85% NaCl
salivary gland \ˈsal-ə-ˌver-ē ˈgland\ 침샘	입안으로 타액을 분비하는 샘
salmonella \sælmənelə\ 살모넬라균	박테리아의 그룹. Salmonella 속균은 가장 중요한 식중독균의 하나이며, 분류방법에 따라 다양하게 세분된다. Salmonella균은 크게 *S. enterica* 및 *S. bongori* 2종(species)으로 분류되고, 5개 group, 6 subspecies로 구분된다.
salmonellosis \sælmənelóusis\ 살모넬라증	살모넬라균에 의한 감염증
salpingectomy \ˌsal-pən-ˈjek-tə-mē\ 난관 절제술	한쪽 또는 양쪽 나팔관의 외과적 제거수술
sarcoma \sär-ˈkō-mə\ 육종	결합조직, 섬유조직, 혹은 혈관 등의 암 → 악성 종양은 암종(carcinoma)과 육종(sarcoma)으로 나뉘는데, 암종이란, 피부, 점막 등의 상피성 세포에서 생긴 악성종양이며, 육종은 근육, 결합조직, 뼈, 연골, 혈관 등의 비상피성 세포에서 생긴 악성종양을 말한다.
scarlet fever \ˈskär-lət- ˈfē-vər\ 성홍열	연쇄상구균에 의해 발생하는 전염성 유년기 질환으로 목의 통증과 발열, 발진을 유발한다.
screening \ˌskriːnɪŋ\ 선별검사	초기에 질병을 진단하기 위해 실시하거나 건강한 사람을 대상으로 질병 유무를 판단하는 선별검사

scurvy \'skər-vē\ 괴혈병	비타민 C 부족으로 야기되는 질병으로 관절과 근육이 약해지고 출혈과 통증 그리고 잇몸 출혈 및 비정상적인 뼈와 치아의 성장을 특징으로 하는 질병
secondary disease \'sek-ən-ˌder-ē diz-'ēz\ 이차질환	최초의 질환이나 손상에 이어서 또는 그 결과로 일어나는 병.
seizure \'sē-zhər\ 발작	생리학적으로 갑작스럽게 뇌의 전기활동이 제어되지 않는 파형으로 나타나는 것으로, 비자발적인 움직임이나 의식의 상실상태
semen \'sē-mən\ 정액	전립샘과 정낭에 의해 생성된 유체와 함께 정자가 포함되어 사정 시 방출되는 액체
semen analysis \'sē-mən ə-'nal-ə-səs\ 정액분석	일반적으로 남성불임의 진단과 치료에 사용; 정자의 모양, 운동성, 정자의 양을 측정 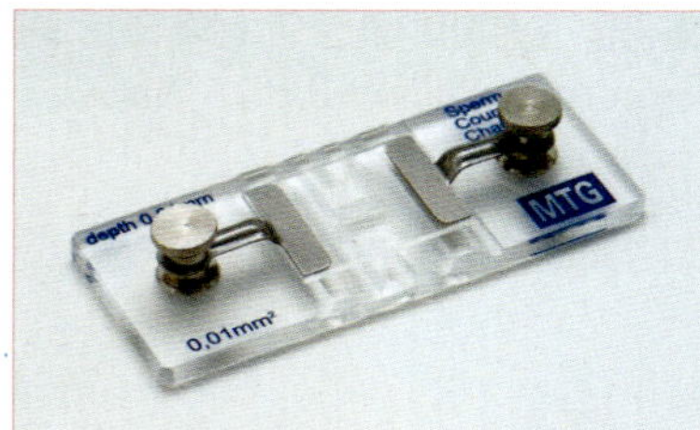 정자수 계수기
seminal vesicles \'sem-ən-əl 'ves-i-kəl\ 정낭	정액을 생산하고 저장하는 남성생식기관의 하나로 방광 뒤에 위치하고 한 쌍이 존재하며 정관팽대부와 합쳐져 사정관을 형성한다.. 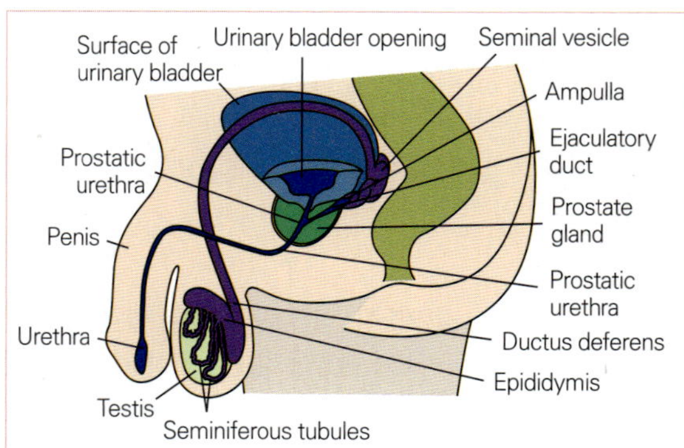 남성생식기계
sepsis \'sep-səs\ 패혈증	상처 또는 조직으로의 세균감염, 혈류 안으로 박테리아를 확산시키는 이유가 됨, 현재는 세균에 의한 전신성 염증반응증후군의 원인으로도 알려져 있음

septicemia \ˌsep-tə-ˈsē-mē-ə\ 패혈증	균혈증(菌血症: 혈액 내에 세균이 있는 것)과 독혈증(毒血症 : 독소가 혈액 내에서 순환하는 것)이 복합된 혈류(血流)의 감염증으로 생명을 위협하는 상태. 통상 blood poisoning이라고 알려져 있음.
septic shock \ˈsep-tik ˈshäk\ 패혈성 쇼크	세균감염에 기인하여 조직이 손상되고 혈압이 떨어지며 혈액 내에 독물을 생산되고 있는 생명이 위험한 상태
serum \ˈsir-əm\ 혈청 **↔ plasma** \ˈplaz-mə\ 혈장	항응고제를 사용하지 않아 응고된 혈액에서 분리된 맑고, 물 같은 액체 ↔ 혈장: 항응고제를 넣은 상태에서 원심력 등에 의해 분리된 혈액 내 액체 성분
sex chromosomes \ˈseks ˈkrō-mə-ˌsōm \ 성염색체	사람의 성을 결정하는 X와 Y 염색체를 말함. 여성은 일반적으로 두 개의 X 염색체, 남성이 일반적으로 하나의 X와 하나의 Y 염색체를 가지고 있음
sex hormones \ˈseks ˈhȯr-ˌmōn\ 성호르몬	성적 특성을 만들고 성기능을 제어하는 호르몬
sexually transmitted disease \ˈsek-shəl tran(t)s-ˈmit diz-ˈēz\ 성매개병, 성병	성교 또는 성기 접촉을 통해 전파되는 감염병
shigellosis \ʃìgəlóusis\ 세균성 이질	이질균인 시겔라균에 의해 발생하는 복통과 설사를 일으키는 장내의 세균 감염. 아직도 전 세계적으로 중요한 식품매개 질병이며, 국내에서는 제1군 법정감염병으로 지정돼 있음.
shock \ˈshäk\ 충격	일반적으로 심한 출혈이나 약해진 심장기능으로 인하여 몸 전체에 혈액의 흐름이 감소된 상태로 이를 치료하지 않으면 허탈, 혼수 및 사망을 초래할 수 있음
shunt \ˈshənt\ 단락	신체에 있어서 인공적으로 구조화된 또는 비정상적인 통로가 연결되어 있는 두 개의 일반적으로 분리된 구조 예) 혈관 사이의 통로 혹은 연결
sickle cell anemia \ˈsik-əl ˈsel ə-ˈnē-mē-ə\ 겸상적혈구 빈혈증 낫세포 빈혈증	비정상적으로 변형된 적혈구 유전질환 빈혈(저하된 혈액 내의 산소운반 능력)로 혈관의 막힘, 발열, 두통, 및 허약을 주소견으로 하는 빈혈증 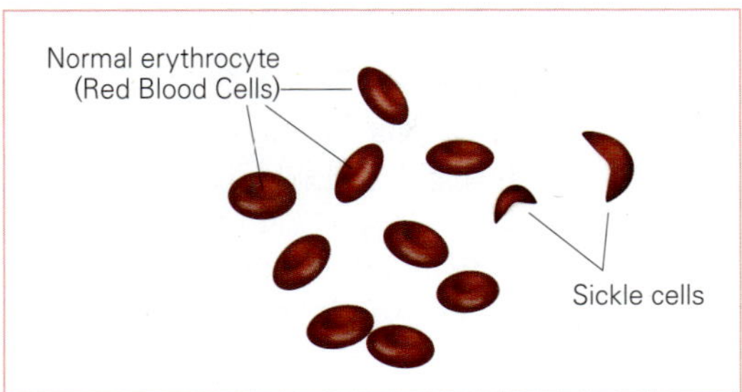

sigmoidoscopy \ˌsig-ˌmȯi-ˈdäs-kə-pē\ 직장내시경, 결장내시경	항문을 통해 삽입한 연성 내시경관을 사용하여 직장과 대장의 최저부를 검사하는 검사
Sjögren's syndrome \ˈshœ-ˌgren(z)-ˈsin-ˌdrōm\ 쇼그렌 증후군	면역계의 특정 질환과 함께 발생하는 경향을 보이며 눈물과 침의 분비가 감소되어 눈과 입이 매우 건조해지는 것을 특징으로 하는 만성염증성질환.
skin patch test \ˈskin ˈpach ˈtest\ 피부첩포검사	서로 다른 알레르기 항원을 피부에 붙여 알레르기 반응의 원인이 찾는 진단검사 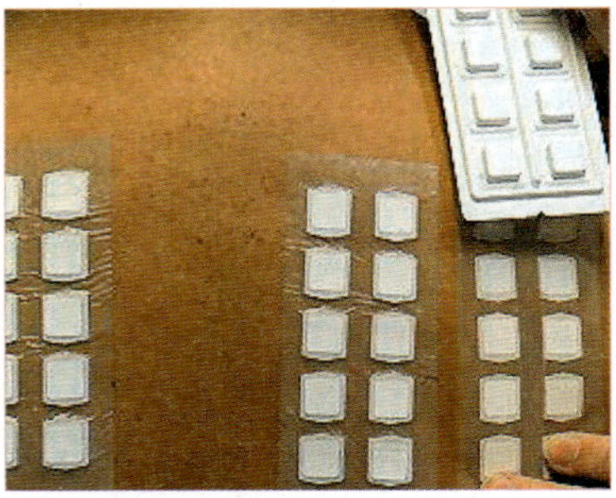
skull \ˈskəl\ 두개골	머리의 틀을 형성하고 뇌와 다른 감각기관을 둘러싸고 보호하는 뼈
sleep apnea \ˈslēp ˈap-nē-ə\ 수면 무호흡증	수면 시 호흡이 매우 짧은 기간 동안 정지하는 상태
small-cell carcinoma \ˈsmȯl- ˈsel ˌkärs-ən-ˈō-mə\ 소세포암종	폐암의 가장 심각한 형태로 폐암 환자의 약 15~25%에서 발생하며, 흡연량이 많은 사람이 소세포폐암 환자의 대부분을 차지함. 악성도가 강하여 림프관이나 혈액순환을 통하여 다른 장기나 반대편 폐, 종격동으로 전이되는 경우가 많음
small intestine \ˈsmȯl- in-ˈtes-tən\ 소장	음식과 영양분의 흡수와 소화에 관여하는 기관으로, 위에서 대장으로 연결되는 긴 관
smallpox \ˈsmȯl-ˌpäks\ 천연두	두창, 마마라고도 함. 1977년 예방 접종에 의해 완전히 퇴치되었다고 선포되기 전까지 세계에서 가장 두려워했던 감염병 중의 하나로 바이러스에 의한 급성 감염병이다. 열이 나고 약 2일 후에 발진이 시작되어 구진, 소포, 농포의 단계를 거쳐 말라 붙으면서 눈에 띄는 흉터를 남기는 것이 특징이며 특히 얼굴에 상처를 남김.

smear \'smi(ə)r\ 도말	현미경으로 관찰하기 위해 유리 슬라이드에 검체(세포)를 얇게 바르는 것 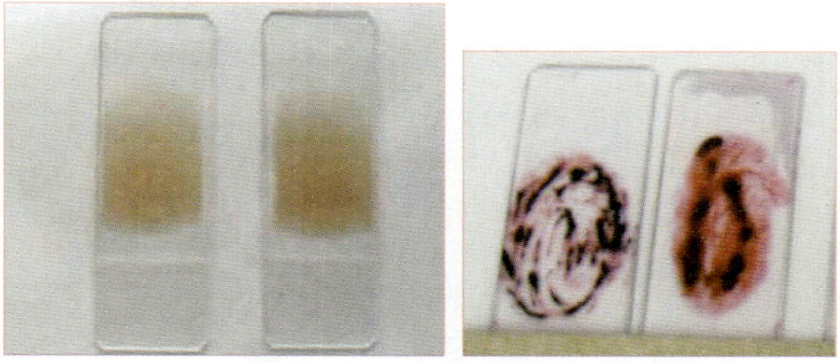 혈액도말 슬라이드(좌)와 자궁경부도말 슬라이드(우)
sodium \'sōd-ē-əm\ 나트륨	몸의 물 균형, 심장박동, 신경자극, 근육수축의 역할을 하는 미네랄. 통상 식이를 통하여 섭취하는 소금(NaCl)에 존재
somatic cell \sō-'mat-ik 'sel\ 체세포 **↔ germ cell** \'jərm 'sel\ 생식세포	신체에 속하는 세포 ↔ 생식세포: 정자, 난자
sperm \'spərm\ 정자	고환에서 생산되는 남성 성세포
sperm count \'spərm 'kau̇nt\ 정자 수	정액의 특정 단위당 정자의 기능과 양을 측정하는데 사용되는 검사로 남자의 불임을 결정하는 데 활용
spinal cord \'spīn-əl 'kȯ(ə)rd\ 척수	뇌의 연수로부터 척주로 뻗어 있는 주요 신경로. 뇌에서 자극을 전달받거나 뇌로 자극을 전달하는 신경섬유로 이루어져 있어서 뇌와 부속기관 및 몸의 신경 사이의 교류 기능을 함
spine \'spīn\ 등뼈, 척주	인체해부학에서 몸통의 뒤쪽에서 몸을 지지하는 기둥 구조물로 흔히 '척추'라고도 부른다. 척주는 34개의 척추뼈로 구성되며 각각 척추원판에 의해 분리된다(엉치뼈와 꼬리뼈는 제외). 척주에는 척추관(spinal canal)이라 하는 공간이 있으며, 그 안에 척수를 둘러싸고 보호한다. 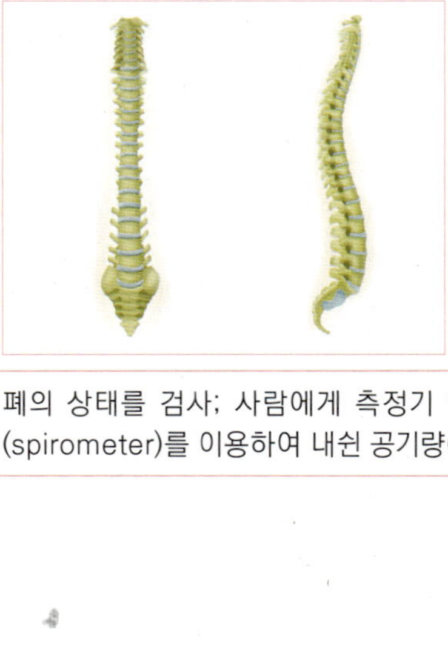
spirometry 폐활량 측정법	폐의 상태를 검사; 사람에게 측정기 안으로 숨을 내쉬게 하고 폐활량계(spirometer)를 이용하여 내쉰 공기량(호기량)을 측정하는 것

spleen \'splēn\ 비장	갈비뼈 뒤 왼쪽 복부에 있는 기관으로 오래된 적혈구를 제거하고 감염에 대항하는 림프구를 만드는 기관
splenectomy \spli-'nek-tə-mē\ 비장 절제술	비장을 제거하는 수술
sputum \'sp(y)üt-əm\ 객담	점액과 다른 물질들이 합쳐져 호흡기관의 내벽에서 만들어지는데 '가래'라고도 불림
squamous cell carcinoma \'skwā-məs 'sel ˌkärs-ən-'ō-mə\ 편평상피세포암	편평상피세포암은 표피의 각질형성 세포에서 유래한 비흑색종 피부암으로 우리나라에서 기저세포암과 함께 가장 많이 발생하는 피부암의 하나임.
staphylococci \ˌstaf-ə-lō-'käk-əs\ 포도상 구균	피부 감염 및 기타 질환을 유발하는 일반적인 세균 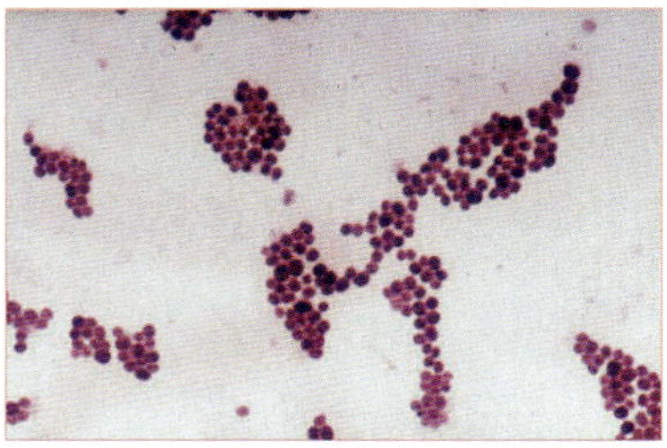
stat. \'stat\ 즉시	라틴어 statim의 약자로 "즉시"라는 의미; 병원응급실에서 사용하는 의학용어
stem cell \'stem-'sel\ 줄기세포	줄기세포는 실제로 태생기 전능세포(pluripotent cell)를 지칭한다. 이는 어떤 조직으로든 발달할 수 있는 세포를 의미한다. → 줄기세포는 인간배아를 이용한 배아줄기세포(embryonic stem cells)와 혈구세포를 끊임없이 만드는 골수세포와 같은 성체 줄기세포(adult stem cells), 그리고 인간 체세포를 이용한 만능유도줄기세포 (iPS cells; induced pluripotent stem cell)가 있다.
sterilization \ˌster-ə-lə-'zā-shən\ 멸균	수술기구나 검사실 등 병원에서 사용한 미생물감염 가능성이 있는 기구들이나 소모품에 있는 미생물을 죽이는 작업
steroids \'sti(ə)r-ˌȯid\ 스테로이드	남성 성기관에 의해 생성되는 호르몬과 유사한 부신에 의해 생산된 호르몬으로 코르티코스테로이드(corticosteroid)를 포함하는 약물이다. 지방산을 함유하지 않고, 5개 또는 6개의 탄소로 이루어진 고리 네 개가 결합된 공통의 기본구조를 가진 지질이다.
stool \'stül\ 대변	배설물(분변)에 대한 또 다른 용어

streptococci \streptə|kɑ:kəs\ 연쇄구균, 사슬알균	연쇄상구균과(Streptococcaceae)에 속하는 타원형 세균의 한 속(genus)으로 사람에게 성홍열과 뇌막염, 심내막염, 편도염 등을 일으키는 중요한 유발원이며, 폐렴 및 패혈성 인두염 등의 다양한 질병을 유발한다. 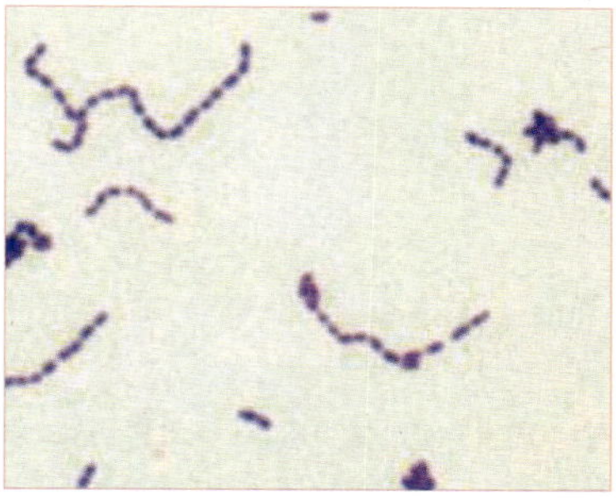
stroke \ˈstrōk\ 뇌졸증	혈액공급의 부족(동맥의 막힘으로)으로 인해 뇌의 일부가 손상되었거나 혈관이 파열되어 뇌의 일부가 손상을 받은 상태; 뇌 손상을 입은 부분에 의해 조절되는 신체의 일부가 완전히 혹은 부분적으로 기능을 소실하게 됨.
surfactant \(ˌ)sər-ˈfak-tənt\ 계면활성제, 계면활성물질	폐의 공기주머니에 의해 분비되는 물질의 혼합물(계면활성제)로 호기 중에 공기낭이 파괴되는 것을 막아주는 역할을 수행한다. 왜냐하면 폐포는 크기가 다양한 탄성구조로서, 표면의 표면장력이 균일하다면 작은 것은 큰 것 속으로 파괴되어 빨려 들어갈 것이다. 그러나 폐포의 표면에는 계면활성제가 있어 이런 일이 일어나지 않는다. 계면활성제는 표면적의 변화에 따라 표면장력을 변화시키므로 그 결과 팽창된 폐포의 표면장력은 상대적으로 덜 팽창된 폐포의 것보다 작게 되기 때문에 여러 크기의 폐포를 안정시켜 주는 것이다. → 계면이란, 기체와 액체, 액체와 액체, 액체와 고체가 서로 맞닿은 경계면을 말하는데, 계면활성제란 이런 계면의 경계를 완화시키는 역할을 하여 비누나 세제 등에 많이 활용되고 있다. 계면활성제는 물에 녹기 쉬운 친수성 부분과 기름에 녹기 쉬운 소수성 부분을 가지고 있어 위와 같은 역할을 효과적으로 수행할 수 있다.
suture \ˈsü-chər\ 봉합사	적절한 치유를 할 수 있도록 절개부위 또는 상처를 꿰매는데 도움을 주는 외과용 봉합실
syndrome \ˈsin-ˌdrōm\ 증후군	의학과 심리학에서, 증후군은 징후, 증상으로부터 관찰된 것을 모아서 특징화할 수 있는 하나의 상태로 설명한 것
syphilis \ˈsif-(ə-)ləs\ 매독	성 매개질환(*Treponema pallidum*); 처음에 성기에 고통 없이 염증이 발생하지만, 치료를 하지 않는 경우 생명을 위협 할 수 있다. 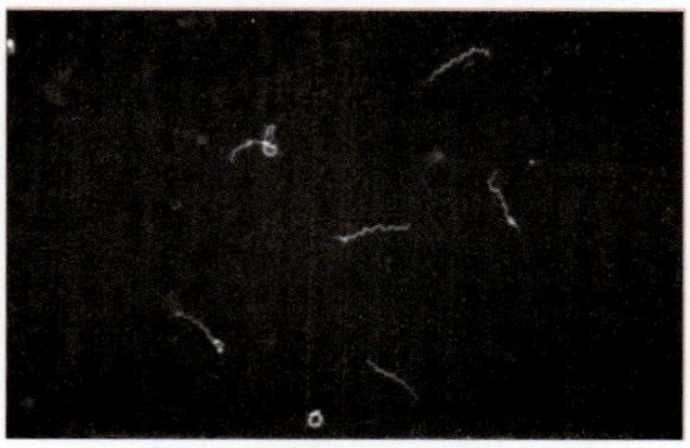 암시야 현미경에서 관찰된 매독균

systemic lupus erythematosus \sis-ˈtem-ik-ˌ ˈlü-pəs er-ə-ˌthē-mə-ˈtō-səs\ 전신성 홍반성 루푸스	피부, 폐, 심장, 관절 그리고 신장 등을 포함해서 신체의 여러 지역에 있는 결합조직에 염증을 일으키는 원인이 되는 면역체계질환
systolic pressure \ˈsis-tə-(ˌ)lē ˈpresh-ər\ 수축기 혈압	심장이 수축하는 동안 측정된 혈압. Blood pressure 참조
T	
tapeworm \ˈtāp-ˌwərm\ 촌충	장내에 사는 기생충으로 설사와 복부 통증을 발생시킴 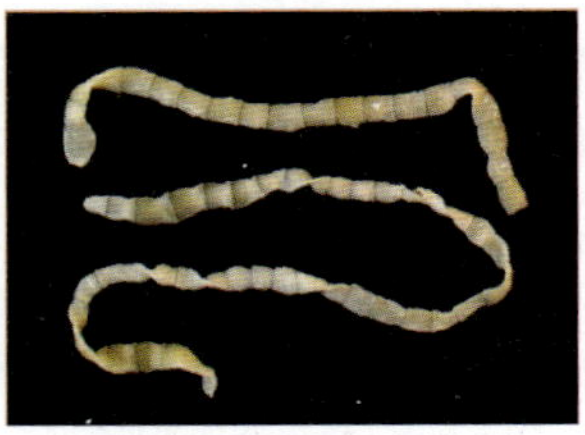
T-cell leukemia T-세포 백혈병	바이러스에 의해 T-림프구의 분열이 제어되지 않아 발생하는 백혈병
tendon \ˈten-dən\ 힘줄	근육을 몸의 다른 부위(주로 뼈)에 부착시키는 조직. 건(腱)이라고도 함
teratogen \tə-ˈrat-ə-jən\ 기형발생 물질	발달 중인 배아 혹은 태아에게 일부 약물이나 바이러스와 같이 비정상을 유발시킬 수 있는 원인물질
testicles \ˈtes-ti-kəl\ 고환	정자와 테스토스테론을 생산하는 두 개로 된 남성 성기관
testosterone \te-ˈstäs-tə-ˌrōn\ 테스토스테론	남성의 성 특성과 뼈와 근육 성장의 발달을 자극하는 성호르몬. 고환에서 생산되고 난소에서도 소량이 생산. 갱년기를 정점으로 분비량의 차이를 보인다.
thalassemia \ˌthal-ə-ˈsē-mē-ə\ 지중해성 빈혈	헤모글로빈 생성 능력에 결함이 있는 유전 혈액질환으로 적혈구가 파괴가 유발됨(용혈성 빈혈이라고도 불림).
thorax \ˈthō(ə)r-ˌaks\ 흉부	가슴, 흉곽으로 이루어진 공간
thrombosis \thräm-ˈbō-səs\ 혈전증	혈액응고(혈전)가 혈관내부에서 형성된 상태

thyroid gland \'thī-ˌrȯid 'gland\ 갑상샘, 갑상선	후두 아래 목 앞쪽에 위치한 샘으로 신진대사(신체의 화학반응 과정)와 성장에 중요한 역할을 하는 기관으로 갑상선 호르몬을 생산한다.
tissue typing \'tish-(ˌ)ü 'tīp\ 조직형 검사	장기나 조직이식 전에 이식조직의 사용 적합성(부작용 방지)을 판단하기 위해 실시되는 검사
T-lymphocyte \'lim(p)-fə-ˌsīt\ T-림프구	감염에 대항하기 위하여 항체를 방출하는 다른 백혈구와는 다르게 감염에 대해 직접적으로 싸우고 비정상적인 세포를 파괴하는 백혈구의 종류 중 하나
T-lymphocyte killer cell \'lim(p)-fə-ˌsīt 'kil-ər 'sel\ T-림프구 살해 세포	T-림프구 백혈구의 일종으로 비정상 세포에 부착하여 화학물질을 비정상세포 내로 방출하는 세포 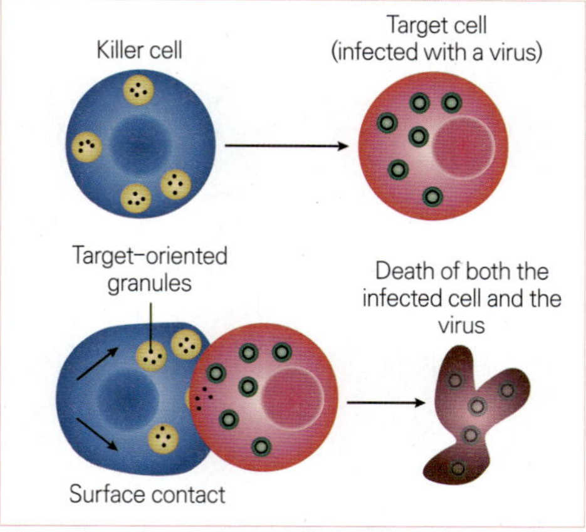
tolerance \'täl(-ə)-rən(t)s\ 관용	특정 약물에 대한 신체의 민감도(반응 정도)가 감소하는 것으로, 간에서 약을 분해하는 효율성이 증가하거나 혹은 또는 신체의 조직이 이 약물에 대해 덜 민감하게 반응하기 때문에 일어나는 현상; 관용이 증가하면 동일한 효과를 내기 위해 더 높은 농도의 약물을 필요로 하는 상황이 발생함.
tonsils \'tän(t)-səl\ 편도선	목구멍(안후)의 뒤쪽 양쪽에 있는 림프조직 덩어리

tourniquet \ˈtu̇r-ni-kət\ 압박대	혈액의 흐름을 정지시키거나 억제하기 위해 팔이나 다리 부위에 단단히 매는 기구로 혈액 흐름을 제어하면 혈관 부위가 부풀어 올라 혈관의 위치를 용이하게 찾을 수 있다. 혈액 샘플을 채취하거나 혈관에 주사액을 투여하는 경우에 사용하는 기구이다. 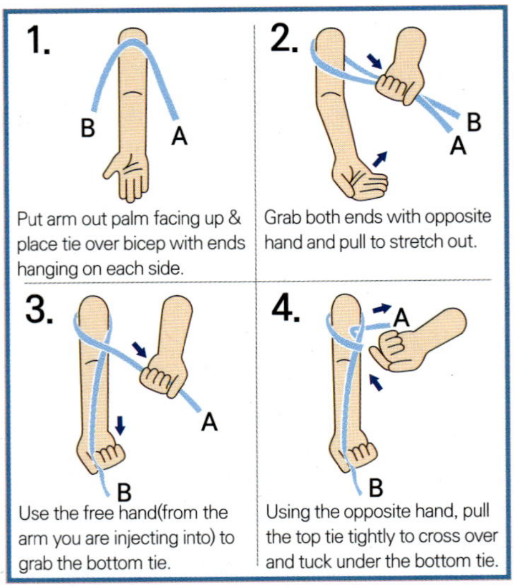 토니켓을 매는 방법
toxemia \täk-ˈsē-mē-ə\ 독혈증	혈액에 세균독소가 존재하는 상태
toxicity \täk-ˈsis-ət-ē\ 독성	생체에 있어 바람직하지 않은 약물의 작용. 즉, 해가 되는 범위에서의 작용
toxin \ˈtäk-sən\ 독소	유독 물질
toxoplasmosis \ˌtäksōplazˈmōsis\ 톡소플라즈마증	*Toxoplasma gondii*라는 단세포 기생충에 의해 감염된 질환. 이 기생충은 일생의 대부분을 고양이 몸 속에 있으며 감염된 고양이는 매일 대변을 통해 수 백만 마리의 톡소플라즈마 기생충을 배설하기 때문에 톡소플라즈마증은 고양이와 함께 사는 다른 동물들에게도 쉽게 전파될 수 있다. 사람의 경우 대부분 입을 통해 톡소플라즈마 기생충이 체내로 들어오게 되는데 임신 초기의 태아 또는 면역력이 약해진 사람에게는 위험하다. 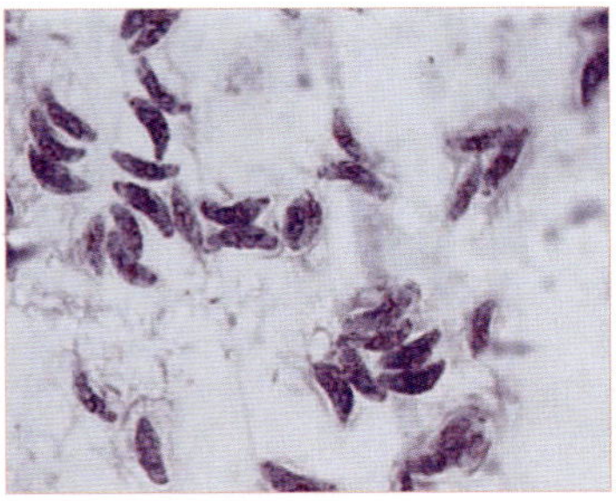 *Toxoplasma gondii*

transplant \tran(t)s-ˈplant\ 이식	손상된 조직이나 장기를 건강한 조직이나 장기로 대체시켜주는 시술
trauma \ˈtrȯ-mə\ 외상	부상 또는 정서적 충격
triglyceride \(ˌ)trī-ˈglis-ə-ˌrīd\ 중성지방	혈중 지방질의 주요 형태; triglyceride의 수준을 측정하는 것은 당뇨병, 고혈압, 심장병 진단뿐만 아니라 치료에도 유용하게 활용됨. → 트리글리세라이드는 지방의 한 형태로서 몸의 주요 에너지원이다. 대부분의 트리글리세라이드는 지방 조직에서 발견되며 일부 트리글리세라이드는 근육에 작용하는 연료로 사용되도록 혈액 내에서 순환한다. 식사 후 혈중 트리글리세라이드는 증가하게 되는데 이는 필요하지 않은 에너지가 체내에서 지방으로 변환되기 때문이다. 트리글리세라이드는 지방조직에서 분비되어 체내 에너지원으로 사용된다. 대부분의 트리글리세라이드는 혈 중에서 초저밀도 지단백(VLDL)이라 불리는 지단백 형태로 운반된다.
trimester \(ˌ)trī-ˈmes-tər\ 삼분기	임신기간은 균일하게 삼분기(trimester)로 구분하는데, 최종 월경주기의 첫째 날부터 42주까지를 각각 14주씩 삼등분하여 초기, 중기, 후기로 나눈다. 임신후기는 임신 29주부터 출산까지의 시기를 의미한다.
triple X syndrome 트리플 X증후군	여자에서 여분의 X 염색체가 존재하여 정신지체가 약하게 발생하는 증후군 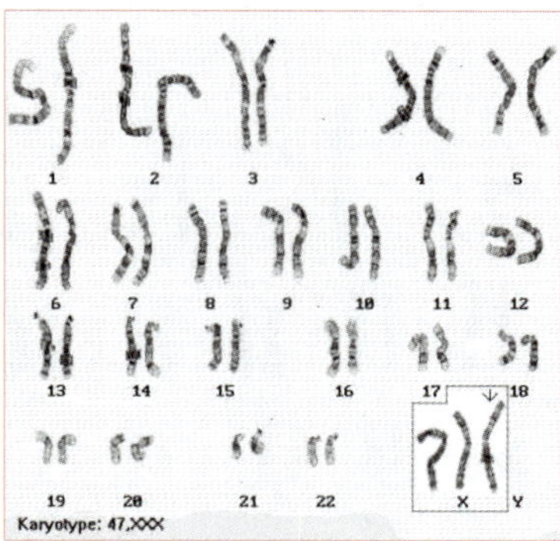
trisomy \ˈtrī-ˌsō-mē\ 삼염색체	정상적인 2개의 염색체 복사본 대신에 특정 염색체의 복사본이 3개 존재하는 것. 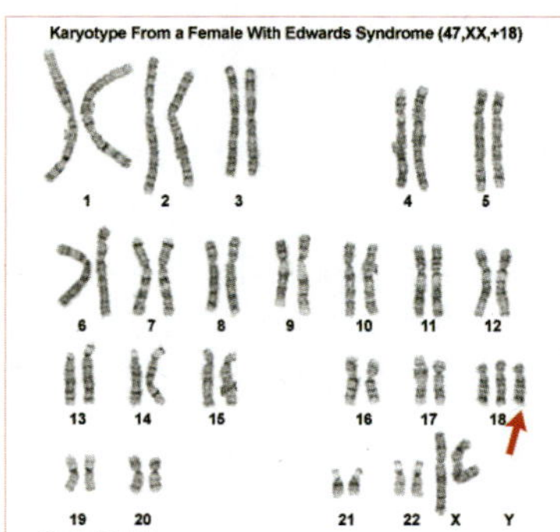

tuberculin test \t(y)u̇-ˈbər-kyə-lən ˈtest\ 투베르쿨린 피부반응 검사	이전에 결핵에 감염되었는지를 결정하기 위하여 수행하는 피부 테스트; 음성결과의 경우, 현재 결핵감염 가능성을 배제 시킬 수 있다. 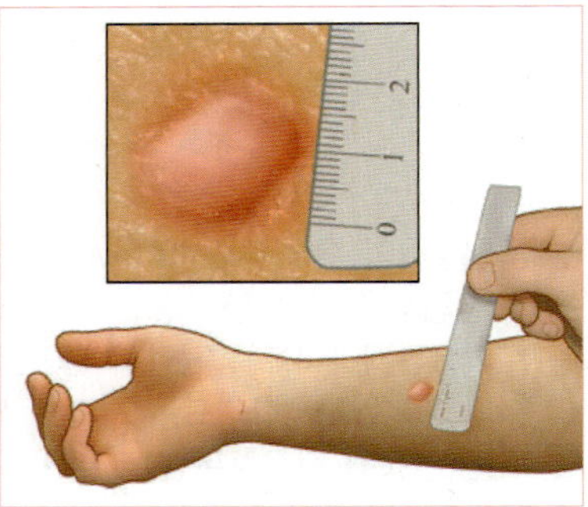
tuberculosis \t(y)u̇-ˌbər-kyə-ˈlō-səs\ 결핵	주로 폐에 영향을 미치는 공기를 통해 전염되는 전염성 세균 질환
tumor \ˈt(y)ü-mər\ 종양	특정 영역에 있는 세포가 제어되지 않고 재생되는 경우에 발생하는 비정상적인 덩어리로 암(악성종양)이 되거나 혹은 암이 아닌 양성종양이 될 수 있다.
Turner's syndrome \ˈtər-nərz-ˈsin-ˌdrōm\ 터너증후군	터너 증후군(Turner syndrome, Ullrich-Turner syndrome)은 염색체 이상의 하나로, 정상 여성의 성염색체가 XX 두 개 인데 반해, X염색체가 하나밖에 없기 때문에 발생하는 증후군이다. 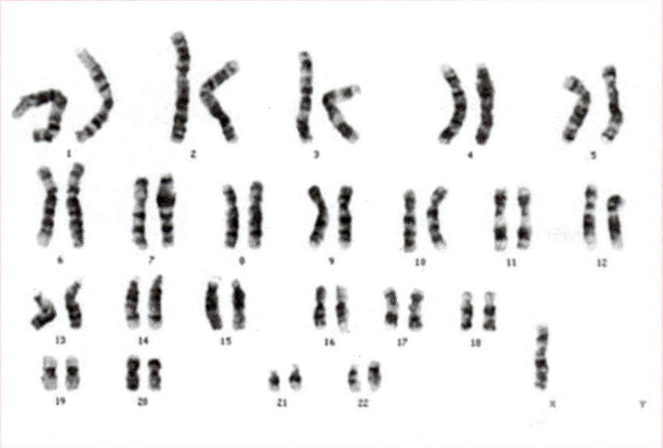
typhoid fever \ˈtī-ˌfȯid ˈfē-vər\ 장티푸스	살모넬라 균의 일종인 *Salmonella enterica serovar Typhi*에 의한 급성 전신감염 질환이다. 지속되는 고열, 복통, 비장비대, 섬망, 기타 전신질환을 주소견으로 하며 혈액배양을 통해 더 정확한 진단을 내릴 수 있다.
typhus \ˈtī-fəs\ 발진티푸스	갑자기 두통, 오한, 발열과 함께 몸 전체가 아프기 시작해 3~5일째 발진과 독혈증이 나타났다가 2~3주 뒤에 낫는 rickettsia에 의한 급성감염성 질환으로 곤충의 매개에 의해 사람에게 전파되는 질환이다. 이가 매개하는 유행성 발진티푸스, 벼룩에 의해 전파되는 지방성 발진티푸스, 흰개미에 의해 전파되는 쓰쓰가무시병, 진드기에 의한 티푸스로 분류한다.

U	
ulcer \'əl-sər\ 궤양	궤양은 염증, 괴사로 인해 상피가 탈락하여 조직표면이 국소적으로 결손되거나 함몰된 것을 의미한다. 궤양은 조직의 염증이 진행되어 발생하거나 조직으로의 산소 및 영양분의 공급이 원활하게 이루어지지 못해 발생하게 된다. 궤양은 피부를 비롯하여 소화기, 호흡기, 심혈관, 비뇨생식기 등에 발생한다.
ultrasound scanning \'əl-trə-ˌsau̇nd skǽniŋ\ 초음파 검사	초음파 검사는 체내의 조직과 장기를 보기 위해 사용하는 검사법으로 초음파촬영술이라고도 한다. 초음파는 사람이 들을 수 없는 고주파 음파를 이용하여 체내 구조물의 영상을 생성한다.
ultraviolet light- \ˌəl-trə-'vī-(ə-)lət 'līt\ 자외선	자외선은 피부의 태닝(tanning)과 화상을 일으킬 수 있으며, 태양광선 중 눈에 보이지 않는 형태로 백내장과 피부암을 일으킬 수 있다. → 160~400nm의 파장 영역을 가진 광선으로 진단검사에서는 측정결과를 정량하기 위해 유용하게 사용된다.
umbilical cord \ˌəm-'bil-i-kəl 'kȯ(ə)rd\ 탯줄	태아를 태반에 연결하는 난관 구조(두 개의 동맥과 하나의 정맥으로 구성된)로 태아에게 산소와 영양분을 공급하고, 일부 폐기물을 제거하는 기능을 수행한다.
urea \yu̇-'rē-ə\ 요소	간에서 형성되어 신장에서 분비되는 단백질 대사의 노폐물로 신장기능을 평가하는데 유용하게 활용
uremia \yu̇-'rē-mē-ə\ 요독증	혈액 내에 요소 같은 폐기물이 비정상적으로 높은 수준을 나타내는 상태
ureters \'yu̇r-ət-ər\ 요관	신장에서 방광까지 소변을 운반하는 두 개의 관
urethra \yu̇-'rē-thrə\ 요도	배뇨 시 방광에서 체외로 소변을 운반하는 관
urethritis \ˌyu̇r-i-'thrīt-əs\ 요도염	요도에 발생한 염증

urinalysis
\ˌyu̇r-ə-ˈnal-ə-səs\
소변검사

신장과 요로를 포함해서 신체의 다양한 장애를 확인하기 위해 소변을 검체로 사용하여 수행하는 물리적, 화학적, 현미경적 시험

URINALYSIS

Breed ______ Age ______ Sex ______
Method of collection ______

Transparency ______		Sediment ______	
Sp. Gr. ______		RBC ______	I/HPF
Color ______		WBC ______	I/HPF
PH. ______		Cells ______	I/HPF
Protein ______		Casts ______	I/HPF
Glucose ______		Crystals ______	I/HPF
Ketones ______		Bacteria ______	I/HPF
Bili. ______		Sperm ______	I/HPF
Bld. ______			
Urobil ______		Pet ______	
Nitrites ______		Dr. ______	

소변검사의 주요 항목

urinary tract
\ˈyu̇r-ə- ˈtrakt\
요로

신장, 요관, 방광 및 요도를 포함하여 소변의 생산과 방출을 담당하는 신체의 구조

uterus
\ˈyüt-ə-rəs\
자궁

수정란이 이식되고 태아가 발달하는 속이 비어있는 여성의 생식기관

V

vaccination
\ˌvak-sə-ˈnā-shən\
예방접종

백신(vaccine, 왁찐)은 항원, 즉 병원체를 약하게 만들어 인체에 주입하여 항체를 형성하게 함으로써 그 질병에 대한 저항, 면역성을 가지게 하는 의약품이다. 백신 주사를 맞는 것을 예방접종이라고 한다.
백신에는 완전히 병원체를 죽여 만드는 사백신과 균을 약독화시켜 만드는 생백신이 있다.

vagina
\və-ˈjī-nə\
음부, 질

외부 성기와 자궁을 연결하는 근육 통로로 여성 생식시스템의 구성요소이다.

vaginitis
\ˌvaj-ə-ˈnīt-əs\
질염

감염, 노화, 호르몬 결핍, 또는 이물질(예: 탐폰 등)에 의해 발생하는 질의 염증

vasculitis
\ˌvas-kyə-ˈlīt-əs\
혈관염

혈관의 염증

vasectomy
\vəsektəmi\
정관수술

정관은 정소와 정관 팽대부를 연결하는 관으로 정자가 이동하는 통로이다. 정관수술은 정관을 자르고 잘린 정관의 두 끝을 꿰매 정자의 이동을 차단하는 수술이다. 다른 피임법들보다 효과가 확실하다고 할 수 있으며 영구적으로 지속되는 장점이 있다. 정관수술 후 고환에서 생성되는 정자들은 부정관에 머물러 있다가 효소의 작용으로 녹아서 체내에 자연 흡수된다. 정관수술 후 다시 임신을 원하는 경우에는 정관복원술을 시행하여 절단된 정관을 개통할 수 있다.

vein \ˈvān\ 정맥	심장으로 되돌아가는 혈액을 운반하는 혈관
venereal disease \və-ˈnir-ē-əl diz-ˈēz\ 성병	일반적으로 성교 또는 성기 접촉을 통해 전염되는 질병 예) 임질, 매독, 에이즈 등
venipuncture \ˈvēn-ə-ˌpəŋ(k)-chər\ 채혈	혈액검사 등을 목적으로 주사기를 이용하여 정맥의 혈액을 체외로 빼내는 행위
ventilation \ˌvent-əl-ˈā-shən\ 환기	폐환기(pulmonary ventilation); 산소와 이산화탄소가 폐와 공기 사이에서 교환되는 과정, 또한 자신이 스스로 호흡을 할 수 없는 사람에게 이 과정을 기계를 이용하여 수행하는 것을 말함.
vertebra \ˈvərt-ə-brə\ 척추골, 등뼈	3개의 뼈로 이루어진 척추의 일부를 구성하는 뼈. 척추는 7개의 경추, 12개의 흉추, 5개의 요추, 5개의 천추 그리고 4개의 미추로 이루어짐.
very low-density lipoprotein(VLDL) 초저밀도 지단백	혈액 지질단백질의 한 분류로 VLDL의 높은 수준은 관상동맥 심장질환과 연관되어 있다. 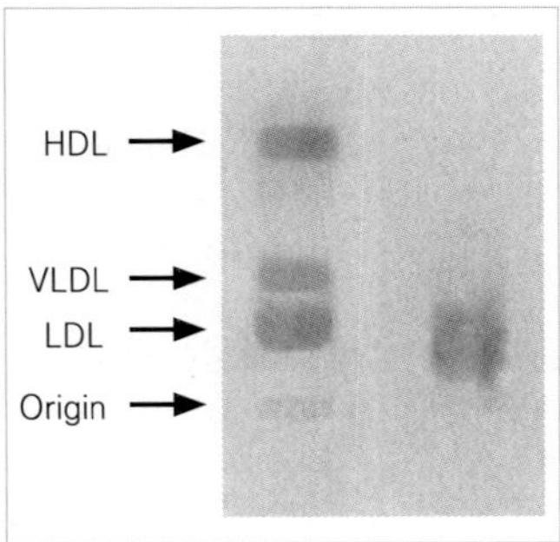 리포지단백 전기영동상
vesicle \ˈves-i-kəl\ 소낭	작은 피부물집, 또는 액체를 포함하고 있는 신체의 낭
viral \ˈvī-rəl\ 바이러스성의 바이러스가 원인인	바이러스에 의해 발생하는 또는 바이러스에 관해 무언가를 설명하는 용어
viremia \vīˈrēmēə\ 혈중 바이러스증	혈액 내에 바이러스가 존재하는 상태
virulence \ˈvir-(y)ə-lən(t)s\ 독력, 발병력, 균력	질병을 일으키는 미생물 병원성의 상대적 능력. 치사율이나 숙주조직에의 침습능을 나타냄.

virus \'vī-rəs\ 바이러스	가장 작다고 알려진 질병을 일으키는 미생물; 바이러스는 매우 간단한 구조이고, 다른 유기체의 세포 안에 있을 때만 증식할 수 있다. 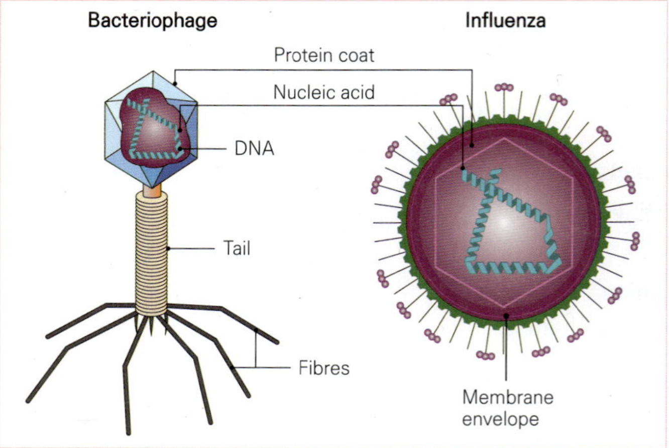 Bacteriophage virus(좌)와 Influenza virus
vitamin A \'vīt-ə-mən eɪ\	신체(특히 뼈와 치아)의 정상적인 성장과 발달을 위한 필수 비타민으로 감염으로부터 점막을 보호하고, 정상적인 시력, 건강한 피부와 모발을 유지하는 역할을 한다.
vitamin B complex \'vīt-ə-mən bi: käm-'pleks\ 비타민 B 복합체	티아민(thiamine), 나이아신(niacin), 리보플라빈(riboflavin), 판토텐산(pantothenic acid), 피리독신(pyridoxine), 비오틴(biotin), 엽산(folic acid) 등의 비타민 그룹으로 호르몬 생산, 물질대사 및 신경, 근육, 심장 그리고 소화기계의 기능에 중요한 역할을 수행하는 비타민 그룹
vitamin B6	에너지원을 분해하고 사용하는 중요한 역할과 적혈구 및 항체생산 그리고 신경계의 정상적인 기능을 수행하도록 하는 비타민
vitamin B12	DNA(세포 내 유전물질)와 적혈구 생산에 중요한 역할을 하며 신경계의 기능에 필수적인 비타민
vitamin C	건강한 뼈, 치아, 잇몸, 인대, 및 혈관을 유지하는 것과 감염에 대한 면역체계의 반응을 포함하여 많은 필수 역할을 하는 비타민
vitamin D	내장에 의한 칼슘의 흡수에 중요한 역할을 하고, 건강한 뼈와 치아를 위해 필수적인 비타민
vitamin E	산소유리기에 의한 손상으로부터 조직을 보호하고, 적혈구 형성과 효소의 기능 등을 유지하며, 세포구조를 유지하는데 도움을 주는 비타민
vitamin K	정상적인 혈액 응고와 칼슘의 신체 흡수에 필수적인 비타민
vocal cords \'vō-kəl 'kȯ(ə)rd\ 성대	성대란, 우리 목의 중간지점에 있는 후두(음성상자) 안의 가장 중심에 위치하는 소리를 내는 한 쌍의 주름이다. 성대근, 성대인대, 덮개로 이루어져 있다.

Von Willebrand's disease \ˌvän ˈviləˌbränts diˌzēz\ 폰 빌레브란트 병	과도한 출혈을 특징으로 하는 유전 질환. 폰빌레브란트 병(Von Willebrand Disease)은 출혈이 주증상인 유전성 혈액응고 질환이다. 부모에서 자녀로 유전되며, 성별에 관계없이 나타나는데 이 질병은 대략 10,000명당 1명에서 일어나는 것으로 추정되고 가장 흔한 출혈성 질환이다.
W	
whipworm \ˈ(h)wipˌwərm\ 편충	사람 및 포유류의 대장에 기생하는 사람편충(*Trichuris trichiura*)을 지칭한다. 몸이 채찍 모양인데서 'whip- worm'(whip은 '채찍'이라는 뜻)이라는 영어이름이 유래하게 되었고, 설사, 복통, 빈혈을 일으킬 수 있다. 
white blood cell \ˈ(h)wīt-ˈbləd ˈsel\ 백혈구	면역시스템의 일부이며 무색의 혈구 그룹으로 감염을 예방하거나 대항하는 것을 도와주는 혈액세포
white blood cell count \ˈ(h)wīt-ˈbləd ˈsel ˈkau̇nt\ 백혈구수 계수	혈액시료에 존재하는 백혈구의 수를 계수하는 것으로 다양한 질환 및 감염을 진단하고 평가하는데 유용함
X	
X chromosome X 염색체	두 개의 성 염색체 중 하나로, 여성의 성 특성을 결정함
XDR-TB 광범위 약제내성 결핵	광범위 약제내성 결핵(extensively drug resistant-tuberculosis, XDR-TB)은 대부분의 효력있는 항결핵제에 내성을 가진 세균에 의해 발생하는 결핵을 말한다. 광범위 내성 결핵 또는, 슈퍼결핵이라고도 한다. 2006년 WHO는 MDR-TB 중에서 퀴놀론계 항결핵약제(fluoroquinolone) 중 최소 한 가지와 3가지 주사제 결핵약(capreomycin, amikacin, kanamycin) 중 최소 한 가지에 동시에 내성을 보이는 결핵을 광범위 약제내성 결핵(extensively drug resistant-tuberculosis, XDR-TB)이라고 새롭게 정의하였다

XYY syndrome XYY 증후군	XYY 증후군은 인간 남성이 Y 염색체가 하나 더 있어서 일반 46개의 염색체가 아닌 총 47개의 염색체가 있는 성염색체 이수성 증후군이다. 야콥 증후군, 제이콥스 증후군으로도 불린다. 비정상적으로 높은 키와 행동 장애를 나타낸다. 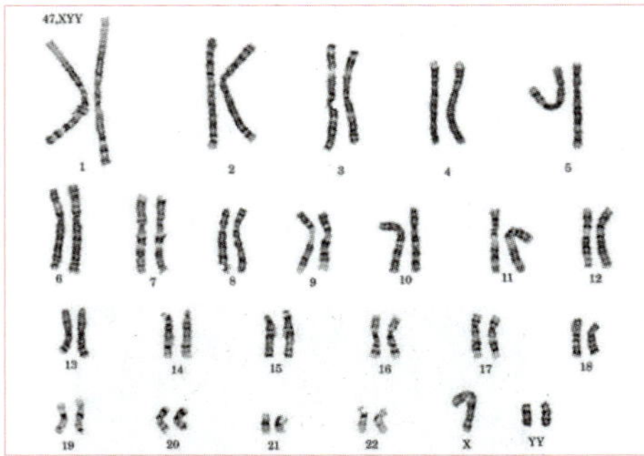
Y	
Y chromosome Y 염색체	두 개의 성 염색체 중 하나로 남성의 성 특성을 결정한다.
yellow fever \'yel-ō- 'fē-vər\ 황열병	암컷 모기에 물려 전파되는 생명을 위협하는 바이러스성 감염으로 황달, 발열, 두통, 구토 등이 발생. 아프리카와 남아메리카 일부 지역에서 유행
Z	
zygote \'zī-ˌgōt\ 수정란	난자와 정자의 결합으로 생긴 수정난세포.

Chapter 06

정도관리 및 체외진단제품 용어

정도관리는 검사행위의 신뢰성을 계획하고 관리 및 평가하는 검사실의 매우 중요한 업무 중 하나이다. 본 장에서는 기본적인 정도관리 용어 및 이를 이해하기 위한 통계용어와 근래에 새롭게 대두되고 있는 새로운 정도관리 용어 그리고 최근 체외진단제품을 평가하고 허가하는 과정에 사용되고 있는 용어 등을 설명하였다. 이장을 학습하면 질보증과 정도관리 그리고 체외진단제품을 평가하고 허가하는데 필수적인 용어들을 이해할 수 있다.

Chapter 06

정도관리 및 체외진단제품 용어

A

accuracy
정확도

참값(true value)에 일치하는 정도를 평가하는 것으로, 환자의 정상 또는 비정상적인 (병적) 상태를 정확히 반영할 수 있는 결과를 분석해 낼 수 있는 검사능력을 일컬음.

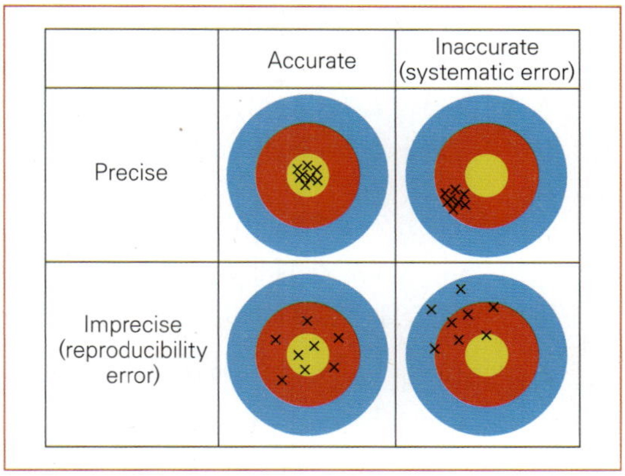

정확도와 정밀도의 비교

510(k), Pre-Market Notification(PMN)
시판 전 신고

510(k)란 판매될 제품이 안전하고 효과적이라는 증거를 제시하기 위해, 이미 판매되고 있는 제품과 동등성을 제시하기 위하여 법적으로 FDA에 판매 전 제출하는 서류를 말한다. (시판 전 승인을 받아야 하는 PMA에 해당되지 않는 의료기기를 의미함.) 위 과정을 거친 제품은 510(k) notification을 통해 'clear'되었다고 명시됨.

analyte
분석체

측정될 물질. CLSI는 "measurand"라는 용어를 사용하도록 권고하고 있으며, 측정할 물질의 특정한 량에 대해 사용함.

analytical error
분석 오차

기술적 오차(technical error)라고도 하며, 장비 조작뿐만 아니라 시약 및 표준물질, 정도관리 물질의 취급 및 관리분석, 검사결과 승인 등 분석과정의 기술적인 문제로 발생하는 오차를 말하며 우연오차(random error)와 계통오차(systemic error)로 분류하며 전체오차의 약 15%를 차지한다.

analytical measurement range, AMR
분석 측정범위

희석이나 농축 등의 과정없이 검체를 측정하여 얻을 수 있는 결과의 하한치와 상한치 사이의 범위를 의미. 통상 분석기 및 시약의 측정범위를 말한다.

analytical sensitivity 분석민감도	측정할 수 있는 분석물질의 최소량을 판단하는 척도 (예: 분석민감도 0.1ng/mL이란, 이 측정법을 사용하면 0.1ng/mL의 농도를 가진 물질을 측정할 수 있다는 것을 의미하며, 그 이하인 경우 분석이 불가능하다는 것을 의미함).
analytical specificity 분석특이도	측정하고자 하는 물질과만 간섭없이 특이하게 반응하는 정도의 척도 (간섭의 예: hemolysis, icterus, lipemic sera에 의한 흡광도 간섭을 제거할 수 있는 정도)
assay 분석	분석방법에 대한 동의어로 때로는 테스트 또는 테스트 결과라는 의미로도 사용.
assayed control material 분석대조물질	콘트롤 용액이나 콘트롤 물질을 제조한 업체가 자사 및 타사의 시약 및 장비에 적용되는 혹은 측정원리나 방법에 따라 차이를 보일 수 있는 결과값을 제공하는 대조물질
average run length. ARL 평균실행길이	콘트롤 챠트에서 크기의 변화(관리한계를 벋어나는 포인트)가 일어나기 전에 inspect(사전검열, 사전점검)될 것이라고 예상되는 subpoint들의 평균수이다. ARL은 기본적으로 장시간 혹은 많은 성능수행 주기에 걸쳐 나타나는 작업의 정확도를 검사하는 것이다. 따라서 ARL은 관리한계 밖으로 유의하게 떨어지는 예상치 못한 상태가 발생할 때까지 측정하게 된다.
B	
between-run, inter-run 검사 간 분석	정밀도(precision), 즉 재현성(reproducibility)을 분석하는 방법으로 동일 검체를 일정 시간간격을 두고 분석하여 변이계수를 평가하는 방법
bias 편재, 치우침	측정값에서 참값을 뺀 차이, 부정확도(inaccuracy)를 나타냄 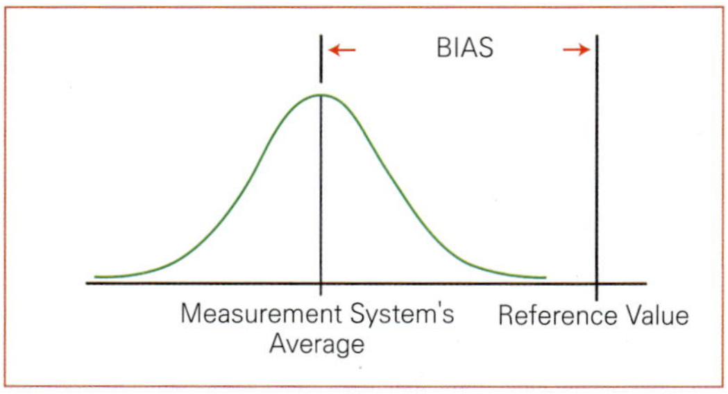 **예) 측정된 결과의 평균값과 참고치 사이의 거리**
Bland-Altman plot 브랜드-알트만 플롯	두 개의 검사방법간의 비교 분석을 시각적으로 분석할 수 있는 플롯법이다. 새로운 측정(또는 진단) 방법이 개발되었을 때, 만약에 기존의 방법이 reference method 라면 기존의 방법을 대치하기 위해서는 새로운 방법의 측정값이 기존방법의 측정값과 비교해서 문제가 될 정도의 차이가 없다는 것을 밝혀야 한다. 이 경우에 쓰일 수 있는 graphical technique이 Bland-Altman plot이다. A방법과 B방법의 측정값의 평균과 측정치의 차이를 각각 x축과 y축으로 plotting 한 것이다.

<table>
<tr><td></td><td>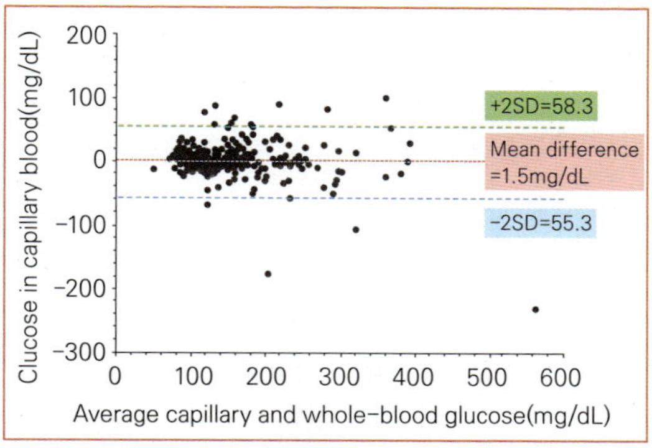

X축은 두 측정방법의 평균값이고, Y축은 측정방법 A에서 측정방법 B를 뺀 값이다.</td></tr>
<tr><td>C</td><td></td></tr>
<tr><td>calibration curve
검량선</td><td>Calibrator의 농도와 분석신호(흡광도 등)와의 관계를 그린 그래프
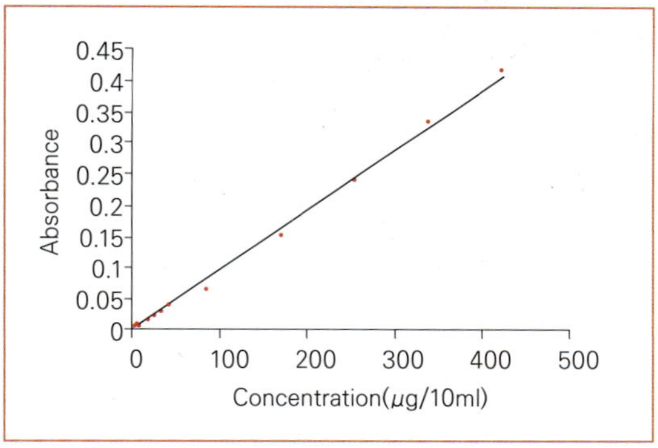

검량선(calibration curve)</td></tr>
<tr><td>calibrator 혹은 standard
검량물질 혹은 표준물질</td><td>농도가 정해진 여러 level의 물질로 분석장비에 이 물질의 농도를 특정 신호(흡광도 등)로 입력하고, 미지검체의 신호를 대비시켜 검체의 농도를 알아내는데 사용되는 물질</td></tr>
<tr><td>carry over
전달오염도, 잔효</td><td>고농도 검체를 연속 측정하고 그 후 저농도 검체가 이전에 측정한 고농도 검체에 의해 어떤 영향을 받는지 평가하는 방법</td></tr>
<tr><td>clinically reportable range, CRR
임상적 보고범위</td><td>검체의 희석, 농축, 혹은 전처리 등의 과정을 거쳐 AMR(분석측정범위)의 측정범위를 확대하는 것으로 검사결과를 임상적인 의미가 있는 범위까지 확대하여 사용하는 범위를 의미한다.</td></tr>
<tr><td>coefficient of variation, CV%
변이계수</td><td>- 표준편차의 수치가 평균치에 비해 몇 %가 되느냐를 표현.
- 측정값에 대한 정밀도(재현성)를 검색하는데 유용.
- 두 개 이상의 집단이 서로 다른 평균값을 가질 때 산포의 상대적인 동질성의 비교를 위해 사용.
$$CV(\%) = \frac{SD}{mean} \times 100$$</td></tr>
</table>

confidence interval 신뢰구간	표본으로부터 얻은 신뢰구간이 모수의 참값을 포함할 확률 예) 95% 신뢰구간: 동일한 모집단으로부터 동일한 크기의 표본 100개를 임의로 추출하였을 때, 이 표본으로부터 같은 방법을 써서 얻은 100개의 신뢰구간들 중에서 확률적으로 95개의 구간이 모평균의 참값을 포함한다고 기대할 수 있음을 의미
confidence limit 신뢰한계	95% 신뢰한계는 정규 분포할 때 모든 결과 중의 95.45%를 포함하는 범위를 말한다. 68% 이면 평균치에 대해 ±1SD의 범위이고 95.45%는 2배, 99.7%는 3배의 표준편차 중에 포함된다.
control serum 관리혈청	장비의 정상적 작동, 시약의 이상, 작업자의 실수 여부 등을 확인하는 물질. 환자 검체와 동일하게 취급하며, 분석 되었을 때 결과치가 허용 범위 내에 있어야 한다. 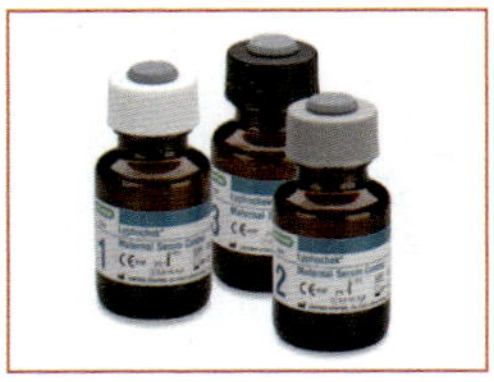
correlation analysis 상관관계 분석	1) 서로 대응하는 두 가지 변량(예, 시약 혹은 측정방법)의 상관관계 정도를 1에서 -1까지의 범위에서 수치로 나타내는 분석법. 상관계수(Correlation Coefficient, r) 분석 2) 두 변수(원인변수와 결과변수)간의 직선적인 관련성이 있는지 알고자 할 때 사용한다. 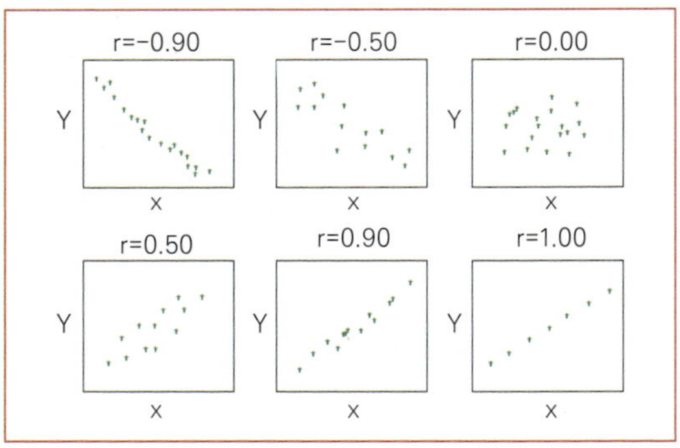 **상관분석의 예 (두 변수간 산점도에 따른 상관계수, r의 분석)**
critical random error, △REc 임계우연오차	△REc. 임계우연오차의 크기는 분석과정에 있는 최대 5% 결함율을 원인으로 한다. REcrit = (TEa-biasmeas) / 1.65 smeas TEa는 최대허용오류, biasmeas는 부정확(숙련도시험, proficiency testing에서 비교방법이나 비교군에 대해 상대적으로 나타나는 측정과정의 bias를 의미함), smeas는 측정과정의 부정확(표준편차).
critical systematic error, △SEc 임계계통오차	임계계통오차의 크기는 정의된 품질요건을 유지하면서 오차를 검출하는 것이 필요하다. 임계란 독립변수가 어느 값이 되었을 때 종속변수가 특이한 상태나 급격한 변화가 일어나는 경우를 의미하는데 여기서 임계란 계통오차가 발생하는 경계치를 의미한다. 아래 계산식으로 구한다. △SEc = [(TEa - biasmeas) / smeas] - 1.65 TEa는 최대허용오류, biasmeas는 부정확, smeas는 측정과정의 부정확(표준편차).

cross-reactivity 교차반응도	어떤 물질이 측정하려는 물질에 간섭하는 정도를 측정하는 것(특이도 평가)으로서 교차반응이 예상되는 물질을 각 농도 별로 섞은 후 측정하여 그 값을 구하고, 통상 10%의 허용오차를 인정한다.
cumulative sum method (cu-sum method) 누화법, 누적법	실측치와 참조치의 차를 누적하여 그래프에 plot하는 것으로서 관리한계는 설정하지 않고 그 선의 경사도에 따라 좋고 그름을 판단하는 정도관리 방법
D	
delta check 변화치 체크	이전 검사치와 현재 검사치를 비교하여 그 폭이 일정한 기준을 벗어났는지 혹은 논리적으로 모순인지를 체크하는 방법
diagnostic sensitivity = clinical sensitivity 진단민감도	진단민감도 질병을 정확하게 식별하기 위한 능력에 관한 것으로, 의학실험의 경우 특정 진단법이 양성환자 전체를 기준으로 양성환자라고 판별해 내는 비율을 의미한다. $\text{sensitivity} = \dfrac{\text{number of true positives}}{\text{number of true positives + number of false negatives}}$
diagnostic specificity = clinical specificity 진단특이도	진단특이도는 질병상태를 배제시키는 진단방법의 능력에 관한 것이다. 즉, 질병이 없는 사람을 질병이 없다고 판단해 내는 능력이다. $\text{specificity} = \dfrac{\text{number of true negatives}}{\text{number of true negatives + number of false positives}}$
H	
high complexity test 고난이도 검사	가장 까다로운 QC와 검사자의 자격에 대한 요구 사항이 있는 미국CLIA 테스트 범주이다. 높은 난이도에 의해 분류된 test로 검사실에서 개발되었거나 이것을 수정한 또는 제조사의 시험이 이 범주에 포함된다.
I	
imprecision 비정밀도	검사결과의 재현성이 낮으며 반복 측정 시 측정값이 광범위하게 산포되는 경우를 뜻함
intercept y 절편	y 절편, 그래프의 선이 y축과 교차하는 장소. 회귀분석에서는 이 값(b)은 상가오차의 의미를 갖는다. 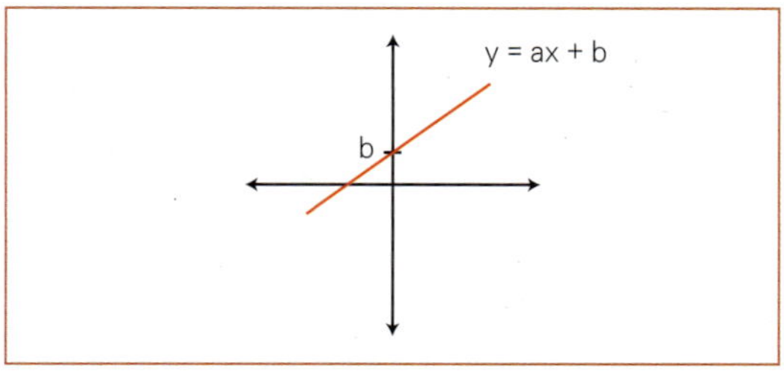
interference 간섭	검출시약이나 검출신호가 비특이적으로 반응하는 물질의 존재에 기인하여 분석물질의 농도나 강도에 명백하게 인위적으로 증가 혹은 감소의 영향을 주는 경우를 칭함.
internal quality control 내부 정도관리	각각의 검사실 내에서 자체적으로 정도관리 물질을 이용하여 시행하는 정도관리로써, X-R 관리도 등이 있다.

Levey-Jennings chart
레비-제닝스 차트

정도관리를 위해 사용되는 차트로 매일 매일의 정도관리 물질 측정값을 기록하고 이를 평가하는 그래프

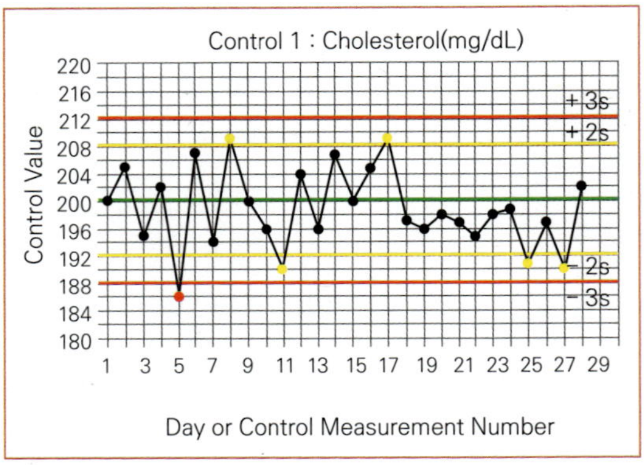

Limit of Blank, LoB
맹검한계

해당 성분이 들어 있지 않는 검체(맹검)를 반복 측정하였을 때 관찰될 가능성(예상치)이 가장 높은 결과이다.

$LoB = mean_{blank} + 1.645(SD_{blank})$

Limit of Detection, LoD
검출한계

LoD는 LoB와 확실히 구별될 수 있어야 한다. LoD는 검출이 가능한 가장 낮은 분석물질의 농도이다. LoD는 측정된 LoB와 분석물질이 낮은 농도로 함유되어 있는 검체를 반복 검사한 결과를 이용하여 결정한다.

$LoD = LoB + 1.645(SD_{low\ concentration\ sample})$

Limit of Quantification, LoQ/Lower limit of quantification
정량한계

기술된 실험조건 하에서 명시된 허용 정밀도와 정확도를 가지고 정량적으로 측정할 수 있는 가장 낮은 분석물질의 농도; 분석물질의 농도는 총오차의 95% 한계, 즉, bias에 2SD를 더한 값이며, 허용오차에 대한 명시된 목표를 충족하여야 하는 값이다.

$LoQ \geq LoD$

M

measurand
측정대상물질

측정될 (물질의) 량

moderate complexity tests
중등 난이도 검사

CLIA test 범주에 들어있는 검사로 헬스케어 검사실에 의해 수행되며, 거의 자동화되어 있는 검사로 모든 검사의 약 75%를 차지하는 한다. 이 범주의 검사는 "waived tests" 혹은 "provider performed microscopy." 보다 엄격한 요구사항을 갖고 있다.

N

non-waived tests
비 웨이브 검사

진단검사의 사용자 규정범주의 하나로 CLIA 규칙에 적용되는 중등난이도와 고난이도 검사를 모두 포함한다. CLIA 규칙의 정도관리 규정은 모든 non-waived tests에 대해 동일하게 적용된다.

O	
outliers 이상치, 모순치	이상치. 대부분의 값들의 보여주는 패턴(경향)에 동의되지 않는 값이다. 실수로 인해 발생하기도 하지만 유의한 결과를 나타내는 의미도 될 수 있다. 이상이 의심될 때는, 이상치를 가지고 있는 데이터 세트와 이상치를 가지고 있지 않은 데이터 세트를 계산하여 분석하는 것이 최상의 결과를 얻는 방법이다. 데이터로부터 도출한 결론에 모순이 있어 결과를 변경하여야 한다면 그때 그 실험결과는 신뢰할 수 없다. 그러나 모순을 거부할 목적으로 통계적 시험 또는 규칙의 다양한 적용이 가능하지만 규칙의 선택은 항상 논쟁의 대상이 되고 있다. 따라서 실험데이터와 여기서 불일치된 결과를 동정하고 그 원인을 확인하는 동안에 모아진 데이터를 검증함으로써 항상 더 나은 결과를 얻을 수 있다.
P	
panic value check 극단치 체크	임상적 결정 내리는데 있어 지나치게 높거나 낮은 결과의 기준 한계를 정하고 이를 벗어나는 결과를 컴퓨터 프로그램 등으로 체크하는 방법
peer group 유사그룹	여러 실험실에서 동종의 장비나 시약을 사용하는 그룹
performance characteristic 성능 특성	"품질(quality)을 설명하는데 사용되는 검사의 특성들을 말하며, 측정절차에 대한 기준으로 성능 특성은 보고범위, 비정밀, 부정확 또는 바이어스, 간섭, 회수율, 검출한계 및 참고범위를 포함한다. 이러한 특성은 수행절차가 얼마나 잘 되었는지를 설명한다. 콘트롤에 대한 수행절차 결과는 성능특성에 있어서 오류 검출 및 잘못된 거부에 대한 가능성(확률) 또는 거부 및 수용할 수 있는 품질에 대한 평균실행길이(average run lengths)를 보여준다. 측정 절차의 경우 성능 특성은 분석 범위, 정밀도, 정확도, 간섭, 회수율 그리고 또한 분석오류의 빈도와 기간을 포함한다
performance specification 성능사양	성능특성에 대한 값 혹은 값들의 범위를 말하는데, 제조사에서 제공되지만 검사실에 의해 검증되거나 설정되어야 한다. 이것은 환자 검사결과의 질을 평가하고 설명하는데 활용된다.
post-analytical error 분석후 오차	검사실시 후 결과를 보고하는 과정에서 발생하는 오차로 전체 오차 중 약 23%를 차지한다.
pre-analytical error 분석전 오차	고유오차(inherent error)라고도 하며, 검사의 처방, 환자의 준비, 검체의 채취나 처리, 보존, 운반과정 등에 의해 일어나는 오차로 전체 오차의 62%를 차지한다. 오차의 주원인으로는 용혈, 응고, 불충분한 검체량 등이다.
Pre-Market Approval, PMA 시판 전 허가	PMA는 심각한 병이나 손상을 일으킬 수 있는 고위험 제품에 해당 하거나, 510(k) 절차를 통한 1등급 및 2등급 인정 의료기기에 해당하는 제품과 유사한 것(기기, 시약 등)을 찾을 수 없는 경우에 시행되는 허가과정으로 제출된 기기에 대한 광범위한 임상데이터를 포함하도록 요구되며 매우 복잡한 절차가 요구된다. 즉, 비임상시험 연구, 임상시험, 제품의 생산공정과 시설에 대한 실사점검, 임상시험기관에 대한 감사 등을 시행한다.

precision 정밀도 **=reproducibility** 재현성	동일 검체의 반복 측정 시 측정값이 일치하는 정도를 나타내는 평가 지표로 표준편차(standard deviation, SD)와 변이계수(coefficient of variation, CV%)로 평가됨 $CV(\%) = \frac{SD}{mean} \times 100$
preventive maintenance 예방정비	오동작을 방지하기 위해 정기적으로 중요한 부분을 갱신하거나 재조치하는 행위
proficiency testing **≒ external QC** 숙련도 시험	국가기관이나 사설기관 또는 학회 등 공인된 단체에서 각 검사실로 검체를 보내 검사를 실시하게 하고 그 결과를 분석하여 검사실의 신뢰도를 판정하는 방법으로 검사실의 수행능력을 평가하여 검사의 정확도를 유지하고, 장비간, 시약간 그리고 측정방법간 차이에서 발생하는 계통오차를 해결하고 정확도를 유지시키기 위해 시행하는 정도관리 방법
provider performed microscopy, PPM 공급자수행 현미경검사	환자검사의 일환으로 의사, 치과의사, 임상간호사(전문간호사) 및 조산사와 의사보조에 의해 수행될 수 있는 중등 난이도를 가진 특정한 검사들을 말함
Q	
quality assessment 질평가	CLIA 용어, 검사실 검사결과의 질을 보증하기 위해 사용하는 용어로 전체적인 검사시스템(검사전 단계, 검사 단계, 검사후 단계)을 모니터링하고 평가하는 것을 포함하고 있다. 문제점을 찾아내고, 수정방법을 만들고, 검사 서비스의 질을 향상시키는 것을 목표로 한다.
quality assurance 질보증	충분한 신뢰를 제공하기 위한 계획적이고 체계적인 활동으로 품질에 대한 요구사항을 충족시키는 질관리 방법
quality control 정도관리	분석 및 분석 전·후의 모든 과정에 관여하는 인력, 장비, 시약, 환경 등의 요소들을 잘 관리하여 오류의 원인을 조기 감지, 예방하여 오류가 검사결과에 미치는 영향을 최소화하여 신뢰성(정확도+정밀도)있는 자료를 만들고자 하는 모든 노력을 말함
quality management 질관리	질과 관련한 조직을 지휘하고 감독하는 통합된 활동으로 조직관리 기능의 전반에 대한 모든 행동을 말하며 질관리 방침의 목표와 책임을 결정한다. 질관리 체계 내에서 질관리 계획과 과정, QC, 질보증 그리고 질향상과 같은 기법으로 수행된다.
R	
random error 우연오차, 무작위오차	참값에서 벗어나 치우치는 방향이나 정도를 예측할 수 없는 오차로 잘 알 수 없는 원인에 의해 발생한다. 주로 검사자의 실수가 주요 요인으로 작용한다.
reference method 기준방법	"하나 또는 그 이상의 특정한 값의 결정에 정확성을 부여하는데 필요한 조건과 과정이 정확하고 명확하게 설명되는 방법, 그리고 다른 방법으로 특정한 동일값들을 측정하였을 때 기록되어 있는 정확도와 정밀도가 서로 동일한 결과 나오는지를 비교하거나 평가하는데 사용되는 방법. 혹은 참고물질(reference materials)에 기준방법에 의한 측정값을 할당하기 위해 사용되는 방법

reference values
참고치

건강상태를 정의하기 위해 인구집단을 샘플링 하였을 때 특정한 결정(질병의 유무)을 위해 관찰된 값이다. 참고치 혹은 참고범위는 일반적으로 건강한 개인의 측정결과를 평가하거나 또는 기술에 의한 측정값의 변화(측정신뢰도)에 대해 설명될 수 있는 값이다. 그리고 이 값은 의사 또는 건강 전문가가 특정 환자에 대해 결과를 해석하기 위한 기초적 자료가 된다.

regression Analysis
회귀분석

두 개 이상의 변량을 독립변수와 종속변수로 나누어 독립변수의 일정 값과 종속변수의 변화관계를 분석하는 통계기법.

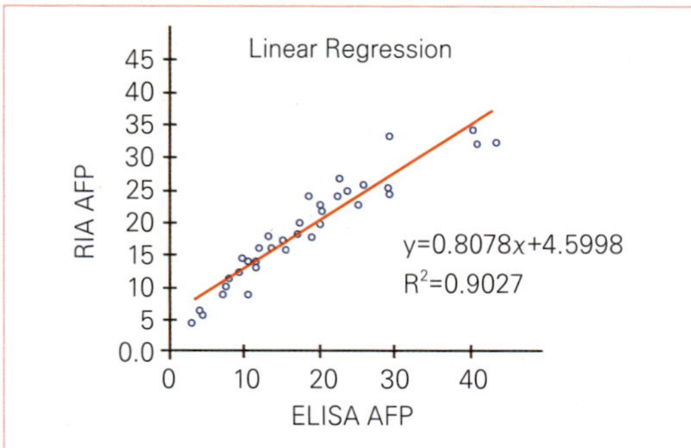

독립변수(ELISA 분석방법)의 변화에 따른 종속변수(RIA 분석방법)간의 변화를 나타내는 회귀직선과 두 변수간의 설명력을 나타내는 결정계수(R^2)

reportable range
보고범위

검체 내 측정물질의 농도범위로 이때 수행된 방법이 신뢰할 수 있어야 결과가 보고될 수 있다.

S

six sigma
6시그마

6시그마란, 100만개의 제품이나 서비스에서 단 3.4개의 결함만을 허용한다는 것으로서 완벽에 가까운 무결점 품질을 의미한다. 이것은 제품설계, 제조 및 서비스의 품질산포를 최소화하여 규격상한과 규격하한이 품질의 중심에서부터 6시그마 내의 품질을 유지함을 뜻한다.

검사실에서는 질관리 프로그램의 하나로 검사오류를 100만건 중 3.4개 이하로 줄이려는 노력으로 도입하여 활용되고 있다.

slope, b
기울기, b

선 위의 두 점 사이에서 y값의 변화와 x값의 변화 사이의 상관관계. 선형회귀분석을 통하여 계산되는 값으로 일반적으로 연구방법들 간의 값 차이의 경향(계통적으로 발생하는 경향) 오차를 설명할 수 있다. Slope의 가장 이상적인 값은 1.000이다. 예) slope가 0.950이라는 것은 5.0%의 상승오차가 발생한다는 것을 의미한다.

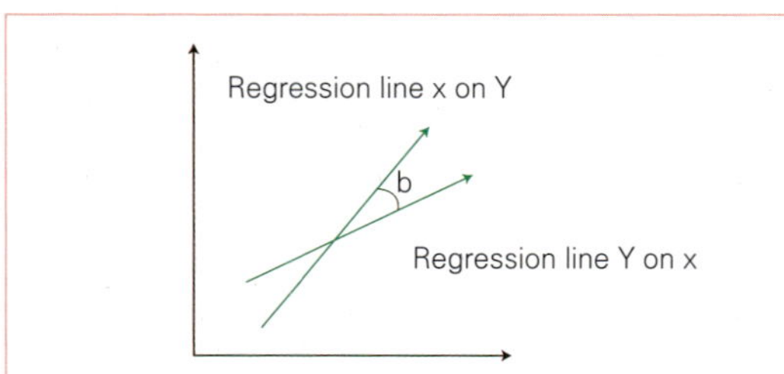

specimen
검체

분석이 가능한 물질

standard 표준	농도 또는 양을 결정하기 위해 비교물질로 사용하는 재료 혹은 용액. 다른 기술적 또는 구어체 의미와 혼동을 피하기 위해 필요할 때에는 교정 표준(calibration standard)이라는 합성용어를 사용한다.
Standard Deviation Index, SDI 표준편차 계수	Peer group과 performance(accuracy) 비교 시 이용되는 지표로 검사실 평균과 peer group 평균의 차를 peer group의 SD로 나눈 값이다. SDI = (실험실 평균 – peer group 평균) / peer group SD – SDI : 0이면 이상적이라 할 수 있다. 즉, 실험실 평균 = peer group 평균 – SDI : -1 ~ +1 허용범위 – SDI : 1 ~ 1.5 원인 규명 필요 – SDI : 2.0 이상 결과를 신뢰할 수 없으며, 반드시 원인 규명이 필요함
standard deviation, SD, s, σ 표준편차	측정값들이 평균값을 중심으로 산포되어 있는 정도를 표시한 값 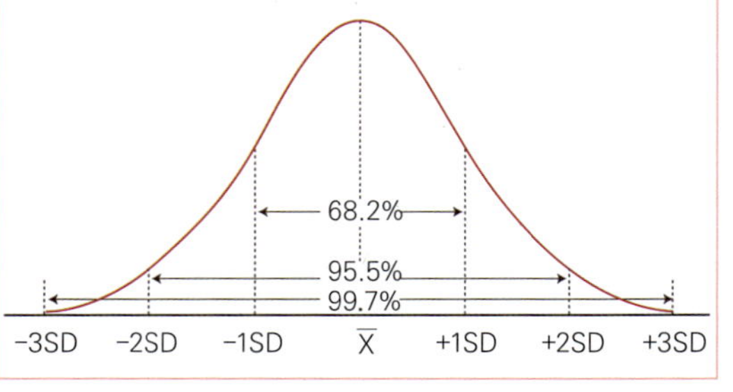 표준편차를 구하는 공식 $S=\sqrt{\dfrac{\Sigma(x-\bar{x})^2}{N-1}}$
statistically significant, statistically significant difference 통계적 유의성 통계적으로 유의한 차이	통계적 유의성은 모집단에 대한 가설이 가지는 통계적 의미를 말한다. 즉, 어떤 실험결과 자료를 두고 "통계적으로 유의하다."라고 하는 것은 확률적으로 봐서 단순한 우연이라고 생각되지 않을 정도로 의미가 있다는 뜻이다. 반대로 "통계적으로 유의하지 않다."라고 하는 것은 실험결과가 단순한 우연일 수도 있다는 뜻이다. 통상적으로 이것을 설명하는 문장에는 "p=0.05 수준에서 통계적으로 유의하다"와 같은 표현이 있는데 이는 실험데이터 내에서 불확실성에 의해 관찰될 수 있는 차이가 5%라는 것을 의미한다. p-value는 0에서 1 사이의 확률인데 귀무가설(차이가 없거나 의미있는 차이가 없다고 주장하는 가설)을 지지하는 정도를 의미한다. p값은 0에 가까울수록 귀무가설을 기각할 근거가 커지는 것이며, 미리 정해준 유의수준 (보통 0.05)보다 작으면 귀무가설을 기각한다. 즉, p-value가 작을수록 관찰된 데이타가 모집단(혹은 비교집단)과 차이가 나타날 확률이 높아진다는 것을 의미한다(대립가설을 채택한다고 한다).
systemic error 계통오차	측정치의 평균값이 일정한 방향으로 치우쳐 발생하는 오차. 시약이나 검사장비의 문제 또는 측정환경의 계통적 부적격성 등에 의해 발생하는 오차
T	
target value, TV 목표치	정확한 값을 지정하는 숙련도 시험에 사용되는 값으로 일반적으로 이상치를 제거한 후, 모든 참가자들이 보내온 결과의 평균에 의해 추정하거나 또는 매우 정확한 또는 기준방법에 의해 설정한 평균값으로 추정한다.

test complexity 검사 난이도	측정과 판독의 난이도에 근거하여 분류된 CLIA 검사 분류체계. 카테고리는 waived, provider performed microscopy, moderate complexity 그리고 high complexity로 나뉜다.
Total Error Allowable, Tea 허용총오차	분석 시스템에서 허용할 수 있는 오차의 크기로서 참값으로부터 최대의 허용 가능한 편차를 말한다.
Total Error, TE 총오차	한 검사법에서 관찰되는 우연오차(imprecision)와 계통오차(inaccuracy)의 합 혹은 결합효과 TE = %Bias +1.96 X CV
Total Quality Management, TQM 종합적 정도관리	계속적 성과관리를 위한 고객중심적, 전략적, 체계적 접근방법을 의미하며, 검사와 관련한 업무에 대해 전반적으로 품질을 높여 고객만족을 달성하기 위한 관리체계이다. 기존의 질관리는 주로 결과와 서비스에 대한 관리였으나, TQM에서는 조직 및 업무의 관리에도 중점을 두어 구성원 모두가 결과의 품질 향상을 위해 노력하여야 한다. 결과의 질 및 서비스의 개선, 지속적인 직원교육, 바람직한 검사실 문화의 창출, 그리고 미래의 환경에 대비한 신기술 도입 등을 통해 경쟁력을 높이고 이를 통하여 장기적인 성장을 도모하는 활동이라 할 수 있다.
traceability 측정소급성	모든 불확실성이 명확히 기술되어지는 것은 물론, 끊어지지 않는 비교의 연결고리(소급성)를 통하여, 명확한 기준(국가 또는 국제표준)에 연관시킬 수 있는 표준값이나 측정결과의 특성을 말한다. "측정장비의 정확도를 더 높은 정확도를 가진 다른 측정장비 그리고 궁극적으로는 1차 표준(Primary Standard)으로 연결시키는 문서화된 비교 고리"를 소급성에 대한 추가적인 설명으로 대신할 수 있다. 측정의 소급성 체계를 확립시킨다는 의미는 국가간, 국가와 기업간, 기업간, 기업 내 각 부문 간의 각각의 단계에 대응할 수 있는 측정표준이 확립, 유지되고 보급되어 측정을 수행하는 하층 부문까지 측정정확도가 보증되는 것을 말한다. 즉, 이것은 국제적으로 정한 단위(SI) 측정값에 맞추어 국가에서 정한 측정표준과 검사실에서 수행하는 측정값이 일치되도록 하여 국제적으로 인정받을 수 있도록 하는 것을 의미한다.
true value 참값, 진값	정확한 분석 농도 혹은 결과를 가리키는 용어
twin plot 쌍치법	두 가지 높고 낮은 관리혈청을 사용하여 계통오차와 우연오차를 구분하는 정도관리 방법 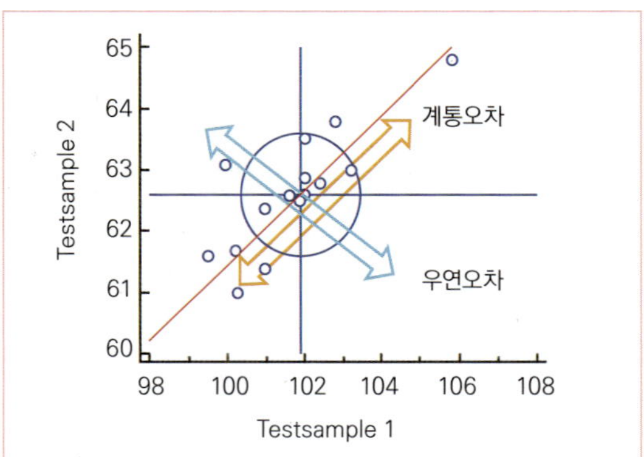

V	
validation 확인	프로세스, 시스템, 장비 또는 방법이 예상한 대로 작업에 사용되는지 그리고 의도한 결과를 얻을 수 있는지를 증명하는 동작이나 프로세스
Variance Index Score, VIS 변동지수 점수법	측정 보고값과 측정법 평균치와의 차이를 측정법 평균치의 백분율로 나타낸 것이 %variation(V)이고, 이것을 다시 선택변이계수(chosen coefficient of variation, CCV)에 대한 백분율로 나타낸 것이 Variance Index Score, VIS이다. - % variation(V) = ((검사실보고치 - 측정법 평균치)/측정법평균치)X100 - VIS = (V / CCV) X 100 또는 - VIS = (검사실 보고치 - 측정법 평균치)/측정법 평균치 X 100/CCV VIS 〈 50 매우 양호 VIS 〈 100 양호 VIS 〈 150 주의, 관찰 VIS 〉 150 원인 분석
verification 확인	지정 요구사항이 성취되어졌는지 객관적 근거의 시험과 규정에 의해 확인하는 것

W	
waived tests 웨이브 검사	CLIA에 의해 정의된 검사의 특정 범주로 dipsticks을 이용한 검사, 잠혈검사, 요를 이용한 임신검사, 적혈구침강속도, 혈당 모니터링 기기 등, 가장 낮은 수준의 검사들로 검사결과의 변이를 일정수준(예, 자가혈당측정기 15% 허용오차)에서 허용하는 검사들이다. 결과오류 시에도 환자에게 위험한 상황을 연출시키지 않는 검사로 제한된다. 정도관리에 대한 주요 요구사항은 제조자의 지침을 따르도록 되어 있다.
Westgard Multi rule chart 웨스트가드 멀티 룰 챠트	Levey-Jennings의 통계적 정도관리 방법을 보완하여 오차(error)검출을 극대화 시키고, 불필요한 재검을 최소화하기 위해 1981년 Westgard박사에 의해 제안된 정도관리 방법. 12개의 규칙이 경고신호로 사용되고, 계속해서 13s, 22s, R4s, 41s, 그리고 10x가 거부규칙으로 사용된다.
	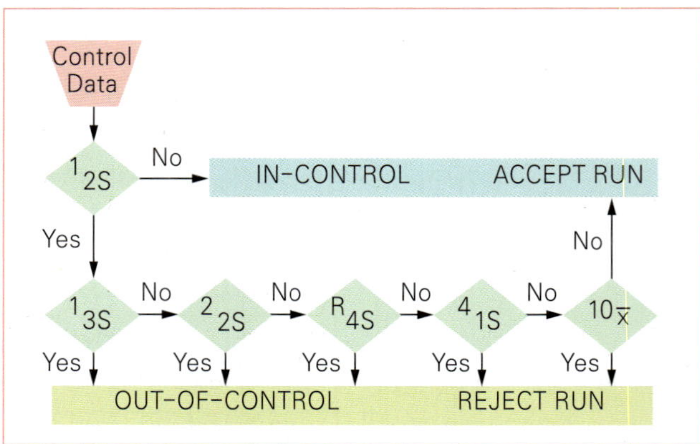
within-run, intra-run 검사 내 재현성 분석	정밀도, 즉 재현성을 분석하는 방법으로 동일 검체(CLSI 권고) 20개를 일정 수 만큼 동시에 분석하여 변이계수를 평가하는 방법

Z	
z-score z-스코어	z-score란, 그 material의 평균치로부터 측정된 control 결과가 standard deviation(SD)으로부터 얼마나 떨어져 있는가를 계산한 수치이다. 이 계산은 평균치와 control 결과의 차를 SD로 나눈 값이다. 예를 들면, control 결과가 112이 평균치가 100, standard deviation이 5라면, z-score는 2.4 [(112-100)/5] 이다. 이 z-score 2.4의 의미는 관찰된 control의 결과가 평균치로부터 2.4SD에 있다는 것이다. 따라서 이 결과는 2s control limit는 벗어났지만 3s control limit는 벗어나지 않았다는 뜻이 된다.

Chapter 07

진단검사 관련 생명공학 용어

진단검사기술이 발전하는데 있어 생명공학기술은 매우 중요한 역할을 하고 있다. 생명공학은 의학적으로 중요한 진단기술 및 치료기술을 개발하는데 핵심적인 역할을 할 뿐만 아니라 의료산업 분야에서도 매우 경제적 가치가 높은 상품 및 서비스를 제공하는데, 핵심적인 도구가 진단검사이다. 여기서는 생명공학의 핵심인 단백질과 핵산을 이해하는데 필요한 용어와 이와 관련된 진단검사를 실시할 때 알아야 하는 용어들을 학습하도록 한다.

Chapter 07

진단검사 관련 생명공학 용어

A	
adenine 아데닌	핵산 내에서 발견되는 퓨린 염기 중 하나이다. 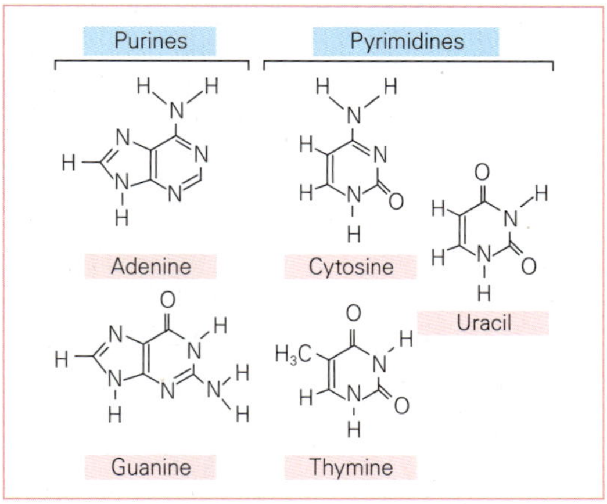 핵산 염기의 분류
A-DNA	DNA 이중나선의 한 가지 형태로서, 한 바퀴당 잔기 수(11개, B-DNA는 10개)이며, B-DNA에 비해 큰 홈과 작은 홈의 크기가 서로 비슷한 특징을 갖고 있다.
affinity chromatography 친화성 크로마토그래피	물질이 리간드에 특이적으로 결합(항원·항체 결합 등)하는 것에 근거한 가장 높은 순도의 단백질을 분리하는 칼럼 분리법
agarose 아가로오스	전기영동과 칼럼 크로마토그래피에 사용할 수지를 만드는 데 사용되는 복합다당류
alleles 대립유전자	한 쌍의 염색체 상에 있는 대응되는 유전자
angiogenesis 혈관형성	일반적으로 악성 조직의 성장을 수반한 혈관 형성
amino acid 아미노산	단백질의 구성하는 기본 성분. 아미노기와 카복실기를 포함하고 있는 물질로 20가지가 있다.
amino acid activation 아미노산 활성화	아미노산과 그 특정 tRNA 사이에 에스터 결합이 형성되는 것. 아미노아실-tRNA 합성효소에 의해 촉매되는 과정

amino acid analyzer 아미노산 분석기	단백질 내의 아미노산의 수와 종류를 알아낼 수 있는 분석기
aminoacyl-tRNA synthetase 아미노아실-tRNA 합성효소	아미노산과 t-RNA 사이에 에스터 결합의 형성을 촉매하는 효소
amino group 아미노기	NH_2 작용기
analytical ultracentrifugation 분석용 초원심분리	원심분리에서 입자가 침강할 때 입자의 움직임을 관찰하는 기술, 이 때 입자의 움직임은 침강계수로 나타냄
antibiotics 항생제	감염치료에 사용되는 약제
antibody 항체	세포가 외부 물질이라고 인식하는 물질에 결합하여 그 물질의 작용을 무력화하는 당단백질
anticodon 안티코돈	tRNA 내의 염기서열 중에서, 특정 아미노산을 지칭하는 mRNA 삼중염기와 수소결합을 하는 염기 3개(삼중염기) 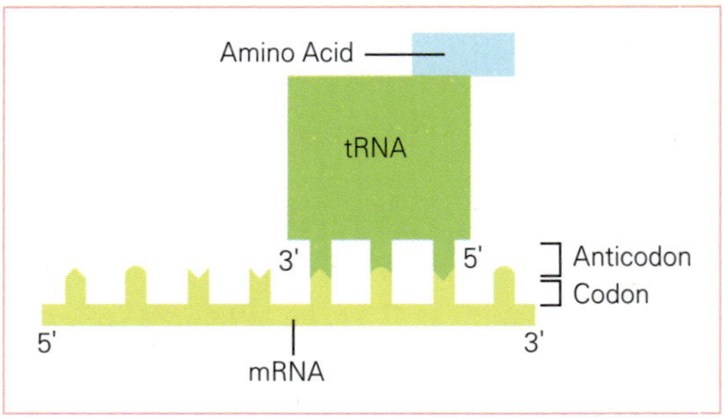 코돈과 안티코돈
antigen 항원	면역 반응을 촉발(항체 형성을 유도)하는 물질
antigenic determinant 항원 결정인자	항체가 어느 물질을 외부물질로 인식하여 결합할 때 그 물질을 인식하는 부위가 따로 있어서 그곳에 결합하는데 그 부위를 일컫는 말
antisense strand 안티센스 가닥	RNA 합성하기 위해 주형으로 사용되는 DNA 가닥 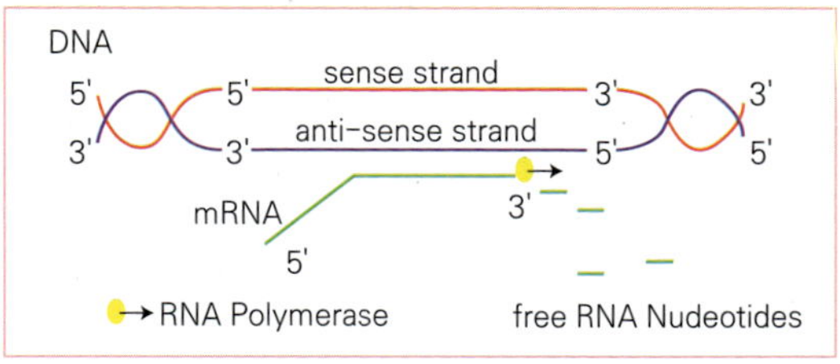 센스가닥과 안티센스가닥
2·3 antiterminator 2·3 종결방지인자	전사약화가 일어나는 동안 형성될 수 있는 머리핀 구조. 이로 인해 전사가 계속된다.
AP site AP 부위	apurinic site, DNA 내에 퓨린 염기가 없는 부위로, 수선효소의 표적이다.

apoptosis 세포자멸사, 아포토시스	programmed cell death, 세포의 사멸에 이르는 유전적으로 프로그램된 정상세포의 한 진행 과정
attenuation 전사약화	전사가 시작된 후에 중지 현상이 일어나고 불완전한 RNA 서열이 조기에 방출됨으로써 전사가 조절되는 전사 조절의 한 가지 유형
B	
bacterial plasmid 박테리아 플라스미드	박테리아의 주 유전체와는 별개로 떨어져 있는 환형 DNA 조각 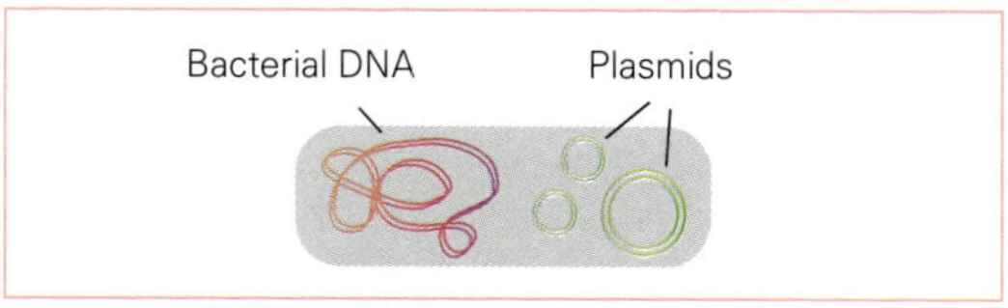 Bacteria 주 DNA와 plasmids
bateriophage 박테리오파지	박테리아에 감염하는 바이러스의 일종. 박테리오파지는 분자생물학에서 세포 간에 DNA를 옮기는 데 자주 사용됨
base stacking 염기 누적	DNA 사슬에서 서로 이웃해 있는 염기들 간의 상호작용
B-cells B-세포, B-림포사이트	골수에서 발달한 백혈구의 한 종류이며 항체의 근원이 되는 세포이다.
B-DNA B-DNA	DNA 이중나선의 가장 일반적인 형태
benign 양성의	암이 아님; 주변 조직을 침범하거나 신체의 다른 부분으로 확산되지 않는다.
bioinformatics 생물정보학	생화학 실험에서 발생하는 대량의 정보를 처리하기 위해 컴퓨터 분석방식을 적용한 학문 분야
biotechnology 생명공학	생물학적 기술의 집합으로 기초 연구 및 현재 연구 중인 기술을 제품개발이나 분석서비스 등과 연결하는 분야.
blotting 블로팅	핵산, 단백질 등의 표본을 분석하기 위해 그 일부를 막에 옮기는 기술 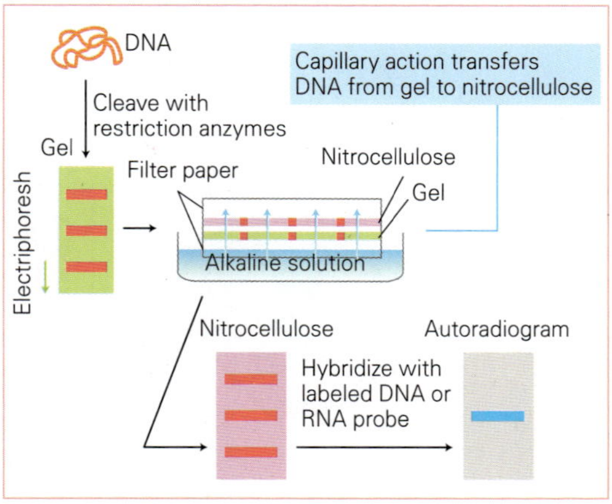 전기영동을 이용한 DNA 분리

Blue/White screening 청/백 스크리닝	연구하려고 하는 유전자가 포함되어 있는 플라스미드를 박테리아가 받아들였는가의 여부를 결정하는 방법
C	
cancer 암	질병이 있는 비정상 세포로 분열이 통제되지 않는 세포. 암세포는 주변 조직을 침범하고 혈액과 림프 시스템을 통해 확산 될 수 있다.
cell 세포	매우 작고, 물과 화학물질로 가득 차 있으며 막으로 구획되어 있는 살아 있는 생명체의 기본단위.
cDNA(complementary DNA) 상보적 DNA	mRNA를 주형으로 하여 합성된 DNA 형태. 따라서 암호화 서열이 직접 나타나 있다.
chaperone 샤프론	다른 단백질이 올바른 3차원 구조로 접히도록 도와주며, 그 단백질이 그 밖의 다른 단백질과 올바르지 않게 결합되는 것을 막아주는 단백질
chimeric DNA 키메라 DNA	서로 다른 종에서 유래한 DNA들이 서로 공유결합으로 연결되어 있는 DNA
chromatin 염색질	진핵생물의 핵에서 발견되는 DNA와 단백질의 복합체 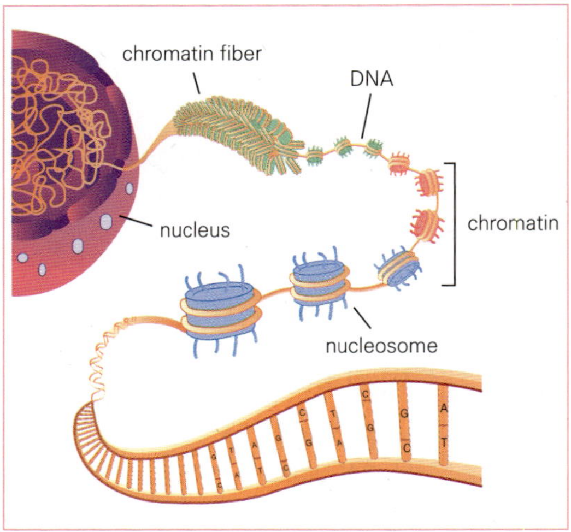 Chromatin : histon 단백질과 DNA의 복합체
chromosome 염색체	유전물질과 그에 결합되어 있는 단백질을 포함하고 있는 선형 구조의 유전체 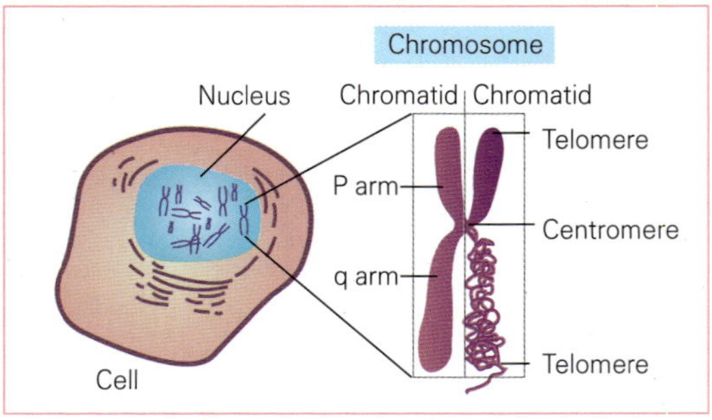 세포와 핵 그리고 염색체

clinical trials
임상시험

환자가 포함되어 있는 연구 시험으로 각각의 시험은 예방, 검출, 진단, 혹은 질병 치료에 더 나은 방법을 찾을 수 있도록 설계된다.

STEP 1 신물질 발견 · 검색	개별목표 설정 후 실험실에서 신약후보 물질을 합성하거나 자연에서 추출
STEP 2 비임상 시험	실험실에서 개발된 신약후보물질을 동물에게 투여하여 안정성 및 효능을 검색, 인간에 대한 투여량의 범위를 추정
STEP 3 임상 1상	신약후보물질을 최초로 사람(건가한 자원자)에 적용하여 안정성, 효능, 투여량 확인
STEP 4 임상 2상	해당 검증환자 100~300명 대상으로 2~3년간 장기간 관찰로 약물의 유효성을 확립 후 최종적 확증
STEP 5 임상 3상	해당 환자 1000~5000명 대상으로 2~3년간 장기간 관찰로 약물의 유효성을 확립 후 최종적 확증
STEP 6 임상 4상	시판허가를 받은 신약의 실제 임상경험상의 유효성, 안정성, 부작용 자료수집, 신약의 최적 사용을 위한 연구

임상시험의 단계

clonal selection
클론 선택

생명체 내에 실제로 존재하는 항체에 대해 면역계가 선택적으로 반응하는 과정

clone
클론

생명체, 세포, 바이러스 또는 DNA 분자 등에서 유전적으로 동일한 집단을 일컫는 말

cloning of DNA
DNA 클로닝

어느 선택된 DNA를 유전체 내에 집어넣어 그 안에서 여러 번 재생될 수 있게 하는 작업

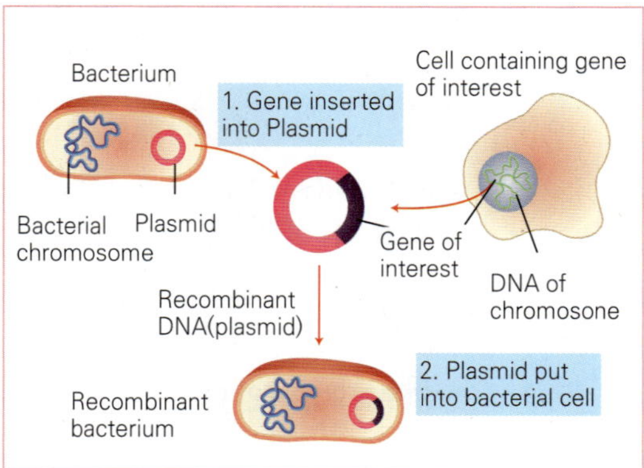

DNA 클로닝 과정 : 박테리아 plasmid를 벡터로 이용하여 관심 있는 유전자를 재조합하고 이를 다시 박테리아 내에 삽입하여 특정 단백질을 생산하도록 하는 과정

closed complex
폐쇄형 복합체

전사가 일어나기 전에 RNA 중합효소와 DNA 간에 처음으로 형성되는 복합체

coding strand 암호화 가닥	주형으로부터 합성된 RNA와 동일한 염기서열을 가지고 있는 DNA가닥
codon 코돈	하나의 주어진 아미노산을 지칭하는, mRNA상의 염기3개짜리 서열
complementary 상보적인	핵산 내에서 아데닌은 타이민(또는 유라실)과, 구아닌은 사이토신과 특이적으로 수소결합하는 것을 일컫는 말
constitutive expression 항시 발현	RNA중합효소가 프로모터에 결합하는 것 이외에는 어느 것에 의해서도 조절되지 않는 유전자의 전사 및 발현 (따라서 항상 전사되어 발현됨)
control site 조절 부위	단백질의 아미노산 서열을 지정하고 있는 유전자를 구조유전자라고 하는데, 이 구조 유전자를 조절하여 단백질의 생성을 조절하는 작동유전자와 프로모터를 말한다(보통 구조유전자 앞에 위치하고 있음).
co-repressor 보조 억제인자	억제인자 단백질에 결합함으로써 이 억제인자를 활성화시켜서 작동유전자에 결합할 수 있게 만드는 물질
core promoter 핵심 프로모터	원핵생물의 전사가 일어날 때 전사시작 부위부터 -35지역까지의 DNA부위를 일컫는 말
coupled translation 동반번역	원핵생물에서 유전자가 전사되는 동시에 번역되는 상황
cytochrome 사이토크롬	전자전달사슬에서의 헴을 함유하고 있는 단백질 집단 중 하나로 세포내 다양한 물질에 대해 산화적 대사작용을 수행하는 생명체 유지의 필수적인 촉매효소
cytokine 사이토카인	다른 세포에 영향을 주는 어느 한 세포에 의해 생산되는 수용성 단백질 인자로 백혈구 간의 정보를 주고받는다. 대부분 백혈구가 만들어 내는 생리활성물질이다. 생리활성물질이란 신체내의 갖가지 생리기능을 활성화하거나 정보를 전달하는 물질이다.
cytosine 사이토신	핵산에서 발견되는 피리미딘 염기의 하나
D	
degenerate code 중복성 암호	유전암호 중에서 1개 이상의 삼중염기가 동일한 아미노산을 암호화하는 경우 이 암호를 일컫는 말
deoxyribonucleotide 디옥시라이보뉴클레오타이드	핵산 염기와 디옥시라이보오스가 글라이코사이드 결합을 형성하여 만들어지는 화합물
deoxyribose 디옥시라이보오스	DNA구조의 일부인 당 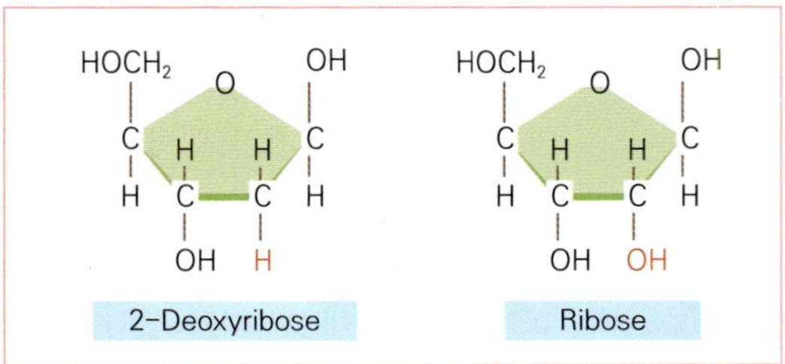 Deoxyribose와 Ribose

differentiation 분화	암에 있어서 암세포가 얼마나 성숙(발달) 했는지에 관한 지칭으로, 분화된 악성세포는 정상 세포와 유사하고 미분화된 종양세포보다 더 느린 속도로 성장한다.
DNA	디옥시라이보핵산, 유전암호를 포함하고 있는 물질
DNA-binding domain DNA-결합 도메인	DNA에 결합하는 전사인자의 일부분
DNA chip **DNA 칩**	하나의 컴퓨터 칩 상에 DNA시료를 미세하게 가지런히 배열해 놓은 것(DNA마이크로어레이라고도 함). 이것으로 많은 시료들을 동시에 조사할 수 있다. 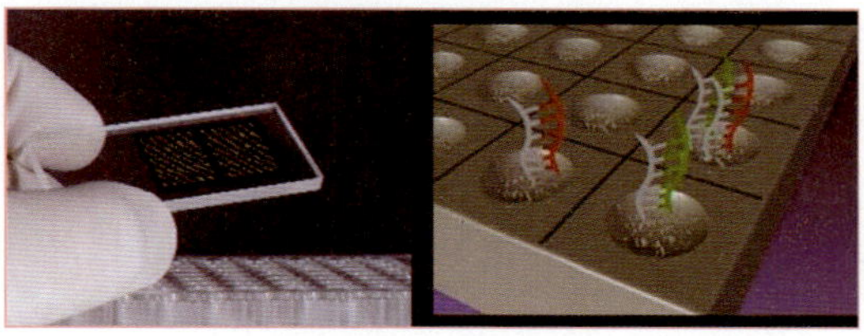 DNA chip과 미세모형
DNA gyrase DNA 자이레이스	폐쇄된 환형 DNA내로 초나선을 도입하는 효소
DNA library DNA 라이브러리	한 생명체의 전체 유전체를 포함하고 있는 클론 집합체
DNA ligase DNA 연결효소	끊어진 DNA 가닥을 연결하는 효소
DNA polymerase DNA 중합효소	DNA를 주형으로 하여 디옥시라이보뉴클레오타이드로부터 DNA를 만들어 내는 효소
DNase DN에이스	디옥시라이보뉴클리에이스 DNA를 특이적으로 가수분해하는 효소
domain 도메인	폴리펩타이드 사슬에서 사슬의 다른 부분과는 별개로 접히는 사슬 부분
E	
E. coli 대장균	일반적인 박테리아로 genome 크기가 작고, 병원성이 적고, 실험실에서 배양하기가 용이하기 때문에 유전학자들에 의해 집중적으로 연구되어 왔다.
Edman degradation 에디만 분해법	펩타이드와 단백질의 아미노산 서열을 결정하는 방법
electrophoresis 전기영동	물질을 전하와 크기의 비에 근거하여 분리하는 방법
-35 element -35 요소	RNA 전사가 시작되는 부위에서 염기쌍 35개만큼 상류부위에 있는 DNA 부분. 박테리아에서 RNA 합성의 조절에 중요함. -35region이라고도 부름.

elongation step 신장 단계	단백질 합성에서 펩타이드 결합이 형성되는 반응들이 연속되는 단계
endonuclease 엔도뉴클리에이스	핵산을 가수분해하는 효소로, 폴리뉴크레오타이드 사슬의 중간에 있는 결합을 공격한다.
enhancer 전사증진인자	전사인자에 결합하여 전사 속도를 증가시키는 DNA 서열
enzyme 효소	촉매로써 작용하는 단백질로 세포 내에서 발생하는 화학반응의 속도에 영향을 준다.
epitope 항원결정기, 에피토프	항원 상에 항체가 결합하는 부위
essential amino acid 필수아미노산	신체가 합성하지 못해서 음식물로 섭취해야 하는 아미노산
essential fatty acid 필수지방산	신체가 합성 못하는 다중 불포화지방산(예: 리놀레산). 음식물에서 섭취해야 한다.
etiology 병인학	인간의 비정상 상태나 질병의 원인을 연구하는 학문
eukaryote 진핵생물	세포에 확실히 구획된 핵이 있고, 막으로 둘러싸인 소기관이 있는 생명체
excision repair 절제 수선	잘못된 뉴클레오타이드를 효소로 제거하여 올바른 것으로 교체하는 DAN 수선 메커니즘
exon 엑손	mRNA서열로 발현되어 단백질 coding 정보를 갖고 있는 DNA서열
exonuclease 엑소뉴클리에이스	폴리뉴클레오타이드 사슬의 말단에서 시작하여 핵산을 가수분해하는 효소
expression cassette 발현 카세트	유전자 치료에서 전달시킬 유전자를 포함하고 있는 조립체
expression vector 발현 벡터	원하는 단백질의 합성을 일어나게 만드는 기구를 가지고 있는 플라스미드
extended promoter 광역 프로모터	원핵생물 전사의 경우, 전사 시작 부위에서부터 UP(upstream element, 상류부위 요소)까지의 DNA
F	
false negative 위음성	양성인 환자의 결과가 음성으로 판정된 시험 결과, 질병이 있는 사람이 질병이 없다고 판정된 잘못된 결과
false positive 위양성	음성인 환자의 결과가 양성으로 판정된 시험 결과, 질병이 없는 사람이 질병이 있다고 판정된 잘못된 결과
filter-binding assay 필터-결합 분석법	많은 mRNA코돈들의 염기서열 결정에 사용된 방법

fluorescence 형광	빛이 흡수되어 재방사되는 것. 물질을 검출해 내고 확인하는 민감한 방법에 사용됨
fusion protein 융합 단백질	단백질의 말단에 여분의 아미노산들이 첨가되어 있는 단백질
G	
gamete 생식체, 배우자	반수체(인간은 23개)의 염색체를 가진 남성 혹은 여성 생식세포
gel electrophoresis 젤 전기영동	젤을 지지체 및 체 역할을 하는 물질로 사용하여, 물질을 전하와 크기의 비에 근거하여 분리하는 방법
gene 유전자	유전의 개별적인 단위체. 인간에는 약 25,000개의 유전자 구간이 있다고 알려져 있다. 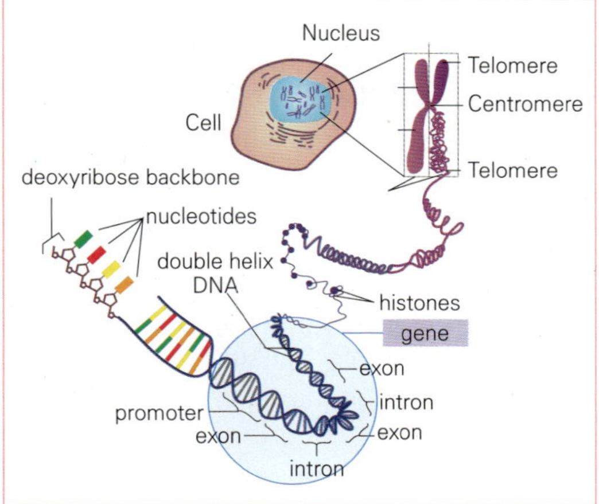 Gene, DNA, 그리고 chromosome의 구성요소들
gene therapy 유전자 치료	결함 유전자 대신 그 유전자의 정상(결함이 없는) 복사본을 도입시켜 유전병을 치료하는 방법
genetic code 유전암호	살아 있는 모든 생명체들의 구조와 기능에 관한 DNA 정보
genome 유전체	세포의 전체 DNA
genotype 유전자형	생물체의 유전적 구성
guanine 구아닌	핵산 내에서 발견되는 퓨린의 하나
H	
helicase(rep protein) 헬리케이스 (rep 단백질)	복제 과정 중에 DNA 이중나선을 푸는 효소

helper T cell 도우미 T 세포	인간 면역계의 구성 성분으로 AIDS 바이러스의 표적임
heterozygous 이형접합의	한 염색체 상에 있는 어느 유전자와, 그 염색체와 한 쌍인 염색체 상에 있는 동일 유전자 간에 차이가 나는 것을 일컫는 말
high-performance liquid chromatography(HPLC) 고성능 액체 크로마토그래피	빠르고 명확하게 정제할 수 있는 정교한 크로마토그래피
histone 히스톤	진핵생물 DNA와 복합체를 형성하고 있는 염기성 단백질
hnRNA hnRNA	불균일성 핵 RNA(heterogeneous nuclear RNA), 진핵생물 mRNA의 최초의 형태로 개재서열(intron)이 포함되어 있다.
hormones 호르몬	인체의 내분비샘에서 분비되며 혈류를 순환하는 화학물질. 호르몬은 특정 세포 혹은 기관의 활동을 통제한다.
homology 상동성	중합체들끼리 그 구성 단량체의 서열이 비슷한 현상
homozygous 동형접합의	한 염색체 상에 있는 어느 유전자와, 그 염색체와 한 쌍인 염색체 상에 있는 동일 유전자 간에 차이가 없는 경우를 일컫는 말
hsp70	대장균(*E. coli*)에서 샤프론으로 작용하는 단백질. 박테리아를 고온에서 키우면 이 샤프론이 생성된다. hsp라는 문자는 'heat shock protein(열 충격 단백질)'을 의미한다.
I	
immune system 면역계	감염이나 질병에 대해 인체를 방어하는 세포나 기관들을 말함
immunoglobulin 면역글로불린	다른 말로는 항체라고도 한다. 면역계에서 외부물질에 대해 방어역할을 하는 단백질
inducible enzyme 유도 효소	유도인자라고 하는 물질이 존재함으로써 그 합성이 촉발될 수 있는 효소
initiator element 개시자 요소	진핵생물 DNA의 전사 시작 부위의 주위에 있는 서열로, 약한 보존 상태로 되어 있다(서열 상동성이 약하다).
interleukin 인터루킨	면역계에서 작용하는 단백질
intrinsic termination 내인성 종결	로우(ρ) 단백질에 의존하지 않는 전사 종결 유형

intron 인트론	최종적인 mRNA 서열 내에는 나타나지 않는 DNA 개재서열로 splicing에 의해 제거되는 서열, 즉, 단백질로 번역되지 않는 서열 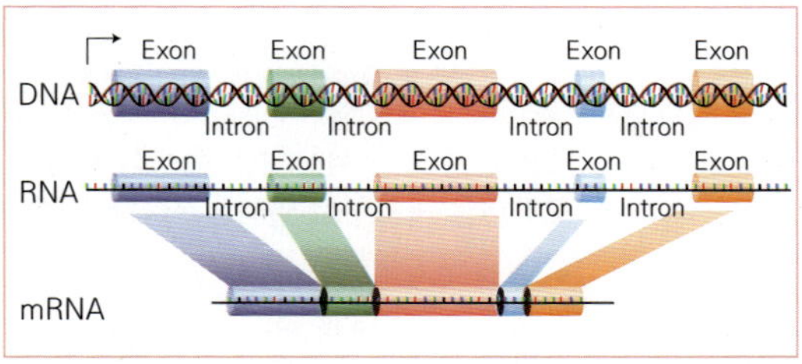 DNA로부터 전사된 RNA에서 단백질로 번역되지 않는 intron이 제거(splicing)되고 mRNA가 만들어지는 과정
in vitro 생체 외	살아 있는 생명체의 외부를 의미하며, *in vitro* test는 시험관에서 하는 실험을 의미한다.
in vivo 생체 내	"인생"을 의미하는 라틴어로, 살아있는 유기체 내를 의미함. *In vitro*와는 반대 의미
isoelectric focusing 등전점 전기영동	물질의 등전점(전하량을 갖지 않는)에 근거하여 물질을 분리하는 방법
K	
killer T cell 살해 T 세포	인간 면역계의 구성성분
L	
lac operon lac 오페론	β-갈락토시데이스 및 그 관련 단백질의 유도에 관여되어 있는 프로모터, 작동유전자, 구조유전자 등을 통칭하는 말
lagging strand 자연 가닥	DNA 복제 시에 작은 절편 형태로 만들어지는 가닥. 그 다음에 DNA 연결효소에 의해 이어진다.
leading strand 선도 가닥	DNA 복제 시에 하나로 길게 뻗어 연속적으로 만들어진 가닥 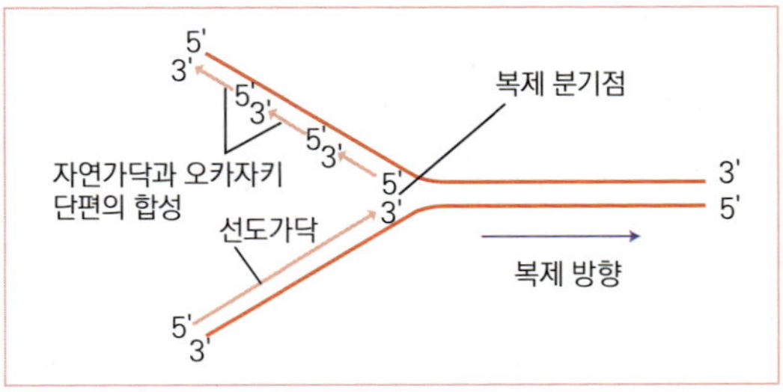 선도가닥과 지연가닥의 폴리뉴클레오타이드 합성 방향 및 복제 방향
leucine zipper bZip, 류신 지퍼	DNA 결합단백질에서 발견되는 구조 모티프
luminescence 발광	화학반응의 결과로 빛이 방사되는 것(화학 발광)

lymphatic system 림프계	골수, 비장, 흉선 및 림프절을 포함하는 조직이나 기관으로 감염과 싸우는 세포를 생산하고 저장함
lymphocyte 림프구	백혈구의 한 가지 유형. 면역계의 주요 구성성분
lymphokine 림포카인	백혈구에 의해 생산되는 수용성 단백질 인자로 다른 세포에 영향을 준다. 림포카인은 림프구로 알려진 면역세포에 의해 생성되는 cytokine 중 하나이다.
M	
major histocompatability complex MHC, 주요 조직적합성 복합체	면역계 세포들의 표면상에 항체를 전시하는 단백질
medical device 의료기기	사람이나 동물에게 단독 또는 조합하여 사용되는 기구, 기계, 장치, 재료 또는 이와 유사한 제품으로서 다음 각 호의 어느 하나에 해당하는 제품을 말한다(의료기기법 법률 제10564호 제2조). 1. 질병을 진단, 치료, 경감, 처치 또는 예방할 목적으로 사용되는 제품 2. 상해 또는 장애를 진단, 치료, 경감 또는 보정을 목적으로 사용되는 제품 3. 구조 또는 기능을 검사, 대체 또는 변형할 목적으로 사용되는 제품 4. 임신을 조절할 목적으로 사용되는 제품 ▷ 의료기기의 품목별 등급분류는 아래와 같은데 인체에 미치는 잠재적 위험성의 정도에 따라 4개의 등급으로 의료기기를 분류한 것으로 기준은 다음과 같다. 4등급: 인체 내 영구적으로 이식되는 의료기기, 심장 및 중추신경계, 중앙혈관계 등에 직접 접촉되어 사용되는 의료기기, 동물의 조직 또는 추출물을 이용하거나 안전성 등의 검증을 위한 정보가 불충분한 원자재를 사용한 의료기기 3등급: 인체 내 일정기간 삽입되어 사용되거나, 잠재적 위험성이 높은 의료기기 2등급: 사용 중 고장이나 이상으로 인한 인체에 대한 위험성은 있으나, 생명의 위험 또는 중대한 기능장애에 직면할 가능성이 적어 잠재적 위험성이 낮은 의료기기 1등급: 인체에 직접 접촉되지 아니하거나 접촉되더라도 잠재적 위험성이 거의 없고, 고장이나 이상으로 인하여 인체에 미치는 영향이 경미한 의료기기
miRNA(micro RNA) 마이크로 RNA	유전자 발현에 영향을 미쳐서 성장과 발생에서 일정 역할을 하는 짧은 RNA 조각
mismatch repair 미스매치 수선	손상된 DNA를 수선하는 과정
monoclonal antibody 단일클론 항체	잡종 세포를 하나씩 별도로 분리하여 조직 배양하면, 하나의 세포에서 유래된 유전적으로 동일한 세포 집단, 즉 클론(clone)이 형성되고, 하나의 클론은 한 종류의 항체만을 생산하게 되는데 이렇게 얻어진 항체를 단일 클론 항체라고 한다. 단일 세포의 자손으로부터 생성된 항체로 단일 항원에 대해 특이적이다.

motif 모티프	반복적인 초 2차 구조
mRNA messenger RNA	전령 RNA, 단백질 내의 아미노산의 순서를 지정하고 있는 RNA
mutagen 돌연변이원	돌연변이를 유발하는 물질로 DNA를 변형시키는 방사능과 화학물질 등을 포함하는 작용물질들을 일컫는 말
mutation 돌연변이	DNA에 일어나는 변화를 말하는데, 이로 인해 생명체 내의 변화가 유발되며 이 변화는 유전적으로 다음세대에 전해질 수 있다.
N	
nick translation 닉 번역	손상된 DNA를 수선하는데 필요한 과정
non template strand 비주형가닥	주형에서 합성된 RNA와 동일한 염기서열을 가지고 있는 DNA가닥
nuclear magnetic resonance spectroscopy NMR, 핵자기공명 분광검사법	용액 내 단백질의 3차원 구조를 결정하는 방법
nuclear region 핵 지역	원핵세포에서 DNA를 포함하고 있는 부분
nuclease 뉴클리에이스	핵산을 가수분해하는 효소. DNA나 RNA에 특이적으로 작용한다.
nucleic acid 핵산	뉴클레오타이드가 중합화되어 생성되는 거대분자 (DNA, RNA)
nucleic-acid base nucleobase, 핵산 염기	핵산의 암호화 부분을 만들어 내는 질소-함유 방향족 화합물의 하나
nucleolus 핵인	RNA가 풍부한 핵 부위
nucleophile 친핵체	양전하를 띤 부위나 극성인 부위와 반응하려고 하는 전자가 풍부한 물질
nucleoside 뉴클레오사이드	당(리보오스나 디옥시리보오스)이 퓨린이나 피리미딘 염기와 결합되어 있는 것
nucleosome 뉴클레오솜	크로마틴(염색질) 내의 구형 구조이다. DNA가 히스톤 분자 집합체를 감싸고 있다.
nucleotide 뉴클레오타이드	퓨린이나 피리미딘염기가 당(리보오스나 디옥시리이보오스)에 결합되어 있고, 이것에 다시 인산기가 결합되어 있는 것
nucleotide excision repair 뉴클레오타이드 절제수선	손상된 DNA를 수선하는 과정

O	
Okazaki fragment 오카자키 절편	복제 시 지연가닥에서 형성되는 짧은 DNA 조각으로 이것들은 DNA 연결효소에 의해 연결된다.
oncogene 암유전자	촉발작용이 일어나면 암을 유발하는 유전자
operator 작동유전자	단백질 합성 억제인자가 결합하는 DNA 부위
operon 오페론	작동유전자, 프로모터, 구조유전자 등이 모여 있는 집단
organelle 세포소기관	세포 내의 분리된 구조를 가진 전문적인 기능을 수행하는 소기관 (예; 핵, 미토콘드리아)
origin recognition complex ORC, 복제기점 인식 복합체	세포주기 동안 내내 DNA에 결합되어 있는 단백질 복합체로 복제의 조절을 돕는 몇 가지 단백질의 부착 부위로 작용한다.
P	
pause structure 정지구조	전사 약화가 일어나는 동안에 형성될 수 있는 머리핀 구조. 전사의 조기종결이 유발된다.
peptide 펩타이드	펩타이드 결합에 의해 연결된 두 개에서 약 20개 정도의 아미노산이 연결된 분자. 더 큰 단백질의 짧은 단편으로 이용되거나 또는 그 자신이 완전한 기능을 수행할 수 있는 분자이다.
phenotype 표현형	유기체의 유전자형이 환경과 상호 작용하여 생성한 유기체에서 관찰되는 특징
plasmid 플라스미드	박테리아의 환형 구조를 가진 DNA로 보통 항생제 내성 유전자를 삽입 시 클로닝에 종종 이용된다. 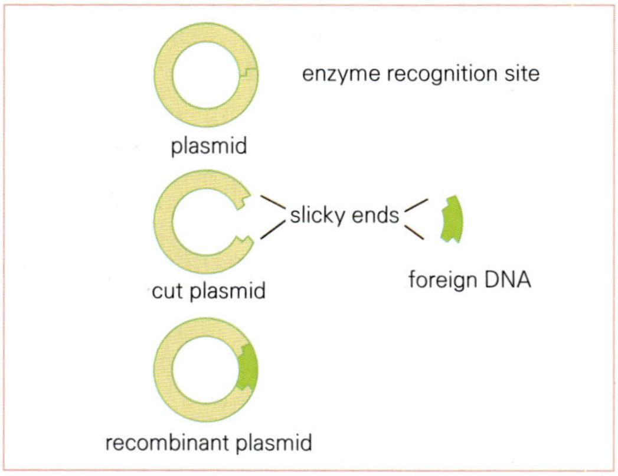 Plasmid에 외부 유전자를 삽입하여 만든 재조합 plasmid
poly-A tail 폴리-A 꼬리	진핵생물 mRNA의 3’ 말단에 아데노신 잔기로 이루어져 있는 긴 서열

polylinker 폴리링커	플라스미드 안에 제한효소가 많이 있는 부위
polymerase chain reaction PCR, 중합효소연쇄반응	소량의 DNA를 증폭시키는 방법으로, 클로닝으로 증폭시키는 것보다 더 효율적으로 증폭시킬 수 있다.
polysome 폴리솜	하나의 mRNA에 여러 개의 라이보솜이 결합되어 있는 조립체 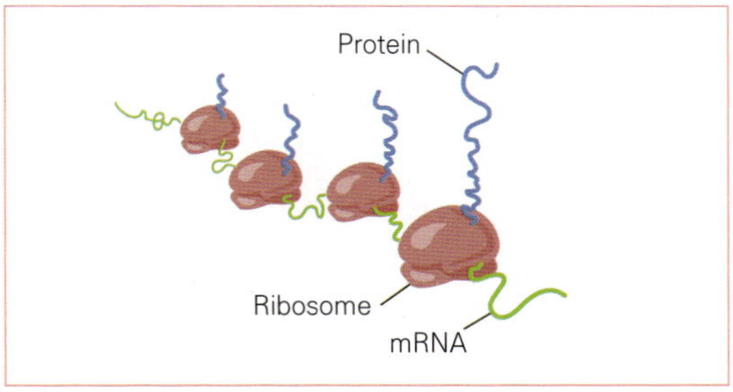 Polysome : mRNA에 붙어 있는 여러 개의 ribosome과 합성 중인 단백질
pre-replication complex pre-RC, 복제 전 복합체	DNA, 복제기점 인식 단백질(ORC), 복제활성인자 단백질(RAP), 복제허가인자(RLFs) 등의 복합체로, 진핵생물에서 DNA의 복제가 잘 되도록 만들어 준다.
pribnow box 프립나우 박스	원핵생물 프로모터의 일부인 DNA 염기서열. 전사 시작 부위에서 염기 10개 전에 위치하고 있다.
primer 프라이머	DNA 복제 시에 주형 DNA에 수소결합되어 있는 짧은 길이의 RNA. DNA 합성이 시작될 때, 합성될 뉴클레오타이드가 이 프라이머에 결합함으로써 DNA가 합성된다.
primosome 프라이모솜	DNA 합성 시 복제분기점에 있는 복합체. RNA 프라이머, 프라이메이스, 헬리케이스 등으로 구성되어 있다.
prion 프리온	신경조직과 뇌에서 발견되는 천연발생 단백질로, 다양한 형태를 취할 수 있다. 비정상적인 형태는 프리온 질병으로 이어지는데, 그 예로는 광우병, 인간 해면상 뇌증(크로이츠펠트-야콥병) 등이 있다.
probe 탐침	방사능 혹은 형광 등으로 표지된 핵산가닥으로, 혼합물에서 상보적인 가닥을 골라내는 데에 사용된다.
prokaryote 원핵생물	막으로 둘러싸인 소기관과 핵이 따로 없는 미생물
promoter 프로모터	전사가 시작될 때 RNA 중합효소가 결합하는 DNA 부위
proofreading 교정작용	DNA 복제가 진행 중일 때 올바르지 않은 뉴클레오타이드를 제거하는 과정
propeller twist 프로펠러 꼬임	DNA 이중나선 내의 염기의 꼬임. 이것 때문에 염기누적이 더 강하게 될 수 있다.
proteasome 프로테아솜	다중 소단위체 단백질인데, 적절한 꼬리표가 붙은 다른 단백질들의 분해를 매개한다.

proteome 단백질체	세포의 단백질 내용물 전체
proteomics 단백질체학	세포의 모든 단백질들간의 상호작용에 대한 연구
purine 퓨린	6각형 고리에 5각형 고리가 붙어 있는 구조를 가진 질소-함유 방향족 화합물. 두 가지 핵산 염기인 아데닌과 구아닌의 모체 화합물이다.
pyrimidine 피리미딘	6각형 고리를 가지고 있는 질소-함유 방향족 화합물. cytosine, thymine, uracil 핵산 염기들의 모체 화합물이다.
R	
receptor 수용체	세포 내에 있는 단백질 혹은 관련된 단백질 그룹으로 세포 표면에서 특정 물질과 선택적으로 결합한다(ligand라고도 부름).
recombinant DNA 재조합 DNA	출처가 다른 두 DNA가 연결되어 형성된 DNA
recombination 재조합	DNA 가닥이 파괴되거나 재결합되는 자연적인 과정으로 유전자의 새로운 조합이 만들어지거나 유전적 변이를 생성한다.
regulatory gene 조절 유전자	억제인자 단백질의 합성을 관장하는 유전자
repair 수선	DNA에서 올바르지 않은 뉴클레오타이드를 효소로 제거하고 올바른 것으로 교체하는 작용
replication 복제	DNA를 복사하는 과정
replication activator protein RAP, 복제 활성인자 단백질	진핵생물에서 DNA 복제를 준비하기 위해 결합하는 단백질
replication fork 복제분기점	DNA 복제에서 새 DNA 가닥들이 형성되는 지점
replication licensing factors RLFs, 복제 허가인자	진핵생물에서 DNA 복제에 필요한 단백질
replicator 복제자	진핵생물 DNA 합성에서 여러개의 복제기점 중의 하나
replicon 레플리콘, 복제단위	어느 염색체에서 DNA 합성이 일어나고 있는 한 부분을 일컫는 용어로 염색체 내에서 자체적으로 개시코돈과 종결코돈을 가지고 있는 복제단위
replisome 레플리솜	DNA 중합효소, RNA 프라이머, 프라이메이스, 헬리케이스 등의 복합체로 복제분기점에 위치하고 있다.
repressor 억제인자	작동유전자에 결합함으로써, 전사를 차단하여 결국 그 작동유전자의 조절을 받는 구조유전자의 번역을 차단하는 단백질
restriction-fragment length polymorphism RFLP, 제한효소 절편길이 다형성	출처가 다른 DNA들을 제한효소로 자르면 그 절편의 길이가 다른 현상. DNA를 사용하여 생물학적 시료를 확인하는 법의학(과학 수사) 기술 등에 활용

restriction nuclease 제한효소 = **restriction endonuclease**	특정 서열 내의 지정된 지점에서 DNA 두 가닥을 가수분해하는 반응을 촉매하는 효소
retrovirus 레트로바이러스	RNA의 염기서열로부터 DNA가 합성되는 바이러스
reverse transcriptase 역전사효소	RNA를 주형으로 하여 DNA 합성을 일으키는 효소
rho-dependent termination ρ-의존성 종결	로우 단백질을 필요로 하는 전사종결 유형
ribonucleoside 라이보뉴클레오사이드	핵산 염기가 라이보오스와 글라이코사이드 결합을 형성하여 만들어지는 화합물
ribose 라이보오스	RNA 구조의 일부인 5탄당
RNA	라이보핵산
RNAi RNA interfering	RNA 간섭. 유전자 발현의 제어
RNA polymerase RNA 중합효소	DNA를 주형으로 하여 RNA를 생성하는 반응을 촉매하는 효소
RNA polymerase II RNA 중합효소 II	RNA를 만드는 진핵생물 효소. RNA 중합효소 B라고도 불린다.
rRNA(ribosomal RNA) rRNA, 라이보솜 RNA	라이보솜 내에서 발견되는 RNA 종류
S	
semiconservative replication 반보존적 복제	DNA 자체가 복사되는 양상. 한 가닥은 어버이 DNA에서 오며 다른 가닥은 뉴클레오타이드를 사용하여 새로 합성된다.
sense strand 센스 가닥	주형으로부터 합성되는 RNA와 염기서열이 동일한 DNA
Shine-Dalgarno sequence 샤인-달가노 서열	원핵생물 mRNA에서 시작 신호보다 앞에 있는 선도 서열
silencer 전사억제인자	전사인자에 결합하여 전사의 수준을 감소시키는 DNA 서열
single-strand binding(SSB) protein 단일가닥 결합단백질, SSB 단백질	DNA 복제 시에 DNA의 노출된 부분을 뉴클리에이스의 작용으로부터 보호하는 단백질
siRNA(small interfering RNA) 소형 간섭 RNA	유전자를 선택적으로 억제함으로써 유전자 발현을 조절하는 짧은 RNA 조각

snRNA(small nuclear RNA) 소형 핵 RNA	진핵생물에서 발견되는 RNA 유형. 일부 전사 조절과 스플라이싱에 관여한다.
snRNP(small nuclear ribo-nucleoprotein particle) 핵의 소형 라이보핵단백질 입자	핵에서 발견되는 단백질-RNA 복합체로, RNA 분자가 cytosol로 반출되는 과정을 돕는다.
Southern blotting 서던 블로팅	전기영동이 끝난 후에 아가로오스 젤에서 막(예: 나이트로셀룰로오스로 만들어진 막)으로 DNA를 옮기는 데 사용되는 기술
spacer region 간격체 부위	진핵생물에서 뉴클레오솜들 사이에 있는 DNA 부분을 일컫는 말
spliceosome 스플라이소솜	커다란 다중소단위체 입자. 크기는 라이보솜과 비슷하여 RNA 분자의 스플라이싱에 관여한다.
split gene 분할된 유전자	개재서열은 스플라이싱 되어 떨어져나가므로 완성된 RNA 내에는 존재하지 않게 되는데, 완성되기 전에 이 개재서열이 포함되어 있는 상태의 유전자를 말함
sticky ends 점착성 말단	이중가닥 DNA의 말단에 뻗어 있는 짧은 단일가닥. 동일한 상보적 점착성 말단을 갖고 있는 다른 DNA 분자와 연결될 때 이 짧은 단일가닥이 연결부위가 된다.
(−)strand (−) 가닥	RNA 합성용 주형으로 사용되는 DNA가닥
(+)strand (+) 가닥	주형으로부터 합성된 RNA와 동일한 염기서열을 가지고 있는 DNA가닥
structural gene 구조 유전자	일부 조절 유전자의 조절 하에서 단백질 합성을 관장하는 유전자
suppressor tRNA 억제인자 tRNA	정지 코돈을 지나 번역이 계속되도록 하는 tRNA
T	
TATA-box TATA-박스	진핵생물 전사에서 발견되는 프로모터. 전사 시작부위에서 염기 25개 정도 상류부위에 위치하고 있다.
TATA-box binding protein TBP, TATA 박스 결합단백질	진핵생물의 전사에서 발견되는 일반 전사인자들 중 하나의 일부분. 프로모터의 TATA박스 부위에 결합한다.
TATA-box binding protein associated factor TAF, TATA박스 결합단백질 연관인자	TATA박스 결합단백질과 연관되어 있는 단백질
T cell T-세포	면역반응에 관여하는 중요한 백혈구
telomere 말단소립, 텔로미어	염색체의 말단, 특수화된 구조로 염색체의 복제와 안정성에 관여하는데 세포분열 수가 증가할수록 길이가 짧아지며 세포노화 정도를 나타낼 수 있다,

template(antisense) strand 주형 (안티센스)가닥	RNA합성용 주형으로 사용되는 DNA가닥
termination site 종결 부위	머리핀 고리구조, 또는 DNA와 RNA사이의 약한 결합지역 등이 만들어져서 전사 종결이 유발되는 DNA지역
termination step 종결 단계	단백질 합성 시에 정지 신호가 도착되는 지점. 이 단계에서는 새로 형성된 단백질이 라이보솜에서 방출된다.
3.4 terminator 3.4 종결자	전사 종결 시에 형성될 수 있는 머리핀 고리구조로 RNA 전사체의 조기 방출을 유발한다.
thymidylate synthetase 타이미딜산 합성효소	DNA합성에 필요한 타이민 뉴클레오타이드의 생성을 촉매하는 효소. 암의 화학치료 시에 표적이 된다.
thymine 타이민	핵산에서 발견되는 피리미딘 염기의 하나
transcription 전사	DNA주형 상에서 RNA를 만드는 과정
transcription-activation domain 전사-활성화 도메인	전사인자의 일부로 DNA와 직접 상호작용하기보다는 다른 단백질들 및 복합체들과 상호 작용하는 부분
transcription bubble 전사기포	RNA중합효소와 두 가닥이 분리된 상태의 DNA의 복합체. 이곳에서 전사가 활발히 일어난다.
transcription-coupled repair 전사-연관 수선	전사가 일어나는 동안에 발생하는 DNA 수선
transcription factor 전사인자	DNA 서열에 결합하여 전사의 기본 수준을 바꾸는 단백질 또는 기타 복합체
transcription start site 전사 시작부위	주형 DNA상에서 첫 번째 뉴클레오타이드를 사용하여 RNA 합성을 개시하는 곳
transcriptome 전사체	특정하게 주어진 시간에 전사되는 일군의 유전자
translation 번역	단백질을 암호화하는 유전자의 염기서열이 그 단백질의 아미노산 서열로 반영되어 단백질 합성이 일어나는 과정
triplet code 삼중염기 암호	mRNA 내에서 염기 3개로 된 서열(삼중염기)이 단백질 내의 한 아미노산을 지칭하는 것
tRNA transfer RNA, 전달 RNA	합성 중인 폴리펩타이드 사슬에 아미노산이 편입되어 들어가기 위해서는 사전에 tRNA와 결합되어 있어야 한다.
tumor necrosis factor 종양 괴사인자	생물학적 반응 조절제의 한 종류로 질병에 대한 인체의 자연반응을 개선시켜 줄 수 있는 물질이다.
tumor suppressor gene 종양 억제유전자	세포분열을 억제하는 단백질을 암호화하는 유전자. 그러나 돌연변이에 의해 소실되거나 불활성화되면 세포가 통제되지 않는 증식을 하게된다.

U	
UP element upstream 요소	전사 시작 부위에서 염기 40~60개 정도 상류부위에 있는 원핵생물 프로모터 요소
uracil 유라실	핵산에서 발견되는 피리미딘 염기의 하나
V	
vector 벡터	DNA 재조합 시 숙주세포로 유전자를 운반하기 위해 사용되는 운반체 (plasmid, virus)
virion 비리온	핵산과 외피 단백질로 구성된 완전한 바이러스 입자
W	
wobble 워블	mRNA와 tRNA 간의 염기쌍 형성이 일어 날 때 보통 첫 번째와 두 번째 염기가 공통염기이고 세 번째는 다른 염기가 올 수 있는데 이를 '워블' 염기라고 한다. 이로 인해 유전적 특성이 달라질 수도 있다.
Z	
Z-DNA Z-DNA	좌회전성 나선 형태의 DNA. 특정한 환경하에서 자연적으로 발생한다고 알려져 있다.

Chapter 08

진단검사와 관련한 주요질병 및 검사항목

본 장에서는 진단검사 결과가 비교적 높은 빈도로 적용되거나 활용되는 질환 및 장애들에 대해 기술하였고, 이와 같은 질환이나 장애들을 진단하는데 사용되고 있는 진단검사의 종류를 나열하였다. 또한 최근 국제사회가 우려하는 감염증 및 우리 나라의 보건 안전에 관해 주목되고 있는 감염증 등도 함께 기술하였다. 또한 본 장에서는 검사자가 질환 및 장애에 대한 이해를 높임으로써 검사수행 목적을 이해하고 이를 통하여 검사의 질관리 및 신뢰도가 더욱 향상되도록 하는 것이 주요 학습목표이다.

Chapter 08

진단검사와 관련한 주요질병 및 검사항목

Acidosis and Alkalosis
산증과 알카리증

산증(acidosis)과 알칼리증(alkalosis)은 혈액내의 과다한 산이나 염기로 인해 초래되는 비정상적인 상태를 말한다. 정상적인 혈액 pH는 적절한 대사과정과 적정량의 산소를 조직에 전달하기 위해 매우 좁은 범위(7.35-7.45) 내에서 유지되어야 하는데, 산증은 혈액 pH가 7.35 미만으로 떨어질 정도로 혈액 내에 과잉의 산이 있음을 의미하며, 알칼리증은 pH가 7.45를 초과할 정도로 과다한 염기가 혈액 중에 있음을 의미한다.

산증 및 알카리증은 전신 세포에 비정상적인 환경을 유도할 수 있고, 심해지면 호흡 억제로부터 죽음에 이를 수 있다. 이러한 pH이상은 호흡부전이나 신부전 등 중요 질환의 결과로서 생길 수 있으며 pH 및 혈액가스 측정은 치료의 지표로 활용된다.

산증과 알카리증을 진단하고 이를 교정하기 위해서는 동맥혈액가스 검사(arterial blood gas analysis, ABGA)를 실시하는데 검사항목으로는 pH, pCO_2, pO_2, HCO_3^-, total CO_2, O_2 SAT, O_2 CT 등을 분석한다.

Addison's Disease
에디슨병(만성원발성 부신피질기능저하증)

만성원발성 부신피질기능저하증은 부신에 결핵, 매독, 암 등이 전이되어 부신이 파괴되거나 원인불명의 위축을 일으켜 부신피질 스테로이드(강력한 소염작용과 면역억제 기능이 있는 당질 코르티코이드)의 생산저하를 나타내는 증후군으로 에디슨병(Addison 's disease)이라고도 불린다.

진단을 위하여 cortisol, ACTH, ACTH stimulation test(ACTH 자극시험), corticotropin-releasing hormone (CRH) stimulation test 그리고 aldosterone 등의 검사를 실시한다.

AIDS: Acquired Immunodeficiency Syndrome(HIV: human immunodeficiency virus)
후천성면역결핍증(인체면역결핍 바이러스)

HIV(인체면역결핍바이러스)는 AIDS(에이즈: 후천성 면역결핍증후군)를 일으키는 바이러스이며 체내 면역체계의 세포를 손상시키거나 죽이면서 감염 및 특정 암 등과 싸울 인체의 능력을 점진적으로 파괴하는 바이러스이다. 에이즈 환자들은 건강한 사람에게선 병을 일으키지 않는 바이러스, 세균, 곰팡이 등의 미생물들로 인해 치명적인 기회감염에 걸릴 수 있다. HIV/에이즈 환자들은 그 외에도 특정 종양, 신경질환 및 다양한 질병이 발생할 위험이 높다.

HIV 항체 검사 및 감염초기 여부를 확인하기 위해서 p24 항원검사(p24 antigen testing)를 실시할 수 있고, HIV 항체검사가 일반적으로 시행되고 있다.

Allergies
알러지, 알레르기

알레르기(독일어: Allergie 또는 영어: allergy)는 면역시스템의 오작동으로 보통 사람에게는 별 영향이 없는 물질이 어떤 사람에게만 두드러기, 가려움, 콧물, 기침 등의 이상 과민 반응을 일으키는 것을 말한다.

알레르기를 일으키는 물질을 알레르겐 또는 항원이라고 한다. 꽃가루나 항생제가 한 예이며, 식품이 일으키는 알레르기를 식품 알레르기라고 한다. 항원이 우리 몸에 들어오면 항체 형성이 유도되며 이로 인해 항원·항체반응(antigen·antibody reaction)이 일어나게 되는데 이로 인해 알레르기 증상이 발현된다.

알레르기 검사로는 total IgE 검사나 특정항원물질에 대한 과민반응을 보기 위하여 항원특이적면역글로블린 E 검사나 MAST법에 의한 면역글로블린 E 검사를 실시한다.

Alzheimer's disease & Dementia
알쯔하이머병과 치매

알쯔하이머병은 기억상실, 지적능력의 지속적 감소, 언어 및 회화 능력저하, 일상생활을 불가능하게 하는 인격 및 행동변화가 특징인 비가역적인 유형의 치매이다. 알쯔하이머병의 특징은 정상적인 노화과정에서 보이는 변화와 일부 비슷한 면이 있지만 정상적인 노화과정의 일부는 아니다. 알쯔하이머병에서는 노인반(senile plaques) 및 신경원섬유농축체(neurofibrillary tangles)라고 부르는 비정상 단백 구조물이 뇌에 형성되어 신경세포 손상 및 세포사를 유도한다. 또한 신경세포의 파괴로 뇌신호전달을 돕는 신경전달물질의 감소가 초래된다.

치매(dementia)는 후천적인 뇌의 기질적 장해에 의해 일단 정상적으로 발달한 지능이 낮아진 상태를 말한다. 이것과 비교해 선천적으로 뇌의 기질적 장해가 있어, 운동의 장해나 지능발달 면에서의 장해 등이 나타나는 상태는 지적장해, 선천적으로 인지의 장해가 있는 경우는 인지장해라고 한다.

혈액 등을 이용한 치매 검사방법 등의 많은 연구가 진행 중이지만 아직까지 적정한 검사방법이 확립되지 않았다. 다만 뇌척수액(CSF)에서 Amyloid Beta 42 peptide와 Tau protein level을 보는 검사가 시행되고 있다. 알쯔하이머 질환을 판단하기 위한 CT, MRI가 통상적으로 실시되고 있다.

Anemia
빈혈

빈혈은 혈액량이 줄어든 상태로 의학적으로는 혈액 중의 헤모글로빈(hemoglobin, Hgb) 농도, 적혈구수, 적혈구용적율(hematocrit, Ht)이 감소해 기준치 미만이 된 상태를 의미한다. 일반적으로는 헤모글로빈 농도가 기준치를 밑돌았을 경우에 빈혈로 여긴다.

적혈구는 혈류를 타고 전신을 순환하며 적혈구 내부에 차있는 헤모글로빈을 통해 산소를 전신으로 운반하는 일을 한다. 적혈구 수가 감소하거나 적혈구의 크기가 줄어들어 헤모글로빈이 부족하면 산소를 운반에는 혈류량 자체를 늘리거나 호흡량을 증가시켜 보상하지 않으면 안된다. 이와 같은 상태를 보상하지 않으면 몸의 각 조직이 저산소 상태가 되어, 권태감 등의 증상이 나타나며, 또한 혈색소인 헤모글로빈이 감소하여 몸의 각 부분이 창백해 진다. 그러나 빈혈이 서서히 진행하는 경우는 몸이 저산소 상태에 익숙하게 되어 상당히 강한 빈혈이 될 때까지 자각 증상이 없는 경우도 있다.

검사로는 CBC를 포함하여 망상적혈구 검사, 원인을 파악하기 위한 Vit. B12, folic acid 그리고 심각한 경우 골수검사를 시행하기도 한다.

Angina
협심증

협심증은 심장에 혈액과 산소 공급이 불충분함으로써 발생하는 흉통을 나타내는 용어이다. 협심증은 관상동맥질환에서 발견되는 좁아진 동맥과 관련이 있으며, 동맥이 좁아지는 원인은 죽상경화증 때문이다. 협심증을 갖고 있더라도 환자의 심장은 일상 생활에 충분한 혈액을 공급받을 수 있다. 그러나 운동이나 감정적 혹은 육체적인 스트레스를 받을 경우, 또는 온도가 매우 높거나 낮으면 산소 요구가 증가하는데 이 경우 동맥이 적절히 반응할 수 없어 협심증이 발생하게 된다.

협심증은 세가지 주요 형태로 구분되는데 첫째, 안정협심증의 통증은 보통 안정을 취하거나 니트로글리세린이나 다른 적절한 약물 치료에 의해 완화되며, 이러한 형태의 협심증 환자는 수 년간 비교적 정상적인 삶을 살 수 있다. 그러나, 일부 환자들은 시간이 지남에 따라 비교적 빠르게 불안정협심증으로 진행된다. 둘째, 불안정협심증은 심장마비를 포함한 급성심장증후군의 하나로 협심증 발생이 더 자주 일어나고, 안정 시기에도 발생하며, 치료에 잘 반응하지 않는다. 불안정협심증은 보통 환자의 상태가 나빠지고 있다는 징후인데 불안정협심증 환자의 통증은 안정협심증 환자의 통증보다 더 심각하고 지속적일 수 있다. 불안정협심증 환자는 심장마비, 심각한 심부정맥, 심장정지의 위험도가 증가하기 때문에 불안정협심증은 긴급하고 즉각적으로 평가 및 치료를 받아야 한다. 셋째, 변이협심증은 거의 안정시기 (대부분 밤에)에 일어난다. 원인은 관상동맥의 경련에 의하며 이러한 형태의 협심증을 갖는 많은 환자는 적어도 심장의 한 개 이상의 주요 혈관에 심각한 죽상경화증을 갖고 있다. 매우 적기는 하지만 심장판막 질환이나 조절이 안되는 고혈압 환자에서도 변이협심증이 일어날 수 있고 코카인과 메탐페타민을 사용하는 경우에도 변이협심증이 일어날 수 있다.

협심증의 증상이 나타나면 환자가 안정을 취하는 경우 그 증상이 사라질 수도 있고 그렇지 않을 수도 있다. 환자는 흉통, 불편감 또는 압박, 혹은 연관통(왼쪽 어깨, 팔, 등, 턱 등의 통증)을 보일 수 있으며, 일부 노인 환자에서 식후의 복통(소화를 위해 혈액공급 요구가 증가하여 생기는 복통) 혹은 요통이나 어깨통증(관절염으로 인한 통증으로 생각할 수 있는) 같은 증상을 나타내어 알아차리기 어려울 수도 있다.

검사로는 심장표지자 중 심근경색을 진단하는데 이용되는 troponin, CK-MB, mypglobin 검사와 심장부전을 진단하는데 이용되고 있는 ST2, BNP 혹은 NT-proBNP 검사 등이 실시된다. 이외에 심전도(electrocardiogram)나 심초음파(echocardiography) 검사가 주로 실시된다.

Anthrax
탄저병

탄저병(탄저균, *Bacillus anthracis*)은 탄저증의 원인이 되는 세균으로 병의 원인으로 증명된 최초의 세균이며, 또 약독성의 균을 이용하는 약독생균 백신이 처음으로 개발되었다. 세균학의 역사에서 보면 매우 중요한 세균이다. 또 제2차 세계대전 이후, 생물병기로서 각국의 군사기관에서 연구되었으며, 2001년에는 미국에서 동시다발 테러사건 직후 미국 테러에 탄저균이 이용되었다. 탄저균은 피부탄저, 호흡기 감염, 소화기 감염을 일으키며 20%가 넘는 치사율을 보인다.

로베르트 코흐가 1870년대에 어떠한 병의 원인이 세균이 될 수 있다는 사실을 발견했고, 탄저의 원인이 되는 탄저균을 발견하였다. 1881년에 루이 파스퇴르는 양에게 탄저균 예방접종 실험을 하여 백신을 투여 받지 못한 양은 모두 죽고, 백신을 투여 받은 양은 모두 살아남은 실험을 보고하였다.

탄저균을 동정하기 위해서는 배지에서의 배양검사와 혈액 내에서 항체 검사를 실시할 수 있다. 현재는 혈액이나 배양된 균에서 탄저균을 신속하게 검출할 수 있는 DNA 검사도 이용할 수 있다.

Appendicitis
충수염(맹장염)

맹장 끝에 달린 충수돌기에 발생한 염증을 말하는데 대부분 충수돌기의 개구부가 막히면서 충수 내부에서 세균이 증식하고 감염을 일으킨 상태를 말한다. 염증이 진행하면 충수는 괴사를 일으켜 천공이 되어 농이나 장액이 복강 내에 흐르기 시작하고 이로 인해 복막염을 일으켜, 중증화 하면 사망에 이를 수도 있다. 옛날에는 「수박씨나 포도씨 혹은 이물질이 맹장에 들어가 맹장염을 일으킨다」고 알려졌지만, 그것은 완전한 잘못된 속설이다. 청소년의 경우에는 점막하 림프소포(lymphoid follicle)가 지나치게 증식하여 폐쇄를 일으키는 경우가 주된 요인이며, 성인의 경우에는 딱딱하게 굳은 대변 덩어리에 의해 폐쇄가 일어난다고 알려져 있다.

혈액검사를 실시하면 백혈구수가 증가하는 것을 확인할 수 있으며, 수술 후 맹장의 염증을 확인하기 위해 조직검사를 실시한다.

Arthritis
관절염

관절염은 관절의 염증을 동반하는 질병의 총칭으로 국소증상과 전신증상이 있다. 국소증상으로서는 발적, 종창, 압통, 경직, 기동성 상실 등이 알려져 있으며, 전신 증상으로서는 발열, 전신 권태감, 체중감소 등이 알려져 있는데 골관절염과 류마티스관절염이 대표적인 질환이다.

골관절염은 관절염의 가장 흔한 형태로 퇴행관절염으로도 불리며 관절부상과 노화와 관련이 있다. 관절연골의 손상이 일어날 수 있고, 관절의 가장자리에 새로운 뼈가 생길 수 있다. 연골과 윤활액은 뼈 접합부의 마찰을 최소화하는데 연골이 유연성을 잃고 마모되면 관절 움직임이 부자연스러워지며 이는 간헐적인 혹은 만성적인 통증을 유발하고, 아침이나 휴식 후에 뻣뻣함을 유발하며, 남아 있는 윤활액에 작은 뼛조각이나 연골 단편이 들어갈 수 있고, 관절의 기동성 상실을 유발한다.

류마티스관절염(Rheumatiod Arthritis, RA)은 경직, 통증, 움직임의 제한, 염증 및 관절의 악화를 일으키는 만성자가면역질환이다. RA는 관절조직이 운동이나 손상으로 마모되는 뼈관절염과는 다르다. 보통 대칭적으로 여러 관절을 침범하며, 가장 일반적으로는 손과 손목에 발생하고 팔꿈치, 목, 어깨, 엉덩이, 무릎, 발에도 발생한다. 치료하지 않으면, 수명이 단축되고 많은 환자들이 몇 년 이내에 일을 할 수 없을 정도로 심각한 장애를 가지게 된다. RA의 과정 및 예후는 다양하다. 발병 후 느리게 혹은 빠르게 진행되며 일부 환자에서는 증상이 완화될 수도 있고 일부에서는 거의 사라지기도 한다. RA 임산부는 흔히 임신 중에는 증상이 감소되고, 출산 후 증상이 악화된다.

통상 간기능검사와 신장기능검사를 실시하여 치료제의 부작용이나 다른 장기로 침범하였는지를 감시하고 염증의 정도를 평가하기 위해서 ESR(적혈구 침강속도), CRP 검사를 실시한다. Rheumatiod factor 검사는 정상인에서도 5% 정도 양성이 나오고 류마티스 관절염 환자의 80%에서 양성을 보인다.

Asthma
천식

기관지 천식(Bronchial Asthma)은 알레르기 반응이나 세균·바이러스 감염 등이 발단이 된 기관지의 염증이 만성화된 것으로 기도 과민성의 항진, 가역성의 기도협착을 유발하여 호흡을 곤란하게 하거나, 발작적 천명, 기침 등의 증상을 초래하는 호흡기 질환이다. 천식 발작 시에는 이러한 증상이 특히 격렬하게 발현해, 죽음(천식사)에 이르게 될 수도 있으므로 즉각적인 의료 처치가 필요하다. 단지 천식이라고 적는 경우, 일반적으로는 기관지 천식을 가리킨다.

검사로는 혈액을 이용한 알레르기 과민반응 검사를 실시하고, 혈액가스, CBC 등과 세균 폐감염 여부를 판단하기 위한 객담검사와 결핵균 동정검사 혹은 폐생검이나 객담 세포검사를 실시한다.

Autoimmune disease
자가면역질환

자가면역 질환(Autoimmune disease)이란, 면역계가 몸의 정상적인 조직을 이물질을 인식해 이를 공격하기 위한 항체 즉, 자가항체를 생산하여 자기세포를 공격함으로써 염증과 조직손상을 일으키는 질환이다. 자기면역 질환은 전신에 걸쳐 영향이 미치는 전신성 자기면역 질환과 특정의 장기만이 영향을 받는 장기 특이적 질환 2종류로 나눌 수 있다. 관절 류머티즘이나 전신 홍반성 루프스(Systemic Lupus Erythematosus, SLE) 같은 교원병이 대표적인 전신성 자기면역 질환이다. 이외에도 1형 당뇨병, 류마티스성 관절염 등 다양한 질환들이 자가면역 기전에 의해 발생하는 것으로 보고되고 있다.

자가면역질환의 원인은 일부만 알려져 있지만, 많은 경우에 있어서 유전적인 성향이 있는 것으로 알려져 있다. 류마티스열과 같은 자가면역질환 일부에서는 바이러스 또는 박테리아 감염이 면역 반응을 촉발시켜 항체나 T세포가 정상세포를 공격하기도 하는데 이는 정상 세포구조의 일부가 감염 미생물 일부와 닮았기 때문인 것으로 연구되어 있다.

통상 대표적인 자가항체 검사인 ANA(antinuclear antibody)를 가장 많이 측정하고, CRP, ESR 등을 함께 검사하여 염증 정도를 판정한다.

Avian Flu(Bird Flu : H5N1) & Swine Flu(H1N1)
조류독감과 신종플루(돼지독감)

조류독감(Avian Flu, Bird Flu : H5N1)은 닭, 오리, 야생조류에서 조류 인플루엔자 바이러스(Avian influenza virus)의 감염으로 인해 발생하는 급성 바이러스성 전염병이며 드물게 사람에게서도 감염증을 일으킨다. 2003년 말부터 2008년 2월까지 고병원성(사람에게 전염될 수 있는) 조류 인플루엔자 바이러스(highly pathogenic avian influenza A, H5N1)가 인체에 감염된 사례가 상당수 보고되어 있다. 이 중 약 25%는 조류독감의 원인이 된 조류와 연관이 있는 사람들에서 발생하였으나 사람 사이의 감염이 가능한지는 아직 확실히 밝혀지지 않았다. 인체에 감염된 경우 높은 사망률을 보였으며, 향후 조류독감이 사람의 전염병으로 바뀔 가능성에 대해 세계 각국의 의학계가 주시하고 있다. 우리나라에서는 아직까지 사람에게 감염된 사례가 보고된 바 없다. 감염과정은 조류 인플루엔자 바이러스에 감염된 조류와의 접촉으로 발생한다. 특히 바이러스에 감염된 조류의 배설물은 감염의 주요 매개체이다. 진단검사로는 멸균된 면봉을 이용하여 인후두의 분비물을 채취한 후 이를 검체로 사용하여 바이러스 배양, 바이러스 유전자 증폭법 또는 항원검사 등을 시행하여 바이러스를 검출한다.

신종 인플루엔자 A(신종플루, 돼지독감 : H1N1)는 A형 인플루엔자 바이러스가 변이를 일으켜 생긴 새로운 바이러스로, 2009년 이후 전 세계적으로 사람에게 감염을 일으키고 있는 호흡기 질환이다. A형 인플루엔자 바이러스는 2009년 3월 말 미국 캘리포니아 샌디에고에서 발열, 기침 및 구토로 내원한 10세 소아의 비인두 흡입 검체에서 처음으로 검출되었다. 이 인플루엔자 바이러스는 감염된 환자의 호흡기로부터 기침, 재채기 등에 의해 외부로 방출된 바이러스 입자가 분무 또는 도말된 형태로 감수성이 있는 다른 사람의 호흡기를 통해 전파된다. 호흡기 분비물 외에도, 설사와 같은 다른 체액에 의한 전파 역시 감염을 일으키는 것으로 판단하고 있다. 신종 인플루엔자는 계절 인플루엔자와 비슷한 임상증상을 보인다. 전형적인 증상은 갑작스런 고열(38~40℃), 근육통, 두통, 오한 등의 전신 증상과 마른 기침, 인후통 등의 호흡기 증상이 나타난다.

진진단검사로는 비인후 도말이나 비인후 흡인액에 대해 역전사효소 중합효소연쇄반응(Real-time RT-PCR)이나 바이러스 배양 검사를 실시한다.

Bone marrow disorders
골수질환

골수(bone marrow)는 뼈 속에 존재하는 부드러운 지방조직이다. 골수에는 크게 2종류의 세포가 있는데, 혈액세포와 이를 지지하는 간질세포이다. 성숙한 혈구세포(백혈구, 적혈구, 혈소판)들 또는 미성숙한 전구세포들의 생산과정에 비정상적인 문제를 일으키는 특정 질환이나 상태들은 골수질환의 원인이 될 수 있다.

골수에는 간질세포가 존재하는데 천자를 이용하여 쉽게 채취할 수 있다. 조혈지지 세포로 알려진 간엽세포와 같은 모양을 하고 있으며, 골수 속에서 세망구조를 갖고 있다. 골수에는 혈액이 풍부한 모든 혈구계 세포(적혈구, 백혈구, 림프구, 혈소판의 근원이 되는 거핵구 등)로 분화할 수 있는 조혈 줄기세포가 존재한다. 마우스에서는 한 개의 조혈 모세포를 이식함으로써 모든 조혈세포를 재구성 할 수 있는 것이 증명되었다. 사람에서의 골수이식은 백혈병 등 조혈계 질환의 근원적 치료 수단으로 이용되고 있다. 조혈기능을 수행하고 있는 골수는 적색을 나타낸다. 조혈기능을 잃고 있는 골수는 지방화되는데 이때 골수는 황색을 나타내어 황색골수(혹은 노란색 골수)로 불린다. 조혈작용을 하는 적색 골수는 유아기에는 전신의 뼈에 존재하지만, 노화와 함께 사지 뼈의 조혈 기능이 손실되고 황색 골수로 대체된다.

대표적인 골수질환으로 백혈병과 재생불량성 빈혈, 다발성골수종 등이 있다.

백혈병(Leukemia)은 "혈액 암"이라고도 불리는데 유전자 변이를 일으킨 조혈세포 (백혈병 세포)가 골수에서 자기자신을 비정상적으로 복제하여 정상적인 조혈을 저해하고, 골수에만 머물지 않고 혈액으로 백혈병 세포를 유출시킨다. 백혈병 세포는 여러 장기에 침윤(침입)하여 장애를 유도할 수도 있다. 치료는 항암제를 중심으로 한 화학요법 및 수혈 등의 지지요법과 함께 난치성인 경우 골수이식과 제대혈 이식 등의 조혈줄기세포 이식치료도 시도된다. 크게는 급성골수성 백혈병 (AML), 급성림프구성 백혈병 (ALL), 만성골수성 백혈병 (CML), 만성림프구성 백혈병 (CLL)의 4 가지로 나뉜다.

다발성 골수종(Multiple Myeloma)도 혈액 암의 일종이며, 골수종양 형질세포가 증식하고, 그 산물로 이상 글로불린인 M 단백질이 혈액에 출현하여 다양한 증상을 나타낸다.

재생불량성 빈혈은 전구세포를 생산하는 줄기세포의 결함이나 골수환경 내 손상으로 인한 특정 혈구의 전구세포들(보통 적혈구)의 소실과 연관된다. 어떤 재생불량빈혈은 벤젠과 같은 화학물질들, 방사선, 또는 특정 약물들에 대한 노출이 원인이 될 수 있다. 이외 판코니빈혈과 같은 드문 유전적 이상이나 인간 파보바이러스와 같은 급성바이러스 질환과 관련이 있다. 그러나 거의 절반 정도는 아직까지 원인이 밝혀져 있지 않다.

통상 CBC, 백혈구감별검사, 혈액도말 관찰, 골수천자 및 생검을 실시하여 원인을 파악하고 치료경과를 모니터링한다.

Breast cancer
유방암

유방암 (Breast cancer)은 유방 조직에 발생하는 암이다. 전세계적으로 흔하게 발생하는 암이며 선진국 여성의 약 10 %가 일생 동안 유방암 발병기회를 가지며, 연령이 들수록 발생위험도가 증가한다. 이를 낮추기 위해 조기발견과 효과적인 치료법을 달성하기 위해 엄청난 노력이 진행되고 있지만 유방암 여성환자의 약 20%가 이 질환으로 사망한다.

임신, 출산 경험이 없거나 출산 횟수가 적은 경우, 첫 아이 출산 후 모유 수유를 하지 않은 경우(또는 관련이 없다고 하는 보고도 있음), 초경 연령 (월경이 시작된 나이)가 낮은 경우, 폐경 연령이 높은 경우, 호르몬요법 (에스트로겐 제제, 피임약 등)를 받고 있는 경우(또는 관련이 없다고 하는 보고도 있음), 음주, 흡연, 고지방 식사, 20세 때의 체중이 낮을수록 유방암이 걸리기 쉽다고 알려져 있으며, 성인이 된 후에 체중 증가가 많을수록 폐경 후 유방암에 걸리기 쉽다고 알려져 있다. 남성에서도 여성화 유방을 가진 남성의 경우 유방암이 발생할 수 있다고 알려져 있다.

유방암의 증상 및 징후로는 유방에서 만져지거나 보이는 덩어리나 응어리, 유방피부의 주름, 빨개지거나 또는 두꺼워지고 유두함몰, 유방팽창과 통증, 유두통증 또는 분비물 그리고 겨드랑이 림프절의 팽창이나 덩어리 형성 등이 있다.

진단검사로는 혈액에서 BRCA1과 BRCA2 유전자 변이검사를 실시하고, HER-2/neu 유전자 과잉발현과 estrogen, progesterone 수용체의 량을 정량하며, 치료와 재발을 모니터링 할 목적으로 CA 15-3 검사를 실시한다.

Cardiovascular disease (CVD) 심혈관 질환

심혈관 질환(Cardiovascular disease : CVD)은 심장·혈관 등 순환기 질환을 일컫는데, 협심증, 심장마비, 울혈성 심부전증과 같이 심장에 공급되는 관상동맥질환과 일시적 허혈 발작 또는 "미세 뇌졸중, 뇌졸중 같은 뇌로 공급되는 혈관에 문제가 생기는 뇌혈관질환 그리고 동맥의 혈액 흐름이 막혀 발생하는 파행, 혈류흐름이 좋지 않아 다리 쪽에 생기는 괴사, 동맥류 등의 말초혈관질환으로 분류된다.

심장병의 주요 유형은 관상동맥질환, 심부전, 염증성 심질환, 심장판막질환 등이다. 관상동맥질환은 심장이 계속적으로 운동할 수 있도록 심근에 산소와 영양분을 공급하는 관상동맥의 혈류폐색과 관련된 포괄적인 상태를 말한다. 종류에는 협심증과 심근경색이 있는데 이는 허혈성 심질환에도 해당한다. 심부전은 심장에서 신체의 대사요구에 따른 필요한 만큼의 혈액량을 방출하지 못하는 경우를 말한다. 주 원인은 관상동맥질환, 고혈압, 심장판막질환, 심근병증 등이다. 염증성 심질환으로는 류마티스성 심장질환(Rheumatic heart disease), 감염성 심내막염(Infective endocarditis), 심낭염(Preicarditis), 심근염(Myocarditis), 매독성 심질환이 있으며, 심장 판막질환은 심장 판막에 기능적 또는 구조적으로 비정상적인 문제가 생겨 혈액의 흐름을 방해하는 것으로 승모판막질환과 대동맥판막질환이 있다.

혈관 질환의 유형은 병변의 주요 위치에 따라 동맥질환과 정맥질환으로 대별되는데 동맥질환에는 동맥경화, 대동맥류 같은 퇴행성 질환, 대동맥염 증후군 같은 염증성 질환, 동정맥류 등의 선천성 질환과 레이노병 등의 기능성 질환으로 분류되며, 정맥질환으로는 염증성인 혈전성 정맥염, 정맥혈 환류장애인 하지정맥류(varicose vein)와 상대정맥증후군(superior vena caval syndrome)이 있다.

진단검사로는 lipid profile(total cholesterol, triglycerides, HDL-C, LDL-C), Lp-PLA2, Lp(a), Apo A-I, Apo B, Apo E Genotyping, hs-CRP, fibrinogen, homocystein 등을 실시한다.

Cervical cancer 자궁경부암

자궁경부암(Cervical cancer)은 자궁경부(자궁의 출구)에서 비정상적으로 발생하는 암으로 인유두종 바이러스(Human papillomavirus, HPV)의 감염에 의해서 발병하는 성매개성 감염증이다. 성경험이 있는 모든 여성에게 일년에 한 번씩 검사를 권유하고 있는데 최근 성교 시작 연령이 낮아지는 등, 20대에 자궁경부암이 증가하는 경향이 보고되고 있다. HPV는 성경험이 있는 모든 여성에서 감염의 가능성이 있지만, 임신 횟수와 출산 횟수가 많은 여성, 불특정 다수와의 성행위 등은 자궁경부암 위험을 높일 수 있어 주의가 필요하다. 그러나 성행위 경험이 없는 여성이나 출산, 임신 경험이 없는 여성도 자궁경부암의 위험은 충분히 있기 때문에 여성 모두에게 주의가 필요하다.

자궁경부의 편평세포 암종은 인유두종 바이러스(HPV)의 장기간의 감염에 의한 결과이다. 최근의 역학조사에 따르면 편평세포 암종이 80%, 선암이 20% 정도의 비율로 발생하며, 선암의 비율이 증가하고 있다. 자궁경부암의 가장 큰 특징은 원인이 확실하기 때문에, 예방이 가능한 암이라는 점이다. 이것은 이형성 세포(자궁경부암이 되기 전의 병변세포)의 발견이 가능하기 때문인데 정기적인 자궁경부암 검진은 암세포로의 발육 초기단계에서 발견하여 치료함으로써 암의 발병을 미연에 방지할 수 있다. 이와 같이 조기에 진단하는 경우 자궁경부암은 일반적으로 쉽게 치료가 가능하다. 하지만 조기에 발견되지 않은 경우는 거의 치명적이다. 시간이 지남에 따라 암세포가 자궁의 다른 부위, 방광, 직장 및 복벽으로 전이될 수 있는데 암세포는 최종적으로 골반 림프절에 다다르게 되고, 체내 다른 기관을 침습하여 전이될 수 있다. 따라서 HPV 백신을 이용한 예방법이 적극 권장되고 있다.

진단검사로는 국민건강보험공단에서 시행하는 자궁암 스크리닝검사(pap smear)에 적극 참여함으로써 조기 발견하는 것이 매우 중요하며, HPV 검사와 생검 등의 검사가 시행되기도 한다.

Colon cancer
대장암

대장암(colorectal cancer)은 대장(맹장, 결장, 직장)에 발생하는 암을 의미하며, 항문관에 발생하는 것을 포함 할 수도 있다. 공식적으로는 부위별로 맹장암(cecum cancer), 결장암(colon cancer), 직장암(rectum cancer)이라고 부른다.

대장암은 성인에서 세 번째로 흔한 암이며, 사망원인으로는 네 번째에 해당하는 암이다. 대장암의 대부분은 대장 안쪽에 수지상으로 돌출하는 양성 용종에서 시작된다. 이들 양성 용종은 50세를 넘으면 상대적으로 흔하게 발생하는데 이들은 암이 되어 정상 대장을 침투하고 체내 다른 부위로 퍼질 수도 있다. 대장 및 직장암의 정확한 원인은 아직 알려져 있지 않지만, 유전, 식이(특히, 과일, 채소 및 식이섬유 섭취가 적을 때 고지방식과 고육류 식이는 특히 위험하다고 알려져 있음) 및 생활습관(흡연, 비만 및 좌식 생활 등)과 관련이 있는 것으로 알려져 있다.

대장암을 조기에 발견하면 완전 치유의 가능성이 높아진다. 집단검진에서는 통상 "대변잠혈반응 검사, Fecal occult blood test"를 실시한다. 잠혈반응에서 양성이 나오면서, 빈혈 등의 이상이 있는 경우, 또는 다른 대장암유발 위험이 높은 경우는 암 및 기타 대장질환의 확인을 위해 대장내시경을 실시한다.

대변잠혈반응검사(Fecal occult blood test; FOBT)는 "화학적 분변잠혈 검사"와 "면역학적 분변잠혈 검사"가있다. 화학적 분변잠혈검사는 철분을 포함한 음식에 의해 검사결과가 위양성을 나타낼 수 있기 때문에, 현재는 면역학적 "인간 헤모글로빈 검출법"이 주를 이루고 있다. FOBT는 대장암 검진의 1차 검사로 널리 이용되고 있다.

대장내시경(Colonoscopy)은 내시경으로 직장에서 회맹부까지 삽입하여 병변을 관찰한다. 최근에는 거의 대부분의 경우에 2차 심사확정 진단목적으로 시행되고 있다.

바륨관장이중촬영법(Double contrast barium enema; DCBE)은 항문에서 바륨용액을 주입하고 이어 공기를 주입하여 대장이나 직장의 모양을 X-선으로 촬영한 후 병변 유무를 판단하는 방법이다.

컴퓨터단층촬영법(CT)은 X-선을 이용한 진단법으로 진행암의 주위로의 진전 정도나 다른 장기(특히 간장) 전이의 유무를 검사하기 위해 실시된다. 다른 이유로 실시된 CT 단층촬영으로 대장암이 발견되기도 한다. 또한 내시경이나 투시와는 달리 복부단층 촬영이 이루어지기 때문에 장관의 점막하 병변을 감지하고 굳은 암종이나 점막하종양, 충수병변 등을 평가할 수 있다.

혈액 대장암 marker 검사, 대장암이 상당히 진행된 경우에는 빈혈을 초래하는 일이 자주 있다. 빈혈 자체는 흔히 있는 질환이지만, 대장암이 그 원인의 경우는 대장암의 상당한 진행 정도를 우려 할 수 있다. 종양마커를 측정함으로써 진행 암의 존재를 추정할 수 있는데 암태아성 항원(CEA)이 대표적이다. 그러나 대부분이 상당히 진행이 된 후에 양성이 나오기 때문에 조기 암이나 암병변(대장 폴립) 전단계에서 이상유무를 발견할 수 없다는 단점을 갖고 있다.

직장 검진(Digital rectal examination; DRE)은 의사가 윤활제를 묻힌 장갑을 끼고 손가락으로 항문에 이상이 없는지 촉진하는 것이다. 쉽게 실시할 수 있지만 항문에서 의사의 손가락이 닿는 곳까지 밖에 진단 할 수 없다는 단점이 있다.

Congestive heart failure(CHF)
울혈성 심부전

심부전(심장바미, heart failure)은, 심장의 혈액 박출량이 불충분하고, 전신에 필요한 만큼의 혈액 순환량을 유지할 수 없는 병의 용태를 가리킨다. 단적으로 요약하면 「심장의 수축력이 저하」된 상태라고 할 수 있다.

심부전 증상은 주로 울혈에 의한다(울혈성 심부전). 좌심과 우심 한쪽, 혹은 양쪽 모두에서 발생할 수도 있고, 체순환계와 폐순환계의 어느 쪽에서 울혈이 출현하는지에 따라 증상도 변한다. 이 때문에 오른쪽 심부전과 왼쪽 심부전의 구별이 중요하지만 진행되면 양쪽 심부전이 되는 경우도 많다. 또한, 치료 결정에 있어서는 급성과 만성의 구별도 중요하다. 급성 심부전을 예를 들면 심근경색을 수반하는 심부전을 둘 수 있으며, 만성 심부전의 예를 들면 심근증이나 판막증을 수반하는 심부전을 둘 수 있다. 급성 심부전은 치료에 의해 완전하게 회복할 가능성이 있다.

심부전 진단을 위해 여러 검사들이 조합되어 활용되는데, 비검사실 검사로는 신체검사와 병력조사, 심초음파, 흉부 X-선 촬영, 핵의학 또는 컴퓨터단층촬영 등이 포함된다. 검사실에서는 다음과 같은 검사들이 시행되고 있다:

- 전해질 균형 또는 신부전을 확인하기 위한 대사검사(신질환 증상이 울혈성 심부전과 유사한 증상을 나타냄)
- 울혈성 심부전 뿐만 아니라 유사한 증상을 일으키는 빈혈을 확인하기 위한 일반혈액검사
- 심부전을 진단하고 심각 단계의 확인을 도와주기 위하여 좌심실(심장의 주 박동 방)에서 발견되는 호르몬의 생성을 측정하기 위한 brain natriuretic peptide, BNP 또는 N-terminal pro-BNP
- 심장근육의 부하증가 및 심근세포 손상 시 증가하여 환자의 예후, 평가, 추적관찰에 도움을 주는 ST2

Chronic Obstructive Pulmonary Disease (COPD)
만성폐색성폐질환

만성폐색성폐질환(Chronic Obstructive Pulmonary Disease; COPD)은, 대표적인 만성 호흡기질환의 하나이며 죽음보다 무서운 병으로서 알려져 있다. 다양한 독성가스나 미립자의 흡입, 특히 흡연(간접흡연을 포함)이 계기가 되어 폐포의 파괴나 기도 염증이 일어나 서서히 진행되는데 이는 돌이킬 수 없는 상태로 진행된다. 대부분의 경우 기침이나 가래, 숨가쁨을 볼 수 있다.

흡연은 만성폐쇄성폐질환의 발생에 있어서 매우 중요한 역할을 하는 요인이다. 담배연기와 같이 기도를 자극하는 물질이 기도와 기관지를 반복적으로 자극하면, 기관지 내의 이물질을 제거하기 위하여 분비되는 기관지 점액의 분비가 증가함으로써 기관지의 부분적 또는 전체적 폐쇄를 일으킨다. 기관지가 폐쇄되면 폐포는 확장되고 손상되어 산소와 이산화탄소의 교환능력이 손상받게 된다. 폐쇄된 폐포는 세균이 쉽게 감염되는데, 만성폐쇄성폐질환 환자에게 세균이 감염되면 가스교환의 심각한 장애로 동맥혈 산소압이 급격히 감소하는 상황이 발생하며, 호흡부전에 의하여 동맥혈 이산화탄소압이 상승하면 이산화탄소 혼수가 발생할 수도 있다. 만성폐쇄성폐질환이 있는 환자는 기도 내 점막이 손상되어 있으므로, 감염되었을 때 생성되는 점액이나 타액이 배출되지 않아 폐감염증이 잘 치료되지 않는다고 알려져 있다.

COPD 증상의 기준은 숨가쁨이 더 악화되거나 더 자주 발생하는 경우, 기침이 더 심해지거나 혈액 등 색이 변한 가래가 나오면 증상이 없어도 초기의 COPD의 가능성을 의심해야 한다. 진단은 폐활량검사(spirometry)를 실시한다.

Cushing's syndrome
쿠싱 증후군

증후군(Cushing's syndrome)은 뇌하수체 선종, 부신 과증식, 부신종양, 이소성 부신피질자극호르몬 분비증 등의 여러 원인에 의해 만성적으로 혈중 코티솔 농도가 높아지는 내분비 장애이다. 체중 증가, 보름달 모양의 얼굴(moon face), 고혈압, 복부의 붉은색 줄무늬 형성, 다모증, 당내성, 사지의 가늘어짐, 안면 홍조, 골다공증 등의 증상을 특징으로 한다.

쿠싱 증후군은 과도한 혈중 ACTH로 인해 생기는 ACTH 의존성 쿠싱 증후군과, ACTH 농도와 무관한 ACTH 비의존성 쿠싱 증후군으로 나눈다. 또한 ACTH 의존성 쿠싱 증후군은, 뇌하수체 종양의 ACTH 과다분비로 인한 뇌하수체 의존성 쿠싱 증후군과, 외부 종양의 ACTH 방출호르몬(corticotropin releasing hormone, 이하 CRH) 혹은 ACTH의 과다 분비로 인한 이소성 쿠싱 증후군으로 나뉜다. 특별히 뇌하수체 의존성 쿠싱 증후군을 쿠싱병이라고 한다. 쿠싱 증후군의 대부분을 차지하는 외인성 쿠싱 증후군은 약물의 오남용이 주원인이므로, 오남용 하는 약물을 천천히 줄임으로써 회복이 가능하다.

쿠싱 증후군 선별검사로는 덱사메타손(dexamethasone) 억제검사를 실시하며, 확진검사로는 저용량 덱사메타손 억제검사를 실시한다. 질환감별을 위해 고용량 덱사메타손 억제검사, 혈장 ACTH 측정검사, 하추체정맥동 채혈법(inferior petrosal sinus sampling), 메티라폰(metyrapone) 검사가 실시되기도 한다.

Cystic fibrosis (CF)
낭포성 섬유증

낭포성 섬유증(Cystic Fibrosis)은 염소수송을 담당하는 유전자(cystic fibrosis transmembrane conductance regulator; CFTR)에 이상이 생겨 신체의 여러 기관에 문제를 일으키는 선천성 질병이다. 상염색체 열성으로 유전되는 질병으로 1930년대에 처음 발견되었다.

원인은 염소이온 채널의 유전자 이상으로 염분이 점막 생성세포를 투과하지 못해서 두껍고 끈적거리는 점막이 만들어지기 때문에 발생한다. 이런 현상이 해당 장기의 기능을 방해하여 호흡과 소화작용에 문제를 발생시키는데 담즙의 점성이 강해지면 담석을 만들거나 췌장염을 일으켜 결국 간기능 장해를 유발하고 마침내 간경변을 초래한다. 가벼운 경우 성인이 되어 늦게 발병 하기도 하며, CF는 생식기관의 이상을 동반하기도 한다. 주로 백인에게 호발하는 것으로 알려져 있다.

치료방법으로는 점막을 얇게 하거나 감염의 위험을 줄이는 것을 목적으로 하는 치료방법이 활용되고 있으며, 현재 이 질병을 일으키는 CFTR 유전자를 정상유전자로 바꾸어주는 유전자 치료법과 효소를 공급해 주는 치료법이 연구되고 있다.

진단검사로는 CFTR 유전자 검사와 장기의 기능을 확인하고 생식능(fertility) 그리고 폐감염을 검출하기 위한 다양한 검사들을 수행한다.

Dengue fever
뎅기열

뎅기열은 뎅기열 바이러스(Dengue virus)가 감염의 원인이며 열대 질병 중 하나이다. 뎅기 바이러스에는 1형, 2형, 3형, 4형의 네 종류가 있다. 일과성 열성 질환이며 증상은 발열, 두통, 근육통, 관절통, 홍역 증상과 비슷한 특징적인 피부 발진을 포함한다. 희소하지만, 생명을 위협하는 뎅기열은 출혈열이나 뎅기 쇼크 증후군으로 발전하여 출혈성 쇼크를 일으킬 수 있다.

뎅기열은 흰줄 숲 모기(*Aedes albopictus*) 등의 모기에 의해 매개된다. 뎅기열 바이러스에는 4가지 유형이 있으며 특정 type에 감염되면 일반적으로 그 특정 type의 유형에 대해 평생면역을 획득하지만, 다른 유형으로 계속 감염되면 중증 합병증의 위험이 높아진다.

제2차 세계대전 이후 뎅기열은 세계적으로 퍼져 1960년대부터 그 발생 수가 급격히 증가하고 있다. 현재는 110 개국 이상에서 매년 약 5,000만에서 1억 명이 감염 발병되고 있다. 그 원인으로는 급격한 도시화와 지구 온난화가 원인이라고 생각되는데, 우리나라 제주도에서도 뎅기열을 옮기는 아열대성 모기가 발견되었다.

뎅기열은 혈액 검사로 항체를 확인하거나 뎅기 바이러스의 핵산(DNA)을 검출하면 진단할 수 있다. 발병 5일 이내 급성기에는 혈액에서 바이러스를 검출할 수 있으며, 6일 이후에는 혈청에서 항체를 검출할 수 있다. 국내에서는 질병관리본부에서 항체검사를 하고 있으며, 이 검사는 병원에서 혈액을 채취한 후 질병관리본부에 검사를 의뢰하여 결과를 통보 받는다.

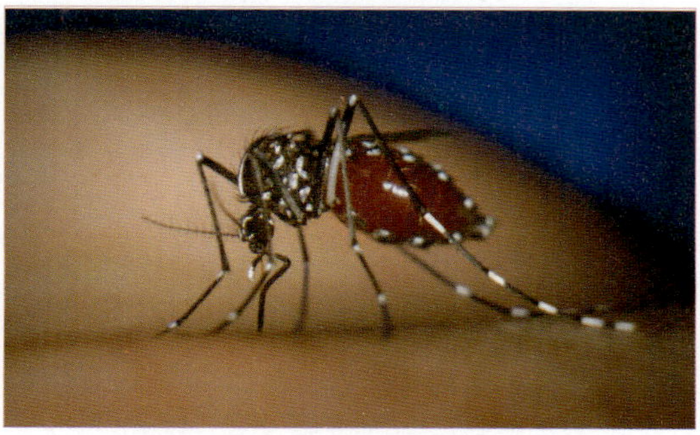

흰줄 숲모기(*Aedes albopictus*)

Diabetes
당뇨병

당뇨병(Diabetes Mellitus: DM)은 혈당치(혈액 중의 포도당 농도)가 병적으로 높은 상태를 가르키는 병명이다. 혈당치가 높으면 무증상에서 현저하게 갈증을 느끼거나 혹은 다량의 뇨를 배설하며, 의식장해, 혼수에 이르기까지 다양한 증상이 나타난다. 이와 같은 증상들과 함께 혈당치나 HbA1c치가 일정한 기준을 넘는 경우를 당뇨병이라고 한다. 당뇨병은 고혈당 그 자체에 의해 증상을 일으키기도 하지만 장기간에 걸쳐 혈중에 고농도의 글루코오스가 존재하는 경우 글루코오스 내에 존재하는 알데히드기(-CHO)의 반응성 때문에 혈관내피의 단백질과 결합하는 당화반응을 일으키는데 이 때문에 체내의 미세혈관이 서서히 파괴됨으로써 눈, 신장을 포함한 체내의 여러 장기에 중대한 상해(당뇨병성 신경장애, 당뇨병성 망막증, 당뇨병성 신부전의 미세혈관 장해)를 일으키게 된다. 따라서 당뇨병 치료의 주목적은 이와 같은 합병증을 막는 것이다.

1674년, 영국의 임상의학자 토마스 위리스(Thomas Willis, 1621.1.27~1675.11.11)는 유럽에서 당시 기이한 병으로 알려져 있던 다뇨증 연구를 하고 있었는데 요에 포함된 성분을 어떻게 해서든 알고 싶다고 생각으로 환자의 요를 핥아 보았는데, 단맛이 나는 것이 본 병을 확인하는 계기가 되었다.

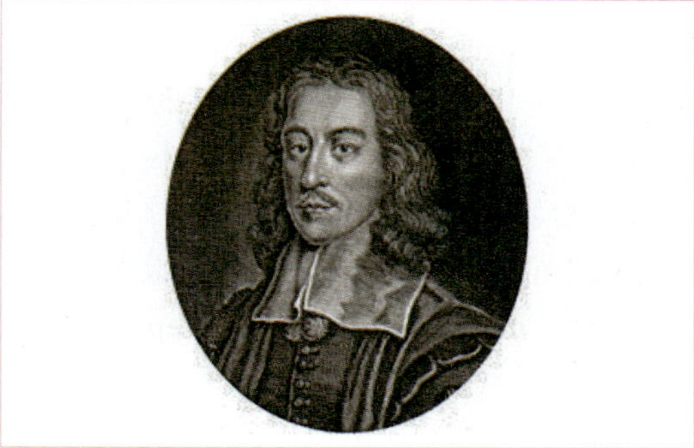

Thomas Willis, 1621.1.27~1675.11.11

혈액 중의 포도당농도(혈당치, 혈당)는 여러 가지 호르몬(인슐린, 글루카곤, 코티졸 등)의 기능에 의해 항상 일정 범위 내에서 정상적으로 조절되고 있다. 그러나 여러 가지 이유에 의해 이 조절기구가 손상되면 혈액 중의 포도당이 비정상으로 증가하여 당뇨병이 발생한다. 당뇨병은 크게 1형과 2형 그리고 임신성 당뇨병으로 나뉜다. 1형과 2형 당뇨병은 혈당 조절기구의 손상의 차이로 설명할 수 있다. 1형 당뇨병은 췌장의 β 세포가 어떤 이유에 의해 파괴되는 것으로 혈당치를 조절하는 호르몬의 하나인 인슐린이 나오지 않아 고혈당, 즉 당뇨병이 발생한다. 한편 2형 당뇨병은 혈중에 인슐린은 존재하지만 비만 등을 이유로 인슐린의 기능의 저하(인슐린 저항성) 또는 췌장의 β 세포로부터의 인슐린 분비량이 감소하여 혈당치 조절이 잘 되지 않는 상태를 말한다.

내당능 장애(impaired glucose tolerance)

: 내당능 장애란 혈당이 정상치보다는 높지만 당뇨병으로 진단을 내릴 만큼 충분히 높지 않은 상태를 의미한다. 내당능 장애는 경구 당부하검사(oral glucose tolerance test(OGTT)) 후 진단이 내려지는데, 즉 8-12시간 동안 금식하고 포도당 용액을 복용하기 전과 복용 2시간 뒤의 혈당치를 측정하게 된다.

경구당부하 시험 및 공복 혈당 시험 시 정상, 내당능 장애 그리고 당뇨병 진단 기준 :

- 포도당 용액 섭취 2시간 뒤 혈당치

1) 건강한 사람의 경우 140 mg/dl 보다 높지 않음.
2) 내당능 장애의 경우 140-199 mg/dl 사이
3) 당뇨병으로 진단되는 경우 200 mg/dl 이상

- 공복시(8-12시간 금식 후) 혈당검사 만으로 진단을 내릴 때

1) 건강한 사람의 경우 110 mg/dl 보다 낮음.
2) 내당능 장애의 경우 110-125 mg/dl 사이
3) 당뇨병으로 진단되는 경우 126 mg/dl 이상

Diarrhea
설사

설사는 위장장애의 일반적인 증상으로 배변 횟수가 하루 4회 이상, 또는 하루 250g 이상의 묽은 변이 나올 때 설사라고 하며 복통, 경련, 메스꺼움, 피로가 동반 될 수 있다. 성인에서 2~3주 이상 지속되는 설사를 만성 설사라고 하고, 그 이하를 급성 설사라 한다. 설사는 가성설사나 대변실금과는 구별하는데 가성설사는 하루 3~4회 이상 배변하지만 전체 배변량이 정상범위 내에 속하며, 과민성장증후군, 직장염, 갑상선기능항진증 등에서 나타날 수 있다. 배변실금은 항문직장 또는 골반근육의 이상으로 인한 수의적 배변조절이 불가능하여 본인의 의사와 관계없이 자주 배변하는 증상이며, 대변의 양 자체가 250g을 넘지 않아 설사와 구분된다. 설사가 심하거나 몇 주 동안 지속되면 몸의 전해질 수준이 너무 높거나 너무 낮아져 생명을 위협하는 탈수 및 전해질 불균형을 초래할 수 있다.

설사의 원인은 크게 다음의 세 가지로 분류할 수 있다.

1) 장관 내 흡수가 안 되는 물질에 의한 삼투성 설사
2) 장점막의 구조적 손상 없이 세균성 독소, 담즙산, 지방산, 설사제 등의 분비 촉진제에 의한 분비성 설사
3) 염증성 장질환, 허혈성 장질환 등 장점막의 구조적 손상에 의한 점막 손상성 설사

Disseminated intravascular coagulation (DIC)
파종성 혈관내 응고

파종성 혈관내 응고(disseminated intravascular coagulation: DIC)은 본래 출혈 부위에만 생겨야 할 혈액 응고반응이 전신의 혈관내에서 무질서하게 일어나는 증후군이다. 조기진단과 조기치료가 요구되는 심각한 질병이다.

수많은 질환이 파종성 혈관내 응고를 유발할 수 있으나 가장 중요한 원인 질환은 감염병과 악성 질환이다. 감염병의 경우 세균이 혈액 내에서 직접 분비하는 독소가 응고를 일으키는 경우가 흔하고, 몇몇 종양 질환에서는 종양세포 자체의 작용으로 일어난다. 화상, 압궤 손상 및 허혈 손상은 혈관벽이 파괴되면서 조직 내의 물질이 혈액에 노출되어 광범위한 혈전형성을 촉진한다.

파종성 혈관내 응고를 진단하는 특이적인 검사방법은 따로 없으며, 혈액검사(혈소판 수, prothrombin time, active partial thromboplastin time, fibrinogen, fibrinogen degradation products, D-dimer)를 통해 혈구 수와 응고인자 농도를 측정하여 진단한다.

Down syndrome(DS)
다운 증후군

다운 증후군(Down syndrome)은 체세포의 21번 염색체가 1개 많은 3개가 존재하여 정신지체, 신체기형, 전신기능 이상, 성장장애 등을 일으키는 유전질환이다. 신체 전반에 걸쳐 이상이 나타나며 특징적인 얼굴 모습을 관찰할 수 있고, 지능이 낮다. 출생 전에 기형이 발생하고, 출생 후에도 여러 장기의 기능이상이 나타나는 질환으로서 일반인에 비하여 수명이 짧다. 정상적인 사람은 21번 염색체가 2개 있어야 신체발달이 정상적으로 이루어진다.

그러나 1) 21번 염색체가 3개 있거나 (삼체성), 2) 21번 염색체가 전위되거나(21번 염색체 2개가 결합되어 한 개의 염색체처럼 존재), 3) 위와 같은 이상 염색체와 정상 염색체가 섞이면 결국 21번 염색체의 양이 정상보다 많아지게 된다. 이로 인해 21번 염색체가 존재하는 신체 전반에 걸쳐 구조이상과 기능이상이 발생한다. 21번 염색체가 3개 있는 삼체성이 전체 다운 증후군 환자의 95% 정도를 차지하며, 산모의 나이가 많을수록 잘 발생한다.

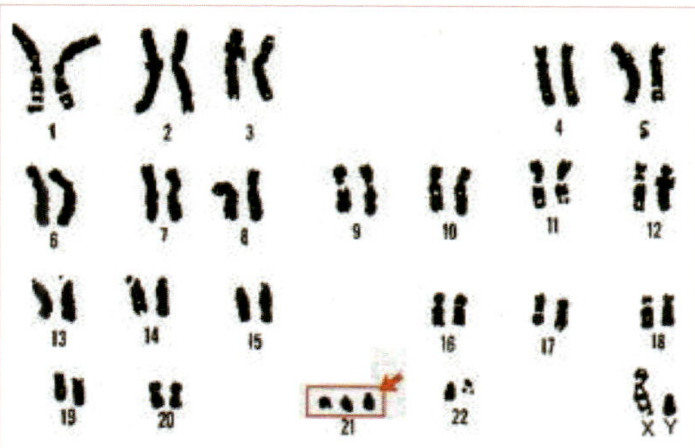

다운 증후군 : 22개 상염색체 중 21번 이외의 염색체는 모든 정상적으로 2개씩 세트화 되어 있지만, 21번 염색체는 3개로 세트화 되어 있다. 이것이 다운 증후군을 일으키는 원인이다.

Encephalitis
뇌염

뇌염(Encephalitis)은 뇌의 염증성 질환을 총칭하는 것으로 급성뇌염은 뇌실질에 생긴 염증으로 발열, 두통, 의식장애, 마비 등의 급성 증상을 나타내는 상태를 말한다. 이를 진단하기 위해서는 자세한 병력, 임상소견 파악, MRI 검사, 혈액과 수액검사, 바이러스, 세균 검사, 뇌파검사, 유기산 분석, acyl-carnitines 분석 등의 검사가 필요하다.

뇌염은 면역매개성 뇌염, 바이러스성 뇌염, 세균성 뇌염 등으로 분류한다. 바이러스성 뇌염은 단순포진 바이러스(herpes simplex virus), 엔테로바이러스(enteroviruses), 동물에게 물려서 생기는 광견병바이러스(rabies virus), 혹은 아보바이러스(arboviruses)와 같은 다양한 바이러스에 의해서 발생한다. 미국의 웨스트 나일 바이러스(West Nile virus)는 arboviruses 뇌염을 일으키는 가장 흔한 원인이며, 우리나라에서 흔히 발생하는 일본 뇌염(Japanese encephalitis) 역시 미질병통제예방센터에 따르면 매년 45,000건 이상이 전세계적으로 보고되고 있다.

진단검사에는 뇌척수액을 이용한 뇌척수액이 생화학적, 혈액학적, 이화학적 검사와 PCR, 항체역가 측정, 바이러스 분리 등을 수행한다. 이외에도 뇌파검사 혹은 CT, MRI 등의 검사를 시행한다.

Epilepsy
뇌전증 혹은 간질

뇌전증(혹은 간질, Epilepsy)이란, 뇌세포의 네트워크에 일어나는 비정상인 신경활동으로 간질 발작을 초래하는 질환 혹은 증상을 말한다. WHO 정의에 의하면 「여러 가지 병인에 의해 초래되는 만성 뇌질환이며, 대뇌 신경세포의 과도한 방전으로 유래하는 반복성 발작(간질발작)을 주요 증상으로 하며, 여기에 다양한 변화의 임상 및 검사 소견이 수반된다」라고 되어 있다. 병인이 대뇌 신경세포에서 유래되는 과잉 활동이기 때문에 대뇌 뉴런으로부터 유래하지 않는 dyskinesia(운동장애, 운동이상증)는 간질이 아니다. 또한 경과가 만성 및 반복성이 아니거나 뇌염, 외상 후, 약물중독 등의 이탈기에 일어나는 경련은 간질이 아니다.

실험실 검사는 주로 항 뇌전증 약물을 감시하기 위해, 당뇨, 빈혈, 감염, 뇌수막염이나 뇌염 같은 다른 상태를 배제하기 위해 수행된다.

다음과 같은 항간질약을 복용하는 환자에서, 주기적인 치료약물감시를 위해

- Carbamazepine
- Phenytoin
- Valproic acid
- Phenobarbital

기타 진단검사:

- 일반혈액검사(CBC, Complete Blood Count)
- 당뇨와 관련한 혈중 포도당 검사
- 뇌척수액 검사 : 감염 여부를 확인하고 뇌수막염과 뇌염을 진단하기 위해 수행
- 혈액 배양 : 패혈증, 혈액 감염 등을 확인

비검사실 검사

- 뇌전도 (EEG) : 뇌전증의 일차 진단도구; 뇌의 전기적 활성을 평가하고 뇌파 변화를 확인하기 위해 시행

Gastroenteritis
위장염

위장염(gastroenteritis)은 위와 장을 포함한 소화기 감염이나 과민반응을 총칭하는 용어로 식사로 인한 것을 식중독이라고 불린다. 주요 증상으로는 설사, 복통, 구토, 발열이지만 원인 병원체에 따라 증상은 약간 다를 수 있다. 증상이 시작되기 전 몇 시간 전까지 위와 같은 증상 없이(위장염 특유의 불편함 없이) 급격하게 위의 증상이나 불편함이 시작된다. 발병 기간은 2일~1주일 정도이며 빨리 좋아지는 사람과 늦게 좋아지는 사람의 차이가 크다.

위장염은 바이러스성 위장염과 세균성 위장염으로 대별된다. 바이러스성 위장염의 원인으로는 아데노바이러스, 노로바이러스, 로타바이러스(주로 소아 설사 유발)이 있고, 세균성 위장염으로 는 살모넬라, 캠필로박터, 장염 비브리오, 콜레라, yersinia, 대장균 등이 있다.

Gout
통풍

통풍(gout)은 고요산혈증을 원인으로 하는 관절염을 초래하는 질환이다. 통풍이라는 이름은 질환명에서 알 수 있듯이 바람만 맞아도 아프다는 뜻으로 다리 · 무릎 · 허리 · 어깨 · 팔꿈치와 손 등 전신의 관절이나 뼈 말단까지 아픔을 느끼는 질환이다. 통풍은 나이가 많을수록, 그리고 혈중 요산(uric acid) 농도가 높을수록 발병할 가능성이 높아진다. 요산은 음식을 통해 섭취되는 purine이라는 물질이 인체 내에서 대사되고 남은 산물로, 혈액, 체액, 관절액 내에서 요산염의 형태로 존재한다. 혈액 내 요산농도가 일정 수치 이상을 넘으면 고요산혈증이라고 하는데, 그 원인을 크게 요산이 과잉 생산되는 경우와 요산의 배설이 감소되는 경우로 나눌 수 있다. 체중 증가는 고요산혈증과 밀접한 연관이 있다. 한편 통풍은 주로 남성에서 발생하는데, 이는 남성은 콩팥에서의 요산 제거능력이 나이가 들수록 감소하는데 반하여 여성은 폐경 이전까지는 여성호르몬의 영향으로 요산 제거능력이 유지되기 때문이다.

통풍의 검사에는 관절 윤활액 검사와 혈청 요산농도 측정이 있다.

- 관절 윤활액 검사 : 통풍이 의심되는 관절에서 주사기를 이용해 윤활액을 뽑아내어 현미경으로 요산 결정을 확인하는 방법.
- 혈청 요산농도 : 혈액 내 요산농도를 측정하여 통상 7.0mg/dL 이상이면 고요산혈증이라고 한다.

Heart attack and acute coronary syndrome
심근경색과 급성관상동맥증후군

심근경색(myocardial Infarction)는 허혈성 심질환의 하나로 심장에 영양을 공급하는 관상동맥의 혈류량이 줄어들어, 심근이 허혈상태(동맥혈액량이 국소적으로 감소한 상태)가 되어 괴사해 버린 상태로 통상은 「급성 심근경색(acute myocardial infarction, AMI 통상 심장마비라고 부른다.)」을 가리킨다.

관상동맥의 혈액량 감소는 주로 동맥경화 등의 요인에 의한 협착(죽상경화증, atherosclerosis)에 의해 발생하는데, 심근이 허혈상태에 빠져도 괴사에까지 도달하지 않는 전단계를 협심증(angina)이라고 하며, 협심증에서 급성심근경색까지의 일련의 병의 용태를 총칭해 급성관상동맥증후군(acute coronary syndrome; ACS)이라고 하는 개념이 제창되고 있다.

급성관상동맥증후군(ACS)의 증상으로는 갑작스러운 흉통을 시작으로 턱, 팔 혹은 어깨로 통증이 퍼지는데, 협심증 환자인 경우 보통의 경우보다 이러한 증상이 더 심하고 오래 지속될 수 있다. 일부 환자에선 맥박이 빨라지거나, 구역질, 구토, 발한, 갑작스럽게 시작된 숨참 증상, 호흡곤란, 혈압의 변화 등이 나타날 수도 있다. 또 어떤 경우엔 흉통 없이 이들 증상들만 나타날 수 있다(특히 노인이나 당뇨 환자에서).

심근경색 진단을 위한 검사로는 CK-MB, myoglobin, troponin I 혹은 troponin T가 주요검사로 이용되고 있다.

Hepatitis
간염

간염(Hepatitis)은 어떠한 원인으로 간장에 염증이 발생하여 발열, 황달, 전신 권태감 등의 증상을 나타내는 질환의 총칭이다. Hepatitis는 고대 그리스어 hepa(liver)와 염증을 뜻하는 itis에서 유래되었다.

우리나라에서는 바이러스에 의한 감염이 주를 이루는데, 우리나라는 1983년 백신이 도입되면서부터 정부차원의 B형 간염 관리가 시작되었다. 1995년에는 영유아 대상 B형 간염 예방접종사업을 정기예방접종 항목에 도입하면서 높은 접종율을 달성했으며, 2002년에는 임산부를 대상으로 'B형 간염 주산기 감염 예방사업'을 시작하여 대상 신생아의 97%에서 감염을 예방하는 효과가 나타났다. 이러한 결과로 5세 이상 아동의 B형 간염 항원양성율을 1% 미만으로 떨어뜨려 2007년 세계보건기구로부터 B형 간염관리 성과에 대한 국가인증을 받기도 했다. 그러나 한국인 간암 환자의 74%는 B형 간염에 감염되어 있다. 한국인에게 간암 발생율이 높은 이유는 만성 B형 간염이 많기 때문인데 B형 간염 바이러스에 감염된 산모로부터 분만 도중에 신생아에 감염 되는 경우가 많으며 이때, 감염된 B형 간염은 만성화될 확률이 90%에 이르는 것으로 알려져 있다.

간염의 원인은 다음이 같다.

- 바이러스 성 간염 및 감염경로
  - A형 간염 - 경구 감염
  - B형 간염 - 수직(모자 감염), 성행위 감염(성병의 하나로 분류되어 있다)
  - C형 간염 - 혈액 감염(마약주사기 돌려쓰기, 문신, 수혈, 혈액제제 수혈 등)
  - D형 간염 - B형 간염 바이러스 감염환자에게 중복감염
  - E형 간염 - 경구 감염
  - G형 간염
  - TT형 간염
  - 간염 바이러스 이 외 : Eepstein Barr virus, Cytomegalo virus, Herpes virus 등
- 알코올성 간염
- 비알코올성 지방간염
- 약제성 간염
- 자가면역성 간염
- 원발성 담즙성 간경변

간간염 바이러스에 의한 간염 발병기전은 바이러스 자체가 간세포를 파괴하는 것이 아니라, 간세포에서 증식하는 바이러스에 대한 인체의 면역반응에 의해 염증이 발생하고, 괴사가 일어남으로써 간기능이 저하된다. 간세포 내에서 단백질과 steroid합성, glucuronide 결합, 해독작용에 관여하는 내형질세망이 가장 먼저 변화를 보이는데 이로 인해 간기능이 변화된다. Kupper 세포의 크기와 수가 변화하며 혈관과 유관조직들에서 염증성 변화를 보인다. 간세포의 회복은 통상 3-4개월이 걸린다.

간염은 급성간염과 만성감염 그리고 전격성 간염으로 나눌 수 있는데, 급성간염은 A형 간염이 많고 성인에서 발병하는 B형 감염도 급성으로 발병한다. 약제성 감염이나 알코올성 간염도 급성으로 발병한다. 만성간염은 6개월 이상의 간기능 이상과 바이러스 감염이 지속되는 병태를 가르킨다. 전격성 간염은

발병 후 8주 이내에 고도의 간기능 이상과 간성혼수 2도 이상을 초래하며 prothrombin time이 40% 이하인 경우를 말한다.

HIV and AIDS
인간면역결핍바이러스와 후천성 면역결핍증

후천성 면역결핍증(Acquired Immune Deficiency Syndrome; AIDS)은 인간면역결핍바이러스(Human Immunodeficiency virus; HIV)가 면역세포에 감염되어 면역세포를 파괴하고 후천적으로 면역부전을 일으키는 면역부전증이다. 성병매개 감염증의 하나로 일반적으로 에이즈(AIDS)라는 약칭으로 알려져 있다.

HIV의 기원은 카메룬의 침팬지가 감염원이라는 설이 유력한데 이곳에서 사람에게 감염된 후 전세계로 퍼져 나갔다고 추정되고 있다. 1981년에 미국의 로스앤젤레스에 사는 동성애 남성에게 처음으로 발견되어 증례 보고되었다. 이것은 에이즈를 정식으로 인정할 수 있는 첫 case가 되었지만 의심스러운 증례는 1950년대부터 보고되고 있었는데 「슬림병, 에이즈의 별칭」(slimming disease)이라고 하는 질환군이 중부 아프리카 각지에서 보고되고 있었다. 1981년의 증례보고 후, 불과 10년이 지난 후 전세계 감염자가 100만명까지 확대되었다. 당초, 미국에서 에이즈가 퍼지기 시작했을 무렵, 원인불명의 죽음에 대한 공포감이 커지면서 감염자들이 동성애자나 마약 상습투여자가 많았기 때문에 감염자에 대한 사회적인 편견이 심하여 양성자를 파악하는데 어려움을 겪었다. 현재는 병원체로서 HIV가 분류되어 이성간 성행위에 의한 감염이나 출산 시 모자감염도 일어날 수 있다는 것이 알려지게 되어 일반적인 질환으로 받아들여지고 있다.

감염경로는 성감염과 혈액감염, 모자감염 경로로 구분되는데 성감염은 성교에 의한 감염으로 성분비물에 접촉되는 것이 가장 큰 원인이다. 혈액감염은 감염자의 혈액이 상처, 수혈, 마약주사기 돌려 사용하기 등으로 혈액에 침입하여 감염이 발생한다. 모자감염 경로는 세가지 경로가 있는데 출산 시 산도감염, 모유수유로 인한 감염, 임신 중에 태아가 감염되는 경로이다.

HIV 감염증상은 감염초기의 급성 HIV 증후군, 이후에 이어지는 무증상 잠복기, 면역력이 현저하게 떨어져 기회감염을 비롯한 다양한 병적인 증상이 나타나는 후천성 면역결핍증 시기의 세 단계로 나눌 수 있다.

급성 HIV 증후군은 바이러스에 감염된 후 3~6주 후에 발생하며 발열, 인후통, 림프선 비대, 두통, 관절통, 근육통, 구역, 구토, 피부의 구진성 발진 등의 증상이 나타난다. HIV에 처음 감염된 후 조기에 감염이 진단되지 않으면 환자 본인도 감염 사실을 알지 못한 채 다른 사람에게 HIV를 전파시킬 수 있기 때문에 초기에 환자를 찾아내어 치료하는 것이 공중보건학적으로 중요하다.

급성 HIV 증후군 시기가 지나면 무증상 잠복기가 10년 정도 지속되는데 이 시기에는 HIV 감염을 의심할 수 있는 특이한 증상이 나타나지 않는다. 비록 겉으로 드러나는 증상은 없지만 무증상 잠복기 동안 HIV 바이러스는 지속적으로 면역세포를 파괴하므로 인체의 면역력이 점차적으로 저하된다. 따라서 기회감염이 발생하고, 보통 사람에게 약하게 나타나는 감염성 질환도 후천성 면역 결핍증 환자에게는 심각한 질병으로 나타난다. 또한 면역결핍으로 인해 악성종양이 현저하게 많이 발생하여 사망에 이르게 된다.

예방방법으로는 HIV 감염경로에 노출되지 않도록 주의하여야 한다. HIV 감염여부를 알 수 없는 상대와 성관계를 가질 때에는 콘돔을 사용해야 한다. 산모가 HIV 감염자이면 출산하는 과정에서 태아가 HIV에 감염될 확률이 높다. 이 경우에는 임신 2기부터 항HIV 약제를 임산부에게 투여하면 태아가 감염될 확률이 1% 이하로 줄어든다. 혈액을 다루는 의료분야 종사자는 피를 뽑는 과정에서 주사기에 찔리지 않도록 안전규칙을 철저히 준수하여야 한다.

혈액검사를 통해 HIV 감염을 진단할 수 있다. 혈액에서 HIV에 대한 항체나 HIV의 항원을 직접 찾아내는 검사를 통해 감염을 진단할 수 있다. 선별검사에서 양성이 나오면 감염을 확실히 판단하기 위해 다시 확진검사를 하는데, 우리나라에서는 질병관리본부에서만 이를 시행하며 웨스턴 블롯법(Western blot test)을 이용한다. HIV가 체내에 침투한 후 인체 내에서 HIV에 대한 항체가 만들어지기까지 보통 6주가 걸리는데 이 시기에는 선별검사를 해도 음성으로 나올 수 있다. 따라서 HIV 감염의 가능성이 있는 경우에는 이 시기가 지난 후에 다시 검사를 해야 하며, 최대 6개월까지 항체생성이 지연되는 경우도 있으므로 이를 고려하여야 한다. HIV에 감염은 되었으나 아직 항체가 생성되지 않은 경우에 조기 진단하기 위해서는 HIV 바이러스의 핵산을 직접 검출하는 방법을 사용할 수 있다. 그러나 이 방법은 바이러스에 감염되지 않았음에도 양성으로 나오는 경우가 있으므로 현재 표준으로 사용되는 확진 방법은 아니다.

Human papillomavirus(HPV) infection 인유두종 바이러스 감염

인유두종 바이러스(*Human papillomavirus* : HPV)는 유두종 바이러스과에 속하는 바이러스의 하나로 파피로마 또는 유두종이라는 사마귀를 형성하는 것으로부터 명명되었다. 환상구조의 이중가닥 DNA 바이러스로 전 세계적으로 오래 전부터 존재했다. 현재는 약 100종류 이상의 type이 보고되고 있다. 성적접촉을 통해 전달되는 HPV 중에서 치유되지 않는 감염을 유발하는 위험한 것(특히, 16형과 18형)들은, 사마귀를 만드는 것들과는 다르며, 암으로 발달 가능한 변화를 일으키고 궁극적으로 암으로 발전할 수도 있다. 자궁경부암의 대부분은 HPV의 감염을 통해 이루어지는데 암억제 유전자의 기능을 억제함으로써 암을 유발시킨다. 현재 자궁경부암 발생에 제일 중요한 고위험군 16, 18 type을 예방할 수 있는 백신이 개발되어 있다. 자궁경부암 HPV 백신에는 Gardasil과 Cervarix의 2 종류가 있다. 이 백신들은 발암성 HPV 중에서도 특히 자궁경부암의 원인으로 가장 많이 보고된 HPV 고위험군 16형과 18형의 감염을 예방하는 백신이다. Gardasil은 사마귀의 원인이 되는 HPV 6형과 11형의 예방효과도 있다고 알려져 있다. 저위험군(6, 11번 type) 바이러스는 콘딜로마라고 하는 성기 쪽의 사마귀를 만든다.

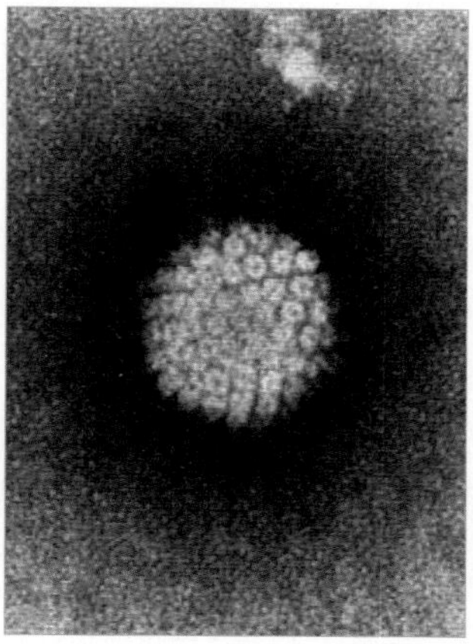

*Human papillomavirus*의 전자현미경 사진

Huntington disease(HD) 헌팅톤병

1872년 미국 롱아일랜드의 의사 조지 헌팅턴 (George Huntington)에 의해 보고된 헌팅톤병(Huntington's disease)은 대뇌 중심부에 있는 선상체-미상핵의 신경세포가 변성·탈락함으로써 진행성의 불수의 운동(춤모양 운동), 인식력 저하, 정서장해 등의 증상이 나타나는 상염색체 우성유전병으로 헌팅톤 무도병(Huntington's chorea)이라고도 불렸다. (* chorea : 그리스어로 춤의 뜻)

원인이 되는 유전자 변이를 가진 경우에는 높은 확률로 40세 전·후에 발병하고 10~20년에 걸쳐 진행한다. 현재 치료방법은 알려져 있지 않다. 병인으로는 4번 염색체의 단완에 위치한 헌팅톤병 유전자의 CAG 반복서열 증가에 의해 발병한다고 알려져 있다. 이 CAG 반복서열의 증가에 의하여 새로운 기능을 발휘하게 되는 돌연변이가 발병원인이다. 보통 사람의 CAG 반복서열은 10~30번 정도 반복하여 존재하는 반면에, 헌팅톤병 환자의 경우에는 36에서 121번까지 증가된다. 또한 이 CAG 반복서열 길이가 길수록 발병연령이 낮아진다고 보고되어 있다.

Hyperthyroidism
갑상선(기능)항진증

갑상선(기능)항진증(hyperthyroidism)은 갑상선 조직의 활동이 비정상적으로 활발하게 되어 트리요오드타이로닌(triiodothyronine; T3) 또는 싸이록신(thyroxine; T4) 혹은 두 갑상선 호르몬의 분비량(활성)이 과잉으로 증가하는 질환이다. 갑상선 호르몬은 세포 수준에서 매우 중요한 호르몬이고 체내 대부분의 조직에 영향을 미친다. 갑상선기능항진증은 대사성 내분비질환 중 하나이다. 호르몬 과잉분비는 대개 갑상선 자체의 비대를 동반해서 목 부위에 갑상선종(goiter)이라고 하는 종괴를 형성한다. 혈액 속의 갑상선호르몬이 증가하면 대사율이 증가하게 되고 자율신경계의 기능도 항진된다. 그 결과 심박동수가 증가하고 두근거리거나 심방세동이 생기며, 숨이 가빠지고 땀을 많이 흘리며, 신경질적으로 된다. 또한 쉽게 흥분하고, 안절부절 못하며, 손이 떨리거나, 특징적으로 눈에 이상이 온다. 갑상선기능항진증 가운데 가장 많은 것은 그레이브스병(Graves' disease)으로 갑상선자극호르몬 수용체에 대한 항체에 의해서 일어나는 자기면역질환이다. 다른 질환으로는 플러머병(Plummer's disease)이라고도 하는 중독성다결절성갑상선종이 있는데 갑상선에 생기는 양성 종양인 선종의 하나이다. 치료는 갑상선에서 호르몬 생산을 억제하거나 방지하는 약을 먹거나 수술로 갑상선의 일부를 제거해 주는 것이다.

진진단은 과거의 이력 및 촉진과 혈액검사, 바늘에 의한 세포흡입검사(needle aspiration)에 의해서 결정된다. 통상은 혈중의 갑상선자극호르몬(TSH)의 양으로 판단되는데 갑상선자극호르몬이 낮은 경우, 혈중의 T3와 T4의 양이 많아져, 뇌하수체의 기능이 억제된 상태에서 갑상선 항진증이 발병한다고 할 수 있다. 이 외에 Free-T3, T-uptake 등도 갑상선기능을 평가하는 유용한 검사이다.

갑상선 항진증의 상당수는 갑상선에 종양를 만들기 때문에 바늘에 의한 생체조직검사, 초음파 또는 다른 방사성 검사를 실시해 종양을 감별한다. 발작성의 주기성 사지마비 때문에 응급외래 진찰 시에는 혈청 K 측정이 필수이다. 칼륨치에 따라서 생명에 위협을 받을 수 있다.

Hypertension
고혈압

고혈압(Hypertension)이란, 혈압이 정상범위보다 높게 유지되고 있는 상태이다. 고혈압 자체의 자각 증상은 호흡이 가쁘거나 가슴통증, 두통, 현기증, 이명, 팔다리가 저리는 등 다양하지만 이것이 허혈성 심질환, 뇌졸중, 신부전 등의 발증으로 발전한다는 점이 임상적으로 큰 의미를 갖는다. 고혈압은 생활습관병의 하나이며 비만, 고지혈증, 당뇨병과의 병합은 「죽음의 사중주; syndrome X」「인슐린 저항성 증후군」 등이라고 칭해졌는데, 현재는 '대사증후군'으로 불린다.

혈압을 측정할 때에는 수축기 혈압(최고혈압, systolic Blood Pressure; SBP)과 확장기 혈압(최저혈압, diastolic Blood Pressure; DBP)으로 나누어서 읽는데, 수축기 혈압은 심장이 수축하면서 혈액을 내보낼 때 혈관에 가해지는 압력이고, 확장기 혈압은 심장이 확장(이완)하면서 혈액을 받아들일 때 혈관이 받는 압력이다. 고혈압은 18세 이상의 성인에서 수축기 혈압이 140mmHg 이상이거나 확장기 혈압이 90mmHg이상인 경우를 말한다. 고혈압은 크게 두 가지로 분류할 수 있는데, 원인 질환이 밝혀져 있고 이 때문에 고혈압이 발생하는 경우를 이차성 고혈압이라고 하며, 원인질환이 발견되지 않는 경우를 본태성(일차성) 고혈압이라고 한다. 전체 고혈압 환자의 약 95%는 본태성 고혈압이다. 본태성 고혈압이 생기는 이유는 명확하지 않지만, 심박출량(cardiac output; 심장에서 1분 동안 박출하는 혈액의 양)의 증가나 말초 혈관저항의 증가에 의한 것으로 생각된다.

고혈압과 관련된 위험 인자에는 고혈압의 가족력, 음주, 흡연, 고령, 운동 부족, 비만, 짜게 먹는 식습관, 스트레스 등의 환경적, 심리적 요인이 있다.

고혈압이 지속되면 강한 압력의 혈류에 의해 동맥내피가 벗겨지고 응력이 가해지면 동시에 혈관내피에서 혈관수축 물질이 분비됨으로써 혈관내피가 장애를 일으킨다. 이 복구과정에서 플라크(죽종)이 형성되어 동맥경화의 원인이 된다. 고혈압으로 인한 만성질환은 크게 "뇌혈관 장애", "심장질환", "신장질환", "혈관질환"의 4 가지로 분류되는데, 대표적인 뇌혈관 장애로는 뇌졸중, 심장질환으로는 허혈성 심장질환, 심장비대, 심부전, 신장질환으로는 신장해 그리고 혈관질환으로는 동맥류, 폐색성 동맥경화증과 고혈압성 망막증 등의 안장애를 둘 수 있다.

Hypothyroidism
갑상선(기능)저하증

갑상선(기능)저하증(Hypothyroidism)은 갑상선 호르몬의 분비량(활성)이 불충분하여 발생하는 질환이다. 대사성 내분비질환의 하나로 선천성 혹은 유년기에 발증하면 크레틴증(cretinism)이라고 하며, 유년기에는 연소성 갑상선기능저하증, 성인기에는 점액수종(myxedema)이라 한다. 특히, 크레틴증은 발달상의 장해가 큰 문제가 되어 정신기능장애, 성장장애 등이 나타난다.

갑상선 호르몬은 전신의 에너지 이용을 촉진하는 호르몬으로 에너지 수요에 따라 갑상선에서 분비되는데, 갑상선기능저하증은 갑상선호르몬이 부족하기 때문에 온몸에서 에너지를 사용할 수 없으며, 이로 인해 신경계, 심장, 대사 등 각 기관의 기능이 저하된다.

갑상선 호르몬이 체내에 부족하게 되는 원인은 갑상선 자체에 문제가 있어서 갑상선호르몬 생산이 줄어드는 경우와 갑상선에서 호르몬을 만들도록 하는 신호에 문제가 생겨서 갑상선호르몬 생산이 줄어드는 경우로 나눌 수 있다. 가장 흔한 원인은 하시모토 갑상선염(자가면역성 갑상선염)에 의해 갑상선 자체에서 갑상선호르몬의 생산이 줄어드는 경우이다. 뇌하수체 기능저하증이 있는 경우도 갑상선자극호르몬(Thyroid stimulating hormone; TSH)이 분비되지 않아 갑상선기능저하증이 발생할 수 있다. 이 밖에 수술을 하여 갑상선을 적출하거나 방사선요법으로 갑상선 기능을 파괴시킨 경우 의원성 갑상선기능저하증이 올 수 있다. 또한 개발 도상국에서 갑상선 호르몬의 재료인 요오드의 섭취 부족으로 인해 갑상선호르몬 자체를 합성 할 수 없는 것도 원인이 된다.

갑상선기능저하증의 증상은 애매한데, 만성피로, 식욕부진, 체중증가, 추위를 타는 것, 변비 등이 있을 수 있다. 그 외에도 피부가 건조해지고, 여자의 경우 생리 주기의 변화가 생기며, 월경과다가 동반되기도 한다. 혈중 프로락틴(prolactin) 수치를 증가시켜 유즙분비가 생길 수 있다. 갑상선 호르몬이 심하게 부족한 경우 혼수 등의 신경학적 증상이 동반될 수 있다.

진단은 주로 채혈검사를 통해 혈액 내 갑상선 호르몬 농도를 측정하여 판단한다. 갑상선기능 저하증의 경우 갑상선호르몬(T4 또는 T3)의 농도가 정상보다 낮게 측정된다.

Inflammatory bowel disease(IBD)
염증성 장질환

염증성 장질환(inflammatory bowel disease: IBD)은 소화관을 침범하는 만성염증성 질환에 대해 일반적으로 일컫는 용어로, 원인은 밝혀져 있지 않지만 유전적 소인, 미생물 또는 식이에 의한 환경적 요인이 촉발하는 자가면역기전 때문인 것으로 생각된다. 만성염증성 장질환은 크게 두 개의 그룹으로 나눌 수 있는데 그 하나가 대장의 하부를 중심으로 광범위하게 궤양이 발생하는 만성 비특이적 궤양성 대장염(ulcerative colitis)이며, 다른 하나는 크론병(Crohn's disease)이다. 크론병은 입에서 소화관 전체에 걸쳐 어느 부위에서든지 발생할 수 있는 만성염증성 장질환이다.

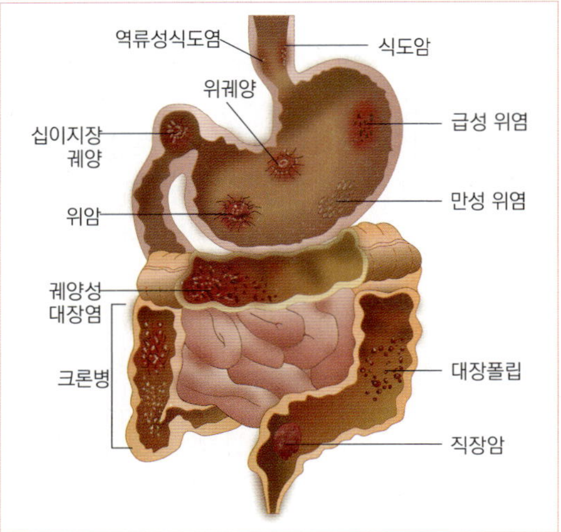

위장 관련질병들

Influenza(the flu)
인플루엔자, 독감

독감 바이러스 또는 인플루엔자 바이러스에 의한 발생하는 급성호흡기 질환으로 일반 감기와는 원인균과 병의 경과가 다르기 때문에 감기와는 구별하고 있다. 즉 감기와 독감은 전혀 다른 병이다.

독감 바이러스에는 인플루엔자 바이러스 A, B, C형 세가지가 존재하지만 사람에게 병을 일으키는 것은 A형과 B형이다. B형은 증상이 약하고 한 가지 종류만 존재하지만, A형은 바이러스 표면에 있는 H항원과 N항원의 종류에 따라 여러 가지 종류가 존재한다. 보통 사람에게 병을 일으키는 항원의 종류는 H1, H2, H3와 N1, N2이다. 조류에서 나타나는 H항원과 N항원은 보통 사람에게는 병을 일으키지 않지만(ex, Bird Flu: H5N1), 바이러스 내에서 유전자 돌연변이가 일어나거나 사람에게 병을 일으키는 종류의 항원과 유전자를 교환하면 사람에게도 쉽게 병을 일으키는 형태로 변할 수 있다.

진단을 위해서는 호흡기 검체에서 바이러스를 배양하거나, 바이러스항원을 검출하면 확실히 진단할 수 있고, 혈액을 채취하여 항체검사를 실시하여 진단할 수 있다. 바이러스 배양은 인후에서 체액을 채취하거나 비인두 세척 시 또는 가래에서 채취한 검체를 이용하는데, 배양에 48~72시간이 걸리기 때문에 검사 결과를 신속히 얻을 수 없다. 대신 바이러스의 핵단백이나 뉴라민분해효소(neuraminidase)를 검출하는 방법을 이용하면 신속하게 진단을 내릴 수 있다. 현재는 바이러스 핵산을 역전사효소 중합연쇄반응(RT-PCR)으로 신속하게 검출할 수 있다.

Insulin resistance
인슐린 저항성

인슐린 저항성은 혈당을 낮추는 인슐린의 기능이 떨어져 세포가 포도당을 효과적으로 사용하지 못하는 것을 말한다. 인슐린저항성이 높을 경우, 인체는 너무 많은 인슐린을 만들어 내는데 이로 인해 고혈압이나 고지혈증은 물론 심장병, 당뇨병 등까지 초래하는 생활 습관병의 근본적인 배경 메카니즘의 하나로 파악되어 있다. 특히 제2형 당뇨병에서는 근육과 지방조직에서 인슐린의 증가를 인지하지 못하여 인슐린의 작용이 일어나지 않는다.

체내 인슐린이 증가하면 간에서 인슐린의 증가를 인식하고 포도당의 생산을 중지하고 포도당을 분해하여야 하는데 당뇨병에서는 인슐린 저항성으로 이러한 작용이 나타나지 않기 때문에 이미 높아져 있는 혈당이 더욱 증가하게 된다. 혈당의 증가는 다시 췌장에서 인슐린을 더욱 많이 만들게 하며 만들어진 인슐린은 작용이 안되므로 상태는 더욱 나빠지게 된다. 인슐린 저항성이 생기는 이유가 최근 연구에 의해 규명되기 시작하였지만 인슐린 수용체의 부족이 주 원인으로 알려져 있다. 복부비만과 운동부족, 열량 과잉섭취 등으로 인해 인슐린 저항성이 발생하는 것으로 알려져 있다. 비만한 제2형 당뇨병 환자가 체중을 줄이고 운동을 시작해야 하는 것을 강조하는 것도 인슐린 저항성이 당뇨병을 일으키는 가장 중요한 이유이기 때문이다. 비만한 사람이 체중을 줄이거나 운동을 시작하면 인슐린 수용체가 다시 증가하여 인슐린 저항성이 사라질 수 있다.

인슐린 저항성을 위한 검사로는 공복 포도당(혹은

경구포도당 부하시험, GTT), lipid profile(총 콜레스테롤, 중성지방, HDL, LDL), HOMA(homeostatic model assessment, 혈당과 인슐린 농도를 측정하고 계산하여 베타세포기능과 인슐린 민감도를 추정하는 것), 인슐린 측정, hs-CRP, sdLDLs (small dense low-density lipoproteins) 그리고 Insulin tolerance test(ITT) 등이 복합적으로 이용된다.

Jaundice
황달

비장의 대식세포에 의해 순환 중 오래되었거나 손상된 적혈구가 제거되는데 이 때 적혈구의 헤모글로빈이 헴(heme)과 글로빈(globin)으로 분해된다. 이 과정에서 생성되는 황색의 담즙색소(bilirubin)가 몸에 필요 이상으로 과다하게 쌓여 눈의 흰자위나 피부, 점막 등에 노랗게 착색되는 것을 황달이라 칭한다. 통상적으로 황달이 발생하는 것은 첫째, 빌리루빈이 체내에서 필요 이상으로 과다하게 생성되거나, 둘째, 생성된 빌리루빈이 몸 밖으로 제대로 배출되지 못하기 때문이다.

황달은 출생 후 2일~2주 정도 출현하는 정상적인 생리적 황달과 병적으로 발생하는 폐쇄성황달, 간세포성 황달, 용혈성 황달로 분류하는데 혈액 및 요에서의 bilirubin 검사를 통하여 감별할 수 있다.

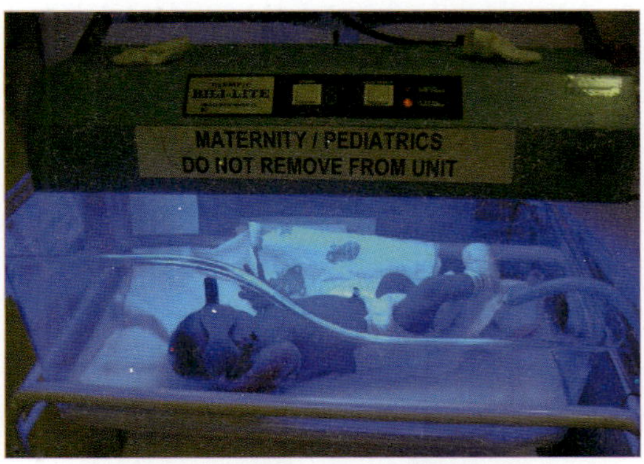

광선치료를 받고 있는 황달 신생아

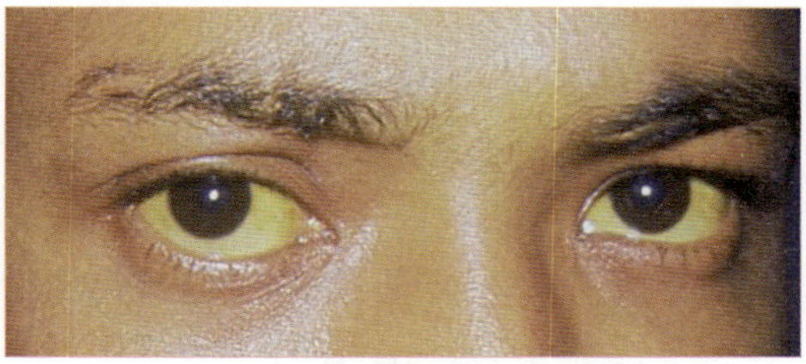

눈 흰자위 황달현상

Lead poisoning
납중독

납은 음식에도 극히 미량이 포함되어 있어 일상적으로 섭취되고 있다. 그러나 납이 급성중독증상을 일으킬 만한 양은 아니더라도 납이 오염된 음식을 계속 섭취하면 체내에 축적되어 건강에 영향을 미칠 수 있다.

납은 주로 미세분진에 흡착되기 때문에 사람의 호흡기로 직접 노출되며 그 외에 오염된 물을 마시거나 음식을 먹으면 소화기를 통해 흡수될 수도 있다. 이렇게 몸 속으로 들어온 납은 대부분이 뼈 속에 축적되었다가 아주 서서히 혈액으로 녹아 나오게 되는데 뼈를 포함한 신체조직에 납이 축적되는 것을 방치하게 되면 조혈기관의 기능장애로 빈혈, 신장기능 및 생식기능장애 등의 심각한 중독 증상이 발생할 수 있다. 또한 뇌에 축적되면 사지마비, 실명, 정신장애, 기억력 손상 등의 심각한 뇌질환을 일으키고 그 중 25%는 목숨을 잃을 수 있다.

납중독을 확인하기 위해서는 혈중 납 농도를 측정하여야 하며, 납은 헤모글로빈 합성을 저해하기 때문에 혈액도말 표본상에서 유핵적혈구, 호염기구 등을 관찰할 수 있다.

Leukemia
백혈병

백혈병은 "혈액 암"이라고도 하며 유전자 변이를 일으킨 조혈세포(백혈병 세포)가 골수에서 자율적으로 증식하여 정상적인 조혈을 억제하고 이 이상세포가 골수에만 머물지 않고 혈액에도 백혈병 세포가 증가하는 혈액질환을 일컫는다. 백혈병 세포가 조혈장소인 골수를 점거하여 조혈을 억제하기 때문에 정상적인 혈액세포가 줄어들고 이 때문에 감염이나 빈혈, 출혈 증상 등의 증상이 쉽게 발생하며, 또한 골수에서 혈액 중으로 유출된 백혈병 세포가 다른 장기에 침윤(침입)하여 장해를 일으킬 수도 있다. 백혈병의 치료는 항암제를 중심으로 한 화학요법과 수혈과 감염대책 등의 지지요법과 함께 난치성인 경우에는 골수이식과 제대혈이식 등의 조혈줄기세포 이식치료도 행해지고 있다. 크게는 급성 골수성 백혈병 (acute myeloid leukemia, AML), 급성 림프구성(Acute lymphocytic leukemia,, ALL), 만성 골수성 백혈병 (chronic myeloid leukemia, CML), 만성 림프구성 백혈병 (chronic lymphocytic leukemia, CLL)의 4 가지로 나뉜다.

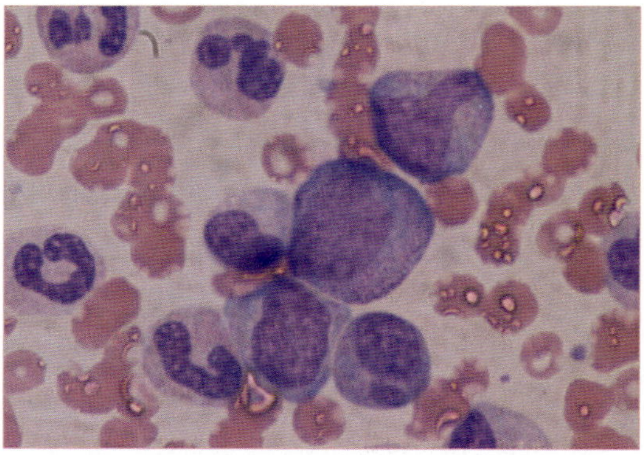

건강인의 정상적인 골수. 정상적인 골수에서는 유약세포로부터 성숙한 세포까지 각 성숙 단계의 다양한 혈액세포를 볼 수 있다. 유핵세포 중에서 중앙의 제일 큰 세포가 가장 유약한(젊은) 세포이며, 왼쪽 위편의 세포가 가장 성숙한 세포(백혈구 중 호중구)이다.

백혈병검사는 골수검사와 혈액검사를 주로 하게 된다. 골수검사가 필수적이지만 골수검사는 환자에게 부담이 많은 검사이며, 환자에게 부담이 적은 혈액 검사도 중요하게 시행된다. 또한 백혈병 세포의 중추신경으로의 침윤 가능성이나 비장, 간장, 감염증 등의 백혈병의 증상을 찾기 위한 여러 검사(CT 검사, 뇌척수액 검사, 세균배양 검사 등)도 함께 시행된다.

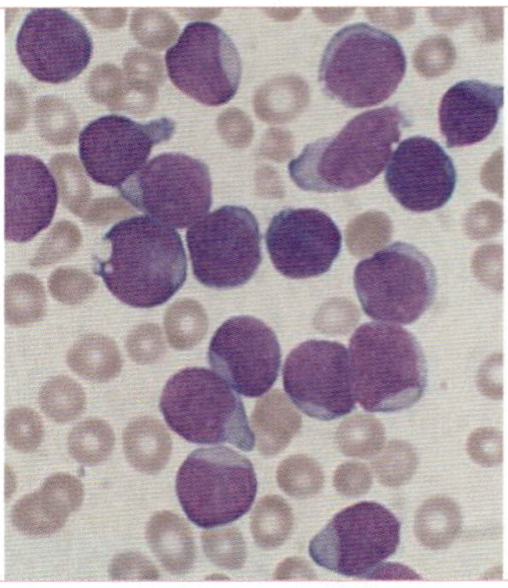

급성 림프구성 백혈병의 골수. 급성백혈병 세포는 분화능을 잃고 단클론성의 증식을 하므로 골수에는 균일한 세포들로 가득차게 된다.

Liver cirrhosis
간경변증

염증에 의해 간이 섬유화되어 기능이 저하되는 질환으로, 만성적인 염증으로 인해 정상적인 간세포가 사멸하거나 감소하고 이 부분이 섬유화 조직으로 바뀜으로써 간의 기능이 저하되는 간질환을 의미한다. 만성 B형 간염이나 C형 간염, 지속적인 과음과 간독성 물질의 사용 등으로 간의 염증상태가 지속되는 경우에 주로 발생하는데 간이 딱딱하게 변하고 간기능이 현저하게 저하된다. 간염은 가역적이지만, 간경변은 비가역적이다.

간기능 중요지표인 혈청 AST(GOT), ALT(GPT) 등은 약간 비정상인 경우가 많아 간경변의 정도를 측정하는 지표로 이용되지 않는다. 간경변의 정도를 측정하는 지표로는 혈청 albumin 농도의 저하, total bilirubin 농도의 상승, prothrombin 시간의 연장, cholinestersde의 저하 등이 있다. 간생검(liver biopsy)을 통하여 재생결절을 동반하는 섬유화된 간 조직을 평가한다.

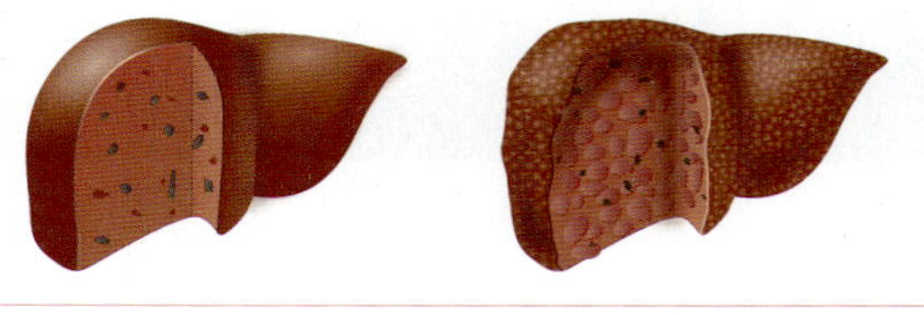

왼쪽 정상 간의 형태, 오른쪽 간경화가 진행된 간의 형태

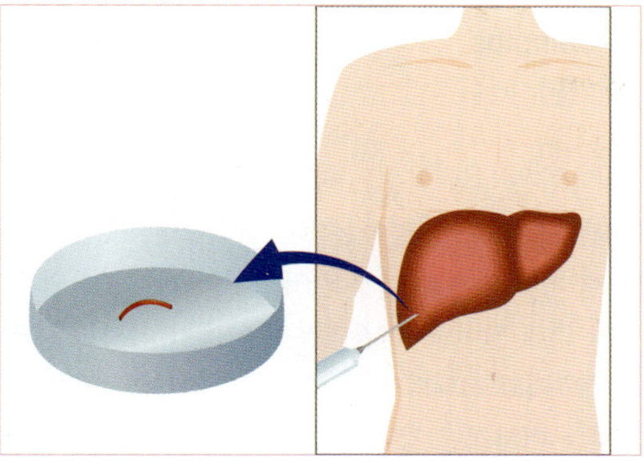

간생검은 아주 적은 양의 간조직을 주사침을 이용하여 떼어낸 후 조직판독을 시행하는 검사이다.

Liver disease
간질환

간 질환은 간에 염증이나 조직손상을 일으켜 간기능에 영향을 주는 모든 상태로 그 원인과 간에의 영향에 따라 아래와 같이 분류할 수 있다.

- 지방간 : 비알코올성 지방성간염
- 간경변 : 원발성담즙성 간경변
- 간염 : 바이러스성 간염, 알코올성 간염, 자가면역성 간염
- 간암 : 간세포암, 담관세포암, 전이성 간암
- 원발성경화성 담관염
- Hematochromatosis
- 감염증 : 간농양, 일본주혈흡충증
- 유전질환 : Wilson병, 혈색소증

간질환의 검사로서 alanine aminotransferase(ALT 또는 GPT), aspartate aminotransferase(AST 또는 GOT), alkaline phosphatase(ALP), gamma-glutamyl transferase(G-GT) , bilirubin, total protein, albumin 등의 혈액생화학적 검사 그리고 Alfa-fetoprotein(AFP, 간암 평가인자)와 prothrombin 등의 검사가 시행되며, 간염 바이러스(hepatitis A, B, C), 경우에 따라서는 간생검 등이 실시된다.

Lyme disease
라임병

라임병은 곤충인 진드기가 사람을 무는 과정에서 나선형의 보렐리아(*Borrelia*)균이 신체에 침범하여 여러 기관에 병을 일으키는 감염질환이다. 배양이 어려운 나선형의 그람 음성균인 보렐리아에 속하는 몇 가지 병원체가 라임병을 일으키는데 그 중에서 *Borrelia burgdorferi*가 대표적인 원인균이며 주로 북미지역에 유행하는 병이다.

*Borrelia burgdorferi*에 대한 검사로는 IgM, IgG 항체검사, Western blot, PCR 검사 등이 시행되고 있다.

Lymphoma
림프종

림프종은 악성질환으로 B-림프구, T-림프구, 자연살해세포(natural killer, NK세포), 리드스텐버그(Reed-Sternberg)세포 또는 림프구와 조직구(팝콘세포)에서 기원하는 림프세포 증식질환이다. 비호지킨 림프종(non-Hodgkin lymphoma)과 호지킨 림프종(Hodgkin Lymphoma)으로 구분한다.

림프종이 의심되는 경우 촉진, 혈액검사, 골수검사, 조영 CT 검사 등을 실시하여 병변 부위를 검색하지만, 확정진단은 림프절 생검을 실시하여 병리조직 분류 및 유전자 이상 검색도 할 수 있다. 바늘 생검에서 진단이 어렵기 때문에 림프절을 잘라내 조직을 검사하는 것이 일반적이다.

Malaria
말라리아

말라리아는 열대에서 아열대에 널리 분포하는 기생충 감염으로, 고열과 두통, 메스꺼움 등의 증상을 나타내는데, 악성의 경우는 뇌 말라리아에 의한 의식장애 또는 신부전 등을 일으키고 사망한다. 병원체는 단세포 생물인 말라리아 기생충(*Plasmodium* spp.)이고 얼룩날개 모기류(*Anopheles* spp.,

학질모기)에 의해 매개된다.

인간에 감염되는 병원체는 열대열 말라리아(*Plasmodium. falciparum*), 삼일열 말라리아(*P. vivax*), 사일열 말라리아(*P. malariae*), 난형 말라리아(*P. ovale*) 4종류 였지만, 최근 원숭이 말라리아(*P. knowlesi*)가 주목 받고 있다. 원숭이 말라리아는 현미경검사에서는 *P. vivax*와 구별이 어렵기 때문에 종래 거의 보고 예가 없었지만, 최근 검사기술의 발달로 PCR로 정확히 판단을 할 수 있게 되었기 때문에 다수 증례가 보고되고 있다. 우리 나라의 토착 말라리아는 삼일열 원충(*P. vivax*)으로 1970년대에 사라졌다가 1993년 이후 다시 유행하고 있다.

검사방법으로는 Giemsa 염색으로 적혈구 내 말라리아 기생충을 구분할 수 있다. 최근에는 말라리아 원충의 단백질항원을 이용한 효소면역검사와 신속진단 키트가 개발되어 사용되고 있으며, 유전자적 검사(MSP와 CSP 유전자에 대한 PCR 검사)도 이용되고 있다.

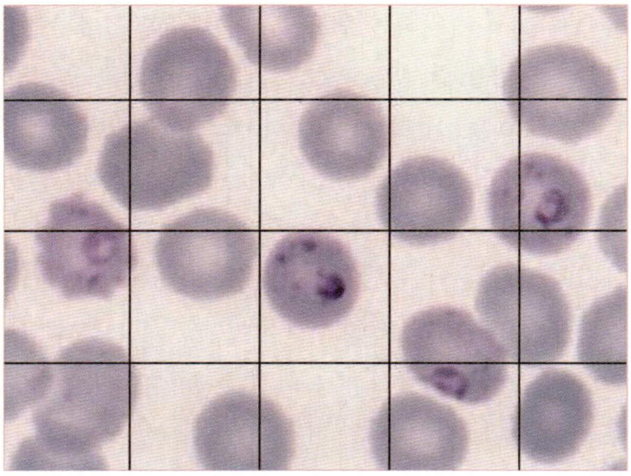

삼일열 말라리아에 감염된 혈액도말 사진

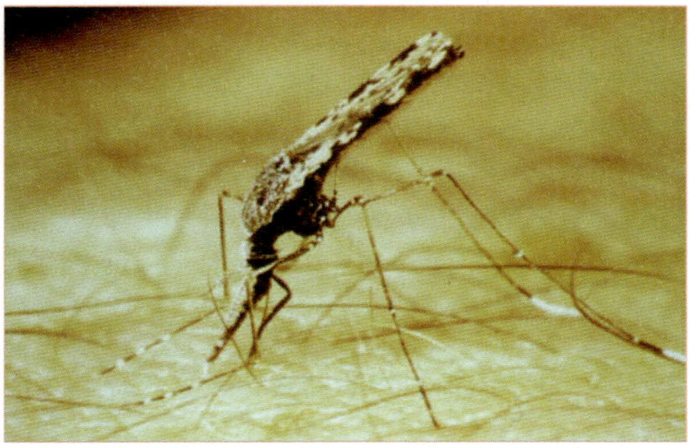

말라리아를 옮기는 Anopheles 모기 사진

Meningitis
뇌막염, 뇌수막염

뇌막염은 뇌와 척수를 싸고 있는 세 개의 막(수막)에 생기는 염증을 말하는데 뇌척수막염으로 부르기도 한다. 뇌막염은 대부분 세균이나 바이러스의 감염에 의해 일어난다. 감염은 수막에서 시작하는 일차적인 것과 신체의 다른 부분에서 감염이 발생하여 퍼지는 이차적인 감염이 있다. 뇌막염은 아래와 같이 연령층에 따라 감염 원인균이 다르다.

각 연령층에 따라 뇌막염 감염 원인균

- 영아 : B군 용혈성 연쇄상 구균, 대장균, 단순포진 바이러스, 유행성 이하선염 바이러스, 리스테리아 등
- 유아 : 인플루엔자 간균, 단순포진 바이러스, 유행성 이하선염 바이러스 등
- 학동기 ~ 성인 : 폐렴구균, 수막구균
- 노인, 면역저하자 : 폐렴구균, 메티실린 내성 황색포도상구균(MRSA), 결핵균, 곰팡이, 리스테리아 등

진단을 위하여 뇌척수액 검사를 통하여 이화학적 검사 및 단백질, 혈당, 세포수 등의 검사를 실시하고, 세균배양 검사를 통하여 원인균을 규명한다.

Menopausal transition & Menopause
폐경이행기와 폐경

통상 폐경이행기란 난소의 노화에 의해 배란 및 난소 호르몬 분비가 저하되기 시작하는 시점으로부터 마지막 생리 후 1년까지의 기간을 말하며, 폐경이란 무월경이 1년간 지속될 때를 지칭한다.

진단을 위해 난포자극호르몬(follicle stimulating hormone, FSH)의 증가와 에스트라디올(estradiol, E2), 프로게스테론(progesterone)의 농도 저하를 측정한다.

MERS: Middle East respiratory syndrome
중동호흡기증후군

메르스는 바이러스성 호흡기질환으로 메르스바이러스(Mers-CoV, Middle East Respiratory Syndrome Coronavirus)에 의해 발병한다. 메르스바이러스는 코로나바이러스 변종으로 일반적으로 코로나바이러스가 갖고 있는 통상적인 상기도 질환(감염 시 약하게 혹은 중등도로 상기도 질환을 나타냄)을 포함하여 발열, 기침, 호흡곤란을 나타내는 중증급성호흡기질환이다. 우리나라도 2015년 5월 최초 메르스감염자가 나타난 이후 186명의 감염자가 확인되었으며 36명이 사망하는 심각한 상황이 발생하였다.

메르스바이러스는 밀접 접촉한 사람 대 사람으로 감염될 수 있고, 감염된 환자로부터 건강한 사람에게 전염될 수 있다.

메르스바이러스의 검출에는 메르스바이러스의 RNA를 검출하는 real-time RT-PCR과 항체를 검출하는 신속진단키트가 사용되고 있다. 가장 추천하는 검사법과 검체로는 rRT-PCR을 이용한 하기도 검체, 즉 broncheoalveolar 세척액, 기관 흡인액, 흉수액을 이용하여 메르스바이러스의 RNA를 검사하는 것이다. 코인두와 입인두에서 면봉을 이용하여 분비물을 채취하거나 코인두 세척/흡인 또는 비강 흡인액 그리고 혈액과 분변을 이용한 rRT-PCR 법도 시행될 수 있다. 또한 검출정확도를 높이기 위하여 혈청 항체검사도 수행된다

Metabolic syndrome
대사증후군

대사증후군이란 내장 지방형 비만(내장비만, 복부비만)에 고혈당 및 인슐린저항성·고혈압·고지혈증 등이 추가되는 질환을 한가지 질환으로 개념화 한 것이다. 이전에는 신드롬 X, 죽음의 사중주, 인슐린저항 증후군, 다중위험요소 증후군, 내장지방 증후군 등으로 호칭되어 온 병태를 통합 정리 한 개념이다. 대개 무증상이지만 대사증후군의 각 구성 요소에 따른 증상이 나타날 수 있다. 즉, 고혈당이 심할 경우 당뇨병의 증상이 나타날 수 있고, 대사증후군과 동반된 죽상경화증의 증상이 나타나 심혈관계 질환 발병율이 증가할 수 있다.

대사증후군을 진단하기 위해서는 허리둘레, 체질량지수(BMI), 중성지방, 고밀도지방단백, 혈압, 혈당, 인슐린 저항성, 미세알부민뇨 등을 측정하여 판단한다. 그러나 지역별 또는 국제기구별, 나라별로 진단기준이 약간씩 상이하다.

Methicillin resistant *Staphylococcus aureus*(MRSA)
메치실린 내성 황색포도알균

메치실린 내성 황색포도알균(Methicillin resistant *Staphylococcus aureus*, MRSA)이란, 항생물질 메치실린에 대해 약제내성을 획득한 황색포도알균을 의미이지만, 실제로는 이외에도 많은 항생물질에 대해 내성을 나타내는 다제내성균이다.

MRSA는 일반 황색포도알균과 마찬가지로 상주균의 하나로 간주할 수 있을 만큼 건강한 사람의 비강, 인두, 피부 등에서 검출되고 있다. 원래 약제내성 세균이기 때문에 약의 사용이 많은 병원에 입원 중인 환자에게 발병하는 원내감염의 기회감염균으로 알려져 있다. 그러나 병원성은 황색포알균과 동등하여 건강한 사람에게도 피부·연조직 등에 감염을 일으킬 수 있다. 병원 외부에서의 발병이 처음 확인된 것은 1960년대부터이지만 최근에는 건강한 사람들의 가장 일반적인 기회감염균으로 발견되기도 하며, MRSA가 병원에서 병원 밖으로 확산되는 것으로 알려지고 있다. 이와 같은 community-acquired MRSA (CA-MRSA)은 1999년 미국에서 사망한 예가 보고된 후 외래진료에서도 유의하게 다루어야 할 균종의 하나가 되었다.

MRSA는 면역력이 저하된 환자에 감염되면 기회감염을 일으키기도 하며, 일단 발병하면 대부분의 항생물질이 효과가 없기 때문에 치료가 곤란하다.

특히 수술 후 창부감염, 뼈감염(골수염), 감염성 심내막염, 장기 농양은 난치성화 가능성이 높고 적절한 치료를 받지 않으면 후유증뿐만 아니라 죽음에 이르게 된다. 원내에서 감염자가 발견된 경우, 감염자의 치료도 중요하지만 감염의 확산을 막는 것도 중요하며, 표준예방책에 따라 적절한 감염관리를 실시하는 것이 필요하다. MRSA의 경우, 접촉감염으로부터의 예방책을 강구하는 것이 중요하다.

균을 배양하여 항생제 내성검사를 실시하여 진단할 수 있다. 환자의 배액물이나, 조직, 세포, 혈액을 채취하여 균을 배양한다. 폐렴이나 패혈증을 앓는 환자에서는 혈액배양검사를 시행한다.

MRSA 확산을 막기 위해서는 접촉주의, 적절한 감시체계 작동 및 균배양, 항생제의 신중한 사용 등에 주의를 기울여야 한다. 피부감염 시 직접 접촉으로 인해 전파되므로 일회용 장갑을 착용하여 환부와 직접 닿지 않도록 주의해야 한다. 호흡기 감염자와 접촉할 때는 환자의 비말(기침이나 재채기를 할 때 발산되는 작은 침 방울)을 흡입하지 않도록 일회용 마스크와 장갑을 착용한다. 감염환자와 접촉한 후에는 일반 비누나 소독제 비누, 알코올 젤 손소독제 등으로 손을 철저히 씻는다. 메티실린 내성 황색포도알균 환자는 1인실로 격리하고, 메티실린 내성 황색포도알균 격리 병동을 운영하여야 한다. 메티실린 내성 황색포도알균은 의료기구 등 병원 환경에 의해서도 전파되므로, 환자가 사용한 의료용품과 기구, 침상 등은 반드시 소독 또는 멸균 후에 재사용하도록 한다.

Multiple myeloma
다발성 골수종

다발성 골수종(multiple myeloma, MM)은 혈액암의 일종으로 골수에서 종양 형질세포가 증식하고, 그 산물로 이상 글로불린인 M단백이 혈액 중에 출현해 다양한 증상을 나타내는 질환이다. 화학요법 및 자가조혈모세포 이식 등으로 치료하지만 치료가 일반적으로 어렵고 예후도 불량한 것으로 알려져 있다. 따라서 최근 유럽을 중심으로 탈리도마이드 등을 이용한 새로운 치료법이 개발되어 일부 국가에서 승인을 받았다.

다발성 골수종이 발생하면 종양 형질세포(plasma cell)의 증가로 인해 비정상 단클론 gamma 글로불린(M 단백)이 생산된다. 따라서 총단백질의 증가가 발생하며 이로 인해 혈액의 농도가 진하여져서 과점성증후군을 일으킬 수 있게 된다. 형질세포가 뼈에 침투하여 고칼슘혈증을 일으키며, 비정상적으로 생산되는 글로불린 경쇄(light chain) 단백질인 벤스존스단백(Bence-Jones Protein)에 의해 신장손상도 일어난다.

다발성 골수종은 여러 장기에 영향을 주는 다양한 현상이 발생하는데, 다발성 골수종의 대표적인 증상에는 고칼슘혈증, 신장장애(신부전), 빈혈, 뼈 손상(bone lesions)이 있으며 이러한 증상이 있는 경우에는 증후성 골수종이라 한다.

혈액검사로는 단백분획을 보기 위해 면역단백전기영동를 실시하며, 요검사로는 단백뇨, 벤스존스단백 검출, 크레아티닌 청소율(creatinine clearance)을 검사하고 골수검사를 실시하기도 한다.

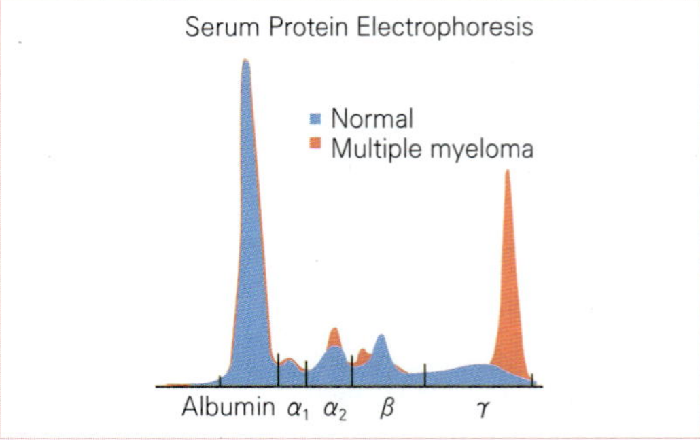

혈청단백 전기영동 시 다발성골수종 환자의 전기영동 패턴

Nontuberculous mycobacteria(NTM)
비결핵성항산균

비결핵성항산균은 결핵균군과 한센병균군을 제외한 항산균을 총칭하는 용어다. 이전에는 비정형항

산균(atypical mycobacteria)이라고도 불렸다.

현재는 분자생물학의 발전으로 인해 DNA나 RNA 분석에 의한 균의 유전학적 성질이나 대사에 대해 명확하게 분류할 수 있다. 그러나 이전에는 배지나 배양온도에 의한 발육의 차이, 생화학물질들의 대사의 차이 등을 이용하여 균을 분류할 수 밖에 없었다. 그 때문에 결핵균과 한센병균이 전형적인 항산균이며, 그 외의 항산균은 비정형인 특수한 항산균으로 간주하였다. 현재는 검출기술의 발달에 따라 많은 항산균이 유전적 특성에 따라 분류되게 되었으며 오히려 결핵균군과 한센병균군이 특수한 균이며, 이른바 "비정형항산균"이 항산균으로서의 일반적인 성질을 가지는 것이 판명되었기 때문에 "비결핵성항산균"이라고 불리게 되었다.

Osteoporosis
골다공증

골다공증은 뼈형성 속도보다 골흡수 속도가 높은 것으로, 뼈에 작은 구멍이 다발하는 증상을 말한다. 골다공증은 허리가 구부러지면서 나타나는 뼈의 변형, 뼈 통증, 심지어 골절의 원인이 되기도 한다. 골절은 일반적으로 강한 외력이 가해진 경우에 일어나지만, 골다공증은 일상 생활정도의 부하에 의해서도 골절이 일어난다. 환자의 80%가 여성이고, 호르몬 분비균형이 변화하는 폐경기 이후의 여성에게 많다. 초기에 자각증상은 없고 골절 후 처음으로 깨닫는 경우가 적지 않다.

뼈는 정상 시에는 항상 조골세포와 파골세포에 의해 형성과 흡수를 균형 있게 이루어 낡은 뼈를 부수고 새로운 뼈를 만들어 일정한 양을 유지한다. 고령의 여성에 있어서는 성호르몬의 일종인 에스트로겐의 산출량이 폐경 후 급격히 감소한다. 에스트로겐은 조골세포의 활동을 증가시키는 작용을 하기 때문에 폐경에 의해 골다공증으로 진행 쉽게 진행된다. 또한 여성은 남성에 비해 원래 골량이 적기 때문에 뼈형성과 흡수의 균형이 무너졌을 때 증상이 표면화되기 쉽다.

골다공증에 대한 1차 선별검사와 진단검사로는 영상의학진단과의 골밀도 검사가 통상적으로 이용된다. 혈액검사로는 Ca, Vit. D, 갑상선 검사(TSH, T4), 부갑상선호르몬, 난포자극 호르몬, 테스토스테론, ALP, 그리고 골흡수 검사로는 urinary collagen type 1 cross-linked N-telopeptide (NTX), C-telopeptide (C-terminal telopeptide of type 1 collagen, CTx), deoxypyridinoline (DPD), 골형성 검사로는 골 유래 ALP(Bone-specific alkaline phosphatase), osteocalcin 그리고 procollagen type 1 N-terminal propeptide(P1NP)와 C-terminal (C1NP) 등이 있다.

Ovarian cancer
난소암

난소암(ovarian tumor)이란, 난소에 발생하는 종양이다. 난소는 이차 성징 발달과 생식주기 조절을 담당하는 호르몬인 estrogen과 progesterone을 생산하며, 가임기 동안 난자를 성숙시켜 한 달에 한 번씩 나팔관 속으로 난자를 배출하는 역할을 담당하고 있다. 이와 같이 난소에는 세포분열이 활발한 여러 가지 세포가 존재하기 때문에 여러 종류의 종양이 존재하는데 세 가지 유형이 있다. 첫 번째가 난소 외부를 둘러싸고 있는 상피세포에서 시작하는 상피 종양(epithelial tumors), 두 번째는 젊은 연령의 여성에서 종종 발견되는 생식세포 종양(germ cell tumors) 그리고 세 번째로 estrogen과 progesterone을 생성하는 난소의 결체조직에서 유래하는 기질종양(stromal tumors)이다.

난소 종양은 일반적으로 무증상인 경우가 많다. 그것은 난소가 외부와 접촉하지 않기 때문에 출혈을 인지하기가 어려운 점과 난소가 2개 있기 때문에 한쪽 난소의 호르몬 이상이 다른 쪽에 의해 보상되기 쉬운 점 등을 들 수 있다.

상피종양의 경우 CA-125, BRCA-1과 BRCA-2, CEA 등의 검사가 이용되며, 생식세포 종양의 경우에는 AFP, hCG 검사가 이용된다. 기질종양의 경우

inhibin 검사가 활용된다. 그 외 화상진단 등이 진단에 이용된다. 화상진단 및 종양 표지자에 의해 진단을 실시한 후 악성이 의심되는 경우에는 원칙적으로 개복수술을 실시하고 생검에 의한 병리진단을 실시한다.

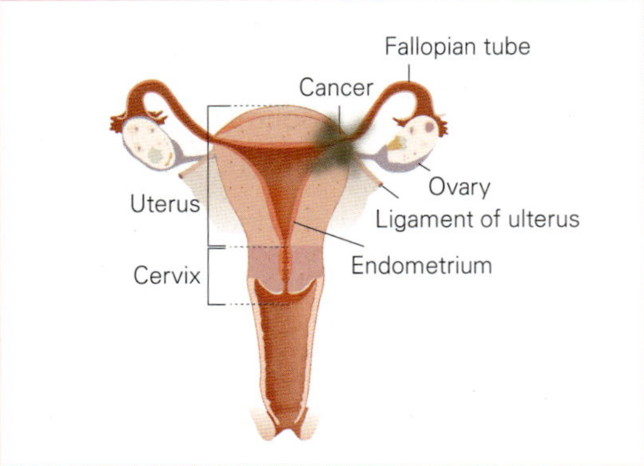

여성생식기 구조(Stage III Endometrial Cancer)

Pancreatic Cancer
췌장암

췌장에서 발생한 악성종양으로 췌장암이라고 부른다. 조기 발견이 매우 어려우며, 일단 발생하면 진행이 빠르고 예후가 매우 나쁜 것으로 알려져 있다.

자각 증상으로서는 복통이나 체중 감소 등이 있지만 특이적인 증상은 없고, 대부분 조기에는 무증상으로 진행하고, 병기가 많이 진행된 후에 발견되는 경우가 많다. 종합건강진단이나, 우연히 CT나 초음파검사 등의 화상검사에 의해 우연히 발견되는 것과 종양이 총담관을 폐색하여 황달을 일으키거나 당뇨병이 악화되는 등의 형태로 발견된다.

혈액검사 시 CA 19-9, DUPAN-2, SPAN-1, elastase-1 등의 종양표지자를 측정하며, 호르몬의 경우 insulin, gastrin, glucagon 등을 측정한다.

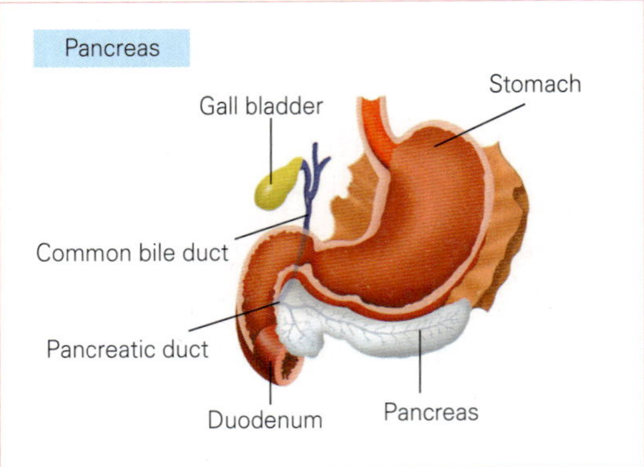

췌장의 위치 및 주변 장기

Pancreatitis
췌장염

췌장염은 어떤 요인에 의해 췌장의 소화효소가 췌장주위의 조직 속으로 유리되면서 발생하는데 급성과 만성으로 나뉜다. 유리된 췌장의 효소는 췌장의 주변조직을 파괴하여 부종과 충혈을 일으키고, 심한 경우에는 감염이나 출혈, 농의 형성, 췌장의 괴사가 발생할 수 있다.

췌장염은 과도한 알코올의 섭취나 외상, 자가면역성 그리고 담석에 의한 췌장관 폐쇄에 의해서 유발된다. 췌장염으로 상당수의 췌장세포가 파괴되어 소화효소를 생성하는 기능에 장애가 생길 수도 있으며, 췌장의 내분비세포가 파괴되면 인슐린 분비가 감소하여 당뇨가 유발되기도 한다.

췌장염의 진단은 amylase, lipase 등의 소화효소 수치를 포함한 혈액검사와 복부초음파나 복부CT검사를 통해 이루어진다.

peptic ulcer
소화성 궤양

소화성 궤양은 주로 위산을 요인으로 하여 발생하는 궤양이다. 소화성 궤양은 보통 *Helicobacter pylori*에 의해 유발되는데 위와 십이지장에 구멍이 생기는 질환이다. 그러나 모든 질환이 박테리아에 의한 것은 아니다. 아스피린, 나프로센, 이부프로펜과 같은 비 스테로이드성 항염증제(NSAIDs)의 오랜 기간 사용이나 흡연 등이 또한 소화성 궤양을 일으킬 수 있다.

*H. pylori*에 의해 발생된 소화성 궤양의 검사진단은 다양한 방법과 샘플을 사용할 수 있는데 이래와 같다.

- *H. pylori*의 혈액 내 항체검사(양성 시 과거감염을 의미한다).
- 분변에서 *H. pylori* 항원검사(이 검사는 대변에 혈액이 있는 사람들에게는 적절하지 않다).
- *H. pylori*의 활성효소를 감지하기 위한 호기 검사
- 내시경검사 시 생검을 통한 감염여부 확인

이외에 내시경검사와 소화관조형검사 등이 소화성궤양을 검사하기 위하여 사용되고 있다.

Pneumonia
폐렴

폐렴은 세균이나 바이러스, 곰팡이 등의 미생물로 인해 발생하는 폐의 염증성 질환의 총칭으로 일반적으로 폐의 급성감염으로 알려져 있다. 미생물에 의한 감염성 폐렴 이외에 화학물질이나 방사선 치료 등에 의해 비감염성 폐렴이 발생할 수도 있다.

보통 질병을 유발하는 미생물(병원체)에 노출되는 것만으로는 폐렴에 걸리지는 않는다. 미생물은 우리 주변 환경에 항상 존재하고 있기 때문에 인간은 항상 감염의 원인을 접하고 있다고 볼 수 있다. 그러나 대부분의 경우에 폐는 이러한 미생물의 공격을 잘 막아낼 수 있는 기전을 가지고 있다. 즉, 이러한 기능을 하는 것으로 기계적인 장벽, 우호적인 미생물(정상 세균총이라 함), 그리고 면역체계를 들 수 있다. 폐렴은 이러한 방어기전이 약해져 있거나 손상되고, 혹은 감염된 미생물이 이런 방어기전을 피할 수 있을 만큼 독성이 강할 때 발병하게 된다. 폐의 염증이 광범위하게 발생하여 폐의 1차 기능인 산소교환에 심각한 장애가 발생하면 호흡부전으로 사망에 이르게 된다.

폐렴은 발열 및 기침, 가래 등의 호흡기 증상을 통해서 의심할 수 있고, 흉부 방사선 촬영을 통해 폐의 변화를 통하여 진단할 수 있다. 원인이 되는 미생물을 확인하는 것이 쉽지는 않지만 객담을 받아서 원인균을 배양하거나, 혈액배양검사, 소변항원검사 등을 통해서 원인균을 진단할 수도 있다.

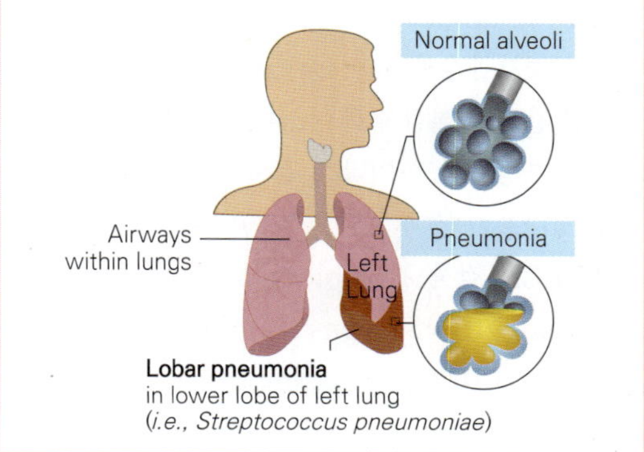

폐렴 호발부위 및 정상, 비정상폐포

Prenatal Testing
산전검사

산전진단(출생 전 진단)검사는 임신부에게서 채혈한 혈액의 유전자를 분석하여 태아의 염색체나 유전자를 검사하는 비침습적 검사이다. Non-invasive prenatal genetic testing(NIPT) 또는 maternal blood cell-free fetal nucleic acid test(cffNA test) 등으로 불린다.

산전 진단검사는 모체혈중에 있는 태아 유래 유전자를 조사하는 것으로, 태아의 성별진단, RhD(-) 임산부에서 태아의 RhD 혈액형 진단, 태아의 단일 유전자 질환과 염색체 이상의 진단, 또 임신 고혈압 증후군의 발증 예측, 태반기능 평가 등을 목적으로 다양한 검사가 실시되고 있다.

- 임신기간 중 시행되는 검사항목
  - 유전성 질환에 대한 유전자 검사 Genetic testing for inherited diseases
  - 혈색소질환에 대한 유전자검사 Genetic testing for hemoglobin disorders

- 낭포성 섬유증 보균자 검사 Cystic fibrosis carrier testing
- 풍진 항체검사 Immunity to rubella (German measles)
- HIV 항체검사 Human immunodeficiency virus (HIV) antibody test
- 임질, 클라미디아, 매독검사 Gonorrhea, chlamydia, and syphilis tests
- 자궁경부암검사 pap smear
- B형 간염 선별검사 Hepatitis B screening
- 수두대상포진 바이러스 검사 Varicella zoster viral testing
- TORCH 검사 Toxoplasma, rubella, cytomegalovirus, herpes simplex virus tests
- 세균성 질염 Bacterial vaginosis
- 세균뇨에 대한 소변배양 Urine culture for bacteriuria
- B형 연쇄상구균 Group B streptococcus
- 임신 확인검사 Confirm test for pregnancy
- 요당 또는 요단백 선별검사 Urine screen for sugar and/or protein
- 혈색소 검사 Hemoglobin test
- 비예기항체 선별검사; 산모-태아간의 혈액형 불일치(Rh 항체 등) 검사 blood type antibody screening test
- 임신성 당뇨병검사를 위한 당부하시험 Glucose challenge test/oral glucose tolerance test
- 혈소판수 Platelet count
- 임신초기 다운증후군 선별검사 First trimester Down syndrome screen
- 3종 표지자(AFP, hCG, unconjugated E3) 또는 4종 표지자(3종+inhibin A) 선별검사 Triple marker or quad marker screen
- 태아의 염색체 질환을 검사를 위한 융모막 검사 Chorionic villus sampling
- 특정 선천성 기형과 염색체이상 검사를 위한 양수천자 Amniocentesis
- 염색체이상, 혈액질환 및 특정 감염을 위한 탯줄천자 Cordocentesis

위 외에 태아 성숙도 및 출산 가능여부를 위한 검사 등도 실시되고 있다.

Prostate cancer
전립샘암

전립샘은 작고 호두모양의 샘으로 남성에서 상부요도를 감싸고 있으며, 정액의 일부가 되는 액체를 생성하는 기능을 수행하는데 전립샘암이란 이곳에 발생하는 악성종양이다.

전립샘암은 진행이 느리고 생존 및 치료 가능성이 높으며 예후도 다른 암에 비하면 매우 좋다. 50세 이후에 발병하는 경우가 많고 그 비율은 해마다 증가하는 추세이다. 고지방 식사가 위험율을 상승시킨다는 보고가 있으며, 인종, 유전, 바이러스 감염, 나이 그리고 생활방식 등이 전립샘암 발생과 관련이 있는 것으로 보고되고 있다.

혈액 중 PSA(prostatic specific antigen) 검사를 실시하고 문진, 직장수지검사, 초음파 검사를 실시하여 암이 의심스러운 경우에는 바늘 생검에 의한 병리조직 진단을 실시한다. 일반적으로 PSA 4.0 ng/ml을 cutoff 값으로 하며, 이 이상이면 생검을 실시하는 경우가 많지만, 최적의 cutoff 값은 아직 알려져 있지 않다. 일반적으로 PSA가 4 ng/ml 보다 높거나 10 ng/ml 이하에서는 전립샘 암의 발견 가능성은 25-30%, 10 ng/ml 이상에서 50-80%로 알려져 있다.

PSA 검사의 유용성에 대해서는 다양한 의견이 있었지만, 최근의 연구결과에서는 PSA 검진이 전립샘암 사망 위험을 44 % 감소시키고, 암 발견율은 1.64배 향상시킨다는 보고가 있다.

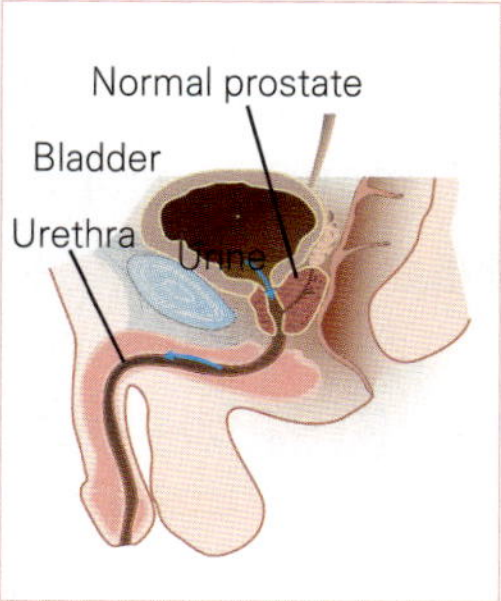

전립샘의 위치 및 주변장기

Proteinuria(or Albuminuria) 단백뇨(혹은 알부민뇨)

단백뇨(혹은 알부민뇨)는 단백질이 고농도로 포함된 요를 의미하는 것으로 병적으로 발생하는 것과 생리적으로 나타나는 경우가 있다. 원래 소변에서 거의 나오지 않아야 할 단백질이 많이 검출되는 것은 질병을 시사하는 소견이라 할 수 있다. 그러나 기립성 단백뇨, 운동성 단백뇨 및 질환을 동반하지 않는 단백뇨도 있기 때문에 뇨에서 단백을 검출한 것만으로 질병의 여부를 단정하기는 어렵다.

단백뇨가 발생하는 기전은 신전성, 신성, 신후성으로 나누며 신성단백뇨는 사구체성 단백뇨와 요세관성 단백뇨로 나눈다.

- 신전성 단백뇨

분자량이 10,000 이하인 단백질은 사구체 모세혈관벽을 통과하지만 세뇨관에서 재흡수된다. 그러나 이 같은 저분자량 단백질이 과도하게 생산되어 요세관 재흡수 능력을 초과하면 단백뇨가 발생한다.

- 신성 단백뇨

신장의 사구체는 혈액을 여과할 때에 혈중의 단백질이 요로 배설되지 않도록 필터로써 역할을 하지만 이 기능이 떨어지면 요 중에 단백을 다량 배설하게 되는 사구체성 단백뇨가 발생하며, 저분자량의 단백이 사구체를 통과하더라도 근위요세관에서 재흡수되는데 요세관에 장애가 발생하면 요세관성 단백뇨가 발생한다.

- 신후성 단백뇨

요로 (요관·방광·요도) 중 하나에서 염증, 종양, 결석 등으로 소변에 단백질이 혼입하는 것을 말한다.

요중 단백뇨 검사로는 일반 요검사(routine urinalysis), 24시간뇨를 이용한 microalbumin과 urine protein 정량, 수시뇨를 이용한 microalbumin과 creatinine 비율 및 urine protein과 creatinine 비율, 다발성골수종 평가를 위한 요단백전기영동(urine protein electrophoresis), 혈중요소질소(blood urea nitrogen)와 creatinine, 사구체여과율(glomerular filtration rate), 크레아티닌 청소율(creatinine clearance), 혈중 total protein과 albumin 등이 있다.

Rheumatoid arthritis(RA) 류머티스 관절염

류머티스 관절염은 자가면역 방어기전이 주로 손발의 관절을 침범하여 이것에 의해 발생하는 관절통이나 관절에 변형이 생기는 교원병의 하나로 대표적인 염증성 자기면역 질환이다. 초기에는 관절을 싸고 있는 활막에 염증이 발생하지만 점차 주위의 연골과 뼈로 염증이 퍼져 관절의 파괴와 변형을 초래하게 된다. 종종 혈관, 심장, 폐, 피부, 근육 등의 전신 장기에도 장해가 미친다.

RA를 위한 검사에는 아래와 같은 검사가 활용되고 있다.

- Rheumatoid factor는 RA를 앓는 대부분의 사람들에게 상당한 농도로 존재하지만 다른 질환이나 건강한 사람에서도 양성을 보인다.
- CCP항체(Cyclic Citrullinated Peptide Antibody) 검사는 특히 RF 음성인 환자에게서 RA 조기 진단에 사용될 수 있는 비교적 새로운 검사이다.
- 적혈구침강속도(erythrocyte sedimentation rate, ESR) 검사는 염증 유무와 질병의 활동성을 평가하기 위해 시행한다. RA를 진단하고 병의 평

가 및 모니터를 하는데 도움을 준다. ESR은 RA에서는 증가되지만, 뼈관절염에서는 증가되지 않는다.

- C-반응단백질검사(C-reactive protein, CRP) 검사 역시 염증 유무와 질병의 활동성을 평가하기 위해 시행한다. 이것 역시 RA를 진단하고 질병을 평가 및 모니터 하는 것에 도움을 준다. CRP는 RA에서는 증가되지만, 뼈관절염에서는 증가되지 않는다.
- 일반혈액검사(CBC)는 적혈구 및 백혈구와 헤모글로빈 등을 평가하는 검사로, 질병의 상태와 빈혈 그리고 백혈구 수치의 감소 등을 확인함으로써 합병증을 평가하고 모니터하는데 도움을 준다.

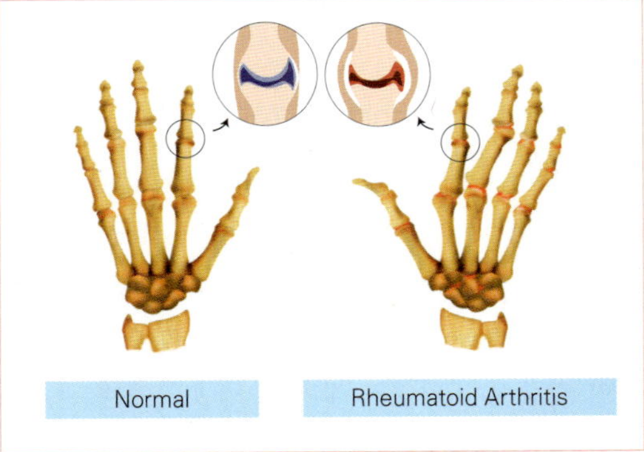

정상관절과 류마티스 관절염

Sickle cell anemia
겸상적혈구 빈혈증

겸상적혈구 빈혈은 유전질환으로 적혈구 모양이 낫모양으로 변형되어 산소운반 기능이 저하되어 생기는 빈혈이다. 겸상적혈구 유전자를 가지는 사람은 우리나라에는 거의 볼 수 없고, 주로 아프리카, 지중해 연안, 중동, 인도 북부에서 볼 수 있다.

겸상적혈구 빈혈은 상염색체 열성유전을 하는데 유전자형이 동형접합의 경우 항상 발병상태이기 때문에 대부분은 성인이 되기 전에 사망하지만, 유전자형이 이형접합형의 경우에는 저산소 상태에서만 발병하기 때문에 정상적인 일상 생활이 영위한다. 유전자 돌연변이는 11번 염색체에 있는 헤모글로빈 β-사슬의 6번째 아미노산이 글루타민산에서 발린으로 대체되어 생기는 것이 발병 원인이다. 동형 접합체의 경우 90%의 헤모글로빈이 헤모글로빈 S가 되어 중증의 빈혈증을 일으킨다. 한편, 이형 접합체의 경우 40% 정도가 헤모글로빈 S로 변형되므로 일상 생활에는 장애를 받지 않는다. 그러나 산소분압이 저하되면 비정상적인 β 사슬이 응축한다.

겸상적혈구 검사에는 혈색소 S의 존재를 확인하는 검사와 DNA 분석을 통한 돌연변이 여부를 검사한다. 환자의 적혈구의 수와 상태 및 혈색소 수치를 평가하는 일반혈액검사 그리고 말초혈액을 도말하여 적혈구의 형태를 관찰하는 현미경 검사가 실시된다.

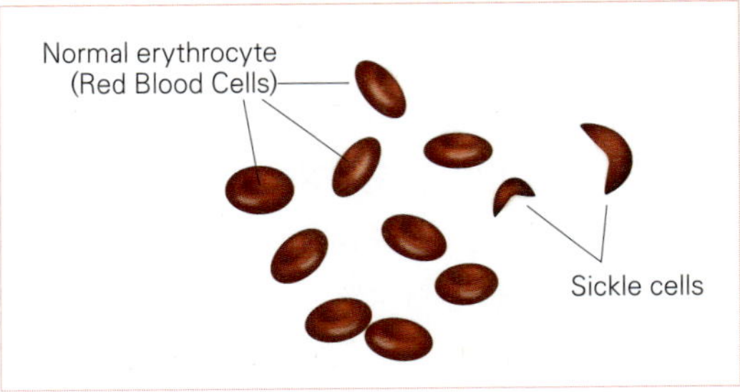

정상 적혈구와 겸상적혈구

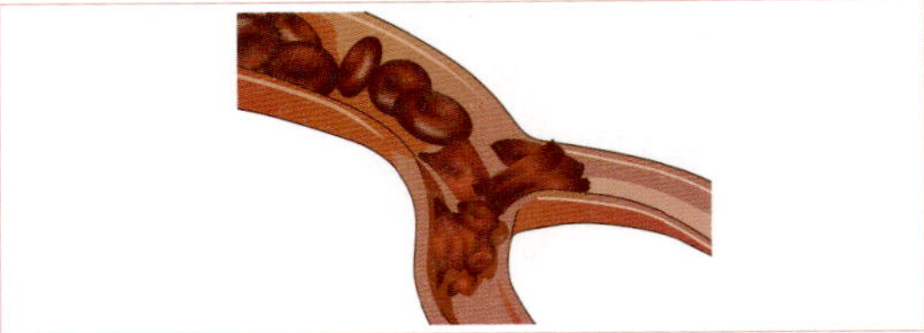

겸상적혈구의 의한 모세혈관 폐색

Sepsis
패혈증

패혈증은 병원체에 기인한 전신성 염증반응 증후군(systemic inflammatory response syndrome, SIRS)이다. 세균 감염이 전신에 파급된 것으로 매우 심각한 상태이며, 치료하지 않으면 쇼크, 파종성혈관내응고병증(disseminated intravascular coagulation, DIC), 여러 장기의 부전 등으로 곧 죽음에 이를 수 있다. 환자의 경우 체력저하가 심한 경우가 많으므로 치료성적도 양호하지 않은 경우가 많다.

패혈증이 발생하면, 전신적인 면역반응이 일어나는데 이로 인해 체온의 현저한 상승 또는 저하, 심박수 및 호흡수의 상승, 혈압의 하강 등을 일으킨다. 적절한 치료가 이루어지지 않으면, 위에서 언급한 바와 같이 중증패혈증 및 패혈성 쇼크로 진행할 수 있다. 중증패혈증으로 진행한 상태에서는 조직 및 장기로 운반되는 산소량이 감소하고 모세혈관에서 혈전이 형성되며 체액이 혈류에서 조직으로 새어 나가게 되는데 이로 인해 폐부종을 일으켜 호흡기능의 저하를 가져온다. 전반적인 산·염기 평형이 깨어지고, 순환계의 장애가 생기고, 노폐물이 쌓여 조직이 손상되며 폐, 신장, 간의 기능부전이 발생한다. 패혈증의 마지막 단계인 패혈성 쇼크에서는 다발성 장기부전 및 치료에도 반응하지 않는 저혈압상태가 올 수도 있다.

상처 등에서 세균이 혈액에 침투한 상태를 균혈증이라 하여 구별한다. 패혈증은 정의상 혈액에서의 균검출은 필수가 아니고, 어디까지나 전신성 염증반응 증후군, 즉 높은 cytokine혈증의 상태를 가리킨다. Septicemia는 세균이 혈류에 존재하는 것을 말하며, 패혈증(sepsis)은 이러한 감염에 대한 전신의 중증반응을 뜻한다.

패혈증을 진단하고 치료하기 위해서 사용되는 검사실 검사로는 미생물을 검출하고 항생제감수성을 평가하기 위해 혈액배양과 감염원이나 감염형태를 알기 위해 요배양 및 기타 체액배양, 백혈구 및 혈소판을 평가하기 위해 일반혈구계산, 혈중젖산농도 측정을 통한 장기의 기능저하 평가, 산소포화도 및 산·염기평형을 평가하기 위한 혈액가스분석과 전해질 균형 검사, 패혈증과 유사한증상을 보이는 다른 질환을 감별하기 위해 프로칼시토닌 검사를 실시한다. 또한 PT, PTT 등의 혈액응고검사와 인체 내 염증반응를 알아내기 위해 C-reactive protein을 실시한다.

Severe fever with thrombocytopenia syndrome, SFTS
중증 열성 혈소판감소증후군

중증 열성 혈소판감소증후군 바이러스는 Bunyaviridae과 Phlebovirus 속에 속하는 RNA 바이러스이다. 이름이 길기 때문에 종종 이 증후군의 머리 글자를 따서 SFTS 바이러스(SFTSV)라 부른다. 2006년 중국 하남성 남부에서 유행이 보고된 적이 있다. 주로 산과 들판의 풀숲에 살고 있는 작은소참진드기에 물려서 감염되는 것으로 추정된다. SFTS 바이러스에 감염된 경우, 잠복기 6~14일을 거쳐 38도 이상의 발열이나 소화기 계통의 증상이 발생한다. 치사율은 10-30% 정도로 높다. 우리나라에서는 2013년 5월 16일 제주도에서 '중증 열성 혈소판 감소증후군'(SFTS)에 걸려 숨진 것으로 추정되는 환자가 발생하였다. 질병관리본부는 감염의심 사례가 더 있다고 밝혔다.

위에서 언급한 것처럼 SFTS 바이러스는 작은소참진드기를 숙주로 하는 바이러스이다. SFTS 바이러스가 있는 진드기에 물린 경우 감염으로 간주하지만, 물린 자국을 확인할 수 없는 경우도 있다. 또한 감염된 환자의 혈액이나 체액과의 접촉에 의한 인간 대 인간 감염도 보고되어 있다. 비말감염이나 공기감염은 보고되지 않았다. 중국 역학당국의 조사에서는 염소, 소, 개, 돼지, 닭의 혈청에서 SFTSV 항체 검출을 보고한 적이 있다. 또한, 산둥지역의 발생 보고서에서는 염소가 83%의 높은 양성률을 보이고 있다고 보고하고 있다. 그러나 염소가 발병했는지 여부는 확인하지 않았다. 또한 감염된 동물과의 접촉감염도 생각할 수 있지만 아직 보고되지 않았다.

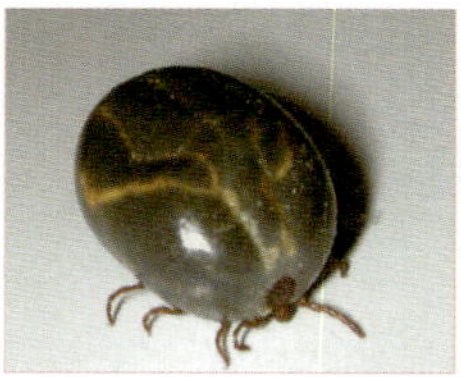

작은소참진드기(*Haemaphysalis_longicornis*)

Sexually transmitted diseases(STDs) 성매개 감염증

성병(Sexually Transmitted Disease)은 성행위에 의해 감염되는 질병의 총칭이다. 영어 첫 글자를 따서 STD 혹은 Venereal Disease의 첫 글자를 따서 VD라고도 부르며, 성행위(sex 이외에도 키스, 애무, 구강성교, 항문성교 등 도구를 사용한 행위 등도 포함)에 의해 감염되는 모든 감염을 가리킨다. 감염원은 체액(정액, 질 분비액, 혈액 등)에 주로 포함되어 인체의 점막(음경, 질, 항문, 요로)을 통해 감염된다. 또한 구강, 목, 호흡기, 눈도 감염 될 수 있다.

- 바이러스
  - 성기 헤르페스(단순포진 바이러스)
  - 인간 유두종 바이러스(HPV)
  - B형 간염 / C형 간염
  - HIV(인간면역결핍 바이러스)
  - Human T-lymphotropic Virus, HTLV
  - Cytomegalovirus
- 박테리아
  - 매독
  - 임질(임균 감염증)
  - 연성 하감(*Haemophilus Ducreyi*에 의한 감염증)
- 클라미디아
  - 성기 클라미디아 감염
  - 서혜 림프육아종
- 곰팡이
  - 성기 칸디다증, 구강 칸디다증
  - 백선
- 기생충, 원충
  - 트리코모나스에 의한 감염증
  - 아메바 이질
  - 사면발이 감염증
  - 옴

Shingles(varicella zoster virus, VZV) 대상포진

대상포진은 수두·대상포진 바이러스에 의한 바이러스 감염의 일종으로 사람 몸의 등뼈 부근에 있는 신경절에 잠복상태로 있던 수두 바이러스가 다시 활성화되면서 발생하는 질병이다.

수두에 걸린 적이 없는 아이는 주의가 필요하다. 발병한 아이와 접촉하면 감염의 우려가 있다(수두에 걸린 적이 없는 성인도 마찬가지이며, 특히 임산부는 접촉을 피해야 한다). 한 번 수두에 걸리면 치료를 해도 수두 바이러스가 신경절 안에 잠복해 있는 상태(잠복감염)가 계속되는데 이 상태에서는 해가 되지 않는다. 스트레스와 심로(心勞), 노령, 항암제 치료, 햇빛 등의 자극 등에 의해 면역력이 저하되면 바이러스가 신경세포를 둘러싸고 있는 위성세포 속에서 다시 증식(활성화)하는데 이 증식에 의해 생기는 것이 대상 포진이다. 60대를 중심으로 50~70대에 많이 발생하지만 과로나 스트레스가 심한 젊은 사람에게도 발병 할 수 있다.

피부의 병적인 증상은 신경근의 지각신경이 분포하는 부위에 국한되어 나타난다. 이 부위에 심한 통증과 감각이상이 동반되며 붉은 반점이 신경을 따라 나타난 후 여러 개의 물집이 무리를 지어 나타난다.

Tzanck시험이라는 검사와 보체결합시험이 있지만 유용성이 낮다. 일반 VZV 단클론 항체는 HSV에서도 항원·항체 반응(교차반응)을 일으키는 것으로 알려져 있다. 현재는 효소면역검사 및 PCR 검사가 시행되고 있다.

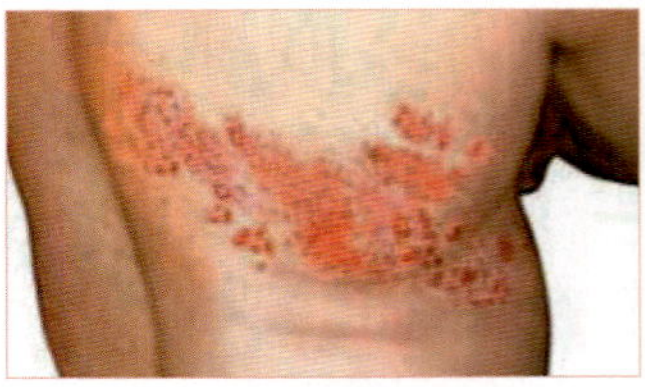

대상포진에서 나타나는 특징적인 붉은 발진과 수포

Syphilis
매독

매독은 spiroheta과에 속하는 *Treponema pallidum*에 의해 발생하는 성병이다. 주로 성행위 및 구강 성교에 의해 감염되며 피부나 점막의 작은 상처로 침입하여 혈액 내로 진행한다. 이 밖에도 모자감염, 수혈을 매개로 한 감염도 발생한다. 모자감염의 경우, 아이들은 선천성 매독이 된다.

매독은 진행 정도에 따라 아래와 같이 나눈다.
- 1기 매독: 세균의 침범부위에 발생하는 무통성 궤양
- 2기 매독: 피부 발진, 점막의 병적인 변화
- 3기 혹은 후발 매독: 다양한 내부장기 침범. 눈, 심장, 대혈관, 뼈, 관절 등
- 신경매독: 뇌막 자극, 뇌혈관 침범

매독의 선별검사(screening test)로는 비매독균 검사인 VDRL(Venereal Disease Research Laboratory) 검사와 RPR(Rapid Plasma Reagin) 검사가 있다. 이 검사들은 결과를 빨리 알 수 있는 장점이 있다. 그러나 실제로는 매독항원이 아닌 유사항원으로 검사를 하는 것이기 때문에 위양성(false positive) 결과가 나타나는 경우가 많다. 여러 가지 바이러스 감염증이나 림프종, 결핵, 결체조직 질환, 임신 등의 경우에서 위양성 결과가 나타날 수 있다. 따라서 선별검사에 양성이 나온 경우에는 매독균에 대한 특이적 검사인 TPHA(Treponema pallidum Hemagglutination assay) 검사나 FTA-ABS(Fluorescent Treponemal Antibody Absorption) 검사로 확인을 해야 한다. 이러한 검사들은 매독이 완전히 치료되어 추가적인 치료가 필요 없는 경우에도 계속 양성으로 남아 있을 수 있다. 신경매독이 의심되는 경우에는 뇌척수액 검사를 실시 한다.

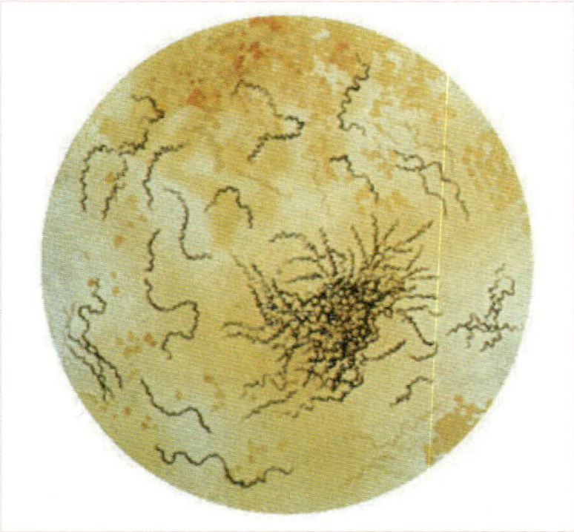

Treponema pallidum

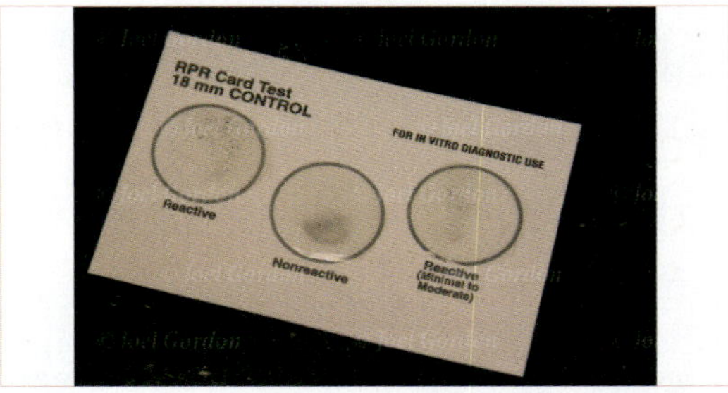

RPR test 결과

Systemic lupus erythematosus(SLE)
전신성 홍반성 루프스(전신성 홍반 낭창)

전신성 홍반성 낭창(systemic lupus erythematosus; SLE)은 전신의 장기에 발생하는 자가면역 질환의 일종이다. 교원병의 하나로 분류되어 있고 교원병 중 류마티스 관절염에 이어 두 번째로 자주 볼 수 있는 질환이다. 자가면역이란 외부로부터 인체를 방어하는 면역계가 이상을 일으켜 오히려 자신의 인체를 공격하는 현상을 의미하며 이로 인해 피부, 관절, 신장, 폐, 신경 등 전신에서 염증반응이 일어나게 된다. 루푸스는 만성적인 경과를 거치며 시간에 따라 증상의 악화와 완화가 반복된다. 일부 다른 자가면역 질환과 마찬가지로 발생빈도는 압도적으로 여성에 많고 젊은 층에서 빈발한다. 남녀 비율은 1:10 정도이고 대부분 가임기 여성에서 주로 발병한다. 인종적으로 보면 아시아인과 흑인에서 백인보다 많이 나타난다.

이 질병은 유전정보인 DNA가 전사되는 과정에서 성숙 RNA를 가공하는 snRNP의 하나인 U1-snRNP에 대한 항체형성이 원인인 것으로 밝혀졌다.

Lupus 진단의 검사실 검사는 혈액검사와 요검사가 시행되고 있다.

- 혈액 검사
  - ESR, CRP 증가 - 염증을 반영
  - 혈청 보체가 - 염증에 따라 하락
  - 항핵항체(ANA), 항ds-DNA 항체, 항Sm 항체, LE 세포
  - Lupus anticoagulant
  - PT, APTT
- 요검사
  - 단백뇨-루프스 신염에 의한 신부전은 예후가 매우 불량

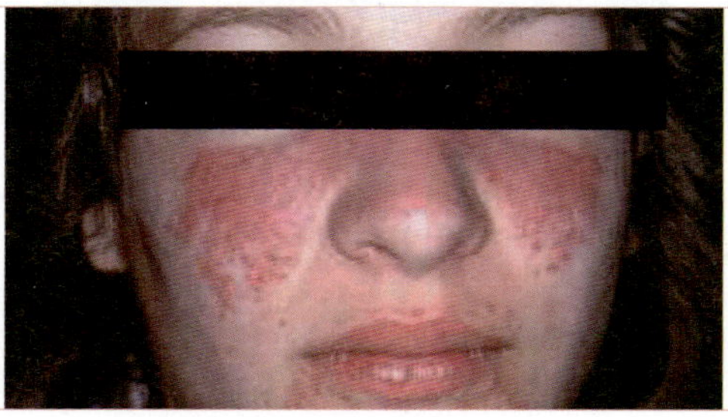

SLE의 발진 특징. Lupus는 라틴어로 '늑대'라는 뜻으로 이마와 광대뼈 위에 발진이 생기는 것이 마치 늑대처럼 보인다는 것에서 유래되었다.

Testicular cancer
고환암

고환암(Testicular cancer)은 고환에 발생하는 종양으로 고환 종양이라고도 불린다. 고환에서는 다양한 세포가 활발하게 세포 분열을 하기 때문에 여러 종류의 종양이 발생 존재한다. 종양의 양성과 악성의 발생 비율은 90% 이상이 악성으로 조사되어 있다.

고환은 정자를 만드는 정모세포와 남성호르몬을 생산하는 Leydig 세포가 있지만, 고환종양의 대부분은 정모세포에서 발생한다. 정모세포는 다분화능을 가지고 있기 때문에 여러 종류의 조직형을 나타낼 수 있다.

진단을 위한 혈액검사로는 종양표지자로 AFP(alpha-fetoprotein)와 hCG(human chorionic gonadotropin) 검사를 실시하는데 AFP는 비정상피종(nonseminomas)에서 상승을 보이며 hCG는 정상피종(seminomas)과 비정상피종 모두에서 상승한다. LDH는 고환암의 모든 type들에서 상승한다.

Thalassemia
지중해성 빈혈

Thalassemia는 헤모글로빈을 구성하는 globin 유전자의 이상에 의해 생기는 빈혈이다. 지중해 연안에서 많이 발생하기 때문에 지중해 빈혈, 지중해성 빈혈이라고도 한다. Globin 단백질 이상으로 정상적인 적혈구가 만들어지지 않아 빈혈이 발생한다. 비정상적인 헤모글로빈을 가진 적혈구는 비장에서 파괴되는데 적혈구가 비장에서 파괴되는 것을 혈관 외 용혈이라 한다. 이로 인해 황달이나 비장의 비정상적인 비대가 나타난다. 지중해성 빈혈에서는 표적세포(target cell)라고 불리는 특징적인 적혈구가 보인다.

α-사슬을 생성할 수 없는 경우를 α-thalassemia라고 부르며 흑색인종에 많이 볼 수 있다. β-사슬을 생성 할 수 없는 경우를 β-thalassemia라고 불리며 지중해 동부 국가와 동남아시아에 많이 볼 수 있다.

혈청 생화학적 검사에서는 혈청철(serum iron)과 ferritin이 증가하는 현상이 관찰되고 hemoglobin A2가 증가한다. 말초혈액 도말 관찰에서는 소구성저색소성빈혈이 나타나며, 표적세포가 특징적으로 관찰된다.

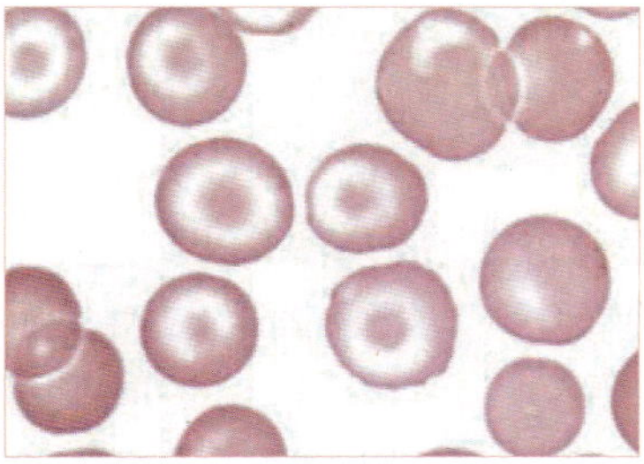

지중해성 빈혈에서 나타나는 표적세포(target cell)

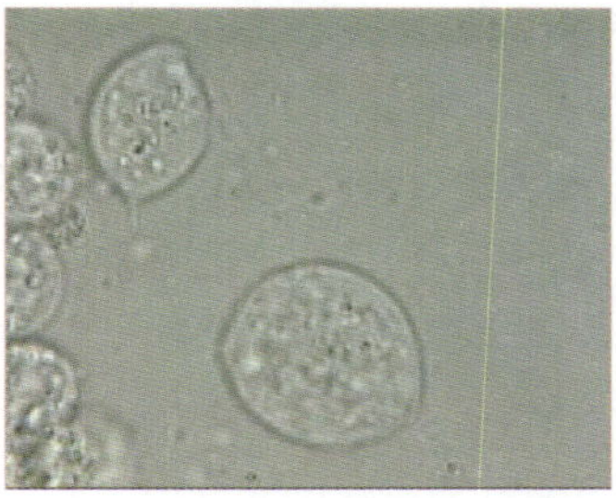

요에서의 *trichomonas vaginalis*

Trichomoniasis
트리코모나스증

트리코모나스(Trichomonas)는 단세포 · 혐기성 기생충으로 인간을 포함한 척추동물에서 트리코모나스증(trichomoniasis)을 일으키는데 트리코모나스증은 원생생물인 트리코모나스로 인한 포유류와 조류감염의 총칭이다. 인간은 일반적으로 성병(STD) 중 하나인 질트리코모나스 증을 가리키지만, 그 밖에도 대장에 감염 설사를 일으키는 장트리코모나스증 등도 알려져 있다.

일반적으로 여성에서 질염, 자궁경부염, 요도염과 같은 증상을 나타낸다. 악취가 나며 고름과 같은 모습의 질분비물이 있고, 성교, 배뇨 시 불편감, 여성 성기의 가려움, 통증, 작열감 등이 느껴진다. 드물게 하복부에 통증을 느끼는 경우도 있다. 일반적으로 10일 정도의 잠복기를 거쳐 이러한 증상이 나타난다. 트리코모나스 질염은 일종의 성매개성 전염병이므로 다른 성매개성 질환, 특히 임균(*Neisseria gonorrhoeae*) 및 클라미디아균(*Chlamydia trachomatis*)에 감염되었는지 여부를 검사하여야 하며, 매독 혹은 인간면역결핍 바이러스(human immunodeficiency virus, HIV)에 대한 검사도 고려해야 한다. 남성의 경우에는 대부분 무증상이지만, 때로는 요도에 가려움증을 느끼거나 소변, 사정 시에 가벼운 통증을 느끼는 사람도 있다.

요 현미경 관찰을 통하여 트리코모나스를 관찰할 수 있다.

Tuberculosis(TB)
결핵

결핵은 *mycobacterium* 속 세균으로 결핵균(*Mycobacterium tuberculosis*)으로 인한 감염을 말한다. 결핵균은 1882년 세균학자 코흐에 의해 발견되었다. 이전에는 폐결핵이라고도 불렸다.

결핵은 항산균 군에 속하는 *Mycobacterium tuberculosis*(인간형 결핵균), *M. bovis*(우형 결핵균), *M. africanum*(아프리카형 결핵균) 등의 결핵균 군에 의해 일어나지만, 우리나라의 결핵은 주로 에 *M. tuberculosis*에 의해 발생한다.

결핵은 결핵균이 포함된 비말입자의 흡입에 의한 공기감염으로 감염되는데 결핵환자의 기침, 재채기, 침으로 감염된다. 과거 효과적인 결핵치료약이 없던 시절에는 결핵환자가 다른 사람에게 병을 옮기지 않도록 병원이나 요양소에 환자를 격리했던 경우가 있었으나 현재 사용되고 있는 결핵약은 처음 2주 정도만 꾸준히 복용하면 결핵균의 전염력이 거의 소실되기 때문에 특별한 상황을 제외하고는 따로 입원을 하거나 격리생활을 할 필요는 없고, 환자가 사용하는 식기, 의류, 침구, 책 등과 같은 환자의 소유물이나 음식을 통해서는 전염되지 않는다. 실제로 문제가 되는 것은 결핵을 진단받고 치료를 시작한 이후가 아니라 결핵을 진단받기 이전의 시기이므로 환자의 가족이나 주변 사람들에서 결핵이 의심되는 증상이 발생하면 미루지 말고 병원을 방문하여 의사의 진찰을 받는 것이 좋다.

결핵은 공기감염이 많은 폐 등 호흡기관에서의 발

병이 현저하지만, 중추신경(수막염), 림프조직, 혈류, 비뇨생식기, 뼈, 관절 등에도 감염되어 결핵이 발병하는 기관은 전신에 이른다. 일단 결핵균에 의한 감염이 일어나면 그에 대한 숙주 면역반응으로 세포매개성 면역과 지연과민반응이 일어나게 되며 T림프구가 중요한 역할을 하게 된다. 이로 인해 광범위하게 조직이 파괴되고 방치하면 심각한 증상을 일으켜 높은 사망률을 보인다. 감염자의 대부분은 증상이 나타나지 않는 무증상 잠복감염이 일반적이다. 잠복감염의 약 10분의 1이 결국 증상이 발생하고, 이를 치료하지 않으면 발병자의 절반이 사망한다. 2004년 결핵에 의한 전세계 사망률과 이환율은 만성활동성 환자가 1,460만 명인데 890만 명의 환자가 발병하고 160만 명이 사망하였는데 이 대부분은 개발도상국에서 일어났다. 선진국에서도 면역억제제를 사용하는 환자나 후천성면역결핍증 환자, 약물남용 등으로 증가추세를 보이고 있다. 결핵환자의 분포는 일정하지 않다. 아시아 및 아프리카의 많은 국가에서 약 80%까지 결핵(발병하지 않는 잠복감염)에 양성반응을 보이지만 미국에서는 5~10%가 양성으로 나타난다.

• 검체에 따른 검사 특성

객담도말 검사(Ziehl-Neelsen method)는 객담 속의 항산성균의 유무 및 배출된 균의 양을 보는 검사이며 가장 먼저 실시하는 방법이다. 또한 형광도말검사를 이용할 수도 있다. 결핵의심 환자에게서 가래를 채취할 경우 전용공간을 마련하는 것이 바람직하다. 이는 결핵이 공기감염이 되기 때문이다.

도말검사에서는 결핵균 또는 비결핵성 항산균인지 분류할 수 없다. 균의 동정 및 약제내성을 확인하려면 객담 배양검사를 실시해야 하지만 결핵균의 배양은 번식이 늦어 3-6주까지 소요될 수 있어 조기 진단에는 적합하지 않다. 현재 조기진단에는 객담에서 결핵균의 DNA를 PCR 방법으로 검출하는 것이 유용하게 이용되고 있다. 이 검사방법은 민감도와 특이도가 높아 최근에 병원 검사실에서 일반적으로 실시되고 있다. 단, PCR법은 사균에서도 양성이 나올 수 있어 주의를 요한다. 기관지폐포세척액(bronchoalveolar lavage fluid, BALF) 및 경기관지폐생검(Transbronchial Lung Biopsy, TBLB)을 이용한 검사도 진단에 도움이 된다. 위액검사는 배양만이 검사에 적절하기 때문에 조기 진단에 유용하지 않다. 최근에는 2가지 이상의 약제에 내성이 있는 다제내성 결핵이 문제화되면서 약제감수성 검사 및 신속내성 검사가 분자생물학적 검사방법으로 실시되고 있다.

Urinary tract infection
요로감염증

요로감염증(urinary tract infection, UTI)은 신장에서 요관, 방광을 통해서 요도에 이르는 요로에 세균, 바리러스, 곰팡이가 감염되어 일어나는 감염증이다. 요로감염증은 어느 곳에 감염되었는지에 따라 질병명이 달라진다. 요도 감염증은 요도염, 방광 감염증은 방광염, 콩팥 감염증은 신우신염이나 콩팥염이라 불린다. 요관의 감염증은 요관염이라 하지만 요관에 감염이 생기는 경우는 매우 드물다.

요검사를 시행하기 위해서는 환자로부터 검체채취 과정 중 요가 오염되지 않도록 주의하여야 한다(예, 중간뇨 채취). 요시험지 검사에서는 백혈구반응 양성, 아질산염 양성의 소견이 나타나지만 반드시 양성으로 확인되지는 않는다. 현미경 검경에서 백혈구가 다수 출현하는 경우 요로감염증을 인정하기도 한다. 혈액검사에서는 하부요로 감염증(방광염, 요도염, 급성전립샘염)에서는 거의 이상이 나타나지 않는다. 그러나 상부요로 감염증에서는 백혈구수(호중구수)의 증가와 CRP 상승 등의 염증소견(신우신염 등)이 나타나며 혈액배양에서 양성결과가 나오기도 한다. 세균검사는 요를 배양하여 원인균(클라미디아, 임균, 대장균 등)을 분리하고, 감수성검사를 실시하여 유효한 항생제를 선정한다.

West Nile Virus(WNV)
웨스트 나일 바이러스

해외유입 바이러스로써 사람이나 야생조류가 숙주로 아프리카와 미국 등에서 발생율이 높은 풍토병이다. 1937년 우간다의 웨스트 나일 지역에서 처음 발견되었기 때문에 West Nile Virus라는 이름을 붙였다. 뇌염의 일종으로 모기에 의해서 매개되는데 건강한 성인에게 감염되었을 때는 단순한 감기 증상만 보이다 치료되지만, 어린이나 노약자 등 면역체계가 약한 사람들에 감염되면 바이러스가 뇌의 중추신경계를 교란시켜 사망할 수도 있다.

1999년 미국 뉴욕에 상륙 한 이후, 미국 전역에 확산되고 있으며, 2002년에는 도미니카, 자메이카 등 일부 카리브해 국가의 조류에서 항체를 검출하기도 하였다. 주로 모기에 의해 감염되지만, 말, 까마귀, 참새 등 짐승이나 조류 등을 통해서도 감염된다. 이 중 감염모기가 항공기에 침입하여 전세계로 확산되는 상황에 대해 많은 우려가 있다.

검사로는 WNV 항체검사(IgG와 IgM)와 WNV의 RNA를 증폭시켜 검출하는 방법이 실시되고 있다.

Chapter 09

진단검사 분석기술 용어

본 장은 환자진단을 위해 사용되고 있는 진단검사의 주요 분석법을 설명하였고, 기술적 원리와 응용사례를 기술하였다. 그러나 본 장에서 설명한 분석법 및 측정원리 일부는 진단검사뿐만 아니라, 바이오 관련 연구 및 분석분야에도 널리 사용될 수 있어, 다양한 분야의 전문 연구자들도 유용하게 활용할 수 있을 것이다.

Chapter 09

진단검사 분석기술 용어

Activated partial thromboplastin time (APTT, 부분 트롬보플라스틴 시간)

응고인자 중 내인계 인자가 활성화되어 응고를 일으키는 과정을 측정하는 것으로 부분 활성화된 트롬보플라스틴과 응고인자 contact activator(Cephalin 등)를 혈장에 가하여 응고될 때까지의 시간을 측정하는 방법이다.

Allele specific primer-polymerase chain reaction (ASP-PCR, 대립유전자 특이적 중합효소연쇄 반응법)

특정 유전자 변이가 있는 대립유전자를 특이적으로 증폭할 수 있는 primer를 이용하여 증폭반응의 유·무로 특정 유전자변이를 확인할 수 있는 방법이다.

Atomic absorption spectrometry (AAS, 원자흡광광도법)

원자상태의 중금속은 각각 특이한 파장의 빛을 흡수한다. 검체를 원자화 장치를 통해 원자상태로 분사시키고 원자상태로 만든 중금속에 여러 파장의 복사에너지를 쪼여주면 이를 흡수하였다가 동일한 파장의 빛을 방출한다. 이를 광검출기로 측정하여 중금속을 정량한다.

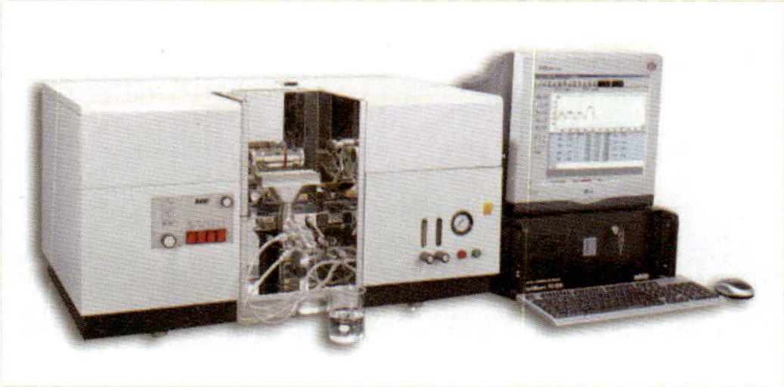

원자흡광광도계

Bacterial agglutination reaction (세균응집 반응)

세균의 배양액 그 자체와 검사대상 물체를 섞어 반응시키고, 검사대상 물체 중의 항체의 존재에 의해 균체 자체가 응집하는 성질을 이용해 항체값을 측정하는 방법이다. 항원이 되는 균체 유래 물질이 순화(정제)되어 있지 않기 때문에 위양성이 나올 수 있다.

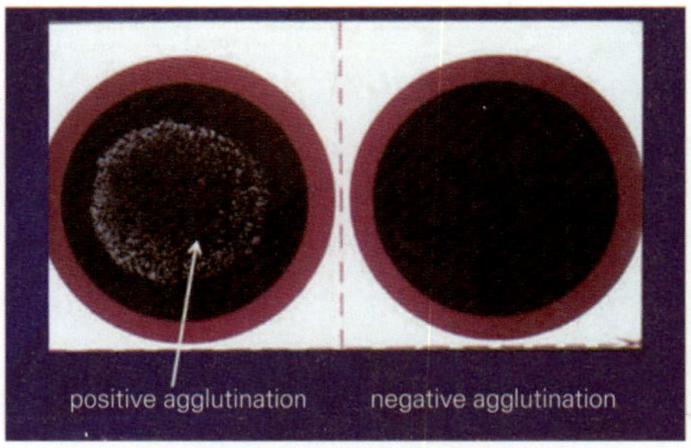

세균응집반응 양성(좌)와 음성(우)

Bethesda method
(베데스다법)

혈액 응고인자 Ⅷ과 Ⅸ에 대한 억제인자(inhibitor)를 검사하는 방법이다. 검체에 있는 억제인자에 의하여 정상 혈장의 Ⅷ이나 Ⅸ인자의 응고능력이 저하되는 정도를 Bethesda unit로 표시한다.

branched DNA assay
(bDNA, bDNA 유전자신호 증폭측정법)

branched DNA(bDNA) 유전자신호 증폭법은 DNA hybridization 방법을 이용한 방법으로써 특정 DNA와 특정 oligonucleotide 표지자가 결합한 산물을 bDNA법을 이용하여 signal을 증폭하고 증폭된 산물을 화학발광 검출법을 이용하여 특정 DNA의 양을 측정하는 방법이다.

Chemiluminescence immunoassay
(CLIA, 화학발광면역측정법)

Luminol, acridinium ester 등 화학발광물질을 이용한 면역측정법으로 고정화 항체에 분석체와 화학발광물질 결합체를 반응시킨 후 여기상태의 화학발광물질이 기저상태로 내려가면서 발생하는 광자(photon)의 량(발광정도)을 측정하는 방법이다.

Chromogenic assay
(색소분석법)

혈액응고인자 등 효소가 특정 chromogen에 작용하여 발색시킨 정도를 흡광도를 측정하여 정량하는 방법이다.

Clotting Assay
(혈액응고분석법)

혈장이 응고되어 응괴를 형성하면 용액의 optical density(O.D)나 cuvette 내의 코일의 진동에 영향을 주는데 이를 이용하여 혈액응고 능력을 측정하고 응고에 관여하는 각 응고인자를 정량하는 방법이다.

Colorimetric method
(비색법)

측정물질 또는 반응생성물을 특정 반응물질과 반응시켜 발색시킨 후 그 발색정도를 적절한 파장의 가시광선을 이용해 흡광도를 측정함으로써 분석체의 농도를 정량하는 방법이다. 통상 표준물질에 의해 그려진 검량선(calibration curve)에 의해 농도를 측정한다.

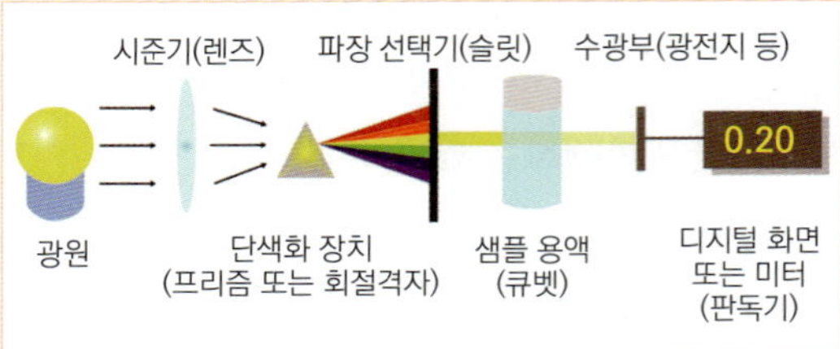

비색법에 사용되는 광도계 기본 구조

Competitive protein binding assay
(CPBA, 경합성단백결합측정법)

측정하고자 하는 물질과 동일한 물질(이 물질에는 효소, 화학발광, 형광, 동위원소 등이 표지되어 있음)을 결합대상 물질과 동시에 반응시키면 서로 결합하기 위해 경쟁한다. 측정하고자 하는 대상물질이 많을수록 표지된 물질이 적게 결합함으로써 흡광도 감소 등이 나타나며 이를 표준물질과 비교하여 정량하는 기술이다.

Complement fixation
(CF, 보체결합)

항원과 항체(면역글로부린)가 반응할 때 보체가 항체에 결합하여 소모되는 정도를 적혈구 용혈을 이용하여 측정하는 방법이다. 용혈소가 결합된 감작적혈구에 보체가 결합하면 용혈을 일으키는데 환자 혈액에 바이러스에 대한 항체가 있어서 보체를 소모하면 감작된 적혈구를 용혈시키지 못한다. 따라서 용혈의 정도로 바이러스항체의 존재를 판정할 수 있다.

Direct ELISA
(직접 효소면역검사법)

Direct ELISA는 항원과 반응하는 항체에 직접 효소를 결합시켜 검사하는 방법이다.

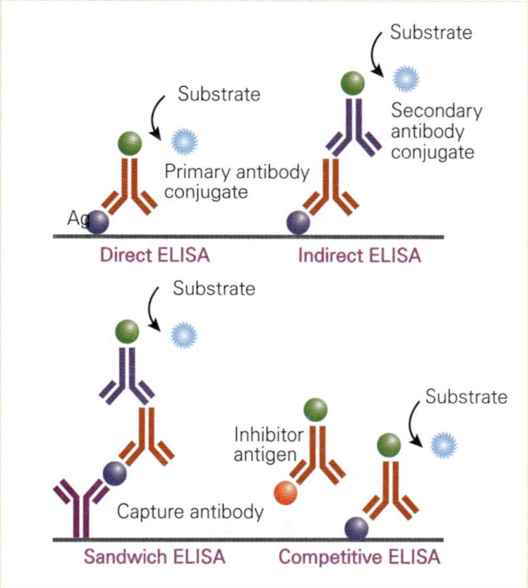

* **참고**: indirect ELISA 검사법의 경우 2차항체(청색)에 효소(초록색 원)가 결합. Direct ELISA의 경우에는 2차 항체 없이 항원과 결합하는 1차 항체에 직접 효소를 붙여서 사용한다. Sandwich ELISA는 capture 항체를 먼저 고정시킨 표면에 indirect ELISA 방식을 적용하며, competitive ELISA(경쟁결합효소면역검사법)은 측정물질(청색 동그라미)과 동일한 inhibitor antigen(적색 동그라미)을 1차 항원과 경쟁적으로 결합시킨 후 세척으로 제거한다. 이후 남아있는 1차 항체에 붙은 효소를 이용한 발색을 유도한다.

DNA chip
(DNA 칩)

DNA chip이란 작은 면적의 고체표면에 알고 있는 수백~수천가지의 DNA 조각을 미세집적(microarray)시킨 것을 일컫는다. 분석하고자 하는 DNA 절편을 형광으로 표지한 후 DNA chip에 반응시키면 염기서열의 상보성 정도에 따라 교잡(hybridization)이 이루어지고 이를 검출 해석함으로써 분석하고자 하는 DNA의 염기배열을 알 수 있다.

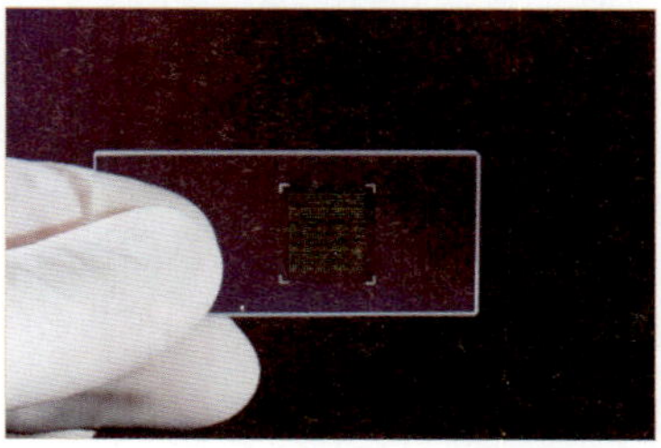

DNA sequencing
(염기서열분석법)

DNA를 구성하는 adenine, guanine, cytosine, thymine이 배열 순서를 밝히는 작업이다. 많은 질병이 정상적인 염기서열에 변화가 생겨 발생되는 것으로 밝혀지고 있어 염기서열분석은 질병진단에서 가장 신뢰할 만한 중요한 검사법으로 취급되고 있다. 특히 자동화된 염기서열분석기가 상용화되어 의뢰된 검체의 특정 DNA 염기서열을 단시간 내에 분석할 수 있다.

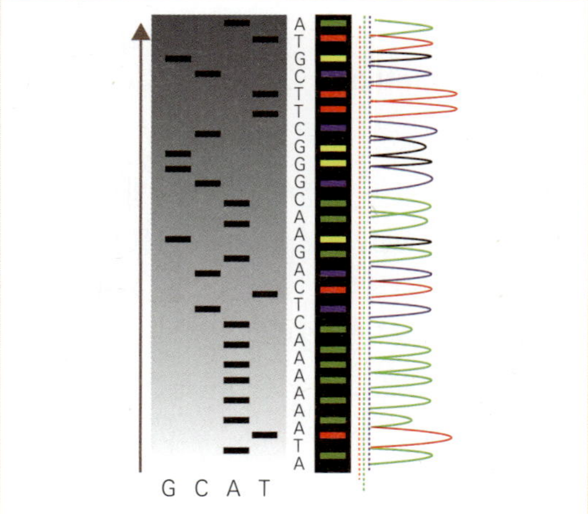

DNA 염기형광표지를 이용한 자동염기서열 분석법

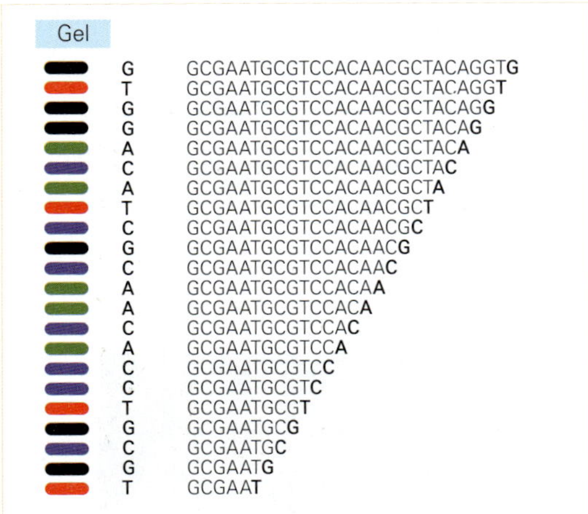

Sanger-Coulson의 DNA 염기서열 분석법

Electrochemiluminescence immunoassay (ECLIA, 전기화학발광면역분석법)

전기화학발광면역분석법 역시 전형적인 항원·항체 반응을 유도하게 되는데 검체 내 analyte에 biotin결합 anti-analyte와 화학발광물질인 ruthenium 유도체 포합항체가 샌드위치 형태의 면역복합체를 이루며, biotin-streptavidin 반응을 통해 결합된 미세입자는 자력에 의해 전극에 붙게 되고, 결합하지 않은 물질은 세척 시 배출된다. 전극에 전류를 가하는 순간 화학발광이 유도되고 이 신호를 검출기가 측정하게 된다. RIA나 EIA보다 민감도가 높은 것으로 평가되어 있다.

Electrode method (전극법)

주로 전해질 등을 측정하는 분석방법으로 이온선택전극(ion-selective electrode)을 이용해 전기 화학적으로 측정한다. 선택된 막을 통과한 이온의 양에 대수비례하는 강도의 전위가 발생하는데, 이 전위를 측정함으로써 이온 농도를 산출한다.

Electrophoresis (E.P, 전기영동법)

전해질 용액에 전류를 흐르게 하면 단백질이나 핵산 등의 분석체가 하전된 량에 따라 각 분석체의 하전과 반대쪽으로 이동하는 현상을 이용해서 이동 정도에 따라 목적물질을 분리, 측정하는 방법이다. 수용액 내의 지지체로는 cellulose, acetate membrane 등이 사용된다.

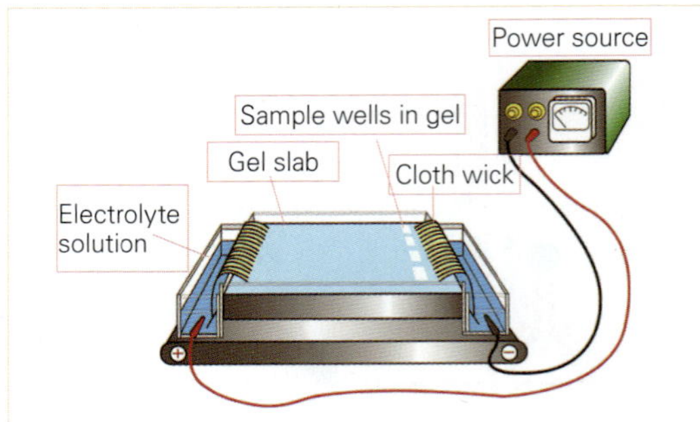

전기영동장치

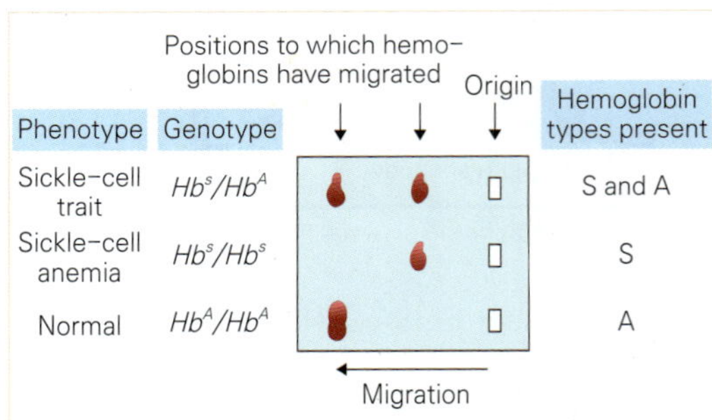

전기영동 지지체 위에서 분리된 분석체(목적성분)들

Enzyme immunoassay (EIA, 효소면역측정법)

항원 또는 항체에 피검물을 반응시킨 항원/항체 복합물에 효소가 표지된 항체를 가하여 반응시킨 후, 그 효소에 대한 기질을 첨가해 발색시키고 그 흡광도에 의해 비색정량 하는 방법이다. 경쟁분석법과 비경쟁분석법(sandwich method)으로 크게 구별되고 각종 호르몬, 바이러스 항원, 항체, 약물 농도 등의 측정에 이용된다. 표지효소로는

peroxdase나 alkaline phosphatase 등이 주로 이용된다.

Enzyme linked fluorescent immunoassay (ELFI, 효소형광면역측정법)

ELISA(enzyme linked immunosorbent assay)와 같은 면역측정법으로 효소가 기질인 형광물질에 작용하여 형광을 발색하게 하고 이를 측정하여 분석물질의 농도를 정량한다.

Enzyme linked immunosorbent assay (ELISA, 효소면역측정법)

Analyte(항원 또는 항체)에 분석 대상체(anti-analyte)를 반응시킨 항원/항체 복합물을 만들고 여기에 효소표지 항체를 가하여 반응시킨 후, 그 효소에 대한 기질을 첨가해 발색시키고 그 흡광도에 의해 분석 대상체의 농도를 비색 정량하는 방법이다. Indirect ELISA와 direct ELISA로 구분되어 사용되는 기술이다.

Fluorescent-activating cell sorting (FACS, 형광세포분리법)

Flow cytometry와 FACS는 보통 같은 의미로 쓰이지만, FACS는 flow cytometry의 한 영역이라 할 수 있다. 세포의 종류를 구분하고 그 분포를 알기 위하여 각 세포에 특이한 형광면역표지자(fluorescent immunological marker)를 붙이고 이를 flow cytometry로 분석한다. 림프구의 종류, 백혈병 세포의 감별 등에 널리 쓰인다. 세포표면의 marker 해석에도 넓게 이용된다.

Fluorescent antibody test (FAT, 형광 항체법)

항원 또는 항체를 측정하는 경우에 FITC 등의 형광색소를 표지하여 항원·항체 반응을 유도한 후 형광현미경 하에서 관찰하면 특이적인 형광을 볼 수 있다. 항체(항원)에 형광색소를 직접 결합시키는 직접법과 항원·항체 반응을 시킨 후 한 번 더 혈청에 형광색소를 반응시키는 간접법이 있다.

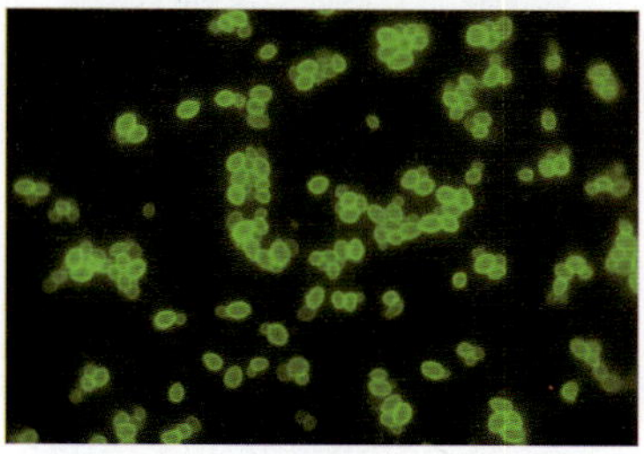

형광색소가 표지된 항원·항체반응

Fluorescent enzyme immunoassay (FEIA, 형광효소면역측정법)

EIA의 일종으로 효소가 기질인 형광물질에 작용하여 형광을 내게 하고 이를 측정하여 정량하는 면역측정법이다.

Fluorescent immunoassay (FIA, 형광면역측정법)

FIA는 enzyme immunoassays(EIA), ELISA(enzyme-linked immunosorbent assay), LIA (luminescent immunoassay), RIA(radioimmunoassay) 등과 같은 면역측정법의 한가지로 형광물질의 발광정도를 측정하여 물질의 양을 정량하는 측정법이다.

Fluorescent in situ hybridization (FISH, 형광동소교잡법)

FISH법은 형광(fluorescence)을 부착한 DNA probe에 의해 특정 DNA 배열이 존재하는지를 검출하기 위한 검사이다. In situ hybridization(ISH)법은 핵산을 추출하지 않고, 염색체·세포·조직 등의 형태를 그대로 보관 유지한 채로 상보적 probe를 이용하여 핵산 hybridization을 수행하는 것으로, 표적 유전자의 유무 등을 판정하는 방법이다.

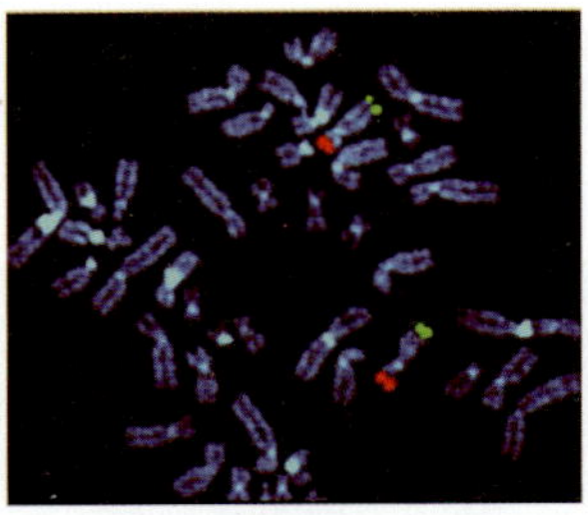

염색체를 이용한 FISH

Fluorescence polarization immunoassay
(FPIA, 형광편광면역측정법)

경쟁면역측정법의 하나로 주로 혈액 중의 약물의 농도측정에 이용된다. 검체 중의 약물(analyte)과 형광물질을 붙인 약물이 경쟁적으로 약물에 대한 항체(anti-analyte)와 작용하도록 한 다음 방출되는 편광을 측정하여 검체 내의 약물 농도를 측정한다.

형광약물이 항체에 달라붙으면 부피가 커져 서서히 회전하기 때문에 많은 양의 편광을 낼 수 있다. 검체 속에 약물농도가 높아 항체가 이들과 달라붙으면 형광-약물은 항체에 붙지 못해 작은 형태로 남아있어 빨리 회전할 수 있어 편광 방출이 낮다.

Gas chromatography
(GC, 가스크로마토그래피)

복합성분의 시료를 고정상(일반적으로 주입구의 높은 온도에서 기화된 시료)을 채운 컬럼에 주입하면 이동상(carrier gas)에 의해 이동하면서 컬럼의 고정상과의 상호 물리화학적인 작용에 의하여 각각의 단일 성분으로 분리된다. 분리된 성분과 량은 검출기를 통하여 기록기에 표시된다. 측정 목적에 따라 컬럼, 검출기, 그리고 이동상(carrier gas)을 달리하여 사용한다.

고정상은 다공성 미립자 담체의 표면에 비휘발성의 액체를 유지시켜주는 충전제가 사용된다. Column은 측정물질이 휘발하도록 충분한 고온으로 유지하고, 이동상으로 흐르는 사이에 액상에 대한 용해성의 차이에 의해서 분리된다.

Gas chromatography-mass spectrometry
(GC / MS, 가스 크로마토그래피-매스 스펙트로메트리)

복합성분의 시료가 GC의 이동상(carrier gas)에 의해 이동하면서 컬럼의 고정상과의 상호물리·화학적인 작용에 의하여 각각의 단일 성분으로 분리된다. 컬럼에서 분리된 분자는 진공상태의 질량분석(mass spectrometry, MS)에서 이온화되어 분자구조가 깨지는데, 각 물질마다 고유한 질량스펙트럼(mass spectrum)을 가지게 된다. 여기서 얻은 이온화한 물질의 에너지 분포나 전하 분포의 차이에 의한 특이한 스펙트럼을 해석함으로써 화합물의 분류, 정량, 구조 해석을 하는 방법이다.

Hemagglutination
(HA, 혈구응집반응)

특정 항원 또는 항체를 감작시킨 혈구와 검체 중 분석체와 결합시켜 항원-항체 반응을 유도하고 이를 통하여 혈구의 응집 유, 무를 확인하는 방법이다.

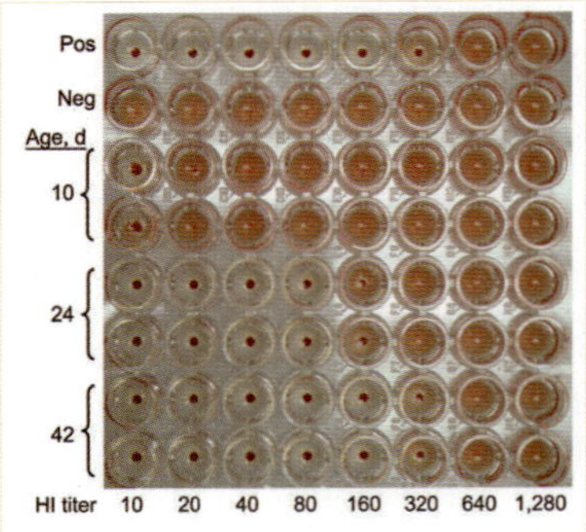

혈구응집 반응의 결과. 혈구가 점처럼 모인 것이 음성, 혈구가 넓게 펴져 있는 것이 양성이다.

Hemagglutination inhibition test (HI, 혈구 응집억제법)

바이러스는 동물 혈구를 응집시킬 수 있는데, 바이러스가 항체와 결합하면 혈구를 응집시키지 못한다. 즉, 검체에 바이러스 항체가 있으면 혈구에 붙여 놓은 바이러스에 이 항체가 부착되어 바이러스가 혈구를 응집시키는 것을 억제한다. 즉 응집이 일어나지 않으면 양성결과로 보고된다.

High performance liquid chromatography (HPLC, 고속 액체 크로마토그래피)

고성능액체크로마토그래피는 시료를 주입기에 주입하면 고성능의 펌프작용에 의해 액체의 이동상을 통하여 시료가 컬럼 안으로 들어가게 되고 컬럼에서 고정상과 이동상의 물리, 화학적 작용에 의해 각 성분이 분리 용출된다. 분석성분에 따라 이동상, 컬럼, 검출기 등을 달리함으로써 최적의 분석조건을 만들 수 있다. 용출되는 물질을 검출 기록하여 피크의 면적이나 높이에 의해서 정량하는 방법이다.

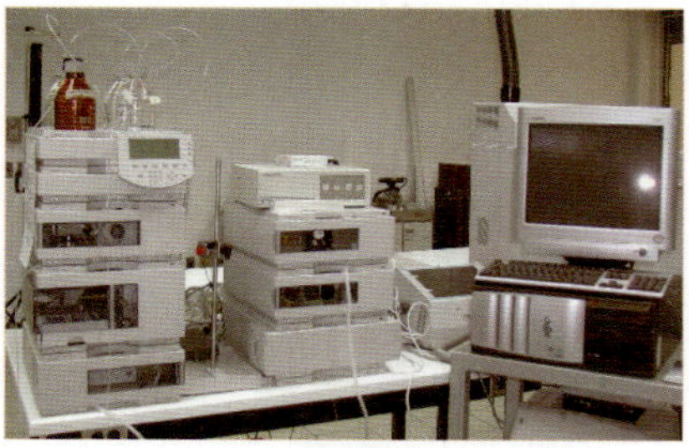

HPLC components

Immuno-chromatography assay (ICA, 면역 크로마토그래피)

검사 시료가 필터를 통해 흐르다가 시료의 항원이나 항체가 membrane에 붙여 놓은 항체나 항원과 접촉하는 곳에서 고정된 것을 판독하는 방법이다.

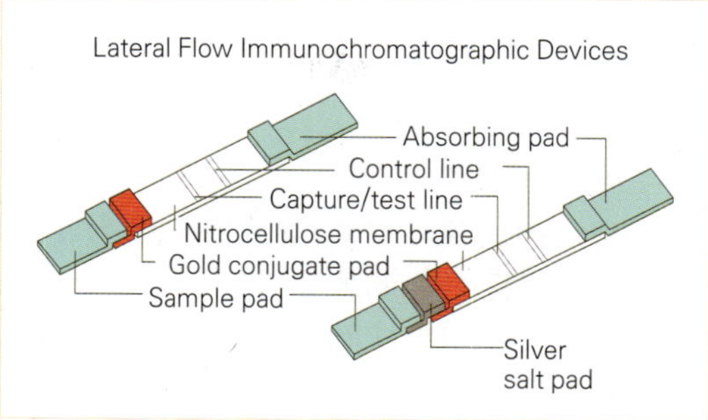

면역크로마토그래피 device의 세부구성

Immunoelectrophoresis (IEP, 전기면역영동법)

Agar gel에서 혈청 단백을 전기영동하면서 항체와 반응시키면 항원-항체가 만나 활 모양의 아클을 형성하며 침전한다. 이것에 의해 M단백이나 벤스존스단백 등을 분류하거나, IgG, IgA, IgM 등 면역글로불린에 대한 항체를 사용하여 이들의 증감을 확인하고 plasma cell neoplasm의 진단 추적 등에 이용한다.

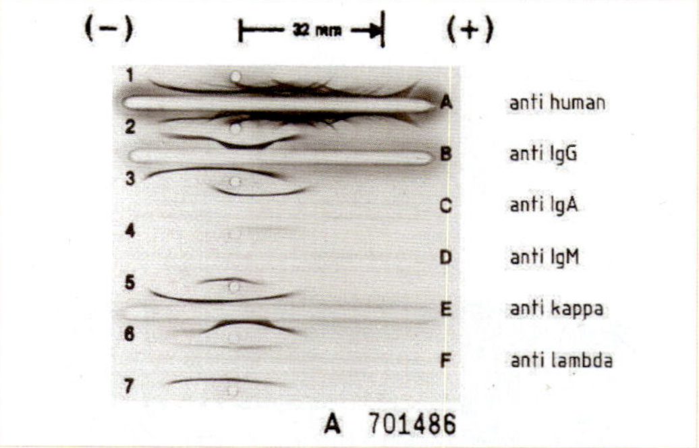

면역전기영동으로 분리된 분석체

Immunoradiometric assay (IRMA, 면역방사측정법)

RIA의 일종으로 비경쟁적 반응에 근거하는 것을 말하며, 방사성 동위원소를 2차 항체에 표지하여 항원-항체 반응을 시키고 2차 항체에 표지된 방사성 동위원소의 양을 측정한다.

Impedance method
(혈구계수를 위한 전기저항법)

Chamber 내에 일정한 전압이 흐르는 전해액(isotone 등)을 넣고 chamber 안(-극)에 혈구가 이동할 수 있는 아주 적은 구멍을 가진 튜브 안(+극)으로 혈구가 이동될 때 발생하는 저항값을 이용하여 혈구의 수와 크기를 측정하는 방법이다.

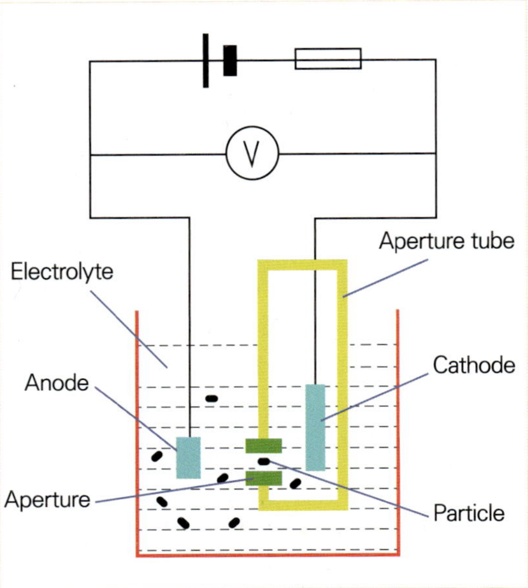

전기저항을 이용한 혈구계수기 모형도

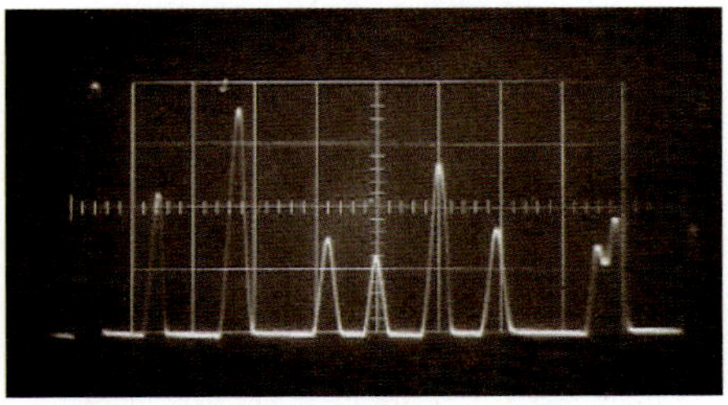

혈구세포가 aperture를 지나가면서 발생하는 저항의 크기를 pulse로 표시

Indirect ELISA
(간접 효소면역검사법)

항원과 결합하는 항체(1차항체, primary antibody)에는 효소가 없고, 그 항체와 결합하는 항체(2차항체, secondary antibody)에 효소가 결합되어 있는 효소면역분석방법이다.

Indirect hemagglutination
(IHA, 간접혈구응집법)

적혈구 표면에 특정항원을 흡착시킨 감작적혈구와 검체 내의 항체를 반응시켜 항원-항체 반응으로 혈구 간에 생긴 응집괴의 유·무를 판단하여 검체 내 항체의 존재를 판정하는 방법이다.

Inductive coupled plasma
(ICP, 유도결합 플라즈마 분광광도법)

아르곤가스를 이용하여 유도결합 플라즈마를 생성하고 물질을 이온화시켜 정량 또는 정성 평가하는 방법이다.

Infrared absorption spectrometry
(IR, 적외선 흡수 스펙트로메트리)

분자는 각각 고유의 진동을 가지고 있으므로 측정시료에 조사하는 적외선의 파장을 연속적으로 변화시켜 가면, 시료분자의 고유 진동주파수와 같은 주파수의 적외선이 흡수되어, 그 분자 구조에 따른 고유의 진동 스펙트럼을 얻을 수 있다. 그 물질의 적외선 흡수 주파수를 측정하여 시료를 정성·정량 분석하는 방법이다.

Ion exchange chromatography
(이온교환크로마토그래피)

아미노산은 ion pairing resine을 사용하여 ion-pair chromatography에 의해 분리된다. 컬

럼에서의 아미노산 분리는 cation charge(양전하)를 띠고 있는 pH가 낮은 아미노산으로부터 시작하여, 조건의 변화에 따라 아미노산의 isoionic point에 도달하게 되고, 그 점에서 아미노산은 컬럼으로부터 용출된다. 모든 아미노산은 각각 다른 isoionic point를 가지므로 시간을 조절하여 분리할 수 있다. 분리된 아미노산은 연속적인 peak 형태로 나타나며, retention time으로 각각의 아미노산을 구분하고, 면적으로 아미노산의 양을 측정한다.

Ion selective electrode
(ISE, 이온선택전극법)

특정 이온만을 투과시키는 막(이온선택막)에 의해 이온이 통과하면서 발생하는 전위차를 이용하여 검체의 이온농도를 측정한다. 혈액가스와 전해질 및 중금속 등의 측정에 이용된다.

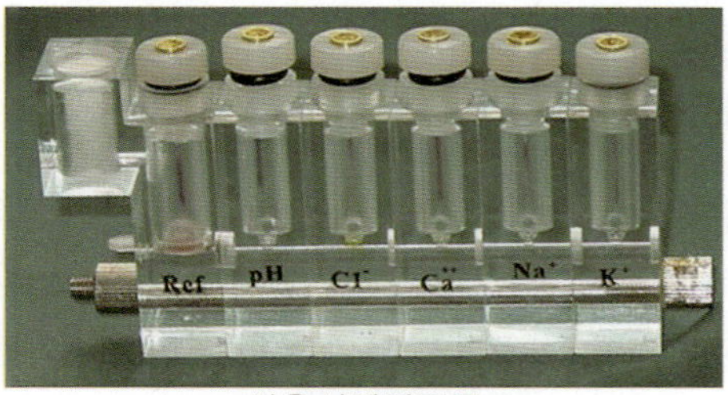

이온선택전극들

Latex agglutination
(LA, 라텍스응집법)

항원 또는 항체를 흡착시킨 라텍스 입자(감작 latex 입자)를 이용해서 항원-항체 반응을 유도하고, 항원-항체 반응에 의한 응집의 유무에 의해 항체 또는 항원의 존재를 판정하는 방법이다.

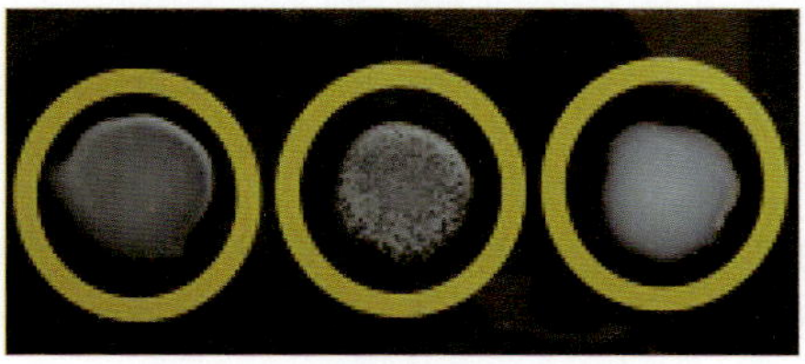
Latex를 이용한 응집반응

Latex photometric immunoassay
(LPIA, 라텍스면역비탁법)

측정을 목적으로 하는 항원에 대한 항체를 큐벳 안에서 라텍스 입자에 결합시켜 이것에 피검물질을 반응시키면 항원-항체 반응으로 응집하여 혼탁이 발생한다. 여기에 빛을 조사시켜 투과율을 측정하는 방법이다.

Laurell electrophoresis
(로렐전기영동법)

Agar gel에 항체를 섞어 plate를 만들고 검체를 plate의 한쪽에 놓고 전기영동하면 검체의 항원 단백이 전기영동이 되면서 agar속의 항체와 만나 침전을 형성하는데 그 모양이 로켓 모양이다. 검체가 전기영동을 시작한 지점부터 로켓의 정점까지의 거리를 측정하는 것으로 그 물질의 항원량을 측정할 수 있다. 일명 rocket electrophoresis라 한다.

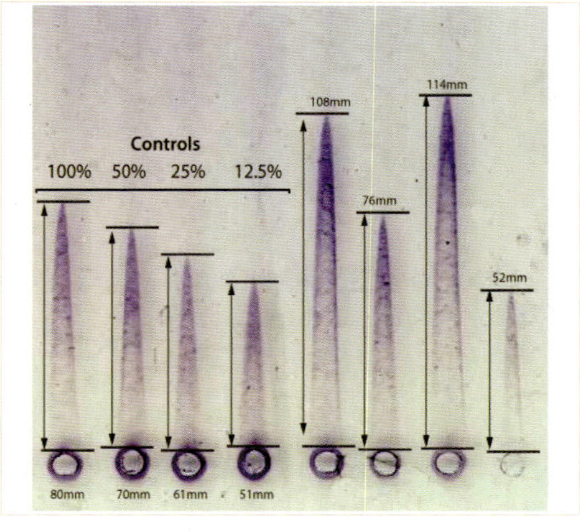

Laurell Electroimmunoassay

Ligand mediated immunofunctional assay
(LiFA)

샌드위치 ELISA법을 변형한 측정법이다. 호르몬의 결합단백을 검출할 때에 우선 고상 항체에 목적하는 결합단백을 반응시키고, 다음에 샌드위치

항체 대신에 정제한 특이적 ligand를 반응시킨다. ligand에 대한 라벨 항체에 의해 시료중의 결합단백 농도를 측정한다. 정제 ligand의 첨가를 생략한 결과와 비교하여, 생체 내의 ligand 결합형, 비결합형을 판별하는 방법이다.

Line probe assay
(LiPA)

여러 종류의 probe를 붙여 놓은 strip에 종특이 다형성이 존재하는 유전자부위를 PCR로 증폭하여 얻어진 산물을 역교잡법인 hybridization 하여 분석하는 검사법이다.

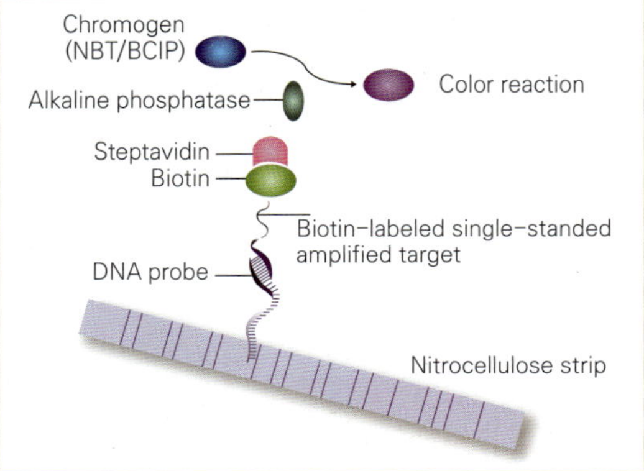

LiPA 측정원리 도식

Liquid-phase hybridization/ Chemiluminescent method
(CMHA, 액상 교잡/화학 발광법)

상보성이 있는 probe를 이용해 대상물질의 DNA를 용액 내에서 반응시켜 hybridization하는 방법이다. 적당한 화학발광 유도물질에 의해 화학발광시켜 그 발광강도에 따른 특이적 DNA량을 측정하는 방법

Microparticle enzyme immunoassay
(MEIA, 미세입자 효소면역검사법)

표준 효소면역검사 방법을 변형시킨 EIA 방법으로 미세입자를 이용하여 반응면적을 확대함으로써 반응시간을 줄일 목적으로 개발된 방법이다. 2차항체에 결합한 효소 Alk. phosphatase와 기질 MUP(4-Methylumbelliferon phosphate)가 반응하여 matrix상에 만들어지는 MU(methylumbelliferon, 형광)의 생성률을 측정하는데 MU의 생성률은 검체 측정물질의 농도에 비례하기 때문에 그 강도를 형광측정하여 물질농도를 검사하는 방법이다.

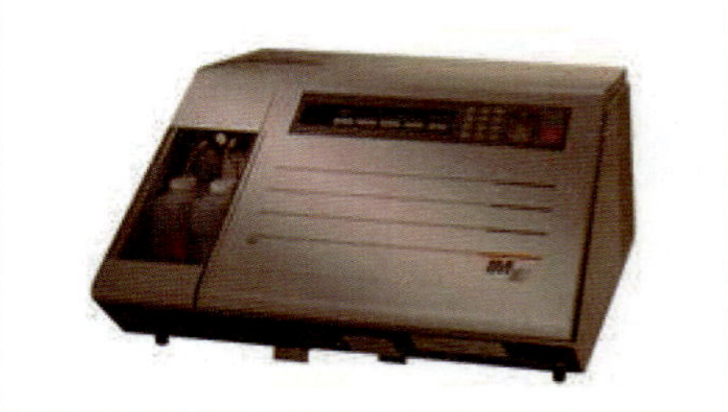

MEIA 기술을 최초로 적용한 ABBOTT사의 IMx

Mixed passive hemagglutination
(MPHA, 혼합수동혈구응집법)

항체를 입힌 적혈구가 항원(바이러스 등)과 작용하면 적혈구 자신과 관계없는 항원-항체 반응에 의하여 수동적으로 응집되는 현상을 이용한 면역측정법이다.

Multiplex PCR
(다중 중합효소연쇄반응)

PCR은 DNA나 RNA의 특정 단편을 증폭시키는 기술이다. 쌍으로 된 DNA를 한 가닥으로 풀고 여기에 primer를 결합시켜 DNA polymerase로 새로운 DNA 가닥을 합성하는 것이다. 이 과정을 반복하여 핵산을 대량으로 증폭시킨다. Multiplex PCR은 한 reaction mixture에 다른 target의 증폭을 위해 고안된 두 개 (혹은 그 이상)의 primer set가 포함되어 있어 동시에 서로 다른 target의 검출이 가능한 방법이다. Multiplex

PCR에 사용되는 primers는 유사한 annealing temperature를 가지고 있도록 디자인되며, single primer set을 사용하는 PCR에 비해 예민도가 낮은 단점이 있다.

Nucleic Acid Sequence Based Amplification
(NASBA, 핵산연쇄증폭시험)

NASBA (Nucleic Acid Sequence Based Amplification)는 real-time 핵산증폭시험으로, 일반적인 PCR법과 달리 일정 온도(41℃)에서 isothermal amplication으로 RNA또는 DNA를 증폭시키는 정성 검사법이다.

Nephelometry
(혼탁산란광측정법)

Latex 등을 이용하여 항원-항체 반응을 유도하고 이 때 생긴 항원-항체 복합체에 빛을 쪼이면 빛이 산란한다. 이 산란광의 세기를 일정 각도에서 측정하여 물질의 농도를 정량한다.

Nested PCR
(이중중합효소연쇄반응)

Nested PCR은 1차 PCR 후에 두번째 primer set로 2차 PCR을 시행하는 방법으로, 전체 PCR 주기수를 증가시켜 민감도와 특이도를 증가시킨 검사 방법이다. 따라서 미량 존재하는 mRNA를 검출하거나 PCR의 민감도를 높이기 위해 이용한다. 그러나 2차 PCR 과정으로 진행하는 단계에서 1차 PCR 산물이 오염될 가능성 높은 단점이 있다.

Neutralization test
(NT, 중화시험)

바이러스 중화항체(바이러스의 감염을 저지하는 항체)를 검출하는 반응이다. 계대희석한 피검혈청과 바이러스를 혼합하여 항원-항체 반응을 일으켜 배양세포에 접종해 배양하는 방법이다. 일정기간 후 관찰하여 배양세포의 변성효과(cytopathic effect, CPE)를 조사하고, CPE가 없으면 바이러스의 증식이 억제된 것이므로 중화항체가 존재하는 것으로 판정(양성)한다.

New methyleneblue stain
(New methyleneblue 염색)

망상적혈구 염색법으로 세포 내 r-RNA를 new methylene blue로 염색하는 방법이다.

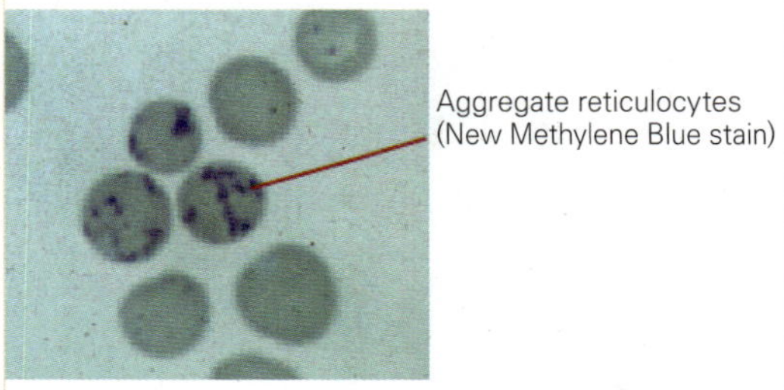

new methylene blue로 초생체 염색을 실시한 망상적혈구

Particle agglutination
(PA, 입자응집법)

항원 또는 항체를 감작시킨 젤라틴 입자(감작입자, 매개체) 등을 이용하여 항원-항체반응을 유도하고, 젤라틴에 입자들의 응집 유무에 따라 항체 또는 항원의 존재 유무를 판정하는 방법이다.

Passive hemagglutination assay
(PHA, 수동혈구응집측정법)

적혈구 표면에 특정 항원을 흡착시킨 감작적혈구와 검체 내의 항체를 반응시켜, 항원-항체 반응으로 생긴 응집의 유무에 의해 항체의 존재를 판정하는 방법이다.

PAS stain
PAS 염색

Periodic acid가 1,2-glycol과 그 amino 유도체 혹은 alkylamino 유도체를 산화하여 aldehyde를 산출하고, 이 aldehyde가 염기성 aniline염료의 일종인 당홍(schiffs fuchsin)과 반응하여 자홍색의 염색상을 나타낸다.

PCR-Hybridization
(중합효소연쇄반응-교잡법)

PCR로 DNA를 증폭시킨 다음 전기영동하고 특정 서열을 가진 DNA의 존재 유무를 확인하기 위하여 형광물질이나 화학발광 물질로 표시된 염기(DIG-dUTP)와 hybridization시켜 검사한다.

Peroxidase stain
(퍼옥시다제 염색)

반응액 중에 포함되어 있는 과산화수소를 MPO(myeloperoxidase)효소가 분해하고, 그 산화물이 benzidine과 결합하여 녹청색 반응물이 형성되는 특성을 이용한 염색법이다.

Polyacrylamide gel electrophoresis
(PAGE)

Polyacrylamide gel을 이용하여 전기영동을 하는 것으로 단백질 입자가 acrylamide의 공극 사이를 지나가게 됨으로써 입자가 큰 것은 진행속도가 더디고, 입자가 작은 것은 진행속도가 빠르게 되며, 같은 크기의 입자이면 하전량이 많은 것이 더 빨리 이동하게 되는 원리를 이용하여 일정 시간 동안 움직인 거리에 의해 단백질 종류를 구별하는 방법이다.

Polymerase chain reaction
(PCR, 중합효소연쇄반응)

PCR은 DNA나 RNA의 특정 단편을 증폭시키는 기술이다. 쌍으로 된 DNA를 한 가닥으로 풀고 여기에 primer를 결합시켜 DNA polymerase로 새로운 DNA가닥을 합성하는 것이다. 이 과정을 반복하여 핵산을 대량으로 증폭시킨다.

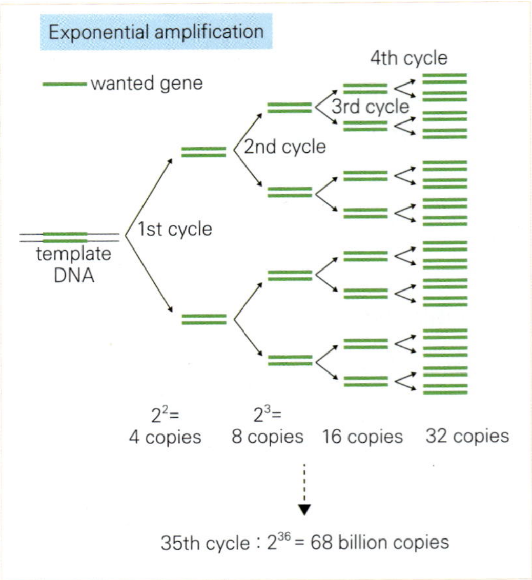

Polymerase chain reaction-denaturing high performance liquid chromatography-sequencing
(PCR-DHPLC-Sequencing, 중합효소연쇄반응-고성능액체크로마토그래피-염기서열분석법)

PCR-DHPLC-Sequencing은 PCR증폭 후 증폭산물을 denaturation시키고 표지된 단일가닥 핵산(mutation된 서열과 상보적인)을 이용하여 heteroduplex 만들고 이 때 형성된 PCR산물 내의 mutation을 sequencing 후 염기서열분석으로 mutation을 최종 확인하는 방법이다.

Polymerase chain reaction-fragment analysis
(PCR & Fragment analysis, 중합효소연쇄반응-증폭절편분석법)

PCR 증폭산물을 전기영동하여 증폭산물 절편의 크기를 분석하는 방법이다.

Polymerase chain reaction-restriction fragment length polymorphism
(PCR & RFLP, 중합효소연쇄반응-제한효소절편길이다형법)

PCR로 검사대상 DNA를 증폭시킨 다음 제한효소를 작용시켜 절편을 만들고 이를 전기영동하여 RFLP법으로 polymorphism을 관찰하여 유전자변이를 진단하는 검사법이다.

Polymerase chain reaction sequencing
(PCR & Sequencing, 중합효소연쇄반응-염기서열검사법)

PCR 증폭 후 증폭산물에 쓰였던 primer를 이용하여 직접 염기서열을 분석하는 방법이다.

Polymerase chain reaction-sequence based typing
(PCR-SBT, 중합효소연쇄반응 염기서열분석법)

PCR로 검사대상 DNA를 증폭시킨 다음 염기서열을 검사하여 유전자 변이를 진단하는 검사법이다.

Polymerase chain reaction-sequence specific oligonucleotide probe
(PCR-SSO, 중합효소연쇄반응 특이염기서열 보합법)

PCR 증폭 후 증폭산물을 특이적인 염기서열의 탐침체에 보합반응을 시켜 특이염기서열을 확인하는 방법이다.

Prothrombin time
(PT, 프로트롬빈시간)

검체인 혈장에 트롬보플라스틴과 Ca을 첨가한 후 혈장이 응고되는 시간을 측정하여 혈장의 응고능력을 검사한다. PT에는 외인자계 응고인자들이 관여한다.

Radioimmunoassay
(RIA, 방사면역측정법)

EIA와 같은 면역측정법의 한가지로 방사선 동위원소(주로 ^{125}I)로 표지한 2차 항체 등을 사용하여 항원-항체 반응을 시키고 방사성동위원소의 양을 측정하여 특정물질을 정량한다.

Radio receptor assay
(RRA, 방사수용체측정법)

일종의 competitive RIA(경쟁방사면역측정법)이지만 RIA와의 차이점은 측정물질(호르몬 등)에 대한 항체 대신에 수용체(receptor)를 쓴다는 점이다. 즉 일정양의 수용체에 동위원소부착물질과 검체를 동시에 작용시키면 검체 내에 측정물질의 농도에 따라 수용체에 붙는 동위원소부착물질의 양이 달라지게 된다. 즉, 검체 내에 측정하고자 하는 물질의 양이 많으면 동위원소의 양이 적게 계수되고, 측정물질의 농도가 적으면 동위원소의 양이 많이 계수되는 역상관을 보이는데 검량선을 이용하여 측정물질의 농도를 측정한다.

Real-time polymerase chain reaction
(Real time PCR, 실시간중합효소연쇄반응)

Real-time PCR은 PCR로 증폭시키는 과정 중에 핵산 농도를 형광으로 실시간 모니터링하여 해석하는 기술로 검체의 특정 DNA와 RNA를 정성 및 정량 검사하는 방법이다. 검출방법으로는 크게 interchelating법과 형광표식 probe를 이용하는 2가지 방법이 있다. Real time PCR은 대상 핵산의 증폭과 검출과정을 단일 시험관내에서 동시에 진행한다. 이 방법은 검사과정이 자동화되어 있어 감염 미생물의 정량적 검출이나 유전자 발현정도 및 비정상 mRNA의 정량에 널리 이용된다.

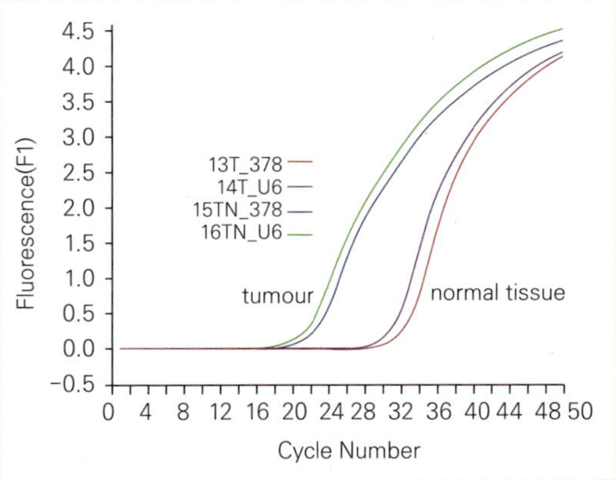

Real-time PCR curve

Restriction fragment length polymorphism
(RFLP, 제한효소길이다형성)

제한 효소(Restriction endonuclease, 특정 DNA 서열을 인지하고 그 부위를 절단하는 효소)의 처리에 의한 DNA 절편길이의 차이를 확인하여 SNP(single nucleotide polymorphism, 단일염기다형성)의 존재 여부를 알아내는 방법으로, PCR을 통해 증폭된 DNA 절편 상에 존재하는 SNP 부위가 특정 제한효소에 의하여 구별될 수 있는 경우 이용된다. PCR로 증폭된 절편은 SNP에 의한 염기의 서열 변화로 두 SNP allele(대립형질) 간의 절편길이의 차이가 발생하는데, 이를 agarose gel 상에서 전기영동하여 쉽게 확인할 수 있다. 'RFLP'는 '리플립스'로 읽는다.

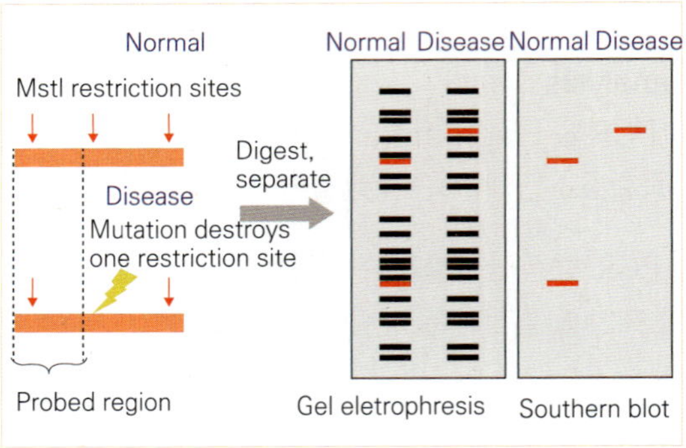

RFLP의 예, Southern blot 시 DNA 절편이 제한효소에 인식되어 두 개로 분리되어 전기영동되지만(NORMAL), DNA가 변형된 경우에는 제한효소에 의해 인식되지 않으므로 하나의 절편으로 전기영동된다(DISEASE).

Restriction fragment mass polymorphism
(RFMP, 제한효소질량다형성)

PCR로 증폭시킨 DNA를 제한효소를 이용하여 절편화한 다음에 이 절편을 질량분석기(MALDI-TOF)를 이용하여 분석한 후 유전자형을 결정(genotyping)하는 방법이다.

Reverse transcription nested polymerase chain reaction
(RT nested PCR,
역전사 이중중합효소연쇄반응법)

RNA을 역전사효소를 이용하여 cDNA를 만든 후 1st PCR을 시행하고 PCR을 통해 얻은 PCR product를 가지고 1st PCR에 사용한 primer보다 안쪽에 위치한 2nd primer를 사용하여 2nd PCR을 시행함으로써 민감도를 높인 방법이다.

Reverse transcription polymerase chain reaction
(RT PCR, 역전사중합효소연쇄반응)

역전사효소(reverse transcriptase)를 사용하여 mRNA에 대한 cDNA (complementary DNA)를 합성한 다음 이 cDNA를 PCR로 증폭시

키는 방법이다. 이런 과정을 거쳐 미량의 mRNA의 존재를 확인할 수 있다.

Reversed passive hemagglutination test (RPHA, 역수신적혈구응집시험)

측정을 목적으로 하는 항원에 대한 항체를 어느 특정 동물의 적혈구에 흡착시킨 후, 피검물질과 반응시키면 양성의 경우 응집을 일으키는 성질을 이용한 검사 방법이다.

Sandwich binding protein assay (SBPA, 결합단백샌드위치측정법)

측정물질과 결합할 수 있는 단백을 microplate well에 고정시킨 후 피검물질을 반응시켜 샌드위치 복합물을 형성시킨다. 거기에 tetramethylbenzidine(TMB) 및 기질인 H_2O_2를 추가하여 발색시킨 후 적당한 파장으로 측정된 흡광도로 농도를 측정하는 방법이다.

Sequence specific primer-polymerase chain reaction (SSP-PCR, 염기서열특이적중합효소연쇄반응)

특정 염기서열이 존재하는 부위에 특이적으로 중합효소연쇄반응법이 일어나게 하는 방법이다.

Sequencing (염기서열 분석법)

단일가닥 DNA상의 염기서열을 분석하기 위한 원리는 DNA polymerase가 상보적인 deoxynucleotides(dNTPs)를 결합시켜 염기서열을 복제해 나갈 때, dideoxynuclotides(ddNTPs)를 결합시키는 순간마다 반응이 정지되어 짧은 DNA 조각들이 생성하는 신호를 검출하여 염기서열을 분석하는 방법이다. 알고자 하는 DNA 부위는 벡터를 이용해 만들어진 cloned DNA 조각이 될 수도 있고, PCR 증폭산물을 직접 사용할 수도 있다.

A, T, G, C라고 표기된 4개의 시험관에 각각 ddATP, ddTTP, ddGTP, ddCTP를 dNTPs와 함께 넣은 다음, 분석하고자 하는 DNA 및 그 DNA의 5'에 상보적인 primer와 DNA polymerase를 첨가하여 반응시킨다.

각 시험관마다 해당하는 염기로 끝나는 다양한 크기의 DNA 조각들이 생성되는데, denaturing gel에 4개의 반응을 각 well별로 전기영동하면 사다리 양상으로 나타나면서 염기서열을 분석할 수 있다.

최근에는 형광물질 표지를 응용한 자동화된 염기서열 분석기를 널리 이용하고 있다

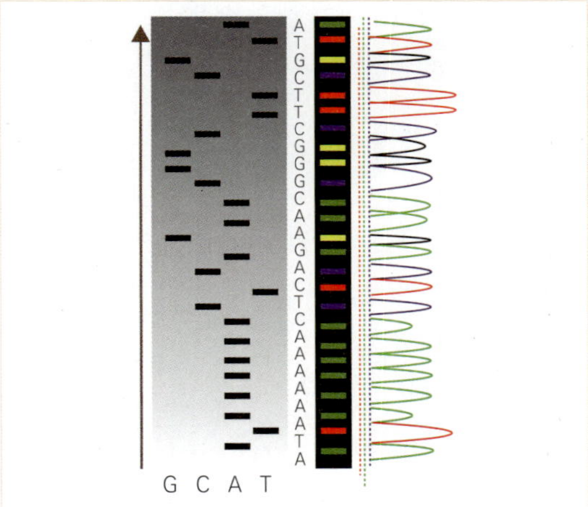

DNA염기 형광표지를 이용한 자동염기서열분석법

Shell vial method (쉘 바이얼법)

바이러스 분리법의 하나로 검체 중 목적하는 바이러스에 감수성이 있는 세포에 접종하여 저속으로 원심조작한다. 그 후 24시간 배양을 실시하여 아세톤으로 고정한 후 단일클론 항체를 이용한 효소면역법(EIA)이나 형광항체법(FA) 등을 이용하여 배양에 의해 발현한 바이러스 항원을 판정(양성/음성)한다. 종래의 바이러스 분리가 수 주간 걸리는 것과 비교해 매우 단시간에 바이러스 검출이 가능하다.

Single radial immunodiffusion
(SRID, 단일방사면역확산법)

측정하려는 단백에 대한 항체를 섞은 gel plate의 중앙에 구멍을 뚫고 검체를 넣으면 검체 내의 단백이 gel plate를 방사 방향으로 확산해 나가면서 항원-항체 반응이 일어난 위치까지 침전물이 생겨 원을 형성한다. 이 원의 크기는 검체 내의 단백농도에 비례하므로 반정량에 이용한다. 면역글로불린 정량 등에 사용된다.

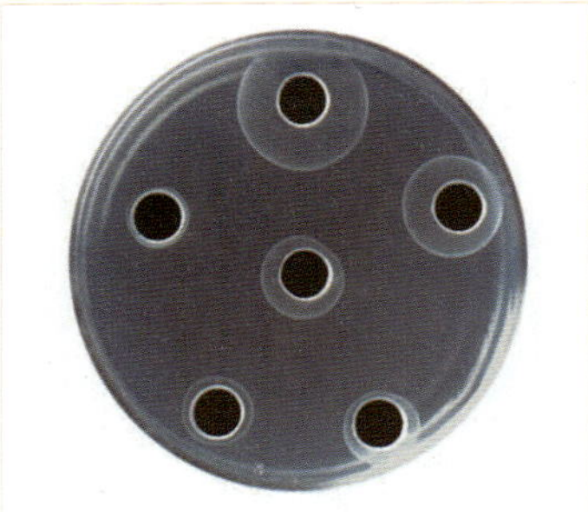

단일방사면역확산법

Southern blot
(서던블로트법)

제한효소로 처리한 분절 DNA를 gel 판에서 전기영동으로 분리한 다음 이를 nitrocellulose 막에 전사시키고 방사성동위원소나 효소로 표지한 probe를 이용하여 특정 DNA의 존재를 확인하는 검사법이다.

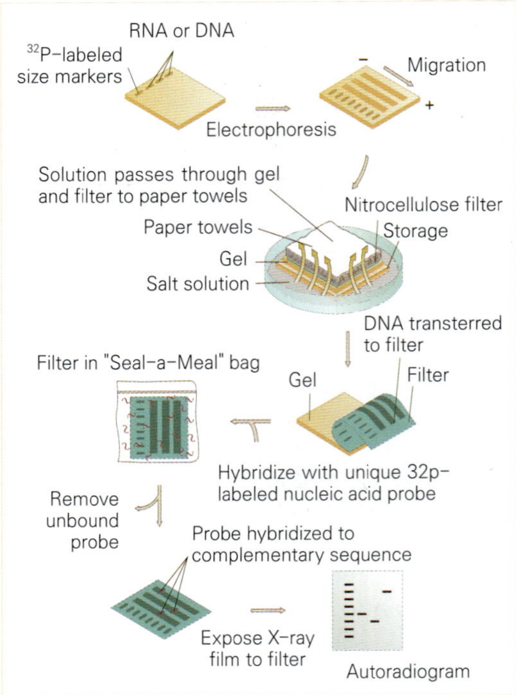

Southern blot과 방사성동위원소를 이용한 DNA 검출과정

Supravital stain
(초생체염색)

세포를 살아있는 상태 그대로 염색하는 방법. 망상적혈구 염색에 사용

Tandem mass spectrometry
(MS/MS, 탠덤매스법)

질량분석기(MS) 2개가 일렬로 연결되어 이중질량분석기라고도 하는 탠덤매스는 고압·고진공하에서 다양한 혼합물 또는 화합물의 분자가 깨어져서 분열조각이 되며 분자량에 따라 분리된다. 즉, 첫 번째 MS는 시료분석을 위해 도입된 다양한 화합물 중 특정한 그룹으로 물질을 분류해서 그 그룹만 선택적으로 검출하고, 두 번째 MS에서는 선택되어진 물질들을 다시 깨뜨림으로써 화합물 특유의 질량조각(스펙트럼)을 만든다. 이런 기능으로 인해 기기의 선택성과 감도를 증가시켜 검사의 신

속성, 정확성 및 민감도를 향상시키는 분석법이다.

Telometric repeat amplification protocol (TRAP)

Telomerase는 염색체에 있는 telomere의 염기배열을 늘리는 효소로 종양이나 노화와 밀접한 관계가 있는데, TRAP을 통하여 telomerase의 활성을 측정하는 방법이다.

Thin layer chromatography (TLC, 박층크로마토그라피)

Silica gel, aluminium oxide, cellulose 등이 붙어 있는 플레이트 한쪽에 검체를 놓고 플레이트를 용매에 담그면 용매가 모세관현상에 의해 플레이트를 타고 올라가면서 검체 내의 물질을 극성(polarity)에 따라 분리해 주는 분석방법

Turbidimetric immunoassay (TIA, 면역비탁법)

피검 검사대상 물질과 반응할 수 있는 항체를 검사대상 물체에 가하면 반응에 의해 항원-항체 복합물이 생성된다. 이 복합물에 의한 탁도는 피검물질의 항원량과 비례한다. 이 탁도를 측정해 기지 농도의 표준물질에 의해 만들어진 검량선에 대비하여 농도를 측정하는 방법이다.

Turbidimetric method (비탁법)

혼탁반응을 나타내는 물질의 측정에 이용된다. 피검 대상 물체와 시약을 반응시켜 만들어진 용액의 혼탁을 투과도에 따른 탁도를 측정해 피검물질을 정량하는 방법이다. 입사광 및 투과광의 비가 용액의 농도에 비례하는 성질을 이용한 방법이다.

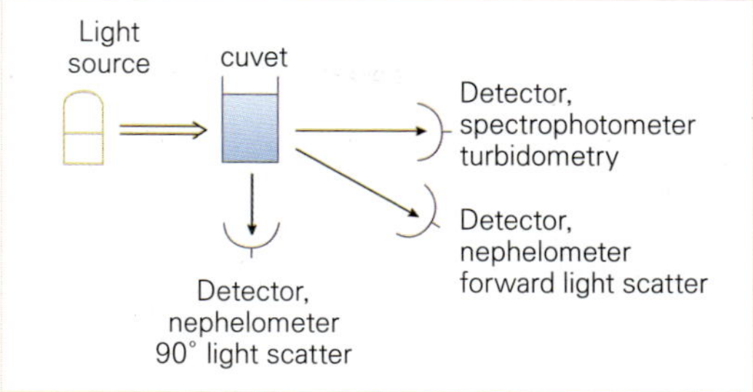

투과광의 세기를 측정하는 turbidometry와 산란광의 세기를 측정하는 nephelometry가 있다.

Ultra-centrifugation method (초원심분리법)

주로 지방질 등을 분리하는 사전처리 방법이다. 시료를 초고속으로 회전하는 원심분리기를 이용하여 그 비중의 차이로 인해 분리되는 층을 추출해 측정 목적물의 농도를 정량하는 분석법이다.

Ultraviolet spectrophotometry (UV, 자외선분광광도법)

자외선 영역을 측정할 수 있는 분광광도계를 이용하여 물질의 정량하는 검사법으로 반응결과물이 자외선을 흡수하는 정도를 측정하여 분석체의 농도를 측정한다. 가장 일반적인 UV법은 조효소 NADH나 NADPH가 340nm 부근에서 특이적으로 피크를 보이는 특성을 이용하는 것이다.

Volume, conductivity, scatter technology (VCS 기술)

VCS(volume, conductivity, scatter)는 자동혈구 분석기의 측정원리 중 하나이다. 전류의 impedence를 이용하여 혈구의 부피(volume)을 측정하고, 고주파 전자장을 이용하여 백혈구 종류별 전기전도도(conductivity)를 측정하여 세포의 전기전도 특성을 분석하고, 레이저 광선을 쪼여 빛의 산란(scatter) 정도를 측정하여 혈구의 표면특징을 밝혀 백혈구의 종류를 감별하는 방법이다.

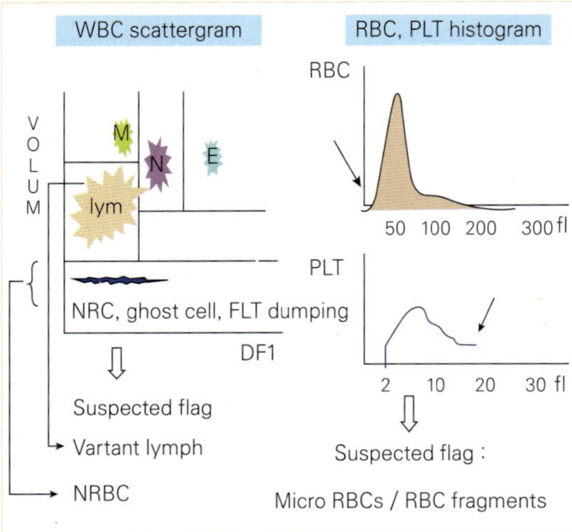

혈액분석결과의 도식. 좌측의 WBC scattergram이 세포크기와 빛 산란 정도에 따라 구별된 백혈구의 위치를 보여주고 있다.

Westergren ESR method
(웨스턴그렌 침강속도 측정법)

적혈구 침강속도 측정법이다. 항응고제가 포함된 전혈을 유리관에 넣고 수직으로 세우면 적혈구들이 연전을 형성하여 밑으로 가라앉는다. 한 시간 후 시험관 맨 위 눈금에서 적혈구가 침강한 곳까지의 혈장길이를 mm로 표시한다.

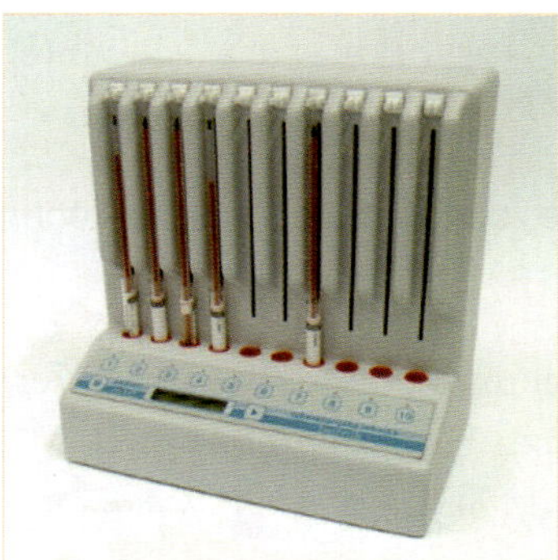

Westergren ESR 시험

Western blot / Immunoblot
(웨스턴 탁본법 / 면역탁본법)

목적하는 단백질을 전기영동에 의해 분획해서 전기적으로 니트로셀룰로스막에 전사하고 목적 단백질에 대한 항체를 반응시킨 후 방사성동위원소 또는 효소로 표식한 항체를 2차 반응시켜 목적 단백질을 검출하는 방법으로 immunoblot법이라 부른다.

Wright-Giemsa stain

혈액도말 표본을 염색하는 방법으로 혈구(백혈구, 적혈구, 혈소판 등) 감별에 이용된다. 염기성 염료인 methylene blue에 의해 핵이 푸르게 염색되고, 산성염료인 eosin에 의해 세포질이 붉게 염색이 된다.

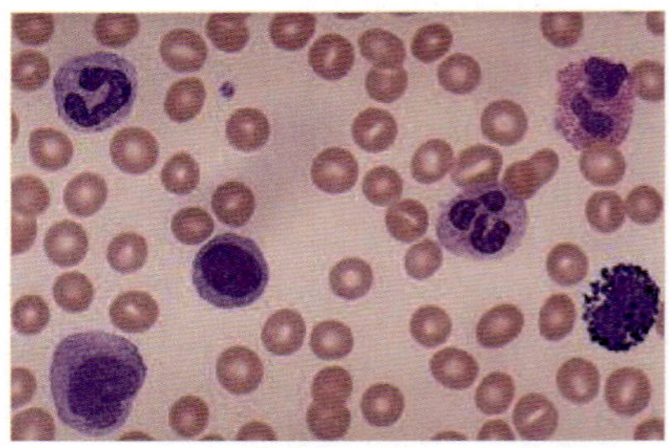

Wright-Giemsa 염색에 의한 혈구 이미지

Part Ⅲ

진단검사 용어

10 진단시약 사용설명서의 용어 이해
11 병리조직 결과보고서의 용어 이해
12 진단검사 및 생리학적 검사용어 실전연습

Chapter 10

진단시약 사용설명서의 용어 이해

진단시약 사용설명서(manual)에는 해당 시약의 사용목적(임상적 의의 등), 측정원리 그리고 정확하게 사용하는데 필요한 내용이나 평가 및 비교 데이터 등을 담고 있다. 그러나 일상적으로 접하지 못하는 용어들이 대부분이어서 그 내용이나 데이터의 의미를 정확하게 이해하지 못하는 경우가 흔하다. 본 장에서는 진단시약 매뉴얼 내에 있는 용어들과 데이터들의 의미를 이해하고, 안전과 관련한 필수용어들을 학습하며, 실제 번역연습을 통하여 실무능력을 향상시키도록 한다.

Chapter 10

진단시약 사용설명서의 용어 이해

1. 진단시약 매뉴얼 용어

본 진단시약 매뉴얼 용어 부분에서 설명되는 용어들은 사전적 의미보다는 사용설명서를 이해하고 정확히 사용하는 데에 초점을 두고 설명하였으므로 독자들의 오해 또는 다른 곳으로의 참고 전용이나 활용 시 오류나 잘못된 사용이 되지 않도록 주의하기 바란다.

용어	의미
% bias	측정치 또는 추정치의 평균치와 참값과의 차이를 %로 표시한 값 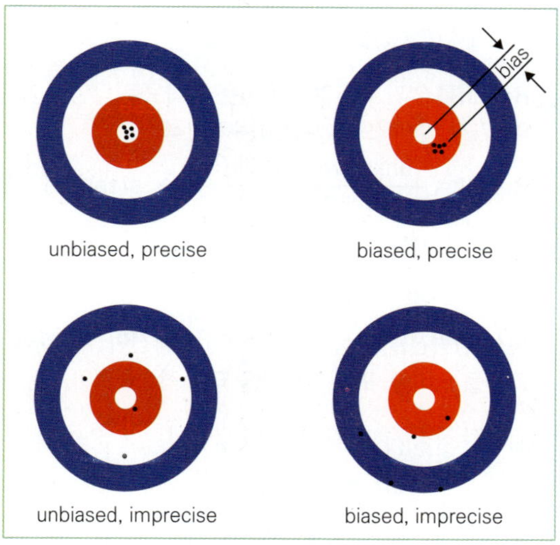 정확도와 정밀도 그리고 bias의 도식 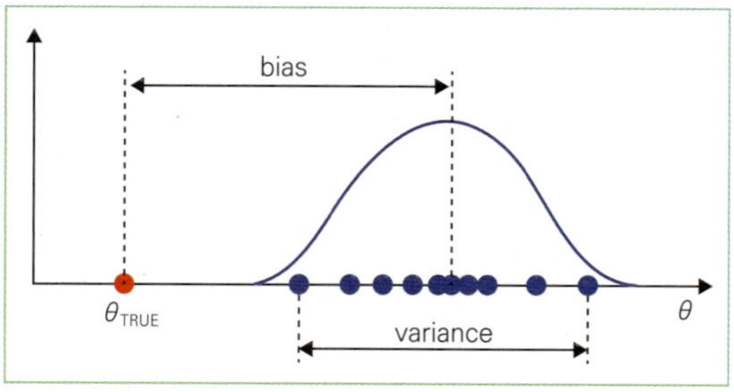 Bias와 변이(variance)의 차이

accuracy 정확도	참값(true value)에 일치하는 정도를 평가하는 것으로, 환자의 정상 또는 비정상적인(병적) 상태를 정확히 반영할 수 있는 결과를 측정해 낼 수 있는 검사능력을 의미함
analyte 분석대상체	검체의 한 부분으로, 시약은 analyte를 찾거나 측정하기 위해 설계되어 진다. 예, 임신반응 검사에서는 요 혹은 혈청 중 human chorionic gonadotropin(hCG)를 찾게 되는데 hCG가 바로 analyte이다.
approved Test 승인검사	검사의 사용목적에 대해 안전하고 효과적이라는 것을 보여주는 제조업체의 데이터에 근거하여 US FDA에 의해 승인을 받은 test(시약, 기기)를 말한다. 새로운 유형의 검사나, 또는 환자에게 고위험이 나타날 가능성이 높은 검사에 대해 실시하는데, 제조자는 효능을 증명할 수 있는 시험과 비합리적인 위험이 나타나지 않는다는 것을 보여주는 시험을 수행하여야 한다. 제조업자는 "시판 전 승인 신청, pre-market approval application"에 이 시험결과를 제출하면 FDA가 이 결과를 검토한다. 만일 FDA가 신청을 승인 할 경우, 제조자는 이 test에 대해 판매를 시작할 수 있다.
assay parameters 분석조건	분석기의 분석조건. 온도, 비색파장, 분석방법, 검체 및 시약의 량, 발색량 측정시간 등의 분석 조건들
assay Procedure 분석절차	분석절차에 대한 설명과 분석절차를 수행하는데 있어 필요한 준비물, 주의사항, 고농도 검체의 희석방법 등이 기술되어 있다.
between-run, inter-run 검사 간 분석	정밀도, 즉 재현성을 분석하는 방법으로 동일검체를 일정시간 간격을 두고 분석하여 변이계수(CV%)를 평가하는 방법
calculation 결과치의 계산	Result를 얻기 위하여 사용되는 술식으로 다양한 계산법이 사용됨. 예, 가장 일반적으로 사용되는 계산식 $\text{Result} = \dfrac{\text{unknown 검체의 OD}}{\text{standard의 OD}} \times \text{standard의 농도}$
calibration 검량선	검량선 작성원칙 및 작성방법, 제한점 등이 설명되어 있으며, 검량선 작성 실패 시 대처 방법 등이 설명되어 있다.
calibration stability 검량선 안정성	통상 검량선을 작성한 후 작성된 검량선이 유의하게 검사결과의 정확도를 유지하는 기간을 의미함. 또는 검량선을 다시 작성하여야 하는 조건 등을 기술하고 있음
calibrator 검량용 물질	검량선 작성 시 사용하는 기준물질
caution 주의	분석 전, 분석 중, 분석 후에 발생할 수 있는 주의사항 들이 설명되어 있다. 이외에도 분석을 수행하는 작업자에게 꼭 필요하거나 주의를 요하는 사항들이 언급되어 있다.
CE Mark CE 마크	CE는 불어로 Communaut' Europeen의 머릿 글자이며 유럽공동체(유럽연합)을 의미한다. CE 마크는 제품이 안전, 건강, 환경 및 소비자 보호와 관련된 유럽규격, 즉 EU이사회 지침(Directive)의 요구사항을 모두 만족한다는 의미이며, 유럽연합 내에서 유통되는 소비자 안전과 관련된 제품에는 반드시 승인을 받고 CE 마크를 부착하여야 한다. 유럽 연합 Directive 93/42/EEC(Medical Devices Directive - MDD)에는 의료기기 제조사와 수입업자가 CE 마크를 신청하고 제품을 적법하게 시장에서 판매하기 위해 반드시 충족시켜야 하는 필수적인 요구사항들을 규정하고 있다.

	CE Mark
CFR 미국연방규정집	미국연방규정집(Code of Federal Regulations)을 말함. 미국의 경우 Code of Federal Regulations Title 21에 의료기기 분류 판넬이 있고 이 중 체외진단용 의료기기는 862, 864, 866으로 분류되어 있다.
cleared test 클리어 테스트	이미 판매되고 있는 다른 test(시약, 기기)와 유사하다는 것을 보여주는 제조업자의 데이터에 근거하여 US FDA가 허가한 test. 이미 시장에서 판매되고 있는 다른 것들과 유사한 test이고 사용자에게 낮은 위험도를 갖고 있다고 고려되는 test. 제조자는 이 test가 다른 test들과 유사하게 수행된다는 것을 보여주는 정보를 제출하여야 한다. 제조자가 "시판 전 신고, premarket notification"에 결과를 제출하면 FDA가 검토하고, 만일 FDA가 검토를 요청한 이 test가 다른 유사 test와 사실상 같다고 결정하면, 제조자는 이 test의 판매를 시작할 수 있다.
clinical significance 임상적 의의	이 시약으로 수행하는 검사의 임상적 효용성과 유용성에 대한 설명이 들어 있으며, 임상적 효용성과 관련한 질환에 대해 설명이 기술되어 있다.
CLSI 미국임상검사표준연구소	Clinical and Laboratory Standards Institute (CLSI)의 약자로 임상검사의 표준 가이드라인을 만들고 보급하는 연구기관. CLSI 가이드라인은 미국외 여러 나라에서 국제적으로 인정받는 가이드라인으로 ISO (국제표준기구)가 국제표준으로 승인한 검사지침이다.
coefficient of variation, CV% 변이계수	측정값에 대한 정밀도(재현성)를 평가하는데 사용되는 통계적 계산법
correlation coefficient 상관계수	1) 서로 대응하는 두 가지 변량의 상관관계 정도를 평가하는 통계적 기법으로 2) 두 변수(원인변수와 결과변수)간의 직선적 관련성을 평가할 때 사용. 예, 동일목적의 구 시약과 현재시약의 결과값의 차이 비교, A시약과 B시약의 결과값의 차이 비교
cross-reactivity 교차반응도	특정물질이 측정대상 물질의 분석에 간섭하는 정도를 말함. 예, 임상화학 시험에서 hemolysis, lipemic, icterus 혈청의 경우 간섭이 발생할 수 있음
deterioration and instability 열화 및 불안정성	시약의 활성도 변화나 변질, 시약병의 미세한 손상으로 인한 시약누출, 혼탁도의 증가나 침전물의 형성, 미생물 오염 등 육안으로 관찰할 수 있는 sign이나 혹은 control 결과가 허용범위를 벋어 났을 경우의 시약 상태를 설명할 때 사용하는 용어
duplicate 이중측정	동일 calibrator, control, specimen 등을 동시에 2개 측정하는 시험. 통상 민감도가 낮은 면역검사 등의 검량선 작성 시 혹은 검체 측정 시 2중 측정하여 그 평균 값을 사용할 필요가 있을 때 실시함

EDMA 유럽진단제품제조자협회	The European Diagnostic Manufacturers Association. 유럽진단제품제조자 협회로 유럽 내 체외진단산업의 활성화 및 체외진단제품의 효용성과 효과성을 확장하고 지원하는 전문단체
expected value 예상치	통상 reference range 혹은 양성률 등을 의미한다. 나이와 성별, 검체 종류에 따라 다른 예상치가 설정된다. 예상치는 다양한 출판물과 참고문헌 등에서 다를 수 있기 때문에 해당 기관에 맞는 참고치를 설정하는 것이 중요하다.
expiration date 유효기간	유효기간. 통상 시약은 오픈하기 전과 오픈한 후, 혹은 복원 후에는 유효기간이 달라질 수 있다. 즉 시약 사용기간에 대한 실제 유효기간은 포장에 표기되어 있는 것과 다를 수 있다.
GLP **비임상시험관리기준** (우수실험실운영기준)	Good Laboratory Practice, 의약품 등의 안전성 유효성 심사에 관한 규정에 의하여 의약품 등의 제조 및 수입 허가 신청 등을 위한 비임상시험의 계획, 실시, 점검, 기록, 보고 및 보관을 위한 시험기관에서의 절차 및 조건 등을 정한 비임상시험관리기준을 말함
GMP 우수제조관리기준	GLP(Good Manufacturing Practice)란 품질이 보증된 우수의약품을 제조, 관리하기 위한 기준으로써 제조공장의 구조설비를 비롯하여 원료의 구입, 제조, 포장, 출하에 이르기까지 전 공정에 걸친 제조와 품질의 관리에 관한 조직적이고 체계적인 관리 규정을 말한다.
grayzone 그레이 존	양성, 음성(혹은 반응, 비반응)으로 판정하기 애매한(equivocal, 두 가지 이상으로 해석될 수 있는) 결과를 의미한다. Borderline reactive 혹은 trace, ± 등으로 표기되기도 하지만 정확한 의미를 파악하기 위해서는 사용설명서의 내용을 충분히 숙지하고, 추가적인 조치를 취하는 것이 필요하다
icterus serum 황달 혈청	황달(jaundice) 환자의 경우 혈청에 bilirubin 농도가 높게 나타날 수 있는데 이 경우 bilirubin이 갖고 있는 색소강도에 따라 교차반응도가 증가하여 결과 오류를 유발할 수 있음
in Vitro Diagnostic Prod-ucts 체외진단용 제품	질병의 진단이나 건강상태의 평가, 치료, 완화, 처치 또는 질병이나 후유증 예방을 포함하는 여러 상태들을 측정하기 위해 사용하는 시약, 기기와 시스템을 말한다. 이러한 제품들은 인체로부터 얻어진 검체의 수집, 준비, 검사 등에 사용된다(US FDA).
intended use 사용목적	Intended use에는 이 시약의 사용목적과 적용기기, 검사개발자, 임상적 의의 등이 설명되어 있다.
intercept y 절편	y 절편, 그래프의 선이 y축과 교차하는 위치. 회귀분석에서는 이 값(b)은 상가오차의 의미를 갖는다. Y = ax + b 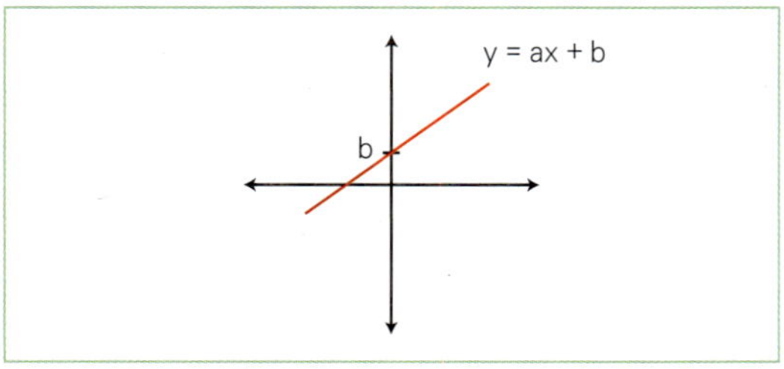

interpretation 결과 판독	검사결과에 대한 양성, 음성 판정 혹은 애매한 결과의 후속조치, 추가검사 등을 포함하는 내용이 기술되어 있다.
IVDs 체외진단제품	*In Vitro* Diagnostics(IVDs)는 *in vitro* diagnostic reagent와 *in vitro* diagnostic device의 주요 제품들을 일컫는다. 즉 체외진단시스템에서 사용되는 모든 제품을 의미하며, 이것에 대한 약어 표기이다.
limitation 한계	검사결과의 해석상 주의점 및 결과 해석의 제한점, 검사의 성능으로 인해 발생할 수 있는 결과 오류 가능성, 검체조건에 따른 결과의 차이 및 사용불가 검체 등 다양한 원인에 의해 본 test로 해결될 수 없거나 결과 오류 가능성이 높아 결과의 판정을 유보하는 경우들이 기술되어 있음
lot No. 제조번호	시약제조 시 부여하는 번호로 통상 대량으로 제조되는 시점을 중심으로 부여된다.
materials provided 제공되는 재료 및 기구	시약 kit 내에 포함되어 있는 재료 및 기구
materials required but not provided 제공되지 않지만 분석에 필요한 재료 및 기구	분석에 필요한 기기, 추가적인 시약 혹은 소모품 등으로 분석자가 별도로 준비하여야 하는 기구나 재료 등을 말함
MSDS 물질안전보건자료	물질안전보건자료(Material Safety Data Sheet)란 물질에 관한 중요한 정보를 담은 자료를 말한다. 이 데이터에는 물질의 이름, 성분, 유해성, 위험성, 보관방법, 취급 시 주의사항, 필요한 보호구, 몸에 묻거나 섭취되었을 때 등의 응급조치 등 안전에 관한 여러 가지 정보가 포함되어 있다.
NCCLS 미국임상검사표준국가위원회	National Committee for Clinical Laboratory Standards의 약자로 임상검사의 표준실험 가이드라인을 만들고 보급하는 업무를 수행하는 연구기관으로 2005년 1월 Clinical and Laboratory Standards Institute(CLSI)로 개명됨
nonspecific reactive 비특이적 반응	항원 : 항체 반응 혹은 anayte:anti-analyte 반응 시 발생하는 유사반응으로 위양성(false positive) 또는 위음성(false negative) 결과를 유도하는 반응
OSHA Standard on Bloodborne Pathogens OSHA 혈액성 병원체의 표준실험 지침	검체의 잠재적인 감염위험성으로부터 작업자를 보호하기 위한 조치로 미국 OSHA에서 제정한 규정. Biosafety level을 정하고 지침을 설명하거나 관련 문서 등이 기술되어 있다.
performance characteristics 성능 특성	직선성(linearity), 최소검출한계(limit of detection), 정량한계(limit of quantitation), 간섭물질에 대한 간섭 정도(interfering substances), 정밀도(precision), 정확도(accuracy), 민감도(sensitivity), 특이도(specificity) 등에 대한 성능평가가 기술되는 부분으로 시약의 신뢰도신뢰도가 평가되어 있는 부분이다. * 제6장 정도관리 용어 참조
precision 정밀도 **=reproducibility** 재현성	동일 검체의 반복측정 시 측정값이 일치하는 정도를 평가하는 지표로 표준편차(standard deviation, SD)와 변이계수(Coefficient of variation, CV%)로 평가된다. within-run과 between-run으로 구분하여 평가한다.

quality control(QC) 정도관리	해당 분석을 수행하는데 필요한 정도관리 방법을 설명하고, 정도관리 물질의 측정결과가 허용범위를 벗어나거나 판정이 애매한 경우, 그 원인과 대처 방안, 해결방법들이 설명되어 있다.
reactive ingredients 활성 성분	시약조성 및 농도가 표기되어 있거나 조성 성분의 역할이 설명되어 있다.
reagent 시제(試劑) 혹은 시약(試藥)	화학반응을 유발하기 위해 시스템에 추가되는 물질이나 화합물. 화학반응의 결과물(reactant)이나 시약이라는 용어는 상호 교환적으로 사용되지만, reactants는 '화학반응의 과정 중에 소비되는 물질'이라고 더욱 특이적인 용어적 설명을 할 수 있다. 시약은 순도에 따라 등급(reagent-grade)을 표기하게 되는데 ASTM international이나 미국화학회(American Chemical Society)에 의해 만들어진 기준을 따른다.
reagent handling 시약의 취급	시약을 다루는데 필요한 지시사항이나 정보가 들어 있으며, 시약의 열화 상태 등을 확인할 수 있는 방법들이 기술되어 있다.
reagent storage 시약의 저장	시약의 저장 조건(온도, 습도 등)에 대한 설명과 사용 전, 사용 중인 시약의 저장방법 등이 기술되어 있고, 시약의 사용시점이나 사용조건으로부터의 안정성(기간 등)에 대한 설명되어 있다.
reagents 시약 내용	Reagent kit 내에 있는 시약의 구성과 사용량 정보가 들어 있다.
reconstitution 복원	시약을 장기간 보관하거나 또는 운송 중 변질을 최소화하기 위해 통상 동결 건조시킨 시약을 사용 전에 원래 상태로 되돌리는 작업.
recovery test 회수율시험	특정 표준물질을 첨가하고 첨가된 량이 정확하게 정량되는지를 평가하는 정확도 시험
result 분석결과	Analyte를 분석하고 표준물질들과 비교하여 얻은 데이터
sensitivity 민감도	여기서는 분석민감도를 의미하며, 측정할 수 있는 물질의 최소량에 관한 성능척도이다.
slope, b 기울기, b	선 위의 두 점 사이에서 y값의 변화와 x값의 변화 사이의 상관관계. 선형회귀분석을 통하여 계산되는 값으로 일반적으로 연구방법들 간의 값 차이의 경향(계통적으로 발생하는 오차)들을 설명할 수 있다. Slope의 가장 이상적인 값은 1.000이다. 예) slope가 0.950이라는 것은 5.0%의 상승오차가 발생한다는 것을 의미한다.
specificity 특이도	여기서는 분석특이도를 의미하며, 측정하고자 하는 물질과 간섭없이 반응하는 정도의 성능척도 (간섭의 예: hemolysis, icterus, lipemic sera의 흡광도 간섭)
specimen collection and preparaion 검체 채취 및 준비	적정하게 검체를 채취하고 보관하는 방법 등을 기술하고, 검체의 특성에 따른 사용방법과 전처리 방법 등을 설명한다. 항응고제에 대한 사용 유무, 검체의 저장방법 및 저장기간, 문제 시 해결방법 등이 기술된다.
standard deviation, SD, s, σ 표준편차	측정값들이 평균값을 중심으로 산포되어 있는 정도를 표시한 값

test parameter 분석조건 설정	분석에 요구되는 매개변수나 특질 등을 설정하는 변수, instrument setting이라는 표현도 동일하게 사용 예) 검체량, 시약량, 파장, 인큐베이션 시간, reading time, 분석방식 등
test principle 검사원리 및 측정기술	Test principle(method, principle of the procedure, 검사절차 등과 유사한 의미)에는 화학적, 면역학적, 생물학적 검사원리들이 설명되며, 검사절차와 관련한 화학반응식 등이 도식되어 설명된다. 또한 반응의 결과를 측정(정량)하기 위해 사용되는 기술들도 설명되어 있다.
total Error, TE 총오차	한 검사법에서 관찰되는 우연오차(imprecision)와 계통오차(inaccuracy)의 합 * 제6장 정도관리 용어 참조
warnings and precautions 경고 및 주의사항	시약을 사용하는데 있어 경고 및 주의사항을 기술. 예) - 체외진단용으로만 사용 - 서로 다른 lot 간의 사용원칙 - 복원방법 - 시약 사용 후 bottles 처리 및 잔량 처리방법 - 감염성 병원체에 대한 처리 방법 및 화학물질 노출 및 사고 시 대응방법 등
within-run, intra-run 검사 내 재현성 분석	정밀도 평가방법, 즉 재현성을 분석하는 방법으로 동일 검체(CLSI 권고) 20개를 일정 수 만큼 동시에 분석하여 변이계수를 평가하는 방법. * Between-run test 참조

2. 진단시약 매뉴얼 번역 예시

Infinity™ Ammonia Liquid Stable Reagent PRODUCT SUMMARY	Infinity™ Ammonia Liquid Stable Reagent 제품 요약
Stability: Until Expiry at 2-8°C Linear Range: Up to 1,000 μmol/L(1,700 μg/dL) Specimen Type: Plasma Method: Kinetic Reagent Preparation: Supplied ready to use	안정성: 2-8℃에서 유효기간까지 직선 구간(범위): 1,000 μmol/L(1,700 μg/dL)까지 검체: 혈장 측정방법: Kinetic 시약준비: 바로 사용하도록 공급
INTENDED USE This reagent is intended for the in vitro quantitative determination of Ammonia(NH_3) in human plasma on automated systems.	**사용 목적** 이 시약은 자동분석기를 이용하여 체외에서 사람의 혈장에 있는 Ammonia(NH_3)를 정량 측정하기 위한 목적으로 사용합니다.
CLINICAL SIGNIFICANCE[1,2,3] Ammonia, derived from the catabolism of amino acids and from the action of intestinal bacteria on dietary protein, is converted to urea in the liver hepatocytes and so rendered non toxic. Under normal circumstances the concentration of ammonia in the circulation remains low, typically less than 50 μmol/L(85 μg/dL). Studies have shown that excess ammonia can have a toxic effect on the central nervous system and clinical manifestations are typically neurological disturbances. Elevated levels of ammonia may be either due to: (i) Inborn errors of metabolism; or (ii) Secondary to other conditions. Inborn errors of metabolism are the major cause of elevated ammonia in infants and usually the result of urea cycle enzyme deficiencies. Inherited disorders affecting the metabolism of the dibasic amino acids(lysine and ornithine) and those involving the metabolism of organic acids may also produce elevated levels of circulating ammonia. Elevated ammonia may also be observed in severe liver failure as may occur in Reye's Syndrome, viral hepatitis or cirrhosis.	**임상적 의의**[1,2,3] 암모니아는 아미노산의 이화작용과 장내의 세균활동에 의해 식이 단백질로부터 만들어 진다. 암모니아는 간세포에서 요소로 전환된 후 무독화 된다. 정상적인 환경에서 암모니아는 전형적으로 50μmol (85 μg/dL)보다 더 낮게 유지되며 순환한다. 연구에 의하면 과잉의 암모니아는 중추신경계에 독성효과를 나타내므로 임상적인 증상은 전형적으로 신경계 장애를 나타낸다. 암모니아가 비정상적으로 높은 이유는 아래 두 가지로 요인으로 설명된다: (i) 선천적 대사장애; 혹은 (ii) 2차적 다른 요인들 선천적 대사장애는 유아에서 암모니아를 증가시키는 주된 이유이고 통상 요소 cycle 효소결핍의 결과이다. 이염기 아미노산 (lysine와 ornithine)의 대사에 의한 영향과 유기산 대사를 포함하는 선천적 장애는 또한 순환 암모니아 농도를 증가시킬 수 있다. 암모니아의 증가는 Reye's Syndrome, 간염 또는 간경변과 같은 심한 간부전 등에서 관찰할 수 있다.

METHODOLOGY[1]

A number of methods have been developed for the estimation of plasma ammonia and these can be broadly classified into either indirect or direct methods. In the indirect procedures, ammonia is first of all isolated, for example by the addition of alkali or the use of a cation exchange resin, after which it is measured colourimetrically by nesslerization or Berthelot reaction. These procedures are not easily automated or require dedicated equipment.

Direct procedures, such as enzymatic methods, are more widely used in routine laboratories as they do not require the separation of ammonia from the specimen prior to the analytical step. Direct procedures are therefore more easily automated. The Infinity ammonia reagent is a direct enzymatic procedure based on the following reaction sequence:

$$NH_4 + \alpha\text{-ketoglutarate} + NADH \xrightarrow{\text{Glutamate dehydrogenase(GLDH)}} \text{Glutamate} + NAD + H_2O$$

The reagent contains LDH in excess, to rapidly reduce endogenous pyruvate so that it does not interfere with the assay system. The Infinity Ammonia reagent also incorporates a patented stabilization process which renders the reagent stable in the liquid phase.

방법(측정원리)[1]

혈장 암모니아의 평가를 위해 많은 방법들이 개발되어 왔는데 이것은 크게 직접 혹은 간접 방법으로 분류할 수 있다. 간접 방법에서는 첫째 암모니아를 모두 분리한다. 예를 들자면 알칼리의 추가나 양이온 교환 resin을 사용하여 분리한 후 Nessler 또는 Berthelot 반응에 의해 비색 측정한다. 이 과정은 자동화 분석기에 적용이 어렵거나 혹은 매우 정교한 장치가 요구된다.

효소방법 같은 직접 측정방법은 분석단계 전에 검체로부터 암모니아의 분리를 요구하지 않기 때문에 일반검사실에서 폭 넓게 사용되고 있다. 그 결과 직접측정방법은 더 쉽게 자동화될 수 있었다. Infinity 암모니아 시약은 다음과 같은 절차에 근거한 직접적인 효소 측정방법이다.

$$NH_4 + \alpha\text{-ketoglutarate} + NADH \xrightarrow{\text{Glutamate dehydrogenase(GLDH)}} \text{Glutamate} + NAD + H_2O$$

이 시약에는 과잉의 LDH가 함유되어 있으므로 내인성 pyruvate를 신속하게 감소시켜 assay system을 간섭하지 않는다. Infinity 암모니아 시약은 액체상태의 안정성을 지키기 위하여 안정화 기술에 대한 특허를 소유하고 있다.

REAGENT COMPOSITION

Active Ingredient	Concentration
α-Ketoglutarate	7.5 mmol/L
NADH	〉0.2 mmol/L
GLDH(Micro-organism)	〉4000 U/L
LDH(Micro-organism)	〉30,000 U/L
Tris Buffer	100 mmol/L

pH 8.7 ± 0.1 at 20°C

시약 구성

활성 성분	농도
α-Ketoglutarate	7.5 mmol/L
NADH	〉0.2 mmol/L
GLDH(Micro-organism)	〉4,000 U/L
LDH(Micro-organism)	〉30,000 U/L
Tris Buffer	100 mmol/L

pH 8.7 ± 0.1 at 20°C

WARNING: Do not ingest. Avoid contact with skin and eyes. If spilt, thoroughly wash affected areas with water. Reagent contains sodium azide which may react with copper or lead plumbing. Flush with plenty of water when disposing. For further information, consult the Infinity Ammonia Liquid Stable Reagent Material Safety Data Sheet.	**경고:** 먹지 말 것. 피부와 눈에 접촉되지 않게 주의할 것. 만약 쏟았다면 충분히 씻어낼 것. sodium azide를 포함하는 시약은 아연이나 납과 함께 반응이 일어날 수 있음. 따라서 처리 시에는 많은 양의 물과 함께 흘려 보낼 것. 추가적인 정보는 Infinity Ammonia Liquid Stable Reagent Material Safety Data Sheet를 참조 하시오.
REAGENT PREPARATION The reagent is supplied ready to use.	**시약의 준비** 시약은 바로 사용할 수 있도록 제공됩니다.
STABILITY AND STORAGE **Prior to use:** When stored at 2-8°C the reagent is stable until the expiration date stated on the bottle and kit box label. **Once the Reagent is Opened:** When stored capped at 2-8°C, the reagent is stable until expiry. It is recommended that when the reagent is not in use for prolonged periods of time(eg: overnight) the reagent be capped and stored at 2-8°C. **Indications of Reagent Deterioration:** · Turbidity; · Reagent Absorbance 〈1.3 AU at 340 nm(1 cm); and /or · Failure to recover control values within the assigned range	**안전성과 보관** **시약 사용 전:** 시약이 2-8℃에서 저장되었다면 시약병과 kit label에 명시된 유효기간까지 안정합니다. **시약 오픈 후:** 2-8℃에서 뚜껑을 닫고 저장하면 시약은 유효기한까지 안정합니다. 시약을 오래 동안 사용하지 않을 때 (예를 들어 overnight)에는 뚜껑을 닫고 2-8℃에서 저장합니다. **시약 열화의 표식** · 혼탁; · 시약의 흡광도가 340 nm(1 cm)에서 1.3 AU 이하 일 때; · Control 값의 할당된 범위 내에서의 회수율 불량을 보일 때
SPECIMEN COLLECTION AND HANDLING [1] Plasma: Plasma, collected with EDTA or heparin(not ammonium heparin) into an evacuated collection tube is recommended. Ideally, the collection tube should be completely filled with blood and immediately placed on ice. Centrifuge (cold) the sample as soon as possible and separate plasma and store at 2-4°C until analysis. **Storage**: Ammonia samples are stable for 3 hours at 2-4°C or 24 hours at -20°C.	**검체채취와 취급** 혈장: EDTA 또는 heparin (ammonium heparin은 불가) 처리된 진공채혈관을 사용할 것을 추천합니다. 진공채혈관에 혈액을 완전하게(주어진 눈금까지 등) 채우고 가능한 빨리 (냉장) 원심분리하여 분석 전까지 2-4℃에서 보관합니다. **저장**: 암모니아 검체는 2-4℃에서 3시간 동안 또는 -20℃에서 24시간 동안 안정합니다.

ADDITIONAL EQUIPMENT REQUIRED BUT NOT PROVIDED	검사에 필요한 추가적인 장비 및 용품 (kit에 포함되어 제공하지 않음)
· A clinical chemistry analyser capable of maintaining constant temperature(37°C) and measuring absorbance at 340 nm(334 nm, 365 nm). · Analyser specific consumables, eg: sample cups. · Ammonia Standard(s). · Normal and Abnormal assayed control material.	· 임상화학 분석기는 340 nm(334 nm, 365 nm)에서 흡광도를 측정할 수 있어야 하고 일정한 온도(37℃)를 유지할 수 있는 분석기이여야 함. · 분석기용 특정 소모품, 예: sample cup · 암모니아 표준액 · 정상, 비정상 암모니아 control 시약
ASSAY PROCEDURE	**분석 순서**
The following system parameters are recommended. Individual instrument applications are available upon request from the Technical Support Group	아래의 시스템 파라메타를 추천합니다. 개별기기의 적용은 Technical Support Group으로부터 요청할 수 있습니다.

SYSTEM PARAMETERS		SYSTEM PARAMETERS	
Temperature	37°C	온도	37°C
Primary Wavelength	340 nm(334, 365 nm)	일차 파장	340 nm(334, 365 nm)
Secondary Wavelength	600 nm	이차 파장	600 nm
Assay Type	Rate / Kinetic	Assay Type	Rate / Kinetic
Direction	Decrease	Direction	Decrease
Sample : Reagent Ratio	1 : 11	Sample: 시약 비율	1 : 11
eg: Sample Vol	30 μL	eg: 검체 양	30 μL
Reagent Vol	330 μL	시약 양	330 μL
First Read Time	30 seconds	First read time	30 seconds
Delay Time	90 seconds	Delay time	90 seconds
Last Read Time	120 seconds	Last read time	120 seconds
Reagent Blank	Low 1.3 AU	Reagent Blank	Low 1.3 AU
(1cm lightpath, 340 nm)	High 2.5 AU	(1cm lightpath, 340nm)	High 2.5 AU
Linearity	1000 μmo/L	직선성	1000 μmo/L
(refer to Linearity section)	(1700 μg/dL)	(직선성 부분 참조)	(1700 μg/dL)
Sensitivity	0.20 ΔmA per μmol/L	민감도	0.20 ΔmA per μmol/L
(1cm lightpath, 340 nm	(0.11 ΔmA per μg/dL)	(1cm lightpath, 340nm)	(0.11 ΔmA per μg/dL)

CALCULATIONS	결과 계산
Results are calculated, usually automatically by the instrument, as follows:	계산은 기기에 의해서 자동적으로 다음과 같이 계산됩니다.
$\text{Ammonia} = \frac{\Delta\text{Abs/min of Unknown}}{\Delta\text{Abs/min of Calibrator}} \times \text{Calibrator Value}$	$\text{Ammonia} = \frac{\Delta\text{Abs/min of Unknown}}{\Delta\text{Abs/min of Calibrator}} \times \text{Calibrator Value}$

Example:	**예:**
Absorbance of Calibrator = 0.04 ΔAbs/min Absorbance of unknown = 0.10 ΔAbs/min Value of Calibrator = 200 μmol/L(340 μg/dL) Ammonia = $\frac{0.10}{0.04}$ × 200 = 500 μmol/L Ammonia = $\frac{0.10}{0.04}$ × 340 = 850 μmol/L	Calibrator 흡광도 = 0.04 ΔAbs/min 미지 검체 흡광도 = 0.10 ΔAbs/min Calibrator 값 = 200 μmol/L(340 μg/dL) Ammonia = $\frac{0.10}{0.04}$ × 200 = 500 μmol/L Ammonia = $\frac{0.10}{0.04}$ × 340 = 850 μmol/L
NOTES 1. The reagent and sample volumes may be altered proportionally to accommodate different spectrophotometer requirements. 2. Specimens with Ammonia concentrations greater than 1000 μmol/L(1700 μg/dL) should be diluted with ammonia free water and reassayed. Multiply results by the dilution factor. 3. Unit conversion: μmol/L x 1.7 = μg/dL	**주의** 1. 시약과 검체양은 광도계의 측정요건에 따라 같은 비율로 변경될 수 있습니다. 2. 1000 μmol/L(1799 μg/dL) 이상의 암모니아 검체는 암모니아 free water로 희석하고 재검합니다. 결과에 희석배수를 곱해 줍니다. 3. 단위변환: μmol/L × 1.7 = μg/dL
CALIBRATION Calibration is required. An aqueous standard which is traceable to a primary reference standard is recommended. For calibration frequency on automated instruments refer to the instrument manufacturers specifications. However, calibration stability is contingent upon optimum instrument performance and the use of reagents which have been stored as recommended in the stability and storage section of this package insert. Recalibration is recommended at anytime if one of the following events occurs: · The lot number of reagent changes. · Preventative maintenance is performed or a critical component is replaced. · Control values have shifted or are out of range and a new vial of control does not rectify the problem.	**검량선** Calibration이 필요합니다. 1차 기준표준과 소급할 수 있는 액상 표준품을 추천합니다. 자동분석기의 calibration 빈도는 자동분석기 제조사의 권고사항을 참조합니다. 그러나 calibration 안정성은 최적조건의 기기로 수행되었을 경우에 보장될 수 있습니다. 시약의 저장과 안정성을 위해 사용설명서 내에 기술된 조건을 충실히 따라 주십시오. Recalibration은 다음과 같은 경우에 시행합니다. · 시약의 lot number 변경 · 예방정비가 시행되었거나 주요 구성요소 교체 시. · Control 값이 한 쪽으로 몰리거나 허용된 범위를 벗어났을 때, 그리고 이 경우 새 vial의 control로도 문제가 수정되지 않는 경우

QUALITY CONTROL

To ensure adequate quality control, normal and abnormal control with assayed values should be run as unknown samples:

- At least every eight hours or as established by the laboratory.
- When a new bottle of reagent is used.
- After preventative maintenance is performed or a critical component is replaced.

Control results falling outside the upper or lower limits of the established ranges indicate the assay may be out of control. The following corrective actions are recommended in such situations:

- Repeat the same controls.
- If repeated control results are outside the limits, prepare fresh control and repeat the test.
- If results are still out of control, recalibrate with fresh standard, then repeat the test.
- If results are still out of control, perform a calibration with fresh reagent, then repeat the test.
- If results are still out of control, contact Technical Services or your local distributor.

정도 관리

정확한 정도관리를 확실하게 하기 위해서 정상범위 control과 고농도 control을 unknown 상태처럼 수행하여야 하며 아래 내용들을 준수하여야 합니다.

- 적어도 8시간 마다 시행 혹은 검사실에서 별도로 설정
- 새로운 시약병을 오픈 하였을 때
- 예방정비가 시행되었거나 주요 구성요소 교체 시.

설정된 범위의 상한 또는 하한을 벗어나는 control 결과 역시 문제가 있다는 것을 의미합니다. 이 경우 아래와 같은 교정행위를 권고합니다.

- 동일 control을 반복시행
- 만일 반복된 control 결과가 한계치를 벋어났다면, 새로운 control 혈청을 준비하고 재검사를 시행합니다.
- 만일 결과가 여전히 control 값을 벗어난다면, 새로운 calibrator로 recalibrate하고 검사를 재검합니다.
- 위 경우에도 결과가 여전히 control값을 벗어난다면, 새로운 시약으로 calibration을 시행하고 검사를 반복합니다.
- 그러나 이 경우에도 결과가 여전히 control값을 벗어났다면, Technical Service 또는 지역판매점에 연락하십시오.

LIMITATIONS

1. Haemolysed samples should not be used as erythrocytes contain levels of ammonia approximately 3 times that of plasma.1
2. No interference from pyruvate was observed up to a level of 0.75 mmol/L(0.01 mg/dL).
3. Reliable estimations of ammonia can only be achieved if steps are taken to avoid contamination from ammonia. Sources of contamination include, but are not restricted to, cigarette smoking(patient and collection staff), laboratory atmosphere and laboratory glassware.
4. Young DS[4] has published a comprehensive list of drugs and substances which may interfere with this assay.

검사의 한계

1. 적적혈구가 함유되어 있거나 용혈된 검체는 사용하지 않습니다. 적혈구에는 혈장보다 약 3배 이상의 암모니아가 있습니다.[1]
2. Pyruvate 0.75 mmol/L (0.01 mg/dL)까지는 간섭이 없습니다.
3. 믿을 수 있는 암모니아 측정을 위해서는 각 단계마다 암모니아가 오염되지 않도록 주의하는 것입니다. 암모니아 오염원으로는 담배연기, 실험실 내의 공기, 실험실 유리제품이 포함되지만 이 외의 오염원에 대해서도 오염 가능성이 있을 수 있습니다.
4. Young DS[4]는 이 분석에 간섭할 수 있는 약과 물질의 종합적인 목록을 발행하였습니다.

EXPECTED VALUES[5] 16 - 53 µmol/L(27-90 µg/dL) The quoted values were derived from a normal population and should serve as a guide only. It is recommended that each Laboratory verify this range or derives a reference interval for the population that it serves.[6]	**예상값(예측치)**[5] 16-53 ㎛ol/L(27-90 ㎍/dL) 제시된 값은 단지 guide로써만 제공되는 것입니다.각 실험실에서 위 범위를 검증하거나 참고범위를 재설정할 것을 권고합니다.[6]
PERFORMANCE DATA The following data was obtained using the Infinity Ammonia Liquid Stable Reagent on a well maintained automated clinical chemistry analyser. Users should establish product performance on their specific analyser used.	**성능 데이터** 아래 데이터는 관리가 잘되어 있는 자동 임상화학분석기에서 Infinity Ammonia Liquid Stable Reagent를 사용하여 얻어진 데이터입니다. 사용자는 현재 사용하고 있는 분석기에서 생성된 결과를 확보하고 있어야 합니다.
IMPRECISION Imprecision was evaluated over a period of 20 days using two levels of commercial control and following the NCCLS EP5-T procedure.[7]	**비정밀도** 비정밀도는 2개의 상업용 control을 사용하여 20일 이상 평가한 것이고 NCCLS EP5-T 절차에 따라 평가한 것입니다.[7]

Within Run:	LEVEL I	LEVEL II
Number of data points	76	76
Mean(µmol/L / µg/dL)	61.1 / 103.9	115.5 /196.4
SD(µmol/L / µg/dL)	3.6 / 6.1	8.5 / 14.5
CV(%)	6.0	7.4

검사내 변동	LEVEL I	LEVEL II
Number of data points	76	76
Mean(µmol/L / µg/dL)	61.1 / 103.9	115.5 /196.4
SD(µmol/L / µg/dL)	3.6 / 6.1	8.5 / 14.5
CV(%)	6.0	7.4

Total:	LEVEL I	LEVEL II
Number of data points	76	76
Mean(㎛ol/L / ㎍/dL)	61.1/103.9	115.5/196.4
SD(㎛ol/L / ㎍/dL)	8.7/14.8	9.8/16.7
CV(%)	14.3	8.5

Total:	LEVEL I	LEVEL II
Number of data points	76	76
Mean(㎛ol/L / ㎍/dL)	61.1/103.9	115.5/196.4
SD(㎛ol/L / ㎍/dL)	8.7/14.8	9.8/16.7
CV(%)	14.3	8.5

ACCURACY Comparison studies were carried out using another similar commercially available ammonia reagent. Plasma samples were assayed in parallel and the results compared by least squares regression. The following statistics were obtained.	**정확도** 비교 연구들이 상업적으로 이용할 수 있는 다른 유사한 시약을 사용하여 수행되었습니다. 혈장 검체가 병렬로 분석되었고, 결과는 최소자승회귀분석에 의해 비교 분석되어 다음과 같은 통계결과를 얻었습니다.

Number of sample pairs	42	검체의 수	42
Range of sample results	8-799µmol/L(13-1359µg/dL)	검체결과의 범위	8-799µmol/L(13-1359µg/dL)
Mean of reference method results	312 µmol/L (530µg/dL)	참고방법 결과의 평균치	312 µmol/L (530µg/dL)
Mean of Infinity Ammonia results	316 µmol/L (536 µg/dL)	Infinity 암모니아 결과의 평균치	316 µmol/L (536 µg/dL)
Slope	1.002	기울기	1.002
Intercept	1.55 µmol/L (2.6 µg/dL)	y절편	1.55 µmol/L (2.6 µg/dL)
Correlation coefficient	0.9974	상관계수	0.9974

LINEARITY

When run as recommended the assay is linear between 0 and 1000 µmol/L of Ammonia(0-1700 µg/dL). Linearity on various automated instruments may vary from this value. The user should consult the specific Infinity instrument application.

직선성

추천된 방법대로 실험을 수행하였을 때, 0과 1000㎛ol/L 사이에서 직선성을 갖습니다(0-1700㎍/dL). 자동화기기에서의 직선성은 이 수치로부터 다양하게 나올 수 있습니다. 사용자께서는 특정 Inifity 기기 적용법을 자문 받으실 수 있습니다.

SENSITIVITY

When run as recommended the sensitivity of this assay is 0.2 ΔmA per µmol/L or 0.11 ΔmA per µg/dL(1cm light path, 340 nm).

민감도

추천된 방법대로 실험을 수행했을 때, 이 분석의 민감도는 0.2 ⊿mA/min per ㎛ol/L 또는 0.11 ⊿mA/min per ㎍/dL(1cm light path, 340 nm)의 값을 갖습니다.

REFERENCES

1. Clinical Chemistry Infobase: A Scientific & Management Cyclopedia. PesceKaplan Publishers 1996; 2246-2320.
2. Tietz Textbook of Clinical Chemistry. Burtis CA and Ashwood ER(Eds). Second Edition, WB Saunders Company, 1994; 32:1485-88.
3. The Diagnosis of Urea Cycle Disorders, Lab Medica International, May/June 1993; 13-17.
4. Young DS. Effects of Drugs on Clinical Laboratory Tests Third Edition 1990; 3: 30-2.
5. Ektachem Multilayer Dry Film Assay for Ammonia Evaluated. J Clin Chem 1985: Vol 31:12:2012-2014.
6. Wachtel M et al, Creation and Verification of Reference Intervals. Laboratory Medicine 1995; 26:593-7.
7. National Committee for Clinical Laboratory Standards. User evaluation of Precision Performance of Clinical Chemistry Devices. NCCLS, 1984, NCCLS Publication EP5-T.

참고문헌

8. Clinical Chemistry Infobase: A Scientific & Management Cyclopedia. PesceKaplan Publishers 1996; 2246-2320.
9. Tietz Textbook of Clinical Chemistry. Burtis CA and Ashwood ER (Eds). Second Edition, WB Saunders Company, 1994; 32:1485-88.
10. The Diagnosis of Urea Cycle Disorders, Lab Medica International, May/June 1993; 13-17.
11. Young DS. Effects of Drugs on Clinical Laboratory Tests Third Edition 1990; 3: 30-2.
12. Ektachem Multilayer Dry Film Assay for Ammonia Evaluated. J Clin Chem 1985: Vol 31:12:2012-2014.
13. Wachtel M et al, Creation and Verification of Reference Intervals. Laboratory Medicine 1995; 26:593-7.
14. National Committee for Clinical Laboratory Standards. User evaluation of Precision Performance of Clinical Chemistry Devices. NCCLS, 1984, NCCLS Publication EP5-T

3. 진단시약 매뉴얼 번역 실습

실습 1.

AMMONIA-L3K® ASSAY	
CATALOGUE NUMBER: 233-10 SIZE: 2 x 20 mL + 1 x 15 mL	
INTENDED USE For the IN VITRO quantitative determination of Ammonia in plasma.	
WARNINGS AND PRECAUTIONS S24 / 25: Avoid contact with skin and eyes.	
REAGENTS Ammonia-L3K® Reagent: a solution containing a buffer(pH 8.0 at 25°C), 10 mmol/L α-ketoglutarate, at least 6KU/L GLDH(microbial), 0.2mmol/L NADPH analog, stabilizers, and a preservative. Ammonia Standard: 1 x 15 mL of a solution of ammonium sulfate(ammonia) 294 μmol/L(5.0 μg/mL).	
SUMMARY OF THE TEST Circulating ammonia in normal individuals is relatively low, despite the fact that ammonia is continuously produced from dietary and amino acid metabolism. Blood ammonia determinations have been used in the diagnosis of coma asso-	

ciated with hepatic dysfunction caused by cirrhosis and neoplasms. The determination of ammonia is very useful in the diagnosis and prognosis of Reye's Syndrome.

The assay of blood ammonia has always been a tedious and time consuming process. Ammonia assays have generally been based on two approaches: the diffusion of ammonia from an alkaline medium with trapping in acid(1) or separation of ammonia from a sample using ion exchange resin(2). The DCL assay is an enzymatic method(3) which requires no sample preparation and employs glutamate dehydrogenase and a stabilized NADPH analog(4) which is easy to use and applicable to routine instrumentation.

PRINCIPLE

α-ketoglutarate + NH_4+ + reduced cofactor →

L-glutamate + cofactor + H_2O

Ammonia reacts with α-ketoglutarate and reduced cofactor to form L-glutamate and the cofactor. The reaction is catalyzed by glutamate dehydrogenase. The decrease in absorbance due to the oxidation of the reduced cofactor can be monitored at 340 nm or 380 nm and is proportional to the ammonia concentration.

REAGENT PREPARATION, STORAGE AND STABILITY Ready for use. The reagents included are stable until the expiry date stated on the labels at 2-8°C.	
REAGENT DETERIORATION The reagents should be clear. Turbidity would indicate deterioration.	
EQUIPMENT AND MATERIALS Materials Provided Reagents for ammonia assay. Materials Required Spectrophotometer or analyzer capable of accurately measuring absorbance at 340 or 380 nm.	
SPECIMEN Fresh, clear, unhemolysed EDTA or heparinized plasma(not ammonium heparin). The accuracy of ammonia determination is extremely dependent on sample collection. Serum is not an acceptable specimen. Plasma collected from a stasis-free vein into an EDTA or heparin(not ammonium heparin) evacuated tube is recommended. Release the residual vacuum immediately, place the sample on ice, and deliver to the lab as quickly as possible. Separate the plasma from the sample without delay.	

Do not use hemolyzed samples. The ammonia analysis should be performed within 30 minutes. Ammonia samples may be stored tightly sealed for up to 2 hours at 2-8°C or 24 hours at -20°C(5).	
LIMITATIONS AND INTERFERENCE Avoid ammonia contamination from the laboratory environment. Heavy metals will interfere in the reaction by inhibiting GLDH. Interferences from icterus, lipemia, hemolysis, and plasma pyruvate were evaluated for this ammonia method on a Hitachi 911 analyzer using a significance criterion of 〉 10% variance from control. No significant icterus interference was found at bilirubin levels from 0-684 μmol/L(0-40 mg/dL) in a 167 μmol/L(2.8 μg/mL) ammonia sample. Intralipid levels from 0-1000 mg/dL[0-33.87 mmol/L(0-3000 mg/dL) triglycerides] were studied with acceptable results to levels of 250 mg/dL Intralipid[8.46 mmol/L (750 mg/dL) triglycerides] in a 154 μmol/L(2.6 μg/mL) ammonia sample. No significant ascorbic acid interference was found at ascorbic acid levels from 0-3000 μg/dL in a 147 μmol/L(2.5 μg/mL) ammonia sample. Plasma pyruvate levels up to 0.75 mmol/L(6.6 mg/dL) do not cause interference.	

Hemolysed samples should not be used as erythrocytes contain larger amounts of ammonia than are found in plasma(5).

A summary of the influence of drugs on clinical laboratory tests may be found by consulting Young, D.S.(6).

A sample with an ammonia level exceeding the linearity limit should be diluted with 0.9% saline and reassayed incorporating the dilution factor in the calculation of the value.

PROCEDURE

Conditions

Automated Analyzer

Wavelength

Primary............................ 340 nm or 380 nm

Secondary .... 660 nm

Temperature .... 37°C

Pathlength .... Instrument dependant

Mode .... Endpoint

Reaction Time .... 10 minutes

Sample Volume ....20 μL

Reagent Volume................ 230 μL

Total Volume...................... 250 μL

Sample to Reagent Ratio .. 1:11

CALIBRATION

An ammonia standard is included and should be used to calibrate the procedure.

QUALITY CONTROL Two control levels should be analyzed as required. The results should fall within plus or minus two standard deviations of the established value.	
CALCULATION The analyzer calculates the ammonia concentration of each sample.	
REFERENCE INTERVALS(3) 12–47 μmol/L(0.20–0.80 μg/mL) These values are suggested guidelines. It is recommended that each laboratory establish the normal range for the area in which it is located. Results These performance characteristics were generated in DCL laboratories using Hitachi 911 automated procedures unless otherwise stated. Ammonia concentration is reported as μmol/L (μg/mL). To convert μg/mL to μmol/L, multiply by 58.71. Recovery Study Ammonia was added to pooled human plasma to increase the ammonia concentration by 10.6 μmol/L(0.18 μg/mL) and 27.0 μmol/L(0.46 μg/mL). Recovery of the added ammonia averaged 102%.	

Reportable Range(NCCLS EP6-P)

The linearity of the procedure described is 1175.0 µmol/L(20.0 µg/mL). The lower limit of detection of the procedure described is 5.8 µmol/L(0.1 µg/mL). This data results in a reportable range of 5.8-1175.0 µmol/L(0.1-20.0 µg/mL).

Precision Studies(NCCLS EP5-T2)

Data was collected on three aqueous standards in 40 runs conducted over 20 days.

Level		Total SD		Total CV %
µmol/L	µg/mL	µmol/L	(µg/mL)	
48.01	0.819	3.76	0.064	7.9
125.23	2.133	4.40	0.075	3.5
337.29	5.745	5.81	0.099	1.7

Within Run SD		Within Run CV %
µmol/L	(µg/mL)	
2.64	0.045	5.6
2.64	0.045	2.1
2.58	0.044	0.8

Accuracy(NCCLS EP9-P)

The performance of this method(y) on a Hitachi 911 was compared with the performance of similar ammonia method(x) on a Cobas Mira. Forty patient plasma samples ranging from 11.1-811.4 µmol/L(0.19-13.82 µg/mL) gave a correlation coefficient of 0.9990.

Linear regression analysis gave the following equation:

This method = 0.95(similar ammonia method) − 0.8 μmol/L(−0.01 μg/mL).

These performance characteristics were generated in DCL laboratories using automated procedures unless otherwise stated.

DISPOSAL

Dilute with large volumes of water; dispose into sewer system in accordance with all Federal, Provincial, State and local regulations.

LITERATURE REFERENCES

1. Conway, E.J., Biochem J. 29:27(1935).
2. Kingsley, G.R., and Tager H.S., Standard Methods of Clinical Chemistry 6:115, Washington D.C. 1970, American Assoc. of Clinical Chemistry.
3. Ratcliff, C.R,, and Hall, F.F. Selected Methods of Clinical Chemistry 9:85, Edited by Willard R. Faulkner and Samual Meites, American Association for Clinical Chemistry, Washington D.C.(1982).
4. U.S. Patent No. 5,801,006.
5. Tietz, N.W., Tietz Textbook of Clinical Chemistry, 3rd Edition, W.B. Saunders, Philadelphia, PA(1999).
6. Young, D.S., Effects of Drugs on Clinical Laboratory Tests, AACC Press, Washington, Third Edition,(1990).

실습 2.

Wellcolex* Colour Shigella	
1. INTENDED USE Wellcolex* Colour Shigella provides a simple, rapid qualitative procedure for detection and species identification of Shigella present on solid culture media. The Wellcolex* Colour Shigella test has been categorised as highly complex under CLIA.	
2. SUMMARY AND EXPLANATION OF THE TEST Organisms of the genus Shigella cause bacillary dysentery, one of the most common diarrhoeal diseases throughout the world. The symptoms which include acute abdominal pain and bloody diarrhoea are associated with invasion of the gastric mucosa by the organisms, but further systemic penetration is unusual. The infectious dose may be as low as ten organisms, which assists the rapid dissemination of infection as a result of faecal contamination of the environment. Most cases of infection are relatively mild and require simple supportive therapy, but severe cases can be fatal if appropriate antibiotics are not provided. It is important that the causative	

organisms are identified accurately and as rapidly as possible to enable the judicious provision of antibiotic therapy, essential to minimise the prevalence of strains with multiple antibiotic resistance and to control outbreaks of disease5. Shigella strains are classified into four species, Shigella boydii, Shigella dysenteriae, Shigella flexneri and Shigella sonnei. The classification may be achieved by serological tests on the basis of cell-associated O-antigens, according to which the species may be further subdivided into serological types. Wellcolex* Colour Shigella provides a rapid simple serological procedure for species identification of the majority of Shigella serotypes encountered in clinical bacteriology.

3. PRINCIPLE OF THE PROCEDURE

In Wellcolex* Colour Shigella, a suspension of bacteria is reacted with two test reagents, each consisting of a mixture of red and blue latex particles. Each coloured latex is coated with antibody specific for a different Shigella species. In the presence of homologous antigen one of the colours in a mixture will agglutinate, and the identity of the antigen is indicated by the colour of the aggregated particles with a contrasting change in the colour of the background.

Each combination is easily distinguished from the others and from a negative result in which the particles remain in smooth purple suspension, and the occasional non-specific result in which all the particles agglutinate into purple aggregates against a cleared background.

4. REAGENTS

Kit Contents	
Wellcolex* Colour Shigella	50 Tests (ZC51/R30858401)
1. Latex reagent 1	1 dropper bottle (white cap)
2. Latex reagent 2	1 dropper bottle (white cap)
3. Red Positive Control	1 dropper bottle (red cap)
4. Blue Positive Control	1 dropper bottle (blue cap)
5. Disposable Sampling Sticks	2 bundles
6. Disposable Reaction Cards	1 pack
7. Disposable Sample Dispensers	2 packs
8. Disposable Suspension Tubes	1 pack
9. Instructions for Use	1
10. Reading Guide	1

5.. DESCRIPTION, PREPARATION FOR USE AND RECOMMENDED STORAGE CONDITIONS See also Warnings and Precautions Unless otherwise stated, all components should be stored at 2 to 8°C, under which condition they will retain activity until the expiry date of the kit.	
Latex Reagent 1 One dropper bottle containing a purple suspension of polystyrene latex particles in buffer containing 0.05% Bronidox® preservative. The latex particles are coated with rabbit antibody with the following specificity: Red Latex Shigella sonnei(forms I & II) Blue Latex Shigella flexneri(types 1 to 6, X & Y)	
Latex Reagent 2 One dropper bottle containing a purple suspension of polystyrene latex particles in buffer containing 0.05% Bronidox® preservative. The latex particles are coated with rabbit antibody with the following specificity: Red Latex Shigella dysenteriae(types 1 to 12) Blue Latex Shigella boydii(types 1 to 15)	

Red Positive Control Contains killed bacterial suspension of organisms representative of Shigella sonnei and Shigella dysenteriae. Containing 0.05% Bronidox® and 0.5% formalin as preservative.	
6. WARNINGS AND PRECAUTIONS For in vitro diagnostic use only. For professional use only.	
Please refer to the manufacturer's safety data sheet and the product labelling for information on potentially hazardous components.	
6.1. Health and Safety Information 6.1.1 In accordance with the principles of Good Laboratory Practice, it is strongly recommended that all clinical specimens and materials should be handled as potentially infectious and used with all necessary precautions. Ideally, the procedure should be performed in a suitable microbiological safety cabinet[1].	

6.1.2 Non-disposable apparatus should be sterilised by any appropriate procedure after use, although the preferred method is to autoclave for 15 minutes at 121°C; disposables should be autoclaved or incinerated. Spillage of potentially infectious materials should be removed immediately with absorbent paper tissue and the contaminated areas swabbed with an effective disinfectant. Materials used to clean spills, including gloves, should be disposed of as potentially biohazardous waste. Do not autoclave materials containing sodium hypochlorite.	
6.1.3 Do not pipette by mouth. Wear disposable gloves, gowns and eye protection while handling specimens and performing the assay. Wash hands thoroughly when finished. 6.1.4 If any of the reagents come into contact with the skin or eyes, wash the area extensively by immediately rinsing with plenty of water. 6.1.5 Avoid ingestion of the reagents	

6.2. Analytical Precautions

6.2.1 Do not use the reagents beyond the stated expiry date.

6.2.2 Microbiological contamination of reagents must be avoided as this may reduce the life of the product and cause erroneous results.

6.2.3 Allow all reagents and samples to come to room temperature(18 to 30°C) before use. Immediately after use return reagents to the recommended storage temperature. Latex reagents which show signs of aggregation when dispensed for the first time may have been frozen and should not be used.

6.2.4 Store Latex Reagents upright at 2 to 8°C. After prolonged storage some aggregation or drying around the top of the bottle may have occurred with the Latex Reagents. Under these circumstances the Latex Reagents should be shaken vigorously for a few seconds until resuspension is complete.

6.2.5 Personnel with colour vision defects should be able to see agglutination but may experience difficulty in differentiating the colour reactions; if a problem is encountered, reactions should be referred to someone with normal colour vision. 6.2.6 It is important to hold the dropper bottles vertically and that the drop forms at the tip of the nozzle. If the nozzle becomes wet, a drop of incorrect volume will form around the end and not at the tip; if this occurs, dry the nozzle before progressing. 6.2.7 Use of a flat-bed rotator is essential. For optimum performance ensure that the rotator is level and has been calibrated to run at 150 ± 5 rpm.	
6.2.8 Do not touch the reaction areas on the cards. It is important to ensure that the Reaction Cards lie completely flat on the rotator otherwise clear agglutination patterns will not be seen. 6.2.9 Ensure that the Positive Controls are resuspended by shaking or vortexing vigorously for ten seconds. DO NOT vortex the Latex Reagents.	

7. SPECIMEN COLLECTION AND PREPARATION OF CULTURES	
For details of specimen collection and preparation of cultures, a standard textbook should be consulted 2,3,4. The test may be performed on non-lactose-fermenting colonies growing in primary culture on selective media(for example MacConkey Agar, Hektoen Enteric Agar or Xylose Lysine Deoxycholate Agar), in subculture from enrichment broth on these media or in pure culture(for example Nutrient Agar plates or slopes(slants)). If it is necessary to confirm the results of the test, the bacterial suspension used for the colour test may be subcultured subsequently for further identification, the same suspension may also be used for testing with Wellcolex* Colour Salmonella(ZC50/R30858301).	

8. PROCEDURE

MATERIALS PROVIDED

Wellcolex* Colour Shigella ZC51/R30858401 contains sufficient materials for 50 tests, see Kit Contents.

MATERIALS REQUIRED BUT NOT PROVIDED

1. 0.85% sterile saline.
2. The test should be performed on a flat bed rotator with an orbital diameter of 1.5 inches(38 mm)/1.25 inches(32mm) operating at approximately 150 rpm. The speed and orbital diameter are critical to the performance of the assay.

   No other materials or equipment are needed.

TEST PROCEDURE

CAUTION: Precautions appropriate to the handling of live cultures should be taken while performing the test.

<u>Colony identification</u>

Step 1 Dispense approximately 200 μl of saline into a Suspension Tube. The Disposable Sample Dispenser which is graduated at approximately 200 μl may be used.

Step 2 From an overnight culture pick one or two average-sized(1 to 2 mm) suspected Shigella colonies from the culture plate using the flat end of a Sampling Stick and carefully emulsify the bacteria in the saline. With small colonies more will need to be picked; the end of the Sampling Stick should be covered. Discard the Sampling Stick for safe disposal.

Step 3 Resuspend Latex Reagents 1 and 2 by shaking vigorously for a few seconds. Hold the bottle vertically and dispense one free-falling drop of each Latex Reagent into a separate circle on a flat Reaction Card. Burst any air bubbles with the end of a Sampling Stick.

Step 4 Using a Disposable Sample Dispenser held vertically, transfer one free-falling drop(40 μl) of bacterial suspension to each of the two circles. Take care not to dispense air bubbles. Discard the Dispenser for safe disposal.

Step 5 Using a Sampling Stick, mix the contents of each circle and spread to cover the whole area of the circle. The same stick may be used for both circles and then discarded for safe disposal.

Step 6 Place the card on a suitable flat-bed rotator and run at 150 ± 5 rpm for 2 minutes(see Analytical Precautions). Switch off and observe for agglutination

without removing the card from the rotator. The card should be viewed from directly above at a normal reading distance(25 to 35 cm from the eyes). Do not use a magnifying lens. The patterns obtained are clear cut and can be recognised easily under any normal lighting conditions. If there is any doubt about whether agglutination has occurred the test should be repeated using a 40 μl drop of saline. There should be no visible agglutination. This result should be used as a basis for comparison. Step 7 Discard the used reaction circles for safe disposal. Ensure that the Latex Reagents are returned to the refrigerator(2 to 8°C).	
9. RESULTS READING OF RESULTS Refer to Wellcolex* Colour Shigella Reading Guide.	
Positive A colour change occurs in the reaction due to agglutination of one of the coloured latex suspensions in the mixture which causes a contrasting change in the colour of the background.	

(Figures 1 and 2). Usually a single colour will agglutinate in one Latex Reagent, but with a mixed Shigella culture, both colours may agglutinate in one Latex Reagent(in this event further isolation procedures should be undertaken), or a single colour in both Reagents. These possibilities are easily discriminated. If the pattern of reaction differs from that shown in Figures 1 and 2, the speed of the rotator should be checked and adjusted if necessary.

Negative

Neither Latex Reagent agglutinates and the smooth purple appearance remains substantially unchanged throughout the test(Figure 3). Note, however, that faint traces of granularity may be detected in negative patterns, depending on the visual acuity of the operator.

Non-specific

All the particles agglutinate giving rise to purple clumps against a cleared background(Figure 4). It is possible that some purple clumps may develop in the presence of a positive or negative reaction. If there has been a clear colour change in the test or if the background remains uniformly purple, these purple clumps should be ignored.

10. QUALITY CONTROL

Visual Inspection

The Latex Reagents should always be inspected for aggregation as they are dropped onto the Reaction Card and if there is evidence of clumping before addition of the broth sample or bacterial suspension, that Reagent should not be used.

Control Procedures

Quality control testing should be run with each shipment and new kit lot number received. Each laboratory should follow their state and local requirements.

Positive Control Procedure

Confirm the performance of the Latex Reagents using the Positive Controls provided.

Step 1 Into 4 separate Reaction Circles, dispense 2 drops of Latex Reagent 1 and 2 drops of Latex Reagent 2(one drop per circle).

Step 2 Add one drop of each Positive Control to 2 of the Reaction Circles(one containing Latex Reagent 1 and one containing Latex Reagent 2).

Step 3 Mix the reagents using a separate Disposable Sampling Stick for each Positive Control.

Step 4 Rotate the card at 150 ± 5 rpm for 2 minutes on a mechanical rotator. After this time definitive agglutination should be visible in all 4 Reaction Circles.

Step 5 Discard the used Reaction Card for safe disposal. The colour of the agglutinated latex in Reagent 1 and Reagent 2 should correspond to the colour of the Positive Control (Blue or Red). Stock cultures of known Shigella species may be used in place of the Positive Control.

Negative Control Procedure

Repeat the test procedure using saline instead of the test sample. There should be no significant agglutination.

11. INTERPRETATION OF RESULTS

A positive result(coloured agglutination) indicates the presence and at the same time identifies the species of Shigella in the sample, as follows:

Colour of		Reagent	
Clumps	Background	1	2
Red	Blue	Shigella sonnei	Shigella dysenteriae
Blue	Pink	Shigella flexneri	Shigella boydii
None	Purple	Negative	
Purple	Cleared	Not interpretable (further isolation procedures required)	

The reagents will detect Shigella sonnei forms I and II, Shigella flexneri serotypes 1 to 6 and X and Y variants, Shigella dysenteriae serotypes 1 to 12 and Shigellla boydii serotypes 1 to 15. A negative result indicates that the organisms under the test do not belong to the serotypes of Shigella species covered by the reagents. If desired they can be further identified by conventional Procedures 3, 4. Mixed growths of non-lactose fermenters are frequently present in stool cultures, and if a negative result is obtained it may be necessary to repeat the test on other selected lactose-negative colonies before discarding the culture as negative. If a non-specific reaction is obtained the result is not interpretable, and conventional procedures for identification should be followed 3,4.	
12. LIMITATIONS OF THE PROCEDURE 12.1. Wellcolex* Colour Shigella will identify Shigella isolates to the species level. If full serological identification of types within the species is desired, this should be performed by conventional procedures; selection of the appropriate antisera may be guided by the results of the Wellcolex* test.	

12.2. The genus Shigella is closely related to other members of the family Enterobacteriaceae, and many of the somatic antigens are shared with organisms from other species, particularly Escherichia coli, but including Hafnia alvei, Plesiomonas shigelloides and other species. These represent common antigens, not cross-reactions, and can be differentiated on the basis of biochemical tests. Many, but not all, ferment lactose.

12.3. Some strains of Shigella carry envelope antigens reported to inhibit 'O' agglutination of suspensions. These have not been encountered in trials of the Reagents, but if necessary the envelope may be inactivated by heating the suspension at 100°C for two hours2. If a biochemically well-characterised isolate still fails to react with the Reagents it should be sent to a reference laboratory for investigation.

12.4. The quality of the agglutination pattern obtained is dependent on the speed and orbital diameter of the rotator and the use of a flat Reaction Card.

13. EXPECTED RESULTS Strains belonging to the common serotypes of S. sonnei, S. flexneri, S. dysenteriae and S. boydii will give a red or blue agglutination with the corresponding component of Latex Reagent 1 or 2.	
14. SPECIFIC PERFORMANCE CHARACTERISTICS External Evaluation A multicentre study, involving one Public Health Laboratory in the UK, three hospital laboratories in the USA, two in the Arabian Peninsular and three in South East Asia, has been performed to evaluate Wellcolex* Colour Shigella on routine cultures for Shigella. Each laboratory performed tests on one or more of the following samples from each faecal specimen. 1. Lactose negative colonies direct from primary selective differential agar plates.(MacConkey, XLD, DCA, SS and Hektoen). 2. Lactose negative colonies direct from enrichment broth subcultures on selective-differential agar plates. 3. Pure subcultures of lactose negative colonies on nutrient agar.	

A rotator was used throughout. The results are shown in Table 1.

The performance of Wellcolex* Colour Shigella was determined by comparison with results of traditional bacteriological analyses of the samples.

In this study the sensitivity of Wellcolex* Colour Shigella from primary plate cultures was 98.9% (88/89), 100%(58/58) from enrichment broth subcultures and 100%(299/299) from pure cultures(See Table 1).

The specificity of Wellcolex* Colour Shigella in this study was 99.4%(521/524) from primary plate cultures, 100%(320/320) from enrichment broth subcultures and 95.2%(60/63) from pure cultures.

The predictive value of a positive result from plate cultures was 98.7%(445/451) and of a negative result 99.9%(901/902).

The incidence of Shigella in the samples studied was 33.0%(446/1353).

The occurrence of non-specific reactions with Wellcolex* Colour Shigella was 3.0%(19/632) for primary plate cultures, 2.1%(8/385) for enrichment broth subcultures and 1.8%(7/385) for pure cultures. These samples have been excluded from Table 1.

Other organisms tested, and found to be negative, with Wellcolex* Colour Shigella included Escherichia coli, Proteus spp., Salmonella spp., Campylobacter jejuni, Enterobacter spp. And Citrobacter freundii.

Additionally, 208 Shigella reference cultures, which included up to five strains from each of the serotypes of each species of Shigella, were tested in an independent study6. Wellcolex* Colour Shigella correctly identified 195 cultures and gave an expected negative result with 13 isolates of Shigella boydii serotypes 16 to 18.

NOTE: Further details of serological and biochemical test procedures for the identification of Shigella may be obtained from EWING, W.H. (1986). Edwards and Ewing's Identification of Enterobacteriaceae, 4th Ed. Elsevier Science Publishing Co., Inc., New York.

Table 1 Identification of Shigella from Plate Cultures

	Wellcolex* Colour Shigella Result	Routine Result		
		Positive[a]	Negative	Total
Primary Culture	Positive	88	3[b,c]	91
	Negative	521[d]	521	522
Subculture From Broth	Positive	58	0	58
	Negative	0	320e	320
Pure Subculture	Positive	299	3[b,c]	302
	Negative	0	60	60
Total		446	907[g]	1353

a 33 Shigella boydii, 15 Shigella dysenteriae, 247 Shigella flexneri and 151 Shigella sonnei

b 2 Plesiomonas shigelloides(1 Shigella boydii and 1 Shigella sonnei reaction)

c Hafnia alvei(Shigella boydii reaction)

d Shigella sonnei

e includes 7 cultures where Shigella was isolated from primary culture plate only

f Escherichia coli(Shigella dysenteriae reaction)

g includes Escherichia coli, Proteus spp., Salmonella spp., Campylobacter jejuni, Enterobacter spp. and Citrobacter freundii

BIBLIOGRAPHY

1 Advisory Committee on dangerous pathogens. (1984). Categorisation of Pathogens According to Hazard and Categories of Containment, H.M.S.O., London.

2 Ewing, W.H.(1986). Edwards and Ewing's Identification of Enterobacteriaceae, 4th Ed., Elsevier Science Publishing Co., Inc, new York. Pages 166-167.

3 Isenberg, H.D., Washington, J.a., et al(1985). Manual of Clinical Microbiology, 4th Ed., Edited by Lennette, E.H., Balows, A., Hausler, W.J. and Shadomy, H.J. American Society for Microbiology, Washington D.C. Pages 73-98.

4 Kelly, m.t., Brenner, D.J., et al(1985). Manual of Clinical Microbiology, 4th Ed., Edited by Lennette, E.H., Balows, A., Hausler, W.J. and Shadomy, H.J. American Society for Microbiology, Washington D.C. Pages 263-277.

5 Who Scientific Working group(1980). Bulletin of the World Health Organisation, 58, 519-537.

6 Data on file.

Chapter 11

병리조직 결과보고서의 용어 이해

병리보고서는 병리전문의에 의해 작성된 의료문서이다. 병리전문의는 질병진단을 위해 실험결과를 판독하고 세포(cells), 조직(tissues) 및 기관(organs)의 이상유무를 평가하는 전문의사이다. 병리보고서는 환자의 종양으로부터 채취된 조직 검체를 병리전문의가 진단한 것에 근거하여 쓰여지며 이때 조직샘플(검체)은 생검(biopsy)을 통하여 얻는다.

병리전문의는 생검으로 얻어진 조직이 양성종양인지 혹은 악성종양인지와 다양한 병리적 정보를 기술하게 되는데, 만일 악성종양이라면, 병리전문의는 암에 대한 더 많은 정보를 얻기 위해 추가 검사를 수행 할 수도 있다.

특히 조직병리 및 세포병리 보고서는 주치의가 환자에게 권고하는 최고의 치료선택(특히, 암)을 결정하는데 도움이 되는 종양의 특성에 관한 특정 정보를 제공하게 된다. 그리고 이 보고서는 병리전문의와 종양전문의 (암환자를 치료하는 전문의) 사이의 커뮤니케이션이기 때문에 고도의 기술 의학적 용어들이 포함되어 있다.

여기서는 병리조직 및 세포 검체를 다루고, 세포 및 병리조직 슬라이드 절편을 제작하는 임상병리사의 업무능력을 고도화하기 위해 병리보고서에 표준적으로 사용되고 있는 기술내용들과 용어들을 이해하도록 학습한다.

Chapter 11

병리조직 결과보고서의 용어 이해

1. 병리보고서의 중요 요소들 Parts of a pathology report

Surgical Pathology Report

Name : Jane Parcint
Age : 48
History : breast mass

Diagnosis

Right breast lumpectomy : poorly differentiated infiltrating ductal carcinoma

Gross Description

Received in formalin is a single piece of fibrofatty tissue measuring 4×5×6cm. Sutures mark the superior and inferior surgical margins. A central mass is pathable.
Serial sections reveal a stellaic tumor mass measuring 1.5cm in greatest diameter. Representatively submitted in 5 casettes.

Microscopic Description

Sections reveal breast showing infiltrating ductal carcinoma. The tumor is composed of irregular nests of infiltrating cells with minimal gland formation. Indevidual cells have cosinophilic cytoplasm and irregular or round nuclci often containing a prominent nuclcotus, Minoses are abundant. The surgical margins are clear.

Comment

Surgical margins are clear. Scarff·Bloom· Richardson score is 8(poorly differentiated). TNM staging is T1. NX. MX.

Patient, doctor and specimen identification
환자, 의사, 그리고 검체에 대한 정보

이 섹션에는 환자의 이름, 생년월일 및 기타 개인 정보가 나열되어 있고, 병리전문의 및 임상 혹은 종양전문의(주치의)의 연락처 정보가 있으며, 생검 형태, 시행된 수술의 종류 및 얻어진 조직의 유형을 포함하여 시료에 대한 세부사항이 기술되어 있다.

Specimen section
검체 섹션

검체 섹션은 기관의 이름이나 조직의 해부학적 위치를 참조하는 부분이다. 예를 들어, 피부생검 시 위치나 방향 혹은 수술 시 절제한 기관 등을 기술한다. 잘못된 설명 또는 방향, 위치 지정을 잘못 기술하면 중대한 결과 오류로 인해 환자에게 매우 위험한 상황을 만들 수 있다. 따라서 매우 상세한 명칭과 위치 등에 관한 사항들이 기록되어 있다.

Gross description
육안관찰

이 섹션에서는 조직 검체의 일반 색상, 무게, 크기 및 구성요소들을 포함하여, 육안으로 관찰되는 것들을 설명한다.

즉, 육안관찰 섹션은 현미경에서 관찰될 어떤 조직을 미리 "육안"으로 관찰하고 그 내용을 기술하는 부분이다. 여기에서는 조직의 크기, 색, 샘플의 수, 검체의 무게 등을 기술한다. 작은 생검 검체인 경우 육안관찰은 일반적으로 짧게 기술되지만, 더 복잡한 검체들은 자세한 설명을 필요로 할 수 있다.

통상적으로 검체 중에 조직이 여러 개 있거나 또는 기관이 있을 경우 이들을 각각 설명하는데 이것은 현미경 관찰과 연관하여 활용된다. 기관 전체가 절제되어 오기도 하지만 기관의 서로 다른 위치에서 생검되어 오는 경우도 흔하다. 이 부분에서는 검체가 비정상적으로 관찰되거나 정상기관과 다르게 보여지는 모든 부분을 포함하여 기술된다.

이들 검체는 각각 현미경 슬라이드를 만들기 위해 사용되며, 환자의 병리보고서에 나열된다.

암의 경우에는 암의 위치와 암의 종류에 따라 몇 가지의 표준화된 기준이 있다. 그리고 세부 사항에는 환자의 예후 및 후속 치료에 직접적으로 영향을 미치는 암의 단계(stage the cancer) 같은 내용들이 기술될 수 있다.

Microscopic description
현미경 관찰 및 기술

이 부분은 고도의 서술 영역으로 병리진단에서 가장 중요한 내용이 기술되는 부분이다. 이 섹션에서는 검체를 현미경으로 미세 관찰하고 그 내용을 자세히 설명하며, 정상세포와 어떻게 다른지 비교하고 이를 기초로 하여 조직이나 세포의 병리적 소견 혹은 암의 유형을 기록한다. 만일 암이 주변 조직을 침범한 경우에는 이 부분에서 설명한다. 그리고 이 현미경 관찰 설명은 계속되는 병리학적 진단을 내릴 때 육안관찰 및 환자의 병력과 함께 사용된다.

Diagnosis section
진단 섹션

진단 섹션에서는 최종 의료진단을 내리게 되는데, 검체를 철저하게 조사한 후에 결론을 내리게 된다. 병리전문의는 진단을 내리는 의사이다. 일부 진단은 "급성 충수염." 처럼 매우 짧을 수 있지만 암과 같이 여러 측면을 설명하기 위해서는 필요에 따라 진단이 매우 길어질 수 있다. 이 진단은 환자의 치료와 결과에 중대한 영향을 미친다.

암의 경우에서는 종종 추가적인 정보가 있게 되는데 암의 진행단계(cancer staging, 병기라고도 함)라 불리는 것이 진단에 포함되어 있다. 이것은 현재 암의 종류가 무엇이고, 암이 어떻게 보이는지(metastasis; 전이), 생검된 검체로부터 암이 얼마나 멀리 확산되어 있는지(cancer stage, 암의 진행단계) 및 암이 혈관에 존재하는 지와 같은 암의 다른 측면들도 기술한다. 진단은 또한 수술 절제부위(종양의 모서리나 테두리)에 암이 포함되어 있는지 없는지가 포함된다. 이 모든 정보는 환자에게 추가적인 치료가 필요한지를 결정하고, 환자가 시간경과에 따라 결과가 어떻게 될 것인지에 대한 것을 예측하는데 도움을 준다.

Comment section
코멘트 섹션

간혹 진단이나 질병의 프로세스를 설명하기 어렵거나 미묘하여 또는 명확하지 않아 논란이 일어나는 경우가 있다. 많은 병리학자들은 이러한 유형의 문제가 발생하면 복잡한 것을 설명하기 위해 "코멘트 섹션"을 활용하는 경향이 있다. 진단이 분명하지 않거나 희귀 혹은 새로운 정보나 기술과 연관되어야 하는 경우에는 추가적으로 이 코멘트 섹션을 사용하여 가능성 있는 진단들을 나열하며; 추가 검사에 대한 권고; 또는 정확한 진단을 찾는데 도움이 될 만한 연구방법 등을 기술하는데 활용한다.

지금까지의 내용을 요약하면, 외과 병리보고서는 검체의 위치와 육안으로 관찰된 내용 그리고 현미경 관찰 시 보이는 것 모두를 포함한 내용의 기술이다. 이 정보는 병리학적 진단을 위해 병리전문의에 의해 임상정보와 통합된다. 이 병리진단이 임상의에게 전달되면 임상의는 환자의 적절한 치료와 지속적인 케어를 진행할 수 있게 된다. 이어지는 병리학 용어 파트에서는 병리결과보고서와 관련하여 직접적으로 관련되어 있거나 연관된 용어들을 나열하였다.

2. 병리학 용어 Pathology Glossary

adenocarcinoma
샘암종, 선암

선조직 유래의 악성 종양을 말한다.

anemia
빈혈

빈혈은 혈액에서 적혈구 수가 정상보다 낮아져 있는 경우를 말한다. 암환자의 경우 빈혈은 화학요법 치료의 흔한 부작용이다. 적혈구는 폐에서 신체의 다른 모든 세포로 산소를 운반하기 때문에 빈혈이 발생하면 숨가쁨, 피로, 그리고 쇠약 등의 징후가 나타난다.

biopsy
생검

신체로부터 세포 또는 조직을 떼는 것을 말하는데, 병리전문의는 떼낸 세포나 조직을 정상세포와 비교하기 위하여 현미경으로 관찰한다.

bone scan
뼈 스캔

뼈의 생리학적 변화와 해부학적 구조를 영상화하여 골절, 종양 발생 및 전이 여부, 감염 및 관절 질환의 범위와 중증도를 평가하는 핵의학 검사이다. 방사선 물질을 정맥에 주입하여 암 영역에 흡수된 방사선 물질을 특수영상카메라로 기록한다.

capsular invasion
피막 침습

림프절 및 일부 종양은 그 주변에 코팅 또는 외부막과 같은 피막을 주변에 가지고 있다. 병리전문의는 암세포가 피막 내로 또는 피막을 통하여 침습할지 못할지 여부를 평가할 수 있다. 림프절 피막침습은 치료 옵션으로 방사선을 선택하여야 하는 경우 중요할 수 있다.

carcinoma
암종, 상피성 암

상피세포에서 파생된 악성 종양의 일종

Carcinoma in situ
전암 상태

신체의 다른 부분으로 확산되지 않은 암, 또는 근처 조직으로 침습되지 않은 암이다. 전암 상태는 암의 초기 형태로 치료 가능성이 높은 암이다.

Chemotherapy
화학요법

암세포를 파괴하는 약물을 사용하는 치료법. 화학요법을 받는 사람은 하나의 약물 또는 약물을 조합하여 투여 받을 수 있다. 대부분의 경우 이러한 약물은 정맥내(IV)로 주입 한다. 일부는 경구로 복용하거나 근육주사로 투여될 수 있다.

Chromosomal studies
염색체 검사

병리전문의에 의한 염색체의 돌연변이, 재배열 및 관련된 불균형을 분석하는 것은 암을 진단하고 치료 및 예후를 결정하는 데 도움을 줄 수 있다.

chromosome
염색체

세포의 핵 안에 있는 구조물로 유전자를 가지고 있다. 인간은 일반적으로 23쌍의 염색체를 가지고 있고 각각의 부모로부터 한 쌍씩 받는다.

clonality
클론형성능

종양에는 종종 하나 이상의 세포 유형이 포함될 수 있지만, 이러한 비정상적인 성장은 단일 모집단 세포가 일반적이다. 이러한 비정상적인 세포는 통상 단일 전구세포로부터 만들어져 클론을 형성한다.

core needle biopsy
중심침생검

조직 생검의 한 유형으로 병리진단를 위해 신체 또는 기관에서 굵기가 큰 바늘을 사용하여 조직을 원통형으로 추출하는 조직검사법이다. 피부에 부분마취를 한 후 3mm정도 칼집을 내고 굵은 바늘(14-18게이지)을 장착한 조직검사용 주사침을 사용하여 몇 조각의 조직을 얻어 검사하는 방법으로 97-98%정도의 정확도를 보이는 조직검사 방법이다.

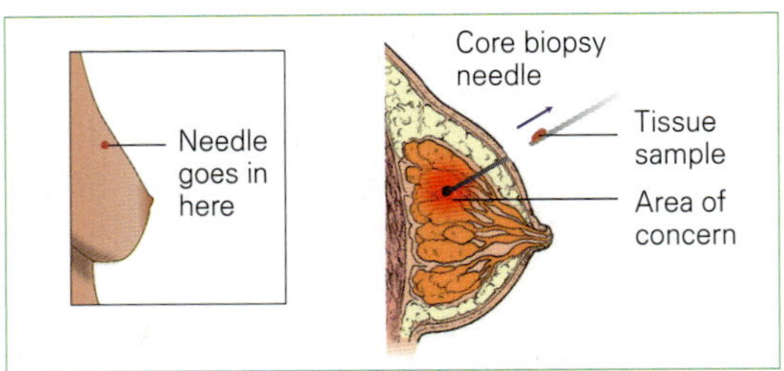

Needle을 이용한 코어생검 예

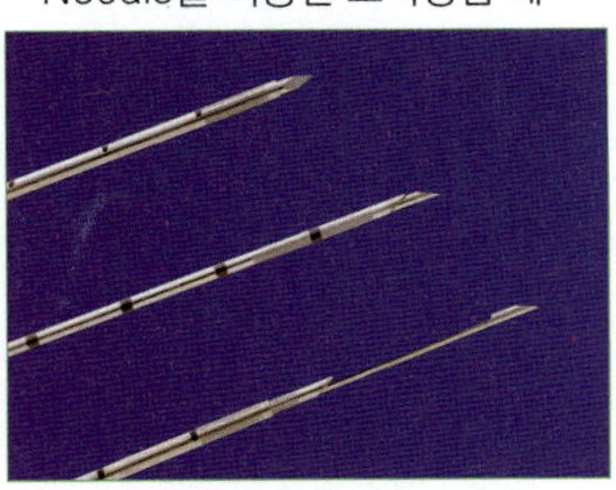

코어생검에 사용하는 needle들

cytogenetic
세포유전학

세포 내의 염색체와 유전자에 대한 연구

differentiation
분화

암세포가 정상세포를 닮은 정도나 암이 정상조직을 닮은 정도를 표현할 때 사용하는 용어. 암세포가 그 조직으로부터 유래된 정상세포와 유사하게 닮은 경우에 잘 분화(*well-differentiated*) 되었다고 말한다. 그러나 만일 암세포가 외형적으로 근원적인 암의 특징을 갖고 있다거나 또는 기괴하게 생긴 경우, 그것은 저분화 또는 미분화(*poorly differentiated or undifferentiated*)라고 표현한다.

distant metastasis
원격전이

1차 종양 사이트부터 멀리 떨어진 인체의 여러 부분으로 비정상 조직(악성 또는 비악성)이 증식하는 것

dose dense
용량집중

분할하는 암세포를 신속히 죽이기 위해 용량을 조절하면서 투여간격을 단축하는 화학요법

estrogen receptor
에스트로겐 수용체

유방암은 종종 암세포가 에스트로겐 수용체 양성(ER +) 또는 음성(ER-) 인지에 따라 다른 치료방법이 선택된다. ER+ 세포는 그 표면에 에스트로겐 수용체를 가지고 있고, 이들 세포의 성장에는 종종 에스트로겐의 존재가 필요하다.

five-year survival
5년 생존율

암환자 치료 후 생존율은 대체로 '5년 생존율'을 말하는데, '5년 생존율'이란 암으로 치료를 받은 환자 중 치료를 시작한 날부터 5년 이내에 해당 암으로 사망한 환자를 제외한 환자의 비율을 말한다. (해당 암환자가 심장병이나 다른 질환으로 사망한 경우에는 이 비율에 포함시킨다.) 이때 '재발하거나 진행하고 있더라도' 생존해 있다면 생존율에 포함된다.

FNA
미세침흡입검사

FNA(fine-needle aspiration)는 미세침 흡입검사를 의미하는데 매우 간단한 병리검사기술이다. 이것은 병소(종양)로 의심되는 부위에 주사침(혈액 검사용 바늘보다 가느다란 바늘을 사용)을 삽입하고 주사기 내로 세포를 흡인하는 기술로 수십에서 수천 개의 세포가 흡인된다. 이를 슬라이드에 도말 염색하여 병리전문의가 현미경으로 판독하는 것을 말한다. 진단은 몇 분 안에 신속히 내려질 수 있다.

FNA는 큰 수술을 통하여 얻을 수 있는 검체를 수술 없이 비교적 용이하게 얻는 유일한 방법으로 깊게 있는 종양이나 접근이 용이하지 않은 구조(예를 들어 췌장, 폐, 간)의 기관들이 FNA를 시행할 수 있는 좋은 후보 기관이라 할 수 있다.

이러한 FNA 검사절차는 일반적으로 초음파 또는 컴퓨터단층촬영 (CT 스캔)에 의해 병소의 위치를 확인하고 수행되는데 통상 국소마취를 필요로 하지 않지만 경우에 따라서는 피부를 마취시키는 약을 사용하기도 한다.

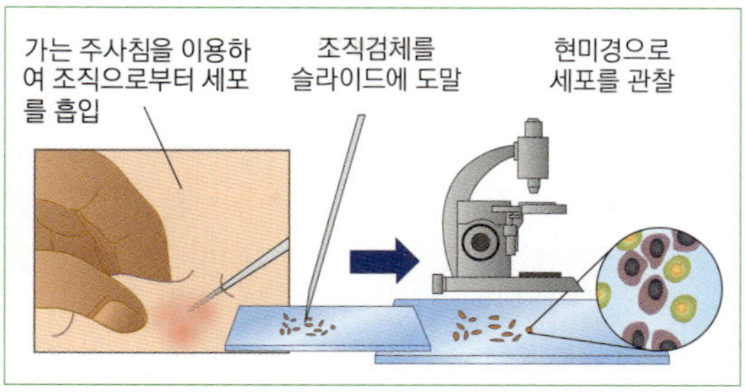

FNA의 절차. 주사침을 이용하여 조직으로부터 적은 양의 세포를 흡입한 후 유리슬라이드에 도말하고, 염색 후 현미경 검경

formalin
포르말린

생검한 조직검체를 보존하는데 사용되는 무색의 조직 고정액

frozen section
동결절편

이 기술은 환자로부터 조직시료를 떼낸 후 몇 분 이내에 조직 절편을 만들어 병리전문의가 판독하도록 하는 신속검사 방법이다. 조직절편을 급속 동결한 후 매우 얇은 절편을 만들고 염색 및 현미경으로 관찰된다. 병리전문의 및 수술집도의가 함께 협력하여 동결절편의 빠른 가용성을 이용함으로써 수술 중인 환자에게 큰 편익을 줄 수 있다.

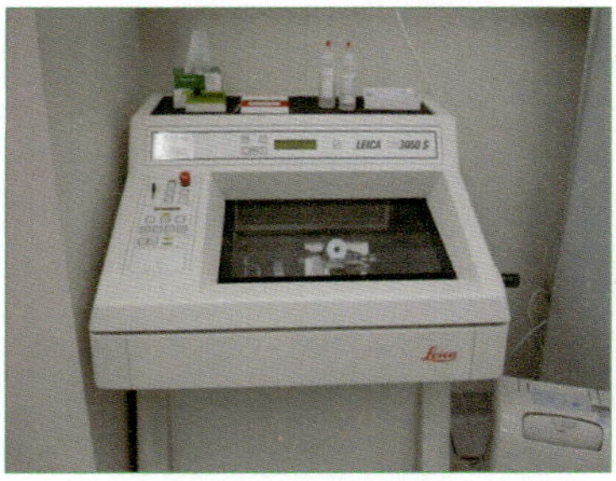

조직을 동결시켜 신속하게 조직절편 슬라이드를 제작하는 동결절편기

grade
분화도

종양세포의 분화정도를 나타내는 분류방법. 낮은 등급의 암은 잘 분화가 된 반면에 높은 등급의 암은 미분화되어 있다.

암에 대한 등급체계의 기준

- 고분화(well differentiated)
- 중등도 분화(moderately differentiated)
- 저분화 (poorly differentiated)

고분화는 잘 분화된 선암을 의미한다. 그러나 병리전문의가 생검조직을 보고 암이라는 것은 확신을 하지만, 그 암이 어떤 종류인지 구별할 수 없는 경우(예컨대, 암종, 육종, 림프종 등을 구별하지 못하는 경우) 이를 원발부위불명의 저분화(잘 분화되지 않는) 종양(poorly differentiated neoplasm of unknown primary site)이라고 부른다.

저분화 암은 고분화 암보다 성장과 확산이 더 빠르며 예후가 나쁜 경향이 있기 때문에 등급을 아는 것이 진단과 치료에 있어 중요하다.

gross
육안검사

병리전문의는 육안으로 시료를 자세하게 관찰하고 기술함으로써 생검시료의 검사를 시작한다고 할 수 있다. 이것을 육안검사 혹은 gross라고 부르는데, 이 관찰결과는 현미경 관찰과 함께 진단을 내리는데 중요하게 활용될 수 있다.

H and E
헤마톡실린과 에오신

H and E는 Hematoxylin and Eosin stain을 의미한다. 이것은 모든 병리학검사에서 사용하는 가장 기본적인 조직 염색법이다. 각 조직은 호산성과 호염기성 염료의 조화에 의해 염색되는데, 만일 염색상이 진한 청색에서 보라색을 띤다면 호염기성(*basophilic*)이라 부르고 hematoxylin이 우선적으로 염색된 것이다. 만일 조직이 분홍에서 붉은 색조를 띤다면 eosin에 염색된 것이고 호산성(*eosinophilic*)이라 부른다. 강한 호산성도 아니고 호염기성도 아닌 경우를 양친매성(*amphophilic*)이라 부른다.

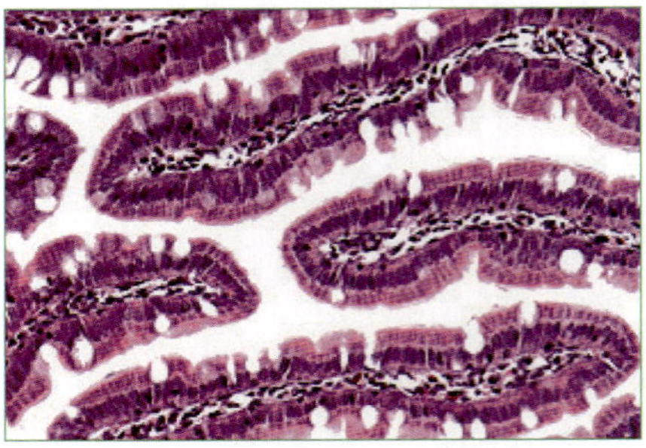

H&E 염색상의 예

Her-2/neu
인간표피 생장수용체2

Her-2/neu(human epidermal growth factor receptor 2)는 암유전자의 일종으로 세포성장을 촉진하는 특정 성장인자의 수용체 단백질을 암호화하는 유전자이다. 침습적 유방암이나 난소암, 방광암과 같은 암의 약 20-30%에서 Her-2/neu 유전자가 증폭되고 단백질이 과다 발현된다. 과다 발현된 종양은 더 공격적으로 성장하고, 호르몬치료 및 일부 항암치료에 저항성을 갖는 경향이 있다. 종양이 Her-2/neu 양성인지 결정하기 위해 생검을 실시한 후 종양조직을 검사하게 되는데 면역조직화학검사(IHC)는 존재하는 Her-2/neu 단백질의 양을 우선적으로 측정하고, 유전자 증폭(존재하는 유전자 수)을 실제 관찰하는 형광동소제자리부합법(FISH)을 추적검사로 시행하기도 한다.

histology
조직학

현미경으로 조직이나 세포를 연구하는 학문 분야

hormone receptor test
호르몬 수용체 검사

암조직에서 '호르몬 수용체'라 불리는 특정 단백질의 양을 측정하는 검사. 호르몬은 이러한 단백질 수용체에 결합할 수 있다. 호르몬은 세포에서 발생하는 변화의 원인이다. 호르몬 수용체의 양이 많으면 호르몬이 암 성장을 도울 수 있다는 것을 의미할 수 있다.

hormones
호르몬

내분비선에서 분비되는 화학물질. 호르몬은 혈류순환을 하며 세포의 특정 활동을 제어한다. 일부 암에서는 암세포가 성장하는데 호르몬이 필요하거나 호르몬의 존재가 암의 성장을 증진시킨다.

immune System
면역계

외부 세포나 질환을 인지하고 이에 대응하는 인체 내의 시스템

immunohistochemistry
면역조직화학

항원-항체 반응을 이용하여 조직절편을 염색하는 방법. 세포의 특정 단백질에 대한 항체를 사용하는데 이 항체는 조직분석과 세포의 특정 타입을 동정하는 probe로 사용되며, 특히 암의 특정 유형을 진단하는데 사용된다.

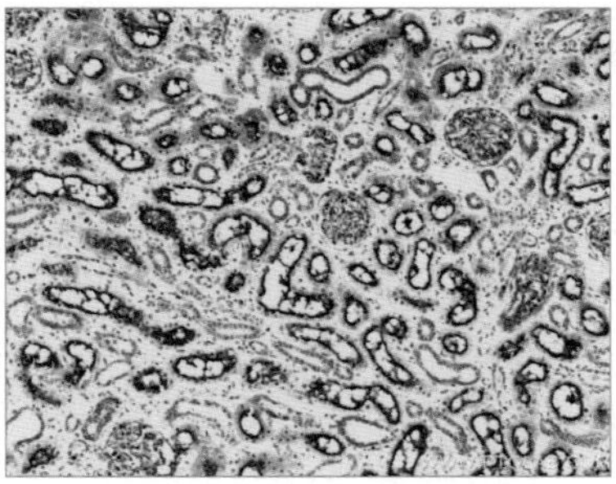
면역조직화학 염색상

immunosuppression
면역억제

면역반응의 억제는 암, 약물/화학요법 또는 방사선의 치료의 결과로 나타날 수 있다.

in situ
동소제자리

'본래 자리에, 정상적인 위치에'를 의미. in situ 종양이란, 원래의 자리에 한정되었거나 이웃 조직으로 침습되지 않은 혹은 다른 곳으로 가지 않은 암을 의미한다.

in toto
전체 소요

현미경 검사를 위하여 생검한 검체 전체를 제출하는 것

inked margins
가장자리 먹칠

현미경으로 가장자리(margin)을 정확하게 보기 위하여 종양의 가장자리에 잉크를 칠하는 것. 현미경 하에서 잉크를 칠한 마진을 조사함으로써 병리전문의는 전체 종양이 제거되었는지 아닌지를 결정할 수 있다.

invasion
침습

암세포가 기저막이라 불리는 경계를 뚫고 주변 조직으로 들어 갔을 때를 이르는 용어.

lymph node
림프절

림프절은 작은 타원형 샘으로 온 몸에서 발견된다. 림프절은 감염에 대하여 필터 또는 대응하는 역할을 한다. 암세포는 종종 림프계를 통하여 신체의 다른 부위로 확산된다.

lymphatic invasion
림프성 침습

암세포가 림프성 혈관 내에 존재하거나 혈관 내로 침습하였을 경우. 이 결과는 예후를 진단하는데 중요 할 수 있다.

lymphedema
림프부종

과도하게 림프액이 있는 경우 부종, 통증, 마비 또는 팔이나 다리의 움직임이 제한된다. 이것은 종종 많은 림프절이 암의 치료 또는 병기(staging)를 결정하기 위해 제거될 때 발생하거나 혹은 림프절이 방사선 치료법을 받았을 때 발생한다. 림프부종은 겨드랑이에 있는 림프절이 제거되거나 방사선을 받았을 때에는 대부분 팔에서 발생하고, 사타구니의 림프절이 제거 또는 방사선을 받은 경우 대부분 다리에서 발생한다.

lytic lesion
용해성 병변

암 같은 질병의 진행에 기인하여 뼈 주변의 파괴가 일어난 상태

melanoma
흑색종

흑색종은 멜라닌 세포라 부르는 세포가 피부를 착색시킴으로써 발생하는 암의 유형이다. 악성 흑색종이라고도 부른다.

malignant / malignancy
악성/악성종양

정상적인 한계를 넘어서 성장이 조절되지 않고, 인접 조직을 침입하여 파괴하는 침습성, 그리고 때때로 전이(림프를 통해 신체의 다른 지역으로 확산)를 일으키는 세포그룹의 질병 속성을 의미함

margins
가장자리

종양의 경계나 모서리

metastasis
전이

질병이 확산되면서 신체의 한 부분에서 다른 부분으로 진행하는 것

microinvasion
미세침습

암과 인접한 조직 안으로 바로 상피내암이 침습한 상태. 암 침습의 초기상태를 말함

mitotic count
유사분열 계수

세포 분열을 수행하는(현미경으로 관찰할 때) 세포의 갯수를 나타낸다. 일반적으로 더 많은 유사분열 갯수는 더 적극적이고 공격적인 암을 의미한다.

MRI
자기공명영상

자기공명영상(Magnetic Resonance Imaging), 또는 핵자기공명 컴퓨터 단층촬영(Nuclear Magnetic Resonance Computed Tomography, NMR-CT)은 영상진단기술 중의 하나로 핵자기공명 원리를 사용한다. 자기장을 발생시키는 자기공명 촬영장치에 인체를 넣고 고주파를 발생시키면 인체의 수소 원자핵이 공명하게 된다. 이때 나오는 신호의 차이를 측정하고 컴퓨터를 통해 재구성하여 영상화시키면 사람이 볼 수 있는 자기공명영상이 된다. NMR-CT(핵자기공명 단층촬영기술)은 체내의 병변(종양 등)의 위치를 정확히 밝힐 뿐만 아니라, 암의 병기까지 밝혀 낼 수 있는 진단장치이다.

mutation
돌연변이

특정 유전자가 가지고 있는 통상적인 DNA 서열이 변함으로써 정상적인 작동이 안되는 유전자, 특정한 암은 특정 돌연변이를 가지고 있다.

myelosuppression
골수억제

골수억제는 순환하는 백혈구(WBC), 적혈구(RBC), 혈소판(platelet) 수의 감소를 설명하기 위해 사용되는 용어이다. 골수억제는 종종 화학요법, 방사선 치료요법의 부작용이기도 하다.

N/C ratio
N/C 비율

핵과 세포질의 비율은 병리전문의가 종종 종양의 등급을 결정하는데 사용하는 기능 중 하나이다. 일반적으로 공격적인 종양은 N/C 비율이 높다. 즉, 핵의 크기가 정상보다 더 큰 크기를 차지한다.

necrosis
괴사

괴사는 세포나 조직의 죽음을 의미한다. 암세포는 성장속도가 빨라 혈액을 공급하는 혈관을 만들기도 전에 증식함으로써 암세포 주위에는 종종 괴사가 나타난다.

negative
음성, 부정

음성이라는 용어는 없음을 의미한다. 생검 검체가 암에 대해 음성이라는 것은 암이 아니라는 것을 의미한다. 종양표지자 또는 수용체에 대해 음성이라는 것은 종양표지자가 존재하지 않거나, 이 암이 수용체를 가지고 있지 않다는 것을 의미한다.

neoplasm
신생물

신생물은 정상세포나 조직이 어떤 자극에 의해 변형되어 비정상적이고 무절제하게 증식한 조직 덩어리(mass)를 의미한다. 이것은 양성종양(benign tumor)이거나 악성종양(malignant tumor, cancer)일 수 있다. 통상 신생물이라 부르는 것은 악성종양을 의미한다.

neutropenic
호중구감소증

혈액 내 호중구의 수가 정상보다 낮아진 경우로 화학요법 치료의 흔한 부작용이다. 호중구는 감염과 대응하여 싸우는데, 호중구 수가 낮아지면 감염이 진행되는 과정에서 위험해 질 수 있다. 병리의사는 백혈구 수를 확인할 때 호중구 수를 계수하는데, 이 결과는 종종 절대 호중구 수(ANC, absolute neutrophil count)로 참조된다. 만일 호중구 수가 너무 낮으면 화학요법은 며칠 동안 연기될 수 있다.

Pap test
세포진 검사

현미경 검사를 위해 경부로부터 긁어낸 세포를 가지고 검사를 진행하는 절차를 말한다. 암을 검출하는데 사용되며, 또한 암으로 유도될 수 있는 변화를 감지하는데 사용된다. 자궁경부 세포진 검사는 또한 감염이나 염증과 같은 비암성 상태를 평가할 수도 있다. Pap smear라고도 불린다.

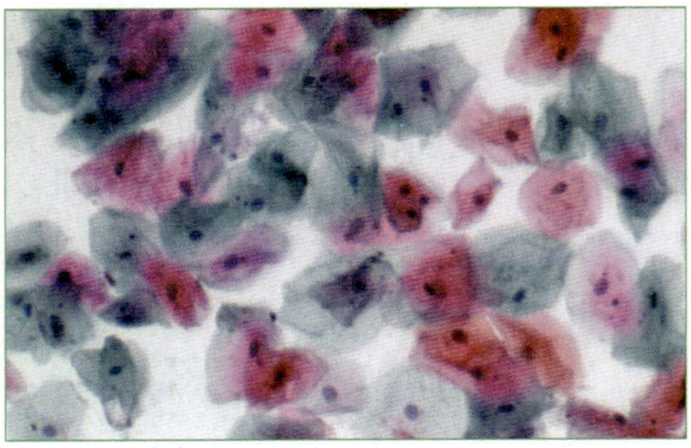

자궁경부로부터 긁어낸 세포의 유리슬라이드 상의 염색상 (Papanicolaou stain)

particle beam radiation therapy
입자빔 방사선 치료

입자 또는 양성자 빔 방사선 요법은 X-rays 보다는 방사선 원천으로 양성자(proton)를 사용하는 방사선 치료의 한 유형이다. 양성자는 손상을 주지 않고 건강한 조직을 통과 할 수 있다.

pathologist
병리전문의

병리전문의는 질병을 진단하고 동정하기 위해 조직과 세포를 검사하는 의사이다.

perineural invasion
신경침습

암세포가 신경 주위나 안으로 침범한 경우. 이 결과는 예후를 판단하는데 중요할 수 있다.

PET scan

PET(Positron emission tomography, 양전자방출 단층촬영)은 일반세포에 비해 암세포의 포도당 이용률이 높은 원리를 이용해 포도당에 방사성동위원소(F-18FDG)를 정맥주사한 후 검출되는 감마선을 영상화한다. PET-CT 검사는 형태학적 영상(CT)과 기능적 영상(PET)을 동시에 획득하므로 정확도가 매우 높다.

positive
양성

양성이란 용어는 "예" 또는 "단정적"이란 의미이다. 생검 검체가 암에 대해 양성이라는 것은 '암'이라는 것을 의미한다. 종양표지자 또는 수용체에 대해 양성이라는 것은 종양표지자가 존재하거나, 이 암이 수용체를 가지고 있다는 것을 의미한다.

progesterone receptor
프로게스테론 수용체

프로게스테론은 여성의 생식조직 세포 내부에서 발견되는 단백질이고, 일부 다른 유형의 조직이나 일부 암세포에서도 발견된다. 프로게스테론은 세포 내부의 프로게스테론 수용체(progesterone receptor, PR)에 결합하여 세포를 성장시키는 원인이 될 수 있다.

radical resection
근치적 절제

근치적 수술, 병소를 완전히 제거하기 위하여 주병소의 절제와 함께 주변조직의 광범위한 절제를 동시에 행하는 수술. 근치적 절제를 시행하는 이유는 암세포가 림프관을 따라 림프절로 전이될 수 있기 때문이다.

receptor
수용체

세포의 내부 혹은 표면에 결합하는 특정물질로 세포 내의 특정한 생화학적 효과의 원인이 된다. 병리전문의는 암이 특정 수용체를 갖고 있는지 확인하기 위해 특수검사를 수행 할 수 있다. 이 검사는 치료의 유형을 결정할 뿐만 아니라 예후도 예측할 수 있다.

regional lymph node
국소림프절

암이 있는 지역에 있는 림프절은 암을 확산시킬 수 있다. 국소 림프절로의 확산 여부는 암세포가 있는지를 보기 위해 현미경으로 node를 관찰한 병리의사에 의해 결정된다.

sarcoma
육종

결합조직, 뼈, 근육을 구성하는 세포에서 파생된 암의 일종

secondary infection
2차 감염

화학요법, 방사선요법 또는 수술로 치료를 받는 암환자는 감염에 걸릴 위험이 증가한다. 백혈구는 감염과 싸우는데 필요하지만 화학요법으로 인해 현저하게 감소된다. 그리고 암환자에게는 가능성 있는 감염의 원인이 더 증가한다. 예를 들어, 특정 암은 인체의 면역시스템을 간섭하여 환자에게 감염의 위험을 증가시키는 면역억제의 원인이 되기도 한다. 이러한 암 유형은 급성백혈병, 만성림프구성백혈병, 다발성골수종, 호지킨병 및 비호지킨 림프종 등이다.

화학요법(백혈구, 적혈구, 혈소판의 골수생산을 간섭함), 방사선요법, 골수이식 및 코티코스테로이드를 사용하여 치료를 받는 암환자에게는 감염이 유발될 수 있다. 이러한 감염은 이차적이거나, 암 또는 암치료에 기인한다.

sentinel lymph node
감시림프절

종양으로부터 배출되는 림프액을 처음으로 받는 림프절. 암이 가장 먼저 퍼질 수 있는 림프절

serum tumor markers
혈청 종양표지자

혈청 종양표지자 검사는 종양표지자라 불리는 물질의 양을 측정하는 혈액 검사이다. 종양표지자는 종양세포의 반응 결과로 종양세포 또는 다른 세포에 의해 혈액 안으로 방출된다. 종양표지자의 높은 수준은 암의 징후일 수 있다. 종양 표지자는 암을 선별하고, 진단, 치료에 대한 반응을 평가하고, 암의 재발에 대한 모니터링 등에 사용할 수 있다.

special stains
특수염색

염료로 조직절편을 염색하여 조직에 콘트라스트를 주면 현미경 하에서 더 세밀하고 자세한 연구가 가능하다. 특수염색은 조직에서 발견되는 세포의 특정 구조, 재료, 또는 세포 성분을 설명하는데 사용된다.

stage
병기

암 같은 질환의 크기나 진행. 병기는 질환의 정도 혹은 암이 얼마나 멀리 확산되었는지를 가지고 결정한다. 병기는 X-ray, 스캔, 때로는 수술 등을 포함하여 다양한 진단검사 시리즈를 수행한 후 결정한다. 암의 병기를 알면 의사는 최선의 치료과정을 계획하는데 도움을 받을 수 있다.

thrombocytopenic
혈소판감소증

혈소판감소증은 혈액 중에 순환하는 혈소판(thrombocyte) 수가 비정상적으로 낮은 상태이다. 혈소판 수가 특히 낮은 경우에는 출혈이나 멍이 생길 수 있다. 혈소판감소증은 화학요법 치료의 일반적인 부작용이다.

transurethral resection
경요도절제술

전립선비대증에서 가장 많이 시행되고 있는 수술방법으로서 내시경 수술법이다. 전립선암에서도 경우에 따라 시술될 수 있다. 수술방법은 요도를 통해서 절제경이라는 기계를 삽입하여 요도를 압박하고 있는 비대된 전립선 조직을 절제하여 요도의 폐색을 해결해 주는 방법으로 '경요도전립샘절제술'이라 한다(transurethral resection of the prostate, TURP라고도 부른다). 요도를 통해 절제경을 삽입하고 방광에 생김 암 등의 병소부위를 떼내는 것을 '경요도방광절제술'이라 부른다.

ultrasound
초음파

내부 장기를 이미지화 하기 위하여 매우 높은 주파수의 음파를 사용하는 방사선 기술. 초음파영상(ultrasound imaging)은 높은 주파수의 음파를 인체 표면에서 인체 내부로 보낸 후 내부에서 반사되는 음파를 영상화시킨 것을 말한다.

vascular invasion
혈관침습

암 세포가 혈관 내로 침입하였거나 혈관 내에 존재하는 경우. 이 결과는 예후 판단에 중요할 수 있다.

Chapter 12

진단검사 및 생리학 검사용어 실전연습

본 장에서는 앞에서 학습한 내용에 기반하여 진단검사 용어의 학습 이해도 및 활용도를 높이기 위해 실전번역 연습이 가능하도록 다양한 내용으로 구성하였다. 또한 번역과정을 통하여 자연스럽게 진단검사와 관련한 분야의 전문성이 향상되도록 주제를 선정하였다.

Chapter 12

진단검사 및 생리학 검사용어 실전연습

본 장에서는 진단검사를 배우는 학생들에게 유용한 학습이 되도록 28개의 주제를 원문으로 제시하였다. 원문의 내용은 일반적으로 통용되는 단어들로 구성되어 있으며, 번역난이도가 높지 않도록 구성되어 있어 본 교과과정을 학습한 학생들에게 매우 유용한 복습과정이 될 것이다. 또한 본 과정의 번역학습을 통하여 의료에 대한 이해를 향상시키고, 진단검사 전 과정을 학습하는데에 도움이 되도록 구성하였다.

원문	번역 샘플
1. MRSA(Methicillin Resistant Staphylococcus Aureus)	**1. MRSA(메티실린 내성 포도알구균)**
What is MRSA?	**MRSA란 무엇인가?**
Staphylococcus aureus, also called staph, is a type of germ known as bacteria. Many healthy people have this germ on their skin and in their nose. Staph germs most often cause an infection on the skin as lesions, pimples or boils. The infection can get into a surgical site, in the blood or cause pneumonia. If the infection gets worse, the signs may be tiredness, nausea or vomiting, shortness of breath, chest pain or skipped heart beats.	황색포도알균 (또는 영어로 staph라고 부르기도 함)은 박테리아로 알려진 일종의 세균이다. 많은 건강한 사람들이 피부나 코에 이 병원균을 갖고 있다. Staph균은 뾰루지, 여드름, 종기처럼 피부에 가장 흔한 감염의 원인이다. 감염되면 수술부위에 염증을 일으키고, 혈액까지 침투하며 혹은 폐렴을 일으키기도 한다. 이러한 감염이 심해지면, 피곤해지고, 오심이나 구토가 생기고, 숨이 가빠지거나, 가슴 통증, 또는 심장 맥박이 불규칙적으로 뛰기도 한다.
Methicillin resistant staphylococcus aureus, or MRSA, is a type of staph infection that is hard to treat because it cannot be killed by many common antibiotics. MRSA can infect any part of the body. MRSA is becoming a more common infection.	메티실린 내성 황색포도알균 또는 MRSA는 일반 항생제로 죽일 수 없기 때문에 일단 감염되면 치료가 어렵다. MRSA는 몸의 어떤 부위도 감염시킬 수 있다. MRSA는 더 일반적인 감염이 되고 있다.
How is MRSA spread?	**MRSA 어떻게 확산되나?**
Anyone can get a staph infection, but people are at higher risk if they have:	누구나 감염될 수 있지만 다음의 경우에는 위험도가 더욱 높다고 할 수 있다:

- Skin-to-skin contact with someone who has a staph infection.
- Contact with items and surfaces that have the staph germ on them. This could be sports equipment, tattoo needles or other equipment.
- Cuts or scrapes on their skin.
- Crowded living conditions, such as schools, extended care facilities, military bases, some people's homes or prisons.
- A lot of physical contact such as sports teams.
- Poor hygiene.

- 포도알균(MRSA)에 감염된 사람과 피부접촉을 한 경우.
- MRSA 균이 묻어있는 물건이나 표면에 접촉한 경우. 운동 기구나, 문신 바늘 또는 그 밖의 장비
- 피부에 베인 상처 혹은 긁힌 상처가 있는 경우
- 학교나, 장기요양시설, 군부대, 일부 가정 또는 감옥과 같이 사람들이 많이 모인 곳.
- 스포츠팀 같이 많은 신체적 접촉이 많은 곳.
- 불결한 위생 조건.

Testing for MRSA

See a doctor if you or your child has a skin wound that is not healing or if there are signs of an infection, such as fever, pain, redness, warmth, swelling or drainage from skin wounds.

The doctor may collect a sample of drainage or tissue from the area and send it to a lab to test for MRSA. A blood sample may also be taken to check for MRSA in the blood. The lab test can also tell which antibiotic will be best to treat MRSA.

Babies or children placed in Intensive Care Units(ICUs) are often tested for MRSA.

MRSA에 대한 검사

당신이나 자녀가 피부에 상처를 입은 후 낫지 않거나 또는 피부 상처로 열이나 통증, 부위가 빨갛게 되거나, 뜨거워 지거나, 붓거나, 액이 흘러 나오는 등 감염 증상이 나타나면 의사에게 보이십시오.

의사는 상처에서 분비된 액이나 조직을 검사실로 보내어 MRSA 감염 여부를 검사할 것입니다. 혈액에 MRSA있는가도 혈액 검체로 확인할 것입니다. 검사실에서 실시하는 검사는 또한 어떤 항생제가 MRSA 치료에 가장 좋은지도 알려줍니다.

중환자실(ICU)에 있는 아기들이나 어린이들은 MRSA에 대한 검사를 자주 받습니다.

How is MRSA treated?

Most staph infections, including MRSA, can be treated with certain antibiotics.

- If your doctor prescribes an antibiotic, it is very important to take all the medicine as ordered, even if the infection is getting better.
- If an ointment is prescribed, apply it to all skin lesions, even the tiny ones.

MRSA는 어떻게 치료되나?

MRSA를 포함한 대부분의 황색포도알균은 항생제로 치료될 수 있습니다.

- 의사가 항생제를 처방했다면, 비록 감염상태가 좋아지더라도 처방한대로 약을 끝까지 모두 복용하는 것이 매우 중요합니다.
- 만일 연고를 처방했으면, 아주 작은 상처는 물론 모든 피부 상처에 발라야 합니다.

- If there is a skin infection, your doctor may make an incision to drain the infection. If so, you may have a home health nurse or need to learn to do dressing changes on the wound. Be sure to follow your doctor's instructions.
- Sometimes your doctor may order special antibacterial ointment to be placed in the nose or a special soap for bathing.
- Do not take part in contact sports until the infection has healed.
- Call your doctor if your infection does not get better with treatment.

- 만일 피부가 감염되었으면, 의사는 상처를 절개하여 액을 채취할 것입니다. 어떤 경우에는, 가정방문 간호사가 도와주던가 아니면 환자가 직접 붕대를 새로 메는 방법을 배울 필요가 있습니다. 반드시 의사의 지시를 따르도록 하십시오.
- 경우에 따라, 의사는 특수항생연고를 주문하여 코에 바르거나 또는 목욕할 때 특수비누를 사용할 것을 지시할 수 있습니다.
- 상처가 완전히 아물 때까지 신체를 접촉하는 운동을 하지 마십시오.
- 치료를 받아도 상처가 아물지 않으면 의사에게 연락하십시오.

How do I prevent the spread of MRSA?

To prevent the spread of MRSA and other bacteria:

- Wash with soap and water or use alcohol hand sanitizer on hands often, especially after touching a skin lesion.
- Keep any cuts or lesions clean. Keep them covered with clean, dry bandages until healed.
- Do not touch other people's cuts or bandages.
- Do not share personal items like towels, razors, clothing or equipment.
- Clean surfaces where bare skin rubs such as exercise equipment, wrestling mats and surfaces in the home.
- Take a shower with soap after working out or playing sports.

MRSA의 확산을 어떻게 예방할 수 있나?

MRSA나 그밖에 다른 세균의 전파를 예방하려면:

- 손을 비누와 물 또는 알코올 살균제로 자주 씻고, 특히 피부의 상처를 만진 다음에는 반드시 씻는다.
- 베인 곳이나 상처는 항상 청결하게 유지한다. 상처가 아물 때까지 청결하고 건조한 반창고를 부쳐둔다.
- 다른 사람의 상처나 반창고에 손대지 않는다.
- 수건이나 면도날, 옷이나 개인 장비를 다른 사람들과 함께 사용하지 않는다.
- 운동기구, 레슬링 매트, 집에 가구 표면같이 맨 피부가 닿는 표면은 청결하게 한다.
- 운동이나 작업 후 샤워를 할 때 비누를 사용한다.

When should I call a doctor?

Call a doctor if:

- You or your child's condition becomes worse - the infected area has increased swelling, pain or redness.

언제 의사에게 연락해야 하나?

아래와 같은 경우 의사에게 연락하십시오:

- 당신이나 자녀의 상태가 더 나빠졌을 때-감염부위 상처가 붓거나, 통증이 심하거나, 빨갛게 염증이 생길 때.

- You or your child develops a fever, has trouble breathing or has other signs of illness such as vomiting, diarrhea or always sleeping.
- Another family member develops new skin lesions.
- Your child will not take the medicine prescribed.

- 열이 나거나, 호흡에 어려움이 있거나, 구토하거나, 설사하거나, 혹은 잠만 자려고 할 때.
- 가족 중 다른 사람이 피부에 새로운 상처가 생겼을 때.
- 자녀가 처방한 약을 먹지 않을 때.

원문	번역 연습
2. Urine Sample for microbiology – Male(Clean Catch) This test is done to check for bladder or urinary tract infection. Follow these steps: 1. Wash your hands with soap and water. Rinse and dry your hands well. 2. Use the urine sample kit. The kit includes a cup and 2 wipes. 3. Put a clean paper towel or cloth on a place you can reach from the toilet. 4. Open the wipes and place them on the towel. 5. If there is a sticker on the top of the cup lid, do not remove it. There is a sharp point under it. 6. Take the lid off the cup. Put the lid flat side down next to the wipes. Do not touch the inside of the cup or lid. 7. Pull back on the fold of skin around the tip of your penis if you are not circumcised. 8. Wash the end of your penis with a wipe. Throw the wipe away. 9. Wash your penis with the second wipe. Throw the wipe away.	

10. Pick up the cup.
11. Start to urinate a small amount into the toilet.
12. Put the cup into the urine stream. Collect the urine in the cup until it is about half full.
13. Put the lid tightly on the cup. Be careful not to touch the inside of the cup or lid.
14. Wash your hands.
15. If you are in the hospital, give the sample to the staff. If you are home, put the cup in a plastic bag. Put the bag in the refrigerator. Take it to the lab or doctor's office as directed.

원문	번역 연습
3. Urine Sample for microbiology – Female(Clean Catch) This test is done to check for bladder or urinary tract infections. Follow these steps: 1. Wash your hands with soap and water. Rinse and dry your hands well. 2. Use the urine sample kit. The kit includes a cup and 2 wipes. 3. Put a clean paper towel or cloth on a place you can reach from the toilet. 4. Open the wipes and place them on the towel. 5. If there is a sticker on the top of the lid of the cup, do not remove it. There is a sharp point under it. 6. Take the lid off the cup. Put the lid flat side down next to the wipes. Do not touch the inside of the cup or lid. 7. Sit as far back on the toilet as possible and spread your legs apart. Use two fingers of one hand to spread open your labia. The labia are the folds of skin on each side of your vagina. Hold the labia open like this until you get the urine sample.	

8. With your other hand, use the wipes to clean your labia.
   - Wipe from front to back in one stroke. Throw the wipe in the toilet.
   - Use the second wipe to clean again from front to back. Throw the wipe in the toilet.
9. Pick up the cup.
10. Urinate a small amount into the toilet then put the cup a few inches from your body. Urinate into the cup until it is about half full. Stop the flow. Put the cup back on the sink. Let go of your labia and finish urinating into the toilet.
11. Put the lid tightly on the cup. Be careful not to touch the inside of the cup or lid.
12. Wash your hands.
13. If you are in the hospital, give the sample to the staff. If you are at home, put the cup in a plastic bag. Put the bag in the refrigerator. Take it to the lab or doctor's office as directed.

원문	번역 연습

4. 24-Hour Urine Test

A 24-hour urine test shows how well your kidneys are working. You must collect all urine that you pass in a 24-hour period for this test.

To Prepare

- You will get a large bottle to collect your urine.
- Put your name on the bottle.
- Some tests need a chemical added to the bottle when you begin the test.
- Do not exercise more than usual while you are collecting your urine.
- If any urine is spilled or not collected, you may need to start over with a new bottle.
- Do not get toilet paper or stool in the urine.
- Keep the chemical and bottle of urine away from children and pets.
- Keep the collected urine cool or refrigerated. Do not freeze.
- Keep the container in a safe place where it will not spill or be exposed to light.

How to Collect Your Urine

- To start, empty your bladder and flush that urine. Write down the time. This time is the start of your 24-hour urine test. If you have a chemical to add, pour it in the bottle.
- Get a clean cup to urinate into. You may be given a container that fits under the toilet seat to catch your urine. Urinate in the cup or container and carefully pour the urine into the large bottle.
- For the next 24 hours, save all of your urine and put it into the bottle.
- At the end of the 24 hours, urinate one more time. Put the urine into the bottle.
- Bring the bottle to the lab that day with your lab slip.

For Example:

1. At 7:00 AM, urinate but do not save this urine.
2. Collect all of your urine for the rest of the 24 hours.
3. At 7:00 AM the next day, urinate and put this urine into the bottle.
4. Bring the bottle of urine to the lab.

원문	번역 연습

5. Cancer

Cancer is caused by abnormal cells that grow quickly. It is normal for your body to replace old cells with new ones, but cancer cells grow too fast.

Some cancer cells may form growths called tumors. All tumors increase in size, but some tumors grow quickly, others slowly.

Types of Tumors

- Sometimes tumors are not cancerous. These are called benign tumors. They are made up of cells much like those of healthy tissue. This kind of tumor stays in one area and does not spread to healthy tissues and organs.
- Cancer tumors are also called malignant tumors. Cancer from these tumors spread through the blood and lymph systems to other parts of the body.

When cancer spreads, it is called metastasis. Cancer cells travel through the body from the tumor, called the primary site, to other parts of the body.

Types of Cancer

There are many kinds of cancers.

- Carcinoma is the most common type of cancer. Lung, colon, breast, and ovarian cancers are often this type of cancer.
- Sarcoma is found in bone, cartilage, fat, and muscle.
- Lymphoma begins in the lymph nodes of the body's immune system. They include Hodgkin's and Non-Hodgkin's Lymphomas.
- Leukemia starts in the blood cells that grow in the bone marrow and are found in large numbers in the bloodstream.

Signs of Cancer

Signs of cancer depend on the type and location of the tumor. With some cancers, there may not be any signs until the tumor is large. Common signs

include:

- Feeling very tired
- Weight loss that occurs without knowing why
- Fever, chills or night sweats
- Lack of hunger
- Physical discomfort or pain
- Coughing, shortness of breath or chest pain

- Diarrhea, constipation or blood in the stool

When a cancer is found, tests will be done to see if the cancer has spread to other parts of your body. Scans, x-rays and blood tests may be needed.

Your Care

Your doctor will decide what care is needed based on:

- The type of cancer
- How fast the cancer is growing
- Whether the cancer has spread to other parts of your body
- Your age and overall health

The most common cancer treatments are:

- Surgery to remove the tumor and nearby tissue
- Radiation in controlled amounts to shrink or destroy the tumor and cancer cells
- Chemotherapy medicine to slow the growth or destroy cancer cells
- Other medicines to treat side effects and help you heal better

Prevention

You can reduce your risk of cancer by:

- Not smoking or using tobacco
- Using sunscreen, hats and clothing to protect your skin when outside
- Limiting the amount of alcohol you drink
- Limiting the amount of high fat foods you eat, especially from animal sources
- Eating plenty of fruits, vegetables and high fiber foods
- Being physically active
- Seeing your doctor each year. Cancer screenings may help find cancers at their early, most treatable stages.

원문	번역 연습
6. Electrocardiogram(ECG or EKG) An EKG is a test that records the electrical activity of the heart. With each heart beat, an electrical impulse travels through the heart. This impulse causes the heart muscle to squeeze and pump blood from the heart. An EKG will show the doctor if: • The electrical impulse is normal, slow, fast or irregular • The heart is too large or overworked • There is damage to the heart muscle from a heart attack Arrive on time for your test. The test takes about 15 minutes. **To Prepare** • Avoid using lotion the day of the test. The sticky pads, called electrodes, may not stick as well. • Wear a shirt that buttons up the front for easy placement of the pads on your chest. You may wear a hospital gown.	

During the Test

- You will lie down on a table.
- Men may have some of their chest hair shaved.
- 12 pads are placed on your chest, arms and legs.
- The pads are connected to wires that go to the EKG machine.
- Lie still for about 20 seconds as the machine records your heart's activity.
- There is no pain with this test.
- When the EKG is done, the pads and wires will be removed.
- Test results are sent to your doctor. Your doctor will share the results with you.

원문	번역 연습
7. Incentive Spirometer An incentive spirometer is a device used to help you take deep breaths. This opens the air sacs in your lungs to keep your lungs healthy. How to use the incentive spirometer: 1. Hold the device straight up in front of you. 2. Breathe out. 3. Close your lips tightly around the mouth-piece. 4. Inhale slowly and deeply through your mouth. This slow deep breath will raise the piston as the air sacs in your lungs open. 5. When you feel you cannot breathe in any longer, take the mouthpiece out of your mouth. 6. Hold your breath for 3-5 seconds then breathe out slowly. 7. Breathe normally for a few breaths and let the piston return to the bottom of the chamber. 8. Repeat this 10 times. If you feel dizzy, slow your breathing down. 9. After you take the 10 deep breaths on your incentive spirometer, cough. This may re-move secretions that build up in your lungs.	

- If you have had surgery on your chest or stomach, hold a pillow or folded blanket you're your incision. You will have less pain when you cough.

10. Repeat these steps every 2 hours or as directed.

원문	번역 연습
8. High Blood Calcium High blood calcium, also called hypercalcemia, means that there is too much calcium in the blood. Most of the calcium in a person's body is in the bones and teeth. Some calcium in blood helps the body to work right. Too much calcium in the blood affects the nerves, digestive tract, heart and kidneys. **Signs** Some people with high blood calcium have signs, while others do not. Signs of high blood calcium include: • Muscle weakness • Poor appetite, weight loss • Nausea or vomiting • Stomach pain • Constipation • Feeling tired • Increased urine output • Confusion, behavior changes or loss of memory • Loss of interest in work or decreased attention span • Pain in lower back or sides, often caused	

by kidney stones

- Bones become fragile and can break

Causes

The most common causes of high blood calcium are:

- Lack of activity or exercise
- Over active gland that controls how much calcium your body needs
- Cancer in the bone or blood
- Renal failure
- Taking large amounts of Vitamins A, D and calcium
- Some medicines

Your Care

To treat high blood calcium and prevent more loss of calcium from your bones, your doctor may ask you to do one or more of these:

- Drink 3–4 quarts or 3–4 liters of liquids each day.
- Take your medicine as ordered.
- Exercise if you are able.
- Get out of bed, sit in a chair and walk as much as possible. Ask for help if you need it.
- If you are in bed all of the time, move from side to side at least every 2 hours.

원문	번역 연습

9. Preventing Infections When Your White Blood Cell Count is Low

Low white blood cell(WBC) count is called neutropenia. Chemotherapy, radiation therapy, other treatments or an illness may cause a low WBC count. A low WBC count makes you more likely to get an infection.

Often the only sign of an infection in a person with cancer is a fever.

Most people getting cancer treatments are told to check their temperature 2 times each day while their WBC count is low. Your doctor or nurse may give you other instructions. Do not take any medicines such as Tylenol to lower your temperature unless directed by your doctor.

When your WBC is low, you will need to take extra care to prevent

infection.

To Help Prevent Infection:

Hygiene

- Wash your hands for at least 15 seconds with warm water and soap. Wash before eating, when preparing food, and after using the toilet. Anyone caring for you should do the same.

- Shower or take a bath every day if you are allowed.
- Do not take bubble baths or use hot tubs.
- Check your skin closely for cuts, rashes, redness, and swelling. Call your doctor if you have problems.
- After you urinate or have a bowel movement, always wipe from your front to your back. Wash your hands.
- Use an electric razor for shaving to avoid cuts.
- Use a soft bristle toothbrush to clean your teeth after eating and before bedtime. If you have dentures, clean them in the morning and evening.
- Inspect your mouth each day. Call your doctor if you have any redness, white patches, cuts, or bumps.
- Wear a mask or leave the room when it is being cleaned.
- Do not use douches or tampons.
- Use a condom and a water-based lubricant such as K-Y Jelly when having sex-

ual intercourse. Do not use a diaphragm or IUD.

Food Safety

- Do not eat raw or undercooked foods such as:
- Fresh fruit or vegetables
- Raw eggs, meat or fish
- Cook meat, fish and eggs well done.
- Use only pasteurized milk, cheeses, yogurt or cream.
- Do not leave drinks sitting out for more than 2 hours.

Other Tips

- Get plenty of rest. Try to get about 8 hours of sleep a night.
- Walk, or at least sit up in a chair, 3-4 times a day. Pace yourself and do not get too tired.
- Avoid people with infections such as colds, flu, cold sores, shingles, chicken pox, measles and mumps.
- Avoid people who have had vaccines in the past few weeks. Vaccines could be for polio, rubella, mumps, measles, yel-

low fever, or smallpox.

- Ask your doctor before getting vaccines when your WBC count is low.
- Do not clean birdcages, fish tanks, or cat litter boxes. If there is no one to help you, wear rubber gloves and throw them away after every use.
- Wear gloves when gardening. Avoid plants and live flowers in vases.
- Have your furnace filters changed each month.

Call your doctor right away if you have:

- A fever over 100.5° F or 38° C
- Chills or sweats
- Any signs of infection such as redness, warmth, swelling, drainage, or pain
- Sweats
- Feel more tired
- Sore throat or mouth
- A cough
- Pain or burning when passing urine
- Cloudy or bloody urine

원문	번역 연습
10. Stroke A stroke occurs when the blood flow to the brain is decreased or stopped. The blood flow can be blocked from a blood clot, plaque or a leak in a blood vessel. Sometimes the blood flow to the brain is blocked for a brief time. There will be signs of a stroke, but the signs go away in minutes to hours. This is called a TIA or transient ischemic attack or "mini stroke". This is a strong warning that there is a problem and a stroke could occur in the future. When the blood flow to the brain is blocked causing permanent damage, it is called a stroke. Tests can be done to find the type, location and cause of the blockage to the blood flow of the brain. **Signs** The effects of a stroke depend on the location and amount of damage to the brain. Signs are sudden and may include: • Numbness, tingling or weakness in the face, arm or leg, often only on one side of the body • Confusion or trouble understanding • Problems speaking	

- Problems seeing out of one or both eyes
- Dizziness or trouble with balance, coordination or walking
- Sudden severe headache with no known cause

Your Care

Call 911 as soon as you have any signs of a stroke. The goal of care is to stop further damage to the brain. It is key to get to the hospital right away.

It often takes a few days to see what type of damage has occurred. It is hard to predict recovery from a stroke. Care is planned based on your needs. It may include:

- Therapy for rehabilitation
- Exercise to strengthen your muscles
- Adapting your activity to use the strong side of your body
- Learning how to talk and communicate
- Learning ways to eat and drink safely

Risk Factors

You are at risk for a stroke if you:

- Have high blood pressure, diabetes, high blood cholesterol, heart disease or a prior stroke

- Are from a family where others have had a stroke
- Are overweight
- Are inactive or do not exercise
- Have a lot of stress
- Eat foods high in cholesterol and fat
- Smoke or use tobacco
- Drink too much alcohol
- Use street drugs
- Have a head injury or a bleeding disorder

If you have any of these risk factors, talk to your doctor or nurse about ways to manage them.

To Prevent a Stroke

- Treat high blood pressure, diabetes, high cholesterol and heart disease if present
- Quit smoking
- Exercise
- Eat a healthy diet and lose weight if you are overweight
- Limit alcohol to 1–2 drinks a day
- Avoid falls and injuries

원문	번역 연습

11. High Blood Sugar

High blood sugar means having too much sugar called glucose in the blood. High blood sugar is also called hyperglycemia. The body's cells need blood sugar. A normal blood sugar level is 70-100. A blood sugar level above 140 is too high. You may not feel any signs of high blood sugar but damage can be happening to your body. High blood sugar over years can damage the eyes, kidneys, blood vessels, heart, nerves and feet.

Causes

High blood sugar can happen with diabetes where your body is not making enough insulin or is not able to use insulin, as it should. High blood sugar can get worse because of:

- Stress
- Infection or illness
- Certain medicines such as steroids
- Pregnancy

The most common reasons for high blood sugar in people with diabetes are:

- Not taking enough insulin or diabetes pills

- Missed, skipped or delayed diabetes medicine
- Eating too much food
- Eating foods high in sugar or carbohydrates

Signs

High blood sugar affects people differently. Some people have no warning signs. High blood sugar may happen slowly over time.

You may have one or more signs of high blood sugar. Family members may notice these signs before you do.

- Extreme thirst
- Urinate often
- Increased hunger
- Blurred vision
- Weight loss or gain
- Feeling tired or sleepy
- Feeling moody or grumpy
- Slow healing of wounds
- Numbness in feet or hands
- Vaginal itching or have vaginal infections often
- Impotence
- Skin itching
- Skin infections such as boils

Your Care

See your doctor if you have signs of high blood sugar. Talk to your doctor about the cause of your high blood sugar. You may need to take medicine to control your blood sugar, or you may need to change how you eat and exercise.

If you have diabetes, control high blood sugar by following your diabetes treatment plan:

- Follow your meal plan.
- Take your insulin and pills as directed.
- Test your blood sugar often and keep a record of the results.
- Follow your activity or exercise routine.
- Contact your doctor if you see patterns of high blood sugar.
- Follow your sick day plan if you are ill.

If not treated, high blood sugar can lead to coma and even death.

원문	번역 연습
12. Viral Hepatitis Hepatitis is a disease of the liver most often caused by a virus. In severe cases, it can damage the liver. There are different types of hepatitis. Most cases of hepatitis can be spread to other people. It is spread by sexual contact or by contact with stool, urine, blood or other body fluids of an infected person. **Signs** Common signs include: • Body aches, weakness, tiredness • Loss of appetite • Nausea or vomiting • Diarrhea or constipation • Dark urine • Light colored stool • Fever • Headache • A dull ache in the right upper side of the abdomen • Yellow color to the skin called jaundice • Itchy skin • Joint pain and rashes	

Some people with hepatitis have no signs.

Your Care

A blood test will show your doctor what type of hepatitis you have. Your treatment will be based on your type of hepatitis and may include:

- Rest.
- Take only the medicines ordered by your doctor. Other medicines can affect your liver.
- Do not drink alcohol since it can further damage your liver.
- Do not smoke. Avoid second hand smoke.
- Eat small portions of low fat foods to decrease nausea.
- Apply cream often to itchy, dry skin.

How to Prevent the Spread of Hepatitis

If you have hepatitis or are caring for a person with hepatitis:

- Wash your hands often with soap and water. Be sure to wash your hands after contact with blood, stool, urine or saliva. Hand washing must always be done before fixing and eating food.

- The person with hepatitis should not handle food other people will eat. Throw away his or her leftovers.
- Wash dishes well with hot, soapy water and rinse.
- Wash clothing, sheets and towels used by the person with hepatitis separately.
- The person with hepatitis should not have sexual contact, including kissing, until his or her doctor says that it is safe.

Call your doctor if you have:

- Vomiting where you cannot keep down any fluids
- Vomit that is bloody or looks like coffee grounds
- Black bowel movements
- Changes in behavior
- Increased bruising

원문	번역 연습
13. Breast Biopsy A biopsy is the removal of pieces of tissue, which are then sent to a lab for testing. A breast biopsy may be needed when other tests show something in the breast that needs to be checked more closely. If a lump is present, it may be removed at the same time as the biopsy. Lymph nodes around the area may also be checked. Your doctor will review the results of your biopsy with you at your next visit and talk to you about treatment if needed. There are different types of breast biopsies. Your doctor has ordered a: Fine Needle Aspiration(FNA) Core Needle Biopsy Stereotactic Biopsy Open Excisional Biopsy **To Prepare** • You may be told to not eat food after midnight before the test. • A family member or friend may need to take you home after your biopsy.	

During the Test

- You will be asked to take your clothing off above the waist and put on a hospital gown.
- An IV(intravenous) may be put into a vein in your arm to give medicine.
- You lie on a table.
- The biopsy site is cleaned.
- The doctor numbs the site. This may sting for a few seconds. After this, you should only feel pressure and no pain.
- A mammogram or an ultrasound may be done to locate the site to be tested.

Types of Breast Biopsies

▸ Fine Needle Aspiration(FNA)

This biopsy is often done in the doctor's office for lumps that can be felt.

- The doctor inserts a small needle that is attached to a syringe into the lump.
- The needle may be moved around. Tissue and fluid is collected in the syringe.
- The needle is then removed.

▸ Core Needle Biopsy

This biopsy is done with a larger needle.

- A small cut is made in the skin.

- The needle is put into the site.
- Several samples of tissue are collected.
- The needle is then removed.

▸ Stereotactic Biopsy

This biopsy is done for areas that cannot be felt, but are seen on mammogram.

- You lie face down on a table with an opening for the breast.
- The site is numbed.
- A small incision is made in the breast.
- The breast is squeezed flat and a special type of x-ray is done before and during the biopsy to locate the site.
- A needle is put into the breast to remove samples of tissue.
- Several samples of tissue are collected.
- The needle is then removed.

▸ Open Excisional Biopsy

The entire lump is taken out in surgery.

- You will be given medicine to numb the breast or to make you sleepy.
- An incision is made in the breast to remove the lump and some tissue around the lump.
- The site is closed with a stitch or special tape.

Home Care

- Do not lift over 5 pounds for 24 hours after your biopsy. A gallon of milk weighs over eight pounds.
- You can eat your normal diet.
- You may have bruising, discomfort, swelling and a small amount of drainage at the biopsy site.
- You can wear a sports bra for support.
- You may use over the counter pain medicine that does not contain aspirin as needed.
- Apply an ice pack to your breast as needed to reduce swelling and bruising. Do not apply ice directly to the skin.
- A stitch or special tape is put on the incision. The stitch will be removed at the doctor's office.
- If you had an open excisional biopsy, you may shower but do not take a bath or swim for 2 weeks.

Call your doctor if you have:

- Bleeding from the biopsy site
- Increased swelling, redness, warmth or drainage at the biopsy site
- Pain not relieved by medicine

원문	번역 연습

14. Biopsy

A biopsy is the removal of pieces of tissue, which are then sent to a lab for testing. A biopsy is most often used to find cancer. Any part of the body, such as the skin, an organ or a lump can be tested. An x-ray, CT scan or ultrasound may be done to locate the biopsy site. A biopsy may be done during surgery. Your doctor will review the results of your biopsy with you at your next visit and talk to you about treatment if needed.

If you have any allergies to medicines, foods or other things, tell the staff before the test.

If you are pregnant or think you might be, tell the staff before the test.

Arrive on time for your test. You may be told to arrive 30 minutes before your appointment time. A simple biopsy takes about 15 minutes. It may take longer if several biopsies or x-rays are needed.

To Prepare

- Do not take aspirin or ibuprofen for one week before the biopsy.
- Check with your doctor about taking your

prescription medicines.

During the Test

- You will lie on a table and may wear a hospital gown.
- An x-ray, CT scan or ultrasound may be done to locate the biopsy site.
- The site is cleaned.
- Numbing medicine is put into the skin. This may sting.
- When the site is numb, a small needle is put into the area to be tested. Tissues and cells are removed. In some cases a small incision is made so that tissue or a lump can be removed and tested.
- If you feel any discomfort, tell the doctor.
- The needle is then removed.
- Pressure is applied, then a small bandage. If an incision was made, stitches may be placed to close the incision.

After the Test

- You may have bruising, discomfort or swelling at the biopsy site.
- If needed, use over the counter pain medicine that does not contain aspirin.
- Apply an ice pack to the site as needed

to reduce swelling and bruising. Do not apply ice directly to the skin. Apply ice for 20 minutes and then take the ice off for at least 30 minutes.

- Avoid strenuous activity and lifting over 5 pounds for 24 hours. You may resume normal activities unless otherwise instructed.
- Test results are sent to your doctor. Your doctor will share the results with you.

Call your doctor if you have:

- Bleeding, drainage, increased swelling, redness or warmth at the site
- Pain not relieved by over the counter pain medicine

원문	번역 연습

15. AFP(Alpha-Fetoprotein) Test

AFP is a test used to check for birth defects in your baby. AFP is a protein made by your baby during pregnancy. It passes into your blood. To test AFP levels, a blood sample is taken from you. If the AFP level is high or low, your baby may have a birth defect.

The test causes no harm to you or to your baby. It can only test for some birth defects. Talk to your doctor about having this test. You can choose to not have this test.

What do the test results mean?

If your due date has changed or you are carrying twins, your result may be high or low. If your AFP level is high or low, there will be more tests.

These tests may include:

- A repeat of the AFP test
- A picture of your baby using sound waves called an ultrasound
- A test to check the fluid around your baby called amniocentesis
- Genetic counseling to review your test results

원문	번역 연습
16. Anthrax **What Is Anthrax?** Anthrax is a serious disease caused by bacteria that forms spores. Anthrax can make you sick by getting into your skin, lungs or digestive system. It can be deadly if untreated. **How Do You Get Anthrax?** People can get anthrax from touching or eating an infected animal or breathing in spores from an infected animal. Anthrax can also be used as a weapon. In 2001, 22 people got sick when anthrax was put into the mail. You cannot catch anthrax from another person or spread it to others. **What Happens If I Get Anthrax?** People usually get sick within 1 to 7 days of exposure to anthrax, but if it is in your lungs it may take 42 days before you get sick. It may cause your skin to blister or have sores. You may have a sore throat, fever, headache, cough and breathing problems. You will need to be treated with medicine because anthrax can cause serious illness or death.	

How Is Anthrax Treated?

There is no way to test for anthrax before you get sick.

Antibiotics are used to treat all types of anthrax.

Health-care workers will give you medicine (doxycycline or ciprofloxacin). This medicine can help prevent an anthrax infection, even if you don't feel sick.

You may have to take this medicine for 60 days. The medicine can cause nausea, diarrhea, headache or a yeast infection(women only), but it is important that you keep taking the medicine until it is gone.

Children have to take different amounts of the medicine than adults. Health-care workers have information on how to give medicine to children and babies.

원문	번역 연습

17. Cholesterol

Cholesterol is a fatty substance that your body needs to work. It is made in the liver and found in food that comes from animals, such as meat, eggs, milk products, butter, and lard. Too much cholesterol in your blood can be harmful to your body and can increase your risk for heart disease. You are at risk for high blood cholesterol if:

- Your body makes too much cholesterol
- You eat food high in saturated fats and cholesterol
- You have diabetes, low thyroid level called hypothyroidism, or kidney disease

There are 3 main types of fats in your blood:

- High Density Lipoproteins(HDL): This "good" cholesterol takes extra cholesterol in your blood back to your liver so your body can get rid of it.
- Low Density Lipoproteins(LDL): This "bad" cholesterol in your blood builds up in your blood vessels. This can cause your vessels to narrow, making it hard for blood to flow.
- Triglycerides: Eating too many carbohy-

drates can increase your triglyceride level.

Blood fats are measured by a blood test. Your results will tell you:

Your total cholesterol blood level

- A healthy level is less than 200.
- If your total cholesterol is above 200, your doctor will check your HDL, LDL and triglycerides.

Your HDL blood cholesterol level

This is the "good" cholesterol: the higher the number, the better.

- A healthy level is 60 and above.
- Talk to your doctor about treatment if your level is less than 40.

Your LDL blood cholesterol level

This is the "bad" cholesterol: the lower the number, the better.

- A healthy level is less than 100.
- Your doctor may want your LDL less than 70 if you have had a recent heart problem.
- Talk to your doctor about treatment if your level is 130 and above.

Your triglyceride blood level

- A healthy level is less than 150.
- Talk to your doctor about treatment if your level is 200 and above.

To lower your blood cholesterol levels

- See your doctor and get your cholesterol checked regularly.
- Talk to your doctor, nurse or dietitian about a diet and exercise plan.
- Medicine may be needed if diet and exercise are not enough.
- Eat plenty of high fiber food, such as whole grains, beans, and fresh fruits and vegetables.
- Limit food that contains high amounts of cholesterol and saturated and polyunsaturated fats, such as beef, pork, cheese, whole milk, or lard.
- Eat more low fat foods, such as skinless chicken breasts, fish or skim milk.
- Choose foods high in monosaturated fats, such as olive or canola oils and nuts.
- Bake, broil, grill or roast foods rather than fry them.

원문	번역 연습
18. Diabetes Diabetes is a disease in which your body cannot properly use the food you eat for energy. Your cells need energy to live and grow. When you eat, food breaks down into a form of energy called glucose. Glucose is another word for sugar. The glucose goes into your blood and your blood sugar rises. Insulin is a hormone made by your pancreas. It helps glucose move from your blood into your cells so your body can use it for energy. People cannot live without insulin. There are three main types of diabetes. • In Type 1 diabetes, the pancreas makes no insulin. • In Type 2 diabetes, the pancreas does not make enough insulin or your body is not able to use the insulin the pancreas makes. • In gestational diabetes during pregnancy, the mother is not able to make enough insulin to cover the needs of both mother and baby.	

Risk Factors for Diabetes

You are more at risk for getting diabetes if you:

- Are from a family where others have diabetes
- Are overweight
- Are over age 40
- Are inactive
- Had diabetes during pregnancy(gestational diabetes) or a baby weighing 9 pounds or 4 kilograms or more at birth
- Are of African, Asian, Latino or Pacific Islander decent

Signs of Diabetes

- Very thirsty
- Feeling tired
- Use the toilet often to urinate
- Blurred vision
- Weight loss
- Wounds are slow to heal
- Constant hunger
- Itchy skin
- Infections
- Numbness or tingling in feet and/or hands
- Problems with sexual activity

Often people have no signs even though

their blood glucose level is high. You can be checked for diabetes with a blood test.

Your Care

The goal is to keep your glucose level as near to normal as possible. Your care may include:

- Planning meals
- Testing glucose levels
- Learning signs to know when your glucose level is too low or too high
- Exercising
- Taking medicine - insulin or pills
- Keeping all appointments with your health care team
- Attending diabetes classes

원문	번역 연습
19. Echocardiogram An echocardiogram is also called an echo or cardiac ultrasound. It is a painless test that takes pictures of the heart using sound waves. Arrive on time for your test. The test takes about 30 minutes. **During the Test** • You will wear a hospital gown. • You lie on your left side on a table. • Gel is put on your chest. A wand is moved across the gel to take the pictures. • You can see the pictures of your heart on the screen and also hear sounds of your heart.	

원문	번역 연습
20. EEG(Electroencephalogram) An EEG is a test that records the electrical activity of the brain. The test may be done to check for: • Seizures • Confusion or changes in behavior • Head injury or disease • Changes in level of unconsciousness Arrive on time for your test. Plan on being here about 2 hours. **To Prepare** • The night before your test: ◇ Sleep as much as you want. ◇ Sleep only half the amount of time that you sleep other nights. For example, if you sleep 8 hours a night, sleep 4 hours the night before your test. ◇ Do not sleep. • Avoid caffeine drinks such as coffee, tea and soft drinks after midnight before the test. • Wash your hair before the test. Do not use oils, sprays and lotions.	

During the Test

- Small pads called electrodes are put on your scalp with paste. The pads read the electrical activity of your brain and send it to a machine. You will feel no pain.
- During the test you may:
  - ◇ Be asked to breathe deep and fast through your mouth
  - ◇ Be shown a flashing light for a short time
  - ◇ Sleep

After the Test

- The pads and paste are taken off your scalp. You can wash your hair at home with shampoo to remove the rest of the paste.
- Test results are sent to your doctor. Your doctor will share the results with you.

원문	번역 연습
21. Fasting Blood Sugar Test This test shows how well your body uses sugar called glucose. This test may be done to check for diabetes. **To Prepare** • Do not eat or drink anything, including water, after midnight before the test. This includes coffee, gum, candy and mints. • Do not smoke after midnight before the test. • If you are to take your medicines the morning of the test, take them with sips of water only. **During the Test** • A blood sample is taken with a needle from your arm. **After the Test** • You can eat and drink your normal diet. • Test results are sent to your doctor. Your doctor will share the results with you.	

원문	번역 연습

22. Heart Attack

A heart attack is also called a myocardial infarction or MI. It occurs when a blood vessel that feeds the heart muscle becomes blocked. Blood flow stops to a part of the heart. If treatment is not done right away, this part of the heart muscle dies. A scar forms in this part of your heart.

Blockage may occur from:

- Fatty deposits called plaque
- A spasm in the blood vessel
- A blood clot

Signs of a Heart Attack

- Pain or pressure in the middle of your chest, arm, jaw, shoulders, neck or stomach. It may spread from one place to another.
  - Feeling of tightness, crushing, aching, choking, squeezing, burning or heartburn
  - Occurs both during activity and at rest
  - Lasts for more than 15 minutes
- Sweating
- Shortness of breath

- Weakness
- Nausea or vomiting
- Feeling scared
- Dizziness

Call 119 right away if you have any of these signs. Sit or lie down until the emergency squad arrives. Do not drive to the hospital or delay by calling your doctor.

Discharge Instructions After a Heart Attack

The heart takes several months to heal.

- Go to your follow-up doctor's appointment.
- Ask about getting into a cardiac rehab program.
- Limit your activity for 4-6 weeks.
  - Rest each day.
  - Increase your activity over time.
  - Rest for 1 hour after eating meals and at least 30 minutes after activities such as bathing, showering, or shaving.
  - Limit stair climbing. Take the stairs slowly.
  - Avoid lifting more than 10 pounds or 4.5 kilograms.
  - Do not vacuum, mow grass, rake or shovel. You may do light housework.

- Ask your doctor when you can drive and when you can return to work. You may ride in a car short distances.
- Sexual activity can be resumed when you are able to walk up 20 stairs without problems.

• Follow the diet your doctor and dietitian suggest.

- Eat foods that are low in fat.
- Avoid salty foods.

• Weigh yourself each day to check for fluid build-up. Extra fluid makes your heart work harder.

- Call your doctor if you gain 2-3 pounds or 1 kilogram overnight.

• Avoid temperatures that are very hot or very cold.

- Do not take hot or cold showers.
- Do not use a hot tub, spa or whirlpool.
- Stay indoors during humid weather or very hot(higher than 80° F or 27° C) or cold(lower than 30°F or 1° C) temperatures.

원문	번역 연습

23. Heart Failure

With heart failure, also called congestive heart failure, the heart muscle is weakened and does not pump as strong as it should. The blood flow slows and fluid can build up in your lungs or other parts of your body. This does not mean that your heart has stopped pumping blood. Because heart failure does not go away, you will need to learn how to manage your condition.

Causes of Heart Failure

- Heart disease
- High blood pressure
- Heart valve problems
- Lung diseases
- An infection or virus
- Heavy alcohol or drug use
- Heart problems at birth
- Thyroid or kidney disease

Your Care

- Take your medicines as ordered by your doctor.

- Weigh yourself every morning at the same time. Keep a record of your daily weights.
- Limit salt or sodium in foods and drinks.
- Call your doctor for any of the signs listed below—do not delay calling.
- Pay attention to how you are feeling.
- Exercise each day, but rest as needed.
- Put your feet up to reduce ankle swelling.
- Keep your doctor appointments.
- Limit your daily liquids if ordered by your doctor.
- Lose weight if you are overweight.
- Stop smoking.
- Avoid alcohol.
- Get the flu vaccine each year. Talk to your doctor about the pneumonia vaccine.

Call your doctor right away if you:

- Gain 2 pounds or 1 kilogram in a day or 3–5 pounds or 1–2 kilograms in 5 days.
- Have swelling in your legs, feet, hands or abdomen or feel that your shoes, waist-band or rings are tighter.
- Feel short of breath.
- Use more pillows when you sleep or need to sleep in a chair.

- Cough at night or have increased cough or chest congestion.
- Are more tired or weak.
- Have a poor appetite or nausea.
- Feel dizzy or confused.
- Urinate less often

Call 119 right away if you:

- Feel short of breath even with rest
- Have chest pain, pressure or tightness
- Faint
- Have rapid, irregular heartbeats

원문	번역 연습
24. GTT(Glucose Tolerance Test) A GTT checks for diabetes. The test checks how your body uses glucose(sugar). This test is often done during pregnancy. Your doctor has ordered a: One hour test Three hour test Four hour test Five hour test Arrive on time for your test. **To Prepare** • Do not eat, drink or chew anything for at least 8 hours before your test. • Do not smoke the morning of the test. • If you are to take your medicines the morning of the test, take them with sips of water only. **During the Test** • Your blood sample is taken with a needle. • You are given Glucola to drink. It is very sweet. Drink it all.	

- Do not eat or drink anything except water until the end of the test.
- Your blood is taken each hour for the length of the test. Return to the lab a few minutes before each blood sample.
- If you do not feel well at anytime, tell the staff right away.

After the Test

- You may eat and drink again.
- Test results are sent to your doctor. Your doctor will share the results with you.

원문	번역 연습

25. Hemoccult Test

The hemoccult test is done to check if you have any sign of bleeding in your stool.

You may need to give samples from 3 different bowel movements.

You will be given a kit that will have:

- An envelope
- Sticks to collect the stool samples
- 3 test cards

Follow these steps to collect the stool samples:

1. Open the envelope. Remove the 3 test cards.
2. Use a ball point pen to write your name, age and address on the front of each of the 3 cards. Put the cards back in the envelope.
3. Just before you have a bowel movement, remove Card 1 from the envelope and put the date on the card.
4. Open the front of Card 1 and use one of the sticks to collect a small sample of stool. Put the sample inside Box A.

5. Use the same stick to collect a second sample from a different part of the stool. Place this sample in Box B.
6. Close the flap over the card and throw the stick away in the trash.
7. Put the card in the envelope to store it until all 3 samples are collected.
8. Repeat steps 3-7 to collect 2 more samples for Card 2 and Card 3.
9. After all the samples are collected, return the samples to your doctor or lab, as directed.

Special notes about this test:

- For 7 days before and during the test period, do not take aspirin or other medicines that have aspirin in them. If your doctor has told you to take aspirin each day, check with your doctor about stopping before this test.
- For 72 hours before and during the test period avoid:
  - More than 350 mg of Vitamin C in your diet or as supplements
  - Red meat, such as beef, lamb and liver, including processed meats
  - Raw vegetables and fruit such as melons, radishes, turnips, and horseradish

원문	번역 연습

26. Kidney Failure

Kidney failure is also called renal failure. With kidney failure, the kidneys cannot get rid of the body's extra fluid and waste. This can happen because of disease or damage from an injury.

The kidneys:

- Get rid of excess water and waste products
- Adjust the fluid and chemicals needed by the body
- Control blood pressure
- Control the hormones in the body that make new red blood cells

The kidneys take excess water and waste products from the blood and turn it into urine. Urine is then passed out of the body. Most people have 2 kidneys. A person can live a healthy life with one kidney.

There are 2 kinds of kidney failure called acute and chronic.

Acute Kidney Failure

Acute kidney failure is a sudden loss of kidney

function that happens within hours or days. Causes may include:

- Severe infections
- Severe burns
- Injury to or blockage of the blood flow to the kidneys
- Low blood pressure
- Blockage in the urinary tract
- Heart failure
- Chemical or drug poisoning

The kidneys can often get better when the cause of the problem is found and treated.

Chronic Kidney Failure

Chronic kidney failure occurs when the kidneys slowly lose their function. It is a lifelong disease that does not get better. Causes may include:

- Diseases such as diabetes, high blood pressure and heart disease
- Kidney stones
- Blockage or problems in the urinary tract
- Lupus, an autoimmune disease
- Scleroderma, a skin and connective tissue disorder
- Chronic infections
- Drug abuse

- Poisons

Signs of Chronic Kidney Failure include:

- Swelling in the hands, face or feet
- Changes in how often you need to urinate
- Feeling very tired or weak
- Headache and confusion
- Nausea or vomiting
- Loss of appetite
- Feeling short of breath
- Itchy skin

There is no cure for chronic kidney failure. It is treated with diet changes and medicines. When the kidneys lose most of their function, called endstage renal failure, dialysis is needed several days a week. A kidney transplant may also be a treatment option.

원문	번역 연습
27. STDs(Sexually Transmitted Diseases) STDs are also called venereal diseases. They are caused by germs that live on the skin or in body fluids such as semen, vaginal fluid or blood. The germs are passed from an infected person often through sexual contact with skin, blood or body fluids. These germs can enter the body through the vagina, mouth, anus and open sores or cuts. STDs are not spread by casual contact, by being in swimming pools or by sitting on toilet seats. **Signs of STDs** Signs may occur days, weeks or months after exposure. Some men and women have no signs but have an STD and can pass it onto others. Common signs include: • Burning with urination • Genital ulcers such as open sores or blisters • Warts • Skin rash • Discharge from the penis or vagina • Abdominal pain, most often in women	

Types of STDs

- Gonorrhea
- Syphilis
- Herpes
- Chlamydia

- Hepatitis(HBV)
- Human Immunodeficiency Virus(HIV)
- Human Papilloma Virus(HPV or genital warts)
- Chancroid

Preventing STDs

Abstinence, or no sexual relations, is the best way to prevent the spread of STDs. If you choose to have sexual relations, have one partner and always use latex condoms that have nonoxynol-9 and use with spermicidal jelly.

Testing

You should be tested for STDs if you:

- Have had oral, anal, or vaginal sex and did not use latex condoms.
- Share needles to inject drugs or have sex with someone who does share needles.
- Feel you may have been exposed to or have signs of an STD.

You can be tested for an STD by your doctor or at your local health department. Most testing for STDs is anonymous.

Your Care

Most STDs are treatable. Some can be cured but others cannot. Medicine can be used to help signs and keep the disease from getting worse.

As a part of your care:

- Avoid sexual relations until you and your partner have been treated.
- Take antibiotics as directed until your treatment is done. Be sure to take all of the medicine your doctor orders.
- Call to make an appointment to repeat tests 3 weeks after finishing your antibiotics.
- Return to the Emergency Department or call your doctor if your signs get worse or you have a fever of more than 101 degrees F or 38 degrees C.

There are risks of other problems and more serious disease if you do not get treatment or get incomplete treatment.

원문	번역 연습
28. Tuberculosis(TB) TB is a disease caused by germs called bacteria that most often affect the lungs. You can be infected with TB when you breathe in the germs. You are at a higher risk to get TB if you have a weak immune system. This system can be weakened by poor diet, illness, medicines, or other causes. **Signs** People with TB may have some or all of these signs: • Cough • Fever • Weight loss • Coughing up blood • Feeling weak and tired • Chest pain **Testing** A skin test will be done to see if you are infected. A positive test means that you have been infected by the germ. Your doctor will do a chest x-ray and sputum tests to see if you have TB. Your family members and others living with you will also be skin tested.	

A negative test often means that you are not infected. The skin test may not react if you have a weak immune system. Your doctor may check for TB if your skin test is negative, but you still have signs.

Your Care

If you have a positive skin test or have TB, you will be started on medicines.

- Take your medicines as directed. Take your medicines at the same time each day and do not stop taking them. You may have to take your medicines for 6-24months. If you do not take your medicines, your TB may return and be harder to treat. You may also infect others if you do not take all of your medicines.
- Do not drink alcohol while on these medicines because the alcohol may cause liver problems.
- One of the medicines used to treat TB also may turn your urine and other body fluids orange.

If you are sick enough that you need to be in the hospital:

- You may be on respiratory isolation. This

prevents others from getting TB.

- You will be isolated until you have been on TB medicines for 2-3 weeks or until your sputum is not infected.
- Anyone who comes into your room will wear a mask.
- The door to your room will be closed.
- You will need to wear a mask when you are out of your room.

If you have a positive skin test or have TB:

- Cover your mouth when you cough, sneeze or laugh. Then, wash your hands.
- Wash your hands before meals.
- Eat 3 meals and drink 6-8 glasses of liquids each day.
- Go to all doctor appointments.

Call your doctor right away if you:

- Have a worse cough.
- Cough up blood.
- Have trouble breathing.
- Lose weight even when you are eating a good diet.
- Have fevers or night sweats.
- Have brown urine or gray stools.
- Have yellow skin or yellow eyes.

부록

1. 진단검사용어의 약어일람
2. 진단검사 측정방법의 약어표기
3. 진단검사 검체 약어 및 설명
4. 의학의 전문 분야별 명칭
5. 단위에 사용하는 접두사 및 의미
6. 그리스어 알파벳 표기 및 한글읽기

부록

1. 진단검사용어의 약어 일람

약어	Full Term	한글표기 및 의미
ABG	Arterial blood gases	동맥혈액가스
ABGA	Arterial blood gas analysis	동맥혈액가스 분석
ACE	Angiotensin converting enzyme	안지오텐신 변환 효소
ADHD	Attention deficit hyperactivity disorder	주의력결핍 과잉행동 장애
AFIB	Atrial fibrillation	심방세동
AIDS	Acquired immunodeficiency syndrome	후천성 면역결핍증
ALP	Alkaline phosphatase	알칼리 인산가수분해효소
ALS	Amyotrophic lateral sclerosis.	근위축성 측삭 경화증
ALT	Alanine aminotransferase	알라닌 아미노전이효소
AMI	Acute myocardial infarction	심근경색
AMR	Analytical measurement range.	분석측정범위
AODM	Adult onset diabetes mellitus	성인형 당뇨병
AST	Aspartate aminotransferase	아스파테이트 아미노전이효소
AVM	Arteriovenous malformation	뇌동정맥 기형
BID	Twice a day	하루에 두 번씩
BMI	Body mass index	체질량지수
BP	Blood pressure	혈압
BPH	Benign prostatic hypertrophy	전립선 비대증
BRCA	Breast Cancer Gene	유전적 유방암

BUN	Blood urea nitrogen	혈액 요소성 질소
Ca	Cancer OR Calcium	암 혹은 칼슘
CA-125	Cancer antigen 125	CA-125항원
CABG	Coronary artery bypass graft	관상동맥 우회술
CAD	Coronary artery disease	관상동맥질환
CAP	College of American Pathologists.	미국병리학회, 미국 임상검사실 인증기관
CAT	Computerized axial tomography	컴퓨터 단층촬영
CBC	Complete blood count	일반혈액검사
CDC	Centers for Disease Control & Prevention	미 질병통제센터
CHD	Congenital heart disease	선천성 심장병
CHF	Congestive heart failure	울혈성 심부전
CLIA	Clinical Laboratory Improvement Amendments of 1988	1988년에 개정된 임상검사 질향상 개정안
CLSI	Clinical Laboratory and Standards Institute, formerly National Committee for Clinical Laboratory Standards(NCCLS)	임상검사 표준연구소, 이전에는 임상검사표준위원회(NCCLS)
CMS	Centers for Medicare and Medicaid Services	메디케어 및 메디케이드 서비스 센터
CMV	Cytomegalovirus	거대세포바이러스
CNS	Central nervous system	중추신경계통
COLA	Commission for Office Laboratory Accreditation	미국 오피스 검사실 인정위원회
COPD	Chronic obstructive pulmonary disease	만성 폐쇄성 폐질환
CPK	Creatine phosphokinase	크레아틴 포스포키네이즈(크레아틴 인산효소)
CPR	Cardiopulmonary resuscitation	심폐소생술
CRF	Chronic renal failure	만성 신부전
CRP	C-reactive protein	c-반응성 단백
CRR	Clinically Reportable Range	임상보고범위
CSF	Cerebrospinal fluid	뇌척수액
CV	Coefficient of Variation (SD divided by mean times 100)	변이계수, 변동계수
CVA	Cerebrovascular accident	뇌혈관 사고, 뇌졸중, 뇌중풍

D&C	Dilatation and curettage	자궁 긁어냄(술), 자궁소파(술)
DM	Diabetes mellitus	당뇨병
DTP	Diphtheria, tetanus, pertussis	디프테리아, 백일해, 파상풍
DVT	Deep-vein thrombosis	심부 정맥혈전증
DX	Diagnosis	진단
ECG, EKG	Electrocardiogram	심전도
ECHO	Echocardiogram	심장초음파검사
EEG	Electroencephalogram	뇌파
EMG	Electromyography	근전계
ENT	Ear, nose and throat	이비인후(귀, 코, 목)
ESR	Erythrocyte sedimentation rate	적혈구침강속도
ESRD	End-stage renal(kidney) disease	말기 신부전증
FDA	Food and Drug Administration	미식품의약국
FSH	Follicle stimulating hormone	여포자극호르몬
GERD	Gastroesophageal reflux disease	위식도 역류 질환
GI	Gastrointestinal	소화관
GFR	Glomerular filtration rate	사구체 여과치
HAV	Hepatitis A virus	A형 간염바이러스
HBV	Hepatitis B virus	B형 간염바이러스
HCT	Hematocrit	적혈구 용적
HCV	Hepatitis C virus	C형 간염바이러스
HDL	High density lipoprotein	고밀도 지단백질
HGB	Hemoglobin	적혈구
HIV	Human immunodeficiency virus	인체 면역결핍바이러스
HPV	Human papilloma virus	사람 유두종 바이러스
HRT	Hormone replacement therapy	호르몬 대체요법
HTN	Hypertension	고혈압
IBD	Inflammatory bowel disease	염증성 장 질환
IBS	Irritable bowel syndrome	과민성 대장증후군

ICD	Implantable cardioverter defibrillator	체내 세동 제거
ICU	Intensive care unit	중환자실
IDDM	Insulin-dependent diabetes mellitus	인슐린 의존형 당뇨병
IM	Intramuscular	근육조직
ISO	International Standards Organization	국제표준기구
IV	Intravenous	정맥내의
JC	Joint Commission for Accreditation of Healthcare Organizations	의료기관신임합동위원회.
LAP	Laboratory Accreditation Program	검사실인증 프로그램
LDL	Low density lipoprotein	저밀도 지질단백질
LFT	Liver function tests	간기능검사
MI	Myocardial infarction	심근경색증
MMR	Measles, mumps, and rubella	홍역, 유행성 이하선염, 풍진
MRI	Magnetic resonance imaging	자기공명영상 검사
MRSA	Methicillin-resistant Staphylococcus aureus	메티실린 내성 황색포도상구균
MS	Multiple sclerosis	다발성 경화증
NIDDM	Non-insulin dependent diabetes mellitus	인슐린 비의존형 당뇨병
NPT	Near Patient Testing, bedside testig	환자 곁 검사
NSAID	Non-steroidal anti-inflammatory drug	비스테로이드성 진통소염제
PAD	Peripheral arterial disease	말초동맥질환
PAP	Papanicolau	세포진
PET	Positron emission tomography	양전자방출 단층촬영술
PFT	Pulmonary function test	폐기능검사
PMS	Premenstrual syndrome	월경 전 증후군
POC	Point of Care	케어의 포인트, 즉 환자 곁
POL	Physician Office Laboratory	진료실 내의 검사실
PPD	Purified protein derivative	결핵균에서 분리한 단백
PSA	Prostate specific antigen	전립선 특이항원
PT	Proficiency Testing, external quality control	외부정도관리

PT	Prothrombin time	프로트롬빈 시간
PTH	Parathyroid hormone	부갑상선 호르몬
PTSD	Post-traumatic stress syndrome	외상 후 스트레스 장애
PTT	Partial thromboplastin time	부분 트롬보플라스틴 시간
PUD	Peptic ulcer disease	소화성 궤양
PVC	Premature ventricular contraction	조기 심실수축
QID	Four times a day	하루에 네 번씩
RA	Rheumatoid arthritis	류마티스 관절염
RBC	Red blood cell	적혈구
RSV	Respiratory syncytial virus	호흡기 세포융합 바이러스
Rx	Prescription.	처방 혹은 처방전
SD	Standard deviation	표준편차
SLE	Systemic lupus erythematosus	전신성 홍반성 낭창
STD	Sexually transmitted disease	성전염성 질환
T3	Triiodothyronine	트리요오드티로닌
T4	Thyroxine	티록신
TAH	Total abdominal hysterectomy	자궁 전적출술
TB	Tuberculosis	결핵
TE	Total Error	총오차
TEa	Allowable total error	총허용오차
TIBC	Total iron binding capacity	총 철결합력
TID	Three times a day	하루 세번씩
TORCH	Stands for a group of infections that may cause birth defects	톡소포자충증, 풍진, 거대세포바이러스, 단순 헤르페스의 머리글자를 합친 용어
TSH	Thyroid stimulating hormone	갑상선 자극 호르몬
URI	Upper respiratory infection	상기도감염
UTI	Urinary tract infection	요로 감염증
XRT	Radiotherapy	방사선요법
WBC	White blood cell	백혈구

2. 진단검사 측정방법의 약어 표기

약어	Full name	한글명
AAS	Atomic Absorption Spectroscopy	원자흡광광도법
bDNA	branched DNA signal amplification	유전자신호증폭측정법
CF	Complement Fixation	보체결합반응
CLIA	Chemiluminescent Immunoassay	화학발광면역측정법
CMHA	Chemiluminescent Molecular Hybridization Assay	화학발광분자보합결합법
CMIA	Chemiluminescent Molecular Immuno Assay	화학발광분자법
CPBA	Competitive Protein Binding Analysis	경합성단백질 결합분석법
DFA	Direct Immunofluorescence Assay	직접면역형광분석법
ECLIA	Electrochemiluminescence Immunoassay	전기화학발광면역측정법
EIA	Enzyme Immunoassay	효소면역측정법
ELISA	Enzyme-Linked Immunosorbent Assay	효소결합면역흡착검사
E.P	Electrophoresis	전기영동법
FA	Fluorescent Antibody Technique	면역형광항체법(간접법, 직접법)
FEIA	Fluorescence Enzyme Immunoassay	형광효소면역측정법
FISH	Fluorescence In Situ Hybridization	형광 In Situ 교잡법, 형광동소교잡법
FPIA	Fluorescence Polarization Immunoassay	형광편광면역측정법
GC	Gas Chromatography	가스 크로마토그래피
GC/MSD	Gas Chromatography / Mass Selective Detector	가스 크로마토그래피 / 질량분석기
GLC	Gas-Liquid Chromatography	가스-액체 크로마토그래피
HA	Hemagglutination	적혈구응집반응
HI	Hemagglutination Inhibition	적혈구응집억제반응
HPLC	High Performance Liquid Chromatography	고속액체크로마토그래피
IAHA	Immune Adherence Hemagglutination	면역점착적혈구 응집반응
IBT	Immuno Bead Test	면역비드검사
ICA	Immunochromatography Assay	면역 크로마토 그래피

IFA	Indirect Fluorescent Assay	간접 면역형광항체법
IHA	Indirect Hemagglutination Test	간접혈구응집법
IRMA	Immunoradiometric assay	면역방사정량법
ISE	Ion Selective Electrode Assay	이온교환전극법
LIA	Laser Immunoassay	레이저 면역측정법
MEIA	Microparticle Enzyme Immunoassay	미세입자효소면역측정법
MIC	Minimum Inhibitory Concentration	최소억제농도
MPHA	Mixed Passive Hemagglutination	혼합수신응집법
MRT-PCR	Multicyclic RT-PCR	멀티싸이클 역전사효소중합 효소연쇄반응
MS/MS	Mass Spectrometry / Mass Spectrometry	이중질량분석기
NT	Neutralization Test	중화반응
PA	Passive(Particle) Agglutination	수신(입자)응집반응
PCR	Polymerase Chain Reaction	중합효소연쇄반응
PCR-RELP	Polymerase Chain Reaction-restriction fragment length polymorphism	중합효소연쇄반응 - 제한효소분석법
PHA	Passive Hemagglutination	수신적혈구응집반응
RA	Radio Assay	방사측정법
RIA	Radioimmunoassay	방사면역측정법
RID	Radial Immuno diffusion assay	면역확산법
RPHA	Reversed Passive Hemagglutination	역수신적혈구응집반응
RRA	Radio Receptor Assay	방사수용체측정법
RT-PCR	Reverse Transcription-PCR	역전사중합효소연쇄반응
RQ-PCR	Real time Quantitative-PCR	실시간정량중합효소연쇄반응
SDA	Substrate Deficient Assay	기질결핍분석법(응고시간법)
SLFIA	Substrate Labeled Fluorescence Immunoassay	기질표시형광 면역측정법
SRID	Single Radial Immunoassay	일원방사면역확산법
TIA	Turbidimetric Immunoassay	면역비탁법
TLC	Thin Layer Chromatography	박층크로마토그래피
UV	Ultraviolet Spectrophotometry	자외선부흡광광도분석

3. 진단검사 검체 약어 및 설명

약어	Full name	한글명
WB	Whole Blood without anticoagulant	전혈
EDTA(P)	Plasma with EDTA	EDTA 혈장
EDTA W/B	Whole Blood with EDTA	EDTA 전혈
Heparin W/B	Whole Blood with Heparin	Heparin 전혈
S	Serum	혈청
P	Plasma	혈장
Sod. citrate(P)	Plasma with Sodium citrate	Sod. citrate 혈장
RU	Random Urine	일반뇨
24U	24hrs Urine	24시간뇨
BF	Body Fluid	체액
CSF	Cerebrospinal Fluid	뇌척수액
AF	Amniotic Fluid	양수

4. 의학의 전문분야별 명칭

전문분야	한글표기	전문분야	한글표기
Anaesthetics	마취과	Neurology	신경학
General surgery	일반외과	Psychiatry	정신의학
Neurosurgery	신경외과	Clinical radiology	임상방사선학
Obstetrics and gynecology	산부인과	Radiotherapy	방사선치료학
Internal medicine	내과	Laboratory medicine	검사의학
Ophthalmology	안과학	Hematology	혈액학
Otorhinolaryngology	이비인후과	Microbiology	미생물학
Paediatrics	소아과	Clinical chemistry	임상화학
Respiratory medicine	호흡기내과	Clinical biology	임상생물학
Urology	비뇨기과학	*Immunology	면역학
Orthopaedics	정형외과	Plastic surgery	성형외과
Pathology	병리학	Thoracic surgery	흉부외과
Cardiology	심장학	Nephrology	신장학
Gastroenterology	소화기병학	Infectious diseases	감염질환
Rheumatology	류머티스학	Public health and Preventive Medicine	공중보건 및 예방의학
Endocrinology	내분비학	Pharmacology	약리학
Physical medicine and rehabilitation	물리치료 및 재활의학	Occupational medicine	산업의학
Stomatology	구강의학	Allergology	알레르기학
Neuro-psychiatry	신경정신과	Nuclear medicine	핵의학
Dermatology	피부과학	Accident and emergency medicine	응급의학
Venereology	성병학	Clinical neurophysiology	임상신경생리학
Radiology	방사선학	Paediatric surgery	소아외과
Tropical medicine	열대의학	Vascular surgery	혈관외과
Child psychiatry	아동정신의학	Geriatrics	노인병학

5. 단위에 사용하는 접두사 및 의미

1) 1보다 작은 접두사

표기	이름	SI 단위에서의 배수
d	deci	10^{-1}
c	centi	10^{-2}
m	milli	10^{-3}
μ	micro	10^{-6}
n	nano	10^{-9}
p	pico	10^{-12}
f	femto	10^{-15}
a	atto	10^{-18}
z	zepto	10^{-21}
y	yocto	10^{-24}

2) 1보다 큰 접두사

표기	이름	SI 단위에서의 배수
Y	yotta	10^{24}
Z	zetta	10^{21}
E	exa	10^{18}
P	peta	10^{15}
T	tera	10^{12}
G	giga	10^{9}
M	mega	10^{6}
k	kilo	10^{3}
h	hect	10^{2}
da	deca	10

3) 단위 약어표기 및 full name

약어	Full name	약어	Full name
L	liter	mIU	milliinternational unit(=0.001 IU)
dL	deciliter(=0.1L)	M	mol/L
mL	milliliter(=0.001L)	mmol	millimole(=0.001mol)
g	gram	μmol	micromole(=10^{-6}mol)
mg	milligram(=0.001g)	nmol	nanomole(=10^{-9}mol)
μg	microgram(=10^{-6}g)	pmol	picomole(=10^{-12}mol)
ng	nanogram(=10^{-9}g)	fmol	femtomole(=10^{-15}mol)
pg	picogram(=10^{-12}g)	mEq	milliequivalent
fg	femtogram(=10^{-15}g)	mOsm	Milli-osmole
U	unit	%	percent
mU	milliunit(=0.001U)	PRU	pharmacia reference unit
μU	microunit(=10^{-6}U)	cpm	count per minute
IU	international unit	ppm	part per million

6. 그리스어 알파벳 표기 및 한글 읽기

대문자	소문자	한글읽기
Α	α	알파
Β	β	베타
Γ	γ	감마
Δ	δ	델타
Ε	ε	엡실론
Ζ	ζ	제타
Η	η	에타
Θ	θ	세타
Ι	ι	이오타, 요타
Κ	κ	카파
Λ	λ	람다
Μ	μ	뮤
Ν	ν	뉴
Ξ	ξ	크시; saɪ ; zaɪ ; ksaɪ ; gzaɪ
Ο	ο	오미크론
Π	π	피
Ρ	ρ	로우
Σ	σ, ς	시그마
Τ	τ	타우
Υ	υ	입실론
Φ	φ	피, 파이
Χ	χ	키, 시
Ψ	ψ	프시
Ω	ω	오메가

찾아보기

ㄹ

ㅁ

ㅇ

ㅊ

ㅋ

ㅌ

ㅍ

ㅎ

기타

INDEX

D

D

I

N

O

T

체외진단검사용어

2016년 3월 05일 초판인쇄
2016년 3월 10일 초판발행

지은이 : 한국임상병리학과 교수협의회
펴낸이 : 이상태
펴낸곳 : 청구문화사
(03706) 서울특별시 서대문구 성산로11길 15
전 화 : 02-332-0541(代) FAX : 02-337-9577
등 록 : 1990년 11월 2일 제9-247호

가격 35,000원

ISBN 978-89-5616-681-0 93510